개정판

천연물화학 연구법

우 원 식

서울대학교출판문화원

개정판을 내면서

1995년 초판이 창간된 이래 미비한 점이 많음에도 불구하고 천연물 연구자 제위의 많은 성원을 받아 오던 중 근 수 년 사이에 식물에서의 천연물 추출 분리방법과 구조결정 기법에 눈부신 발전이 있어서 수많은 신 물질이 분리되어 국내외 학술지에 발표되었다. 이에 따라 내용의 보충, 개정이 불가피하게 되어 이제 개정판을 내게 된 것이다.

이번 개정판에는 최근에 많은 연구가 진행되어 그 결과가 축적되어 있는 stilbene, suberin, jasmonic acid, Annonaceous acetogenin 등에 대한 내용을 추가하였다. 참고문헌, review도 최신 것으로 교체 또는 추가, 보완하였으며 연구자들이 천연물연구에 필요한 관련내용을 손쉽게 찾아볼 수 있도록 하였다.

끝으로 이번 개정판 간행에 있어서 많은 협조를 해주신 서울대학교 출판부 여러분에게 진심으로 사의를 표하는 바이다.

2001년 2월

저자

머리말

이 책은 생화학 · 생약학 · 식품영양학 · 천연유기화학 · 생물공학 · 생태학 · 화학분류학 · 향료학 등 유기천연물의 성분을 분석하고 천연물화학을 전공하는 대학원 학생 또는 초보 연구자를 위한 지침서이다.

대학원 학생들은 천연물에 대한 기정 사실이나 결론에 대하여 교과서를 통하여 이미 많은 지식을 얻고 있으나 이와 같은 결론이 어떤 경로를 거치고 어떤 방법으로 이루어졌는가를 알고자 하는 사람이 많으며, 또한 자기 자신도 천연물에 대한 연구를 해보겠다는 사람이 많다. 이러한 사람들은 우선 선배 연구자가 고심하여 만들어 낸 연구방침과 분석방법을 터득한 다음 자기 스스로가 새로운 길을 터나가야 될 줄 안다.

이 책은 우선 천연물에 관한 일반적 분석방법을 논한 다음, 주로 2차 대사산물을 중심으로 추출 · 분리 · 동정법에 대하여 기술하였다. 깊은 화학실험 지식이 없는 초심자들도 소기의 연구목적을 달성하는 데 있어 가능한 한 빨리 실험방법을 습득할 수 있도록 가장 널리 사용되고 있는 방법을 요약하였으며 천연물 연구에 관련된 많은 review들을 소개하여 연구자들이 관련내용을 손쉽게 찾아볼 수 있도록 하였다. 지면관계로 많은 예를 들지 못하였으나 관련문헌을 수록하였으므로 참고하기 바란다.

이 책에서 취급한 천연물은 거의 고등식물 성분이다. 그러나 동물, 미생물 또는 해양생물을 대상으로 실험할 때도 이 책은 충분히 이용될 것이라고 믿는다.

끝으로 본서 발간에 있어서 물심양면으로 도와주신 천연물연구회에게 사의를 표하며, 원고 교정에 수고를 많이 해준 차영애 박사에게 감사한다.

1995년 12월

저자

차 례

제 1 장 일반 분석방법

1. 서 론

천연물화학은 생물체내에서 생합성되어 축적된 유기화합물의 화학구조, 대사, 생합성, 분포, 생물활성 등을 연구하는 학문이다. 이를 위해서는 우선 대상으로 하는 성분의 분리, 정제, 동정이 필요불가결하다.

식물 또는 동물체내에서 천연물의 분리가 시도된 것은 18세기 말부터이며, 스웨덴의 약사 Scheele가 포도에서 tartaric acid, 레몬에서 citric acid, 사과에서 malic acid, 우유에서 lactic acid, 요에서 uric acid 등을 분리한 것이 천연물화학의 근대과학적 연구의 시초라 볼 수 있다. 19세기에 접어들어 독일의 약사 Sertürner에 의해 아편(阿片)에서 morphine이 분리된 이래 많은 alkaloid, terpenoid, 배당체 등이 분리되고 그 화학구조가 결정되었다. 20세기 초 헝가리의 유기화학자 Pregl에 의해 미량원소 분석이 발명됨에 따라 소량의 원료로 천연 유기화합물의 연구가 가능하게 되었으며, 소련의 식물학자 Tswet에 의해 column chromatography법이 개발되어 미량 유사물질 분리가 용이하게 되어서 많은 생리 활성물질이 발견됨으로써 천연물의 중요성이 인식되어 천연물화학이 성립되었다.

제2차 세계대전 후 여지 chromatography, 박층 chromatography, 기체 chromatography, 고속액체 chromatography 등이 속속 개발되고, 적외선 분광광도계(IR), 자외선 분광광도계(UV), 핵자기 공명측정기(NMR), 질량분석기(MS) 등 기기장치가 천연물화학 연구에 도입됨에 따라 복잡한 화합물의 입체구조가 비교적 용이하게 해석될 수 있게 되었으며, 더구나 X선 결정해석법과 전자계산기가 발달됨에 따라 절대구조를 용이하게 결정할 수 있게 되었다.

천연물은 당, 지방산, 아미노산과 같이 모든 생물에 존재하며, 생활하는데 필요한 기본대사에 관여하는 물질(1차 대사산물)과 alkaloid, terpenoid, flavonoid와 같이 어느 특정생물에만 분포되어 있는 성분(2차 대사산물)으로 크게 나눌 수 있다. 2차 대사산물의 특징은 그 구조가 다양하고 복잡하기 때문에 천연물화학의 연구대상은 주로 2차 대사산물에 치중되어 왔으며, 이들의 화학구조 결정 및 합성에 관한 연구가 꾸준히 진행되어 왔다. 수많은 천연물의 구조가 규명됨에 따라 복잡한 천연물의 구조에는 어느 일정한 규칙성이 있다는 것이 밝혀졌으며, 이와 같은 규칙성은 미지의 천연물 구조를 추정하는 데 도움이 될 뿐 아니라 여러 천연물의 체내 생합성 과정을 체계화하는 데 기초가 되었다. 1950년대 이르러 방사성 동위원소를 사용한 생체내에서의 물질대사 연구가 급속히 진전되어 현재 거의 모든 대사경로가 해명되었다.

이 책에서 다루게 되는 천연물은 거의 모두가 고등식물의 2차 대사산물이지만, 이와 같은 물질은 모두 몇 개의 1차 대사의 중간대사물을 재료로 하여 2차 대사 기본경로에 의하여 생합성되는 것이다(그림 1-1 참조).

동물이나 미생물은 대부분의 최종 대사산물을 체외로 배설하지만 식물은 대부분을 체내에 축적하므로 2차 대사산물이라 하면 모두가 식물성분이라 해도 과언은 아니다. 과거에는 2차 대사산물을 배설물로 취급하였으

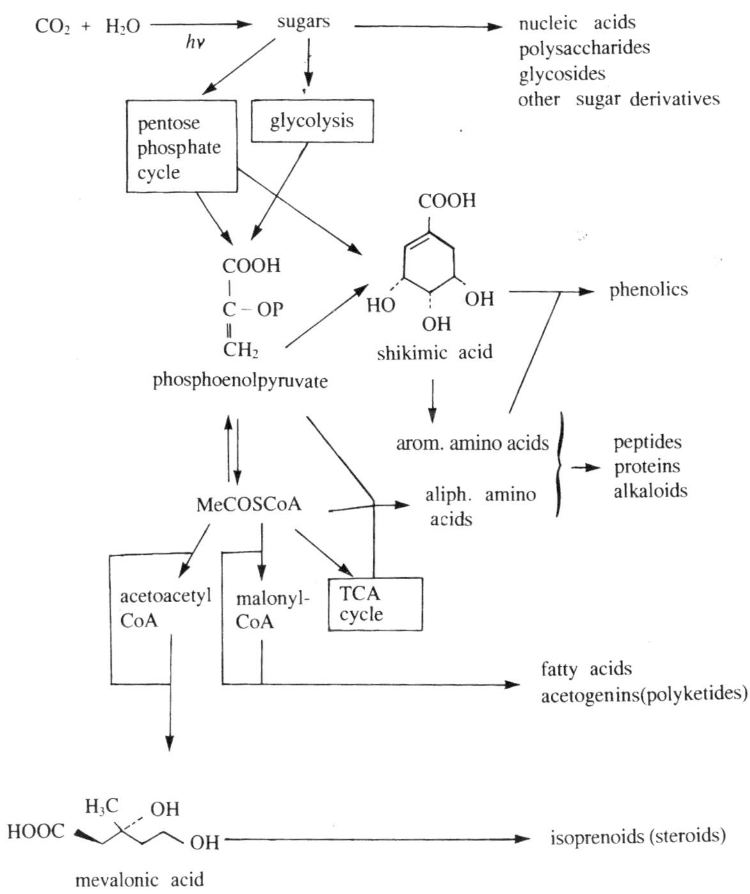

그림 1-1 천연물의 생합성

나, 근래 식물 상호간에 2차 대사산물이 중요한 역할을 하고 있다는 것이 점차 밝혀져 천연물화학 연구가 더욱더 중요시되고 있다.

생물 개체내의 작용물질인 hormone, autacoid, 동종 생물간에 작용하는 물질인 pheromone, 타종 생물간에 작용하는 allelopathy 원인물질, 독소, 곤충 기피물질(repellent), 유인물질(attractant), 유충호르몬, 변태호르몬,

고등동물에 대한 항생물질 · 자극물질 · 억제물질 · 피임물질 등 다양한 생물 활성물질이 분리되었는데, 그 중에는 의약품으로 이용되고 있는 것도 많다. 천연물은 체내에서 효소에 의해 생합성되고, 효소단백은 유전자의 지배 밑에 있으므로 천연물 특히 2차 대사산물은 생물분류의 지표로도 삼을 수 있다. 또 천연물화학의 지식은 생리학 · 병리학 · 생물지리학 · 생태학 · 유전학 · 고생물학 · 계통발생학 등 화학 실험실과 거리가 먼 생물분야에서도 여러 가지 문제를 해결하는 데 큰 도움이 되는 것이다.

2. 문헌조사

어느 식물에 어떤 성분이 분리 보고되었는가 또는 자기가 분리한 천연화합물이 기지물질인지 아닌지 살펴보려면 우선 다음 서적을 참고하면 1997년까지의 현황을 파악할 수 있다.

Hegnauer, R.: *Chemotaxonomie der Pflanzen*, vol. 1-11. Birkhäuser, 1962–1996.

Buckingham, J. 외 15명: *Dictionary of Natural Products*, vol. 1-11, Chapman & Hall, London, 1994–1998.

채영복 외 4명: 『한국유용식물자원연구총람』, 한국화학연구소, 대전, 1988.

우원식 · 강삼식: 『한국의 고등식물성분 연구의 최근동향』, 서울대학교 천연물과학연구소논총 7, 1–32, 1999.

Hegnauer의 방대한 저서 *Chemotaxonomie der Pflanzen*에는 전세계 식물의 분류, 민족생물학, 2차 대사산물 등이 수록되어 있다. 제7-9권은

1970년 후부터 1990년 전반까지의 보문을 정리 추가한 것이고, 제10권은 전체의 색인편으로서 식물명으로 또는 물질명으로 찾아볼 수 있다. 제11권은 a, b-1, b-2, 3부로 되어 있으며 콩과식물편이다.

Chapman & Hall에서 출판한 *Dictionary of Natural Products*는 5권의 본문과 2권의 색인으로 되어 있으며, 매년 증보판이 출판된다. 각 화합물마다 분자구조 · 분자식 · 분자량 · 소재 · 생물활성 · 결정형 · 융점 · 선광도 등이 실려 있으며, 그 다음에 그 화합물의 천연유도체 · 합성유도체에 대한 사항이 실려 있고, 끝으로 분리 · Mass · NMR · UV · IR · X-ray · 구조 · 합성 · 약리 등에 관련된 인용문헌이 실려 있다. 화합물명 색인, 분자식 색인, CAS 등록번호 색인, 화합물 분류색인 및 식물명 색인이 있어서 천연물에 대한 여러 가지를 찾아보기 쉽도록 편찬되어 있다.

*Dictionary of Natural Products*는 CD-ROM으로도 판매되고 있으며, Microsoft Windows상에서 가동된다. MS-DOS용 AHEAD(Asian Health, Environmental & Allied Databases, 천연물 전반에 관한 것), DEREP, BNPD(Bioactive Natural Products Databases, 항생물질에 관한 것), Macintosh computer용 MNP(Marine Natural Products Database), MARINLIT 등도 시판되고 있다. 더욱 철저하게 조사하려면 Chemical Abstracts Service의 STN(Scientific and Technical Network) file에 의존한다. STN은 CA, BEILSTEIN, BIOSIS, EMBASE, JICST, MEDLINE, NAPRALERT, SPECINFO 등에 수록되어 있는 천연물을 전부 검색할 수 있다.

한국식물에 대한 문헌조사는 우선 한국화학연구소에서 출판한 『한국유용식물자원연구총람』을 훑어보는 것이 좋다. 우리 나라의 야생 약용식물자원을 중심으로 140과 289속 372종에 대한 1986년까지의 연구논문을 조사 정리한 책이기 때문이다. 그 후의 것은 우원식 등의 총설을 참고하면 1999년 말까지의 연구동향을 알 수 있다.

동양에서 사용하고 있는 전통약물(한약, 중약, 화한약 등)의 화학성분에 대한 정보(구조식, 분자량, 비선광도, 융점, NMR, IR, UV, MS 등)를 검색하는 데는 서울대학교 천연물과학연구소에서 편찬한 TradiMed(CD-ROM)에 의존하는 것이 좋다.

그 후 최근까지는 다음과 같은 초록집을 조사하여 보면 된다.

Medicinal and Aromatic Plants Abstracts(*MAPA*)

CA Selects: Novel Natural Products

Natural Product Updates

*MAPA*는 인도의 Council of Scientific & Industrial Research(CSIR), Publication & Information Directorate(PID)에서 1979년부터 격월로 발행하고 있는 초록집으로서 전문 학술지에 게재된 논문, 특허, 세미나, 심포지엄에서 발표된 보문들 중 약용식물과 방향성 식물에 관한 문헌의 초록만을 수록하고 있다.

*Novel Natural Products*는 미국의 American Chemical Society에서 발행하고 있는 Chemical Abstracts에 수록된 초록 중에서 새로 발견된 천연물, 천연물의 대사 · 작용 등에 대한 보문만을 선별한 것이며, 1984년부터 월 2회 발행되고 있다.

*Natural Product Updates*는 영국의 Royal Society of Chemistry가 1987년부터 발행하는 월간잡지로서 최근 학술잡지에 게재된 신물질분리, 구조결정(기지물질이라도 식물이 다른 경우도 포함), 천연물의 생물활성, 천연물의 전합성, 생합성에 관한 논문들을 소개하고 있다. 저자, 식물명, 물질명, 활성에 대한 색인이 매 권마다 있어서 새로운 정보를 신속하게 얻을 수 있다.

천연물에 관한 연구보문이 많이 게재되어 있는 학술잡지로는 다음과 같은 것이 있다.

Agricultural and Biological Chemistry

Archives of Pharmacal Research(Seoul)

Bioscience, Biotechnology & Biochemistry

Carbohydrate Research

Chemical and Pharmaceutical Bulletin(Tokyo)

Chemistry of Natural Compounds(Engl. Transl.)

Chinese Pharmaceutical Journal(Taipei)

Fitoterapia

Flavour and Fragrance Journal

Heterocycles

Indian Journal of Chemistry

Indian Journal of Natural Products

Indian Journal of Pharmaceutical Sciences

International Journal of Pharmacognosy

Journal of Agricultural Food Chemistry

Journal of Essential Oil Research

Journal of Ethnopharmacology

Journal of Herbs, Spices and Medicinal Plants

Journal of Lipid Research

Journal of Natural Products

Journal of the Chinese Chemical Society(Taipei)

Natural Medicines(Tokyo)

Natural Product Letters

Natural Product Research and Development

Natural Product Sciences(Seoul)

Phytochemical Analysis

Phytochemistry

Phytomedicine

Phytotherapy Research

Planta Medica

Yakugaku Zasshi

『생약학회지』

『약학회지』

최근의 천연물 연구 현황을 종합 소개한 정기 간행물로는 다음과 같은 것이 있다.

Royal Society of Chemistry: *Natural Product Reports*

Herz, W., Kirby, G.W. Moore, R.E., Steglich, W. and Tamm, Ch.: *Fortschritte der Chemie Organischer Naturstoffe/Progress in the Chemistry of Organic Natural Products*(Springer Verlag, Vienna)

Cordell, G.A.: *Alkaloids. Chemistry and Biology*(Academic Press, San Diego)

Pelletier, S.W.: *Alkaloids. Chemical and Biological Perspectives* (Elsevier Science, Amsterdam)

Atta-ur-Rahman: *Studies in Natural Products Chemistry*(Elsevier Science, Amsterdam)

Stafford, H.A. and Ibrahim, R.K.: *Recent Advances in Phytochemistry* (Plenum Press, New York)

Dey P.M. and Harborne, J.B.: *Methods in Plant Biochemistry* (Academic Press, London)

BeMiller, J.N., Whistler, R.I. and Shaw, D.H.: *Methods in Carbo-*

hydrate Chemistry(John Wiley & Sons, N.Y.)

Linskens, H.F. and Jackson, J.F.: *Modern Methods of Plant Analysis* (Springer Verlag, Berlin)

천연물의 추출, 분리, 정제에 관한 참고서로는 다음과 같은 것이 있다.

Giddings, J.C., Grushka, E. and Brown, P.R.: *Advances in Chromatograpy*, Marcel Dekker, N.Y.(정기 간행물)

Weinstein, M.J. and Wagman, G.D.: *Antibiotics: Isolation, Separation, Purification*, Elsevier, Amsterdam, 1978.

Natori, S., Ikekawa, N. and Suzuki, M.: *Advances in Natural Products Chemistry. Extraction and Isolation of Biologically Active Compounds*, John Wiley & Sons, N.Y., 1981.

Harborne, J.B.: *Phytochemical Methods. A Guide to Modern Techniques of Plant Analysis*, Chapman & Hall, London, 1998.

Wagman, G.H. and Cooper, R.: *Natural Products Isolation: Separation Methods for Antimicrobials, Antiviral and Enzyme Inhibitors*, Elsevier, Amsterdam, 1989.

Ikan, R.: *Natural Products. A Laboratory Guide*, Academic Press, N.Y., 1991.

Colegate, S.M. and Molyneux, R.J.: *Bioactive Natural Products. Detection, Isolation and Structural Determination*, CRC Press, Boca Raton, 1993.

3. 추출분리

1) 재 료

식물성분을 연구하려면 원칙적으로 신선한 식물조직을 사용해야 하며, 채집 즉시 뜨거운 알코올에 집어넣는 방법이 가장 이상적이다. 성분을 추출하기 전에 식물을 건조시키는 수도 있다. 이 경우에는 건조과정에서는 재료의 성분이 화학변화를 받지 않도록 주의를 기울여야 함은 물론이다. 따라서 식물재료를 가능한 한 빨리 저온에서, 통풍이 잘 되는 곳에서 건조시키는 것이 좋다. 일단 건조된 식물재료는 장기간 두어도 성분 연구에 지장이 없다.

실제로 flavonoid, alkaloid, terpenoid 같은 식물성분은 건조 후 수년이 지나도 아무런 변화가 없다. 300년 전에 채집한 *Strychnos nux-vomica*잎에 들어 있는 alkaloid 함량을 조사한 결과 신선한 것과 별 차이가 없었다는 보고가 있다.[1] 육두구(肉荳蔻, *Myristica fragrans*)의 열매를 저장하는 동안에 α-pinene, β-pinene은 상당한 양이 감소된 반면 methyleugenol, elemicin, myristicin 및 myristic acid 등의 함량(%)은 오히려 증가되었다고 한다.[2] 휘발성의 차에 의하여 일어나는 현상이다.

연구재료는 저장기간중에 바이러스, 세균, 곰팡이 등에 감염되지 않도록 잘 보관해야 한다. 감염된 재료에서는 미생물의 대사산물이 검출될 우려가 있을 뿐 아니라 그 자체 성분이 미생물에 의하여 분해되어 엉뚱한 결과를 초래할 가능성도 있기 때문이다.

재료를 채집할 때에는 다른 식물이 혼입되지 않도록 조심해야 한다. 특

---

1) Phillipson, D.J.D., *Phytochem.*, **21**, 2441(1982).

2) Sanford, K.J. and Heinz, D.E., *Phytochem.*, **10**, 1245(1971).

히 하등식물을 채집할 경우 다른 식물의 혼입에 신경을 써야 한다. 나무에 기생하는 곰팡이를 채집할 경우 나무조직이 조금이라도 혼입되지 않도록 주의해야 한다. 어느 곰팡이에서 고등식물의 대표적인 성분인 chlorogenic acid가 발견되었다[3)]는 보고가 있었으나 그 후 숙주식물의 혼입에 의한 결과로 밝혀진 예가 있다.[4)] 이끼도 고등식물과 공생하는 수가 있으므로 주의해야 한다. 고등식물의 경우 실새삼(*Cuscuta epithymum*) 같은 기생식물이 얽혀 있는가를 살펴본 후 채집해야 한다.

특히 주의할 점은 채집한 식물을 정확히 감정해야 한다는 것이다. 식물성분 연구자가 식물분류학자가 아닌 경우가 대부분이므로 많은 과오를 범할 우려가 있다. 한 예로 상륙(商陸, *Phytolacca esculenta*)의 유독성 성분을 분리한 다음 phytolaccotoxin이라고 명명하였으나[5)] 사용한 재료가 우피소(牛皮消, *Cynanchum caudatum*)라는 것이 후에 밝혀진 경우가 있다.[6)] 그러므로 신물질을 분리했거나 또는 기지물질이라도 어느 특종 식물에서 처음 분리했을 경우 식물표본과 대조해 보거나 또는 분류전공자에게 식물감정을 의뢰하여 확실히 해두어야 한다. 뿐만 아니라 연구가 끝난 후에는 표본으로 식물재료를 공인된 식물표본실에 저장해 두는 것이 좋다. 국제적으로 공인된 식물표본실로는 다음과 같은 곳을 들 수 있다.

Herbarium, Royal Botanical Gardens, Kew, U.K.

Economic Herbarium of Oakes Awes, Harvard University, Cambridge, Massachusetts, U.S.A.

John G. Searle Herbarium, Lake Shose Drive, Chicago, Illinois, U.S.A.

---

3) Paris, R., Durand, M. and Bounet, J.L., *Ann. Pharm. Franc.*, **18**, 769(1960).

4) Harborne, J.B., *Phytochemical Method*, Chapman & Hall, London(1998).

5) Nagai, N., *Yakugaku Zasshi*, **10**, 214(1890).

6) Iwakawa, K., *Tokyo Igakukai Zasshi*, **26**, 359(1912).

Conservatorie et Jardin Botanique, Geneva, Switzerland.

2) 예비시험

(1) 추 출

정확한 추출방법은 사용하는 식물의 부위와 수분함량에 따라, 또는 어떤 물질을 추출하느냐에 따라 결정된다. 신선한 식물재료를 추출할 때, 일반적으로 우선 효소에 의해 식물성분이 산화 또는 가수분해되는 것을 방지하기 위하여 식물조직을 죽일 필요가 있다. 잎 또는 꽃은 필요에 따라 적당히 잘라서 끓는 알코올에 집어넣으면 목적을 달성할 수 있다. 알코올은 추출용매로서 가장 좋은 용매이다. 알코올로 1-2시간 수욕상에서 끓인 후 뜨거울 때 여과한다. 수회 온침해야 하는데, 횟수는 식물에서 알코올로 용출하여 나오는 색(잎에 있어서는 chlorophyll)의 농도로 결정한다.

건조된 식물재료를 추출할 때는 적당한 크기로 자른 다음(분말로 할 수 있으면 분말로 하는 것이 가장 이상적이다) 유전율(誘電率)이 적은 용매로부터 순차로 추출한다. 일반적으로 흔히 사용하고 있는 계통적 추출법은 석유 ether, Et_2O, $CHCl_3$, MeOH 또는 EtOH, H_2O의 순으로 추출한다. 그러면 식물재료에 들어 있는 유기화합물 중에서 비극성물질로부터 차차 극성이 큰 원자단(예를 들면 CO기, COOH기)을 가진 물질 순으로 추출되어 나온다.

① 석유 ether: 지방, 납, 수지, 정유, chlorophyll이 추출된다. 경우에 따라 배당체, alkaloid의 일부가 용출될 때도 있다.

② Et_2O: 석유 ether에 난용성인 alkaloid, 배당체, 수지, 식물색소, tannin 등이 추출된다.

③ $CHCl_3$: 주로 탄성 gum 같은 물질이 용출된다.

④ 알코올: saponin, 당, 배당체, 유기산, tannin, alkaloid

⑤ H_2O: tannin, 배당체, 당, 점액, 단백질, 염류

이 방법으로 추출할 때 추출성분이 어느 획분에 완전 분리되는 것이 아니라, 그 양은 다르지만 수개 획분에 걸쳐서 분포되므로 주의해야 한다. 각 획분은 여과 후 감압하에서 농축한다. Rotary evaporator를 사용하면 편리하고 빠르게 농축할 수 있다.

이러한 방법은 식물재료에 들어 있는 어느 특정한 성분을 예비적으로 알아내려는 기본과정이며, 소량의 검체에 대하여 몇 개의 획분으로 나누어 유효성분이 어느 획분에 들어 있는가를 생물학적 방법(예를 들면 동물실험, 미생물실험)으로 확인함과 동시에 그 성분의 화학적 성질을 추정하고, 다음 성분의 추출 · 정제 · 구조연구의 참고가 될 수 있는 정색반응, 실성반응(實性反應)을 함으로써 유효성분 검색의 실마리를 잡아야 한다.

(2) 천연물의 예지시험

① Alkaloid: Extract 0.5g을 10% HCl 20-30m*l*에 용해하고, 40-50m*l*의 ether로 진탕한 다음 수층을 분리하여 10% NH_4OH로 alkali성으로 한 다음, $CHCl_3$ 20-30m*l*로 진탕하여 $CHCl_3$층을 취하고 증발 농축한 후 소량의 10% HCl에 용해하고, 필요하면 여과한 후 Mayer 시약에 의한 백탁 또는 백색침전의 생성 여부를 관찰한다.

• Mayer 시약: Hg_2Cl_2 1.4g과 KI 4.9g을 물 100m*l*에 녹인다.

② Phenol성 물질 · flavonoid: Extract 0.1g을 물 또는 MeOH 5m*l*에 녹이고 10% NaOH 1m*l*를 가하여 alkali성으로 할 때 황색-적색으로 정색하는가 관찰한다.

③ 당: Extract 0.1g을 물 2m*l*에 녹이고 필요하면 여과한 다음 Fehling 시약 5m*l*에 가하고 가온할 때 적색침전의 생성 여부를 관찰한다. 비환원성

당 또는 배당체는 검액을 10% HCl로 가수분해하고 중화한 후 시험한다.

• Fehling 시약: A액($CuSO_4 \cdot 5H_2O$ 7g을 물 100m*l*에 녹인다)과 B액(sodium potassium tartrate 35g과 NaOH 100g을 물 100m*l*에 녹인다)을 미리 만들어두었다가 시험 직전에 같은 양을 혼합하여 사용한다.

④ 배당체, 탄수화물(Molish 반응): Extract 0.1g을 물 또는 MeOH 2m*l*에 녹이고 20% α-naphthol EtOH 용액 1-2방울을 적가한 후 농황산을 기벽을 통하여 가할 때 경계면에 적자색환이 나타나는가 관찰한다.

⑤ Phenol성 물질, flavonoid, tannin: Extract 0.1g을 물 또는 MeOH 5m*l*에 녹이고 10% $FeCl_3$ EtOH 용액 1-2방울을 적가할 때 자색-청색의 정색 여부를 관찰한다.

⑥ 단백질, peptide(Biuret 반응): Extract 0.1g을 물 2m*l*에 녹이고 필요하면 여과한 다음 10% NaOH 1m*l*를 가하여 alkali성으로 한 후, 1% $CuSO_4$를 1-2방울 떨어뜨리고 청색-적자색의 정색 여부를 관찰한다.

⑦ Steroid, terpenoid, saponin(Liebermann-Burchard 반응): 유리접시에 무수초산 1방울을 떨어뜨리고 검체 0.5mg을 용해한 후, 주변에 농황산 1방울을 떨어뜨리고 초자봉으로 살짝 접촉시킬 때 양 액의 경계부위가 적색-청색-녹색으로 정색되는가 관찰한다.

⑧ Flavonoid: Extract 0.1g을 MeOH 3m*l*에 녹이고 HCl 0.2m*l*를 가한 다음, Mg 분말 소량을 가하고 실온에서 방치할 때 황적색-적색으로 정색되는가 관찰한다.

⑨ 정유: Extract 0.1g을 MeOH 2m*l*에 녹이고 필요하면 여과한 다음, picric acid 알코올 포화용액 1m*l*를 가할 때 혼탁 또는 침전의 생성 여부를 관찰한다.

⑩ 불포화화합물: Extract 0.1g을 MeOH 5m*l*에 녹이고 필요하면 여과한 다음 10% Br_2 빙초산용액을 적가할 때 Br_2의 적색이 소실하는가 관찰한다.

⑪ 유기산: Extract 0.1g을 물 또는 MeOH 2m*l*에 녹이고 필요하면 여과한 다음 5% $AgNO_3$ 알코올 용액을 가할 때 혼탁 또는 침전의 생성 여부를 관찰한다.

3) 대규모 추출분리

(1) 추 출

건조된 재료는 MeOH로 추출하는 것이 좋다. 알코올은 세포막을 파괴하므로 세포내의 성분을 추출할 수 있으나 ether, CH_2Cl_2 또는 $CHCl_3$ 같은 비극성 용매로는 세포내 성분을 용출시킬 수 없다. 지용성 성분을 추출할 때는 CH_2Cl_2로 추출하는 것보다 재료를 일단 MeOH에 담가두었다가 CH_2Cl_2로 추출하는 쪽이 좋은 결과를 얻을 수 있다. 이러한 경우에는 CH_2Cl_2와 MeOH의 1:1 혼합용매로 추출한다. 씨 또는 wax가 많은 잎 같은 재료는 먼저 석유 ether로 지유성분을 제거한 다음 MeOH로 추출한다.

열에 불안전한 천연물을 추출할 때는 초임계유체(supercritical fluid)를 사용하여 좋은 성과를 얻고 있다. 실온에서 기체인 CO_2, NO_2, NH_3 등에 압력을 가하여 유체상태로 하고 소량의 물 또는 MeOH를 첨가하여 사용한다.[7)]

(2) 액체분배법(상분리)

석유 ether로 탈지한 재료를 EtOH로 온침하고 감압 농축 후 물을 가한 다음(물에 난용성인 배당체 또는 saponin은 침전된다) 석출물이 있으면 여과하고, 여액을 Et_2O 또는 $CHCl_3$로 추출하면 극성이 적은 phenol성 물질, terpenoid, alkaloid 같은 물질이 이행된다. 수층을 BuOH 또는 EtOAc로

---

7) Jarvis, A.P. and Morgan, E.D., *Phytochem. Anal.*, **8**, 217(1997).

충분히 추출하면 극성이 큰 flavonoid, 배당체 또는 saponin이 이행된다.

(3) Stass Otto법

추출할 대상 성분이 정해졌을 때는 추출방법도 달라진다. Alkaloid를 추출할 목적으로는 Stass Otto법을 주로 이용한다. 재료를 주석산 산성에서 EtOH로 온침 여과하고, 수층을 감압하에서 농축한다. 이때 수지물질, chlorophyll 등이 석출될 때에는 여별하고 더 증발 농축한다. 농축액에 무수 EtOH를 가하고 불순물이 있으면 여별하고, 이를 다시 증발 건고 후 이에 가급적 소량의 물을 가하여 용해한다. 여기에는 염, 유기산, 배당체, 고미질, alkaloid 등이 용존할 가능성이 있다. 이 수용액을 Et_2O로 추출하면 유기산 등이 Et_2O층으로 이행된다. 산성수용액은 KOH를 가하여 강알칼리성으로 한 후(이때 대부분의 alkaloid는 석출한다) $CHCl_3$로 추출하면 비phenol성 alkaloid가 $CHCl_3$로 이행된다. 이 KOH alkali성 수침액에 NH_4Cl을 가하여 ammonia alkali성으로 한 다음 $CHCl_3$로 추출하면 phenol성 OH기를 갖고 있는 alkaloid가 이행한다. 수층에는 4급 alkaloid 또는 N-oxide 등이 남게 된다.

(4) 납염침전법

일반적으로 산성인 유기물질은 난용성인 납염이 되며, OH기, CHO기, CO기를 가진 물질은 납화합물과 착염을 이루는 경향이 있는데 이러한 성질을 이용한 추출분리법이 납염침전법이다. 재료를 석유 ether로 처리하여 유분을 제거한 후, EtOH 또는 H_2O로 충분히 추출하여 추출액에 초산납용액을 침전이 더이상 석출하지 않을 때까지 가한다. 이때 tannin, 산성 saponin, 유기산, 단백질, 점액이 침전으로 떨어진다. 이것을 여과 후, 여액에 염기성 초산납용액을 가하면 중성 saponin, 배당체가 침전으로 떨어진다. 각 침전물은 물에 현탁한 다음 H_2S를 도입하여 Pb를 제거한 후 CO_2

를 도입시켜 과잉의 H_2S를 없애고 증발 농축한다. PbS는 흡착력이 커서 여러 성분을 흡착하게 되므로 주의를 요한다.

(5) 배양액성분의 분리

식물삼출액, 수침액 또는 배양액 같은 수용액은 석유 ether, $CHCl_3$, EtOAc, BuOH 순으로 분배 추출하는 방법으로 천연물을 분리하거나 대량의 알코올 또는 acetone을 가하여 침전 분리할 수도 있으나, Amberlite XAD-2 또는 XAD-4(polystyrene-divinylbenzene) resin column을 통과시켜 유기물을 수지에 흡착시킨 후 함수 acetone 또는 함수 MeOH로 용출시키는 방법도 많이 사용하고 있다. 재료에 1-5% 정도 NaCl을 첨가하면 더 나은 결과를 얻을 수 있다. 활성탄 같은 흡착제도 사용된다.[8] 목적물질이 산성 또는 염기성 물질인 경우 이온 교환수지를 통과시킨다.

이상과 같이 추출 분리하여 얻은 농축된 extract는 방치해둘 때 결정이 생성되는 수가 있다. 이때는 여과 후 우선 chromatography법으로 단일물질인가를 검사한다. 단일물질인 경우 재결정에 의하여 정제하고, 이화학적 성질을 조사한다. 그러나 대부분의 경우 결정을 얻을 수 없을 뿐 아니라 결정이 생겼다 하더라도 몇 개 성분의 혼합물인 때가 많다. 이때에는 적당한 용매에 녹이고 chromatography법에 의한 분리를 시도한다.

4. Chromatography

Chromatography는 고정상(固定相)과 이동상(移動相)간의 흡착(adsorption) 또는 분배(partition)를 이용한 분리법이며 일반적으로 고정

8) Hindmarsch, K.W., Hamon, N.N. and Gott, D.F., *Clin. Chem.*, **21**, 1852(1975).

상이 고체인 경우는 흡착형, 액체인 경우는 분배형이다. Chromatography는 이동상의 종류에 따라 기체 chromatography 또는 액체 chromatography로 분류한다. 극성이 큰 고정상은 극성이 큰 물질에 대하여 친화성이 강하며, 이동상을 극성이 작은 것에서 큰 것으로 변화시키면 극성이 작은 것부터 용출된다(표준 chromatography). 이와 반대로 무극성 고정상은 극성이 작은 물질에 대하여 친화성이 강하며, 이동상을 극성이 큰 것부터 사용하면 극성이 큰 물질부터 용출된다(역상 chromatography). 고정상(일반적으로 흡착제)과 이동상간에 흡착-용출평형을 이용한 것이 흡착 chromatography이며, 고정상(일반적으로 액체)을 흡착제에 흡착 또는 피복시켜 고정상과 이동상간의 분배를 이용한 것이 분배 chromatography이다.

1) 분리검출

(1) 여지 chromatography

여지를 사용하는 여지 chromatography(PC)는 여지에 물과 전개용매 사이의 분배를 이용한 것이며, 주로 탄수화물, 아미노산, 핵산의 염기, 유기산, phenol성 물질 등 수용성 물질의 분리에 적합하다. 물질의 이동도(Rf치)가 비교적 재현성이 좋으므로 미량성분의 분리, 검출, 확인 등에 많이 이용하고 있다. 참고서로는 Linskens,[9] Sherma[10] 등의 저서를 들 수 있다.

---

9) Linskens, H.F., *Papier Chromatographie in der Botanik*, Springer, Berlin(1959).
10) Sherma, J. and Zweig, G., *Paper Chromatography*, Academic Press, N.Y.(1971).

(2) 박층 chromatography

박층 chromatography(TLC)는 흡착제를 균일한 박층(두께 0.1-0.25mm)으로 만들어 사용하는 방법인데 흔히 silica gel 박층을 사용하며, 지용성 물질 분리에 적합하다. 분석조작은 PC와 같으나 Rf치의 재현성은 PC에 비해 떨어진다. 그러나 분해능이 좋으며, 분석 소요시간이 짧고, 용매, 발색시약에 제한이 없으므로 여러 종류의 물질분석에 이용할 수 있다. 참고서로는 Stahl[11)]과 Jork 등[12)]의 저서가 있다.

(3) 기체 chromatography

휘발성 물질은 기체 chromatography(GC)를 사용하는 편이 좋다. 분리능, 분석감도가 가장 우수한 방법이다. 이동상으로는 기체를 사용하고 고정상으로 흡착제를 사용하는 방법을 흡착형(GSC), 흡착제에 액체 고정상을 흡착시켜 사용하는 방법을 분배형(GLC)이라 한다. Monoterpene, sesquiterpene 같은 휘발성 천연물은 거의 GLC로 분석한다. 그림 1-2는 발렌치아 오렌지(*Citrus sinensis*) 정유의 GC chromatogram이다.[13)] 함유되어 있는 정유성분이 잘 분리되어 있다.

휘발되기 힘든 물질이라도 ester 유도체를 만들거나 또는 trimethylsilylether 화합물로 유도하여 휘발성화하면 GC로 분석할 수 있다. 참고서로는 Simpson의 저서가 있다.[14)]

---

11) Stahl, E., *Thin-Layer Chromatography*, 2nd ed., George Allen and Unwin, London(1973).

12) Jork, H., Funk, W., Fischer, W. and Wimmer, H., *Thin Layer Chromatography*, VCH, Weinheim(1990).

13) Pinder, A.R., Ed. *Chem.*, **22**, 141(1985).

14) Simpson, C., *Gas Chromatography*, Kogan Page, London(1970).

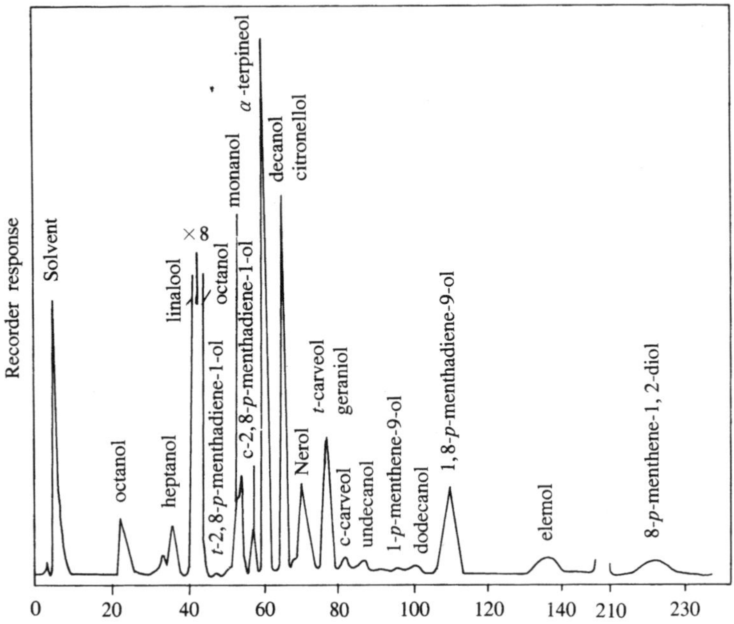

그림 1-2 오렌지 정유성분의 GC chromatogram

17% Carbowax-30M, 150° 에서 220° 까지의 매 분 1.1° 씩 상승

(4) 고속액체 chromatography(high performance liquid chromatography: HPLC)

고속액체 chromatography는 이동상으로 액체를 사용하고 압력을 가하여 강제로 고정상을 통과시키는 방법이다. 모든 비휘발성 물질을 분석할 수 있으며, GLC는 column을 고온으로 가열하는 데 반하여 HPLC는 실온에서 실행하므로 조작 도중에 시료의 열에 의한 전이 분해가 일어나지 않는다. 극미량의 불순물에도 예민하므로 용매는 초특급 시약을 사용해야 하며, 사용 전에 기포도 제거해야 한다. 그림 1-3은 애기똥풀(白屈菜, *Chelidonium majus*) 지상부의 MeOH 엑기스의 HPLC chromatogram이

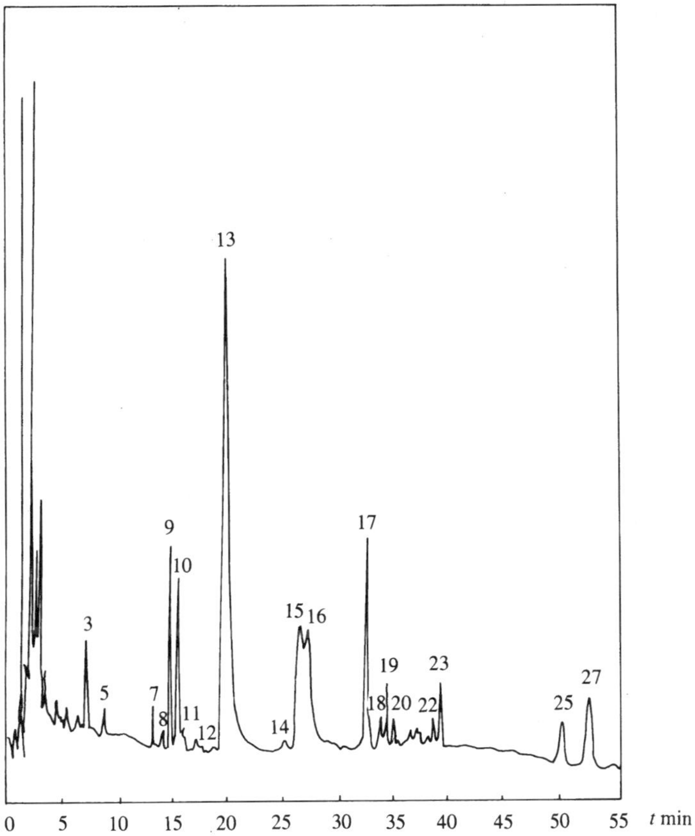

그림 1-3 애기똥풀 지상부의 MeOH 엑기스의 HPLC chromatogram

용매 A(0.01M heptane sulfonic acid 함유 25% acetonitrile)와 용매 B(0.1M triethylamine 함유 60% acetonitrile)로 gradient 용출: 280nm에서 검색

다.[15] 함유되어 있는 모든 alkaloid가 잘 분리되어 있다. 검출된 alkaloid를 표 1-1에 표시하였다.

---

15) Taborska, E., Bochorakova, H., Paulova, H., and Dostal, J., *Planta Med.*, **60**, 380(1994).

표 1-1 *Chelidonium* alkaloid의 RtR치(min)

Alkaloid	RtR(min)	Peak 번호
Chelamine	7.05	3
Chelamidine	8.06	5
Protopine	12.27	7
Allocryptopine	13.26	8
Chelidonine	13.82	9
Stylopine	14.67	10
Homochelidonine	15.51	11
N-Methylstylopinium	16.08	12
Coptisine	19.46	13
Corysamine	24.54	14
Berberine	25.67	15
Sanguinarine	26.37	16
Chelerythrine	32.72	17
Chelirubine	33.56	18
Sanguilutine	34.41	19
Macarpine	35.26	20
Oxochelerythrine	40.19	22
Oxosanguinarine	41.38	23
Dihydrochelerythrine	49.08	25
Dihydrosanguinarine	51.90	27

HPLC의 참고서로는 Hamilton과 Sewell[16)]의 저서가 있다.

2) 대규모 분리

(1) 분취박층 chromatography(prepartive thinlayer chromatography: PTLC)

분리한 물질의 양이 비교적 적은 경우(100mg 이하일 경우)에는 분취박

16) Hamilton, R.J. and Sewell, P.A., *Introduction to High Performance Liquid Chromatography*, 2nd ed., Chapman & Hall, London(1982).

층 chromatography로 분리 정제하면 편리하다. TLC와 조작은 같으나 단지 박층의 두께를 두껍게 하고(0.5-2mm) 출발하는 쪽에 시료용액(5-10%, 용매는 될 수 있는 대로 잘 휘발하는 것을 택한다)을 직선으로 바른 다음 건조 후 전개하고 원하는 물질의 Rf치 부분을 긁어내어 적당한 용매로 추출 정제한다.

(2) 열린 column chromatography(open column chromatography)

분리해야 할 시료가 대량인 경우 흔히 열린 column chromatography법을 사용한다. 미리 TLC하여 분리할 시료의 Rf치가 0.2-0.8 범위에 들어가는 전개제를 찾아낸다. 흡착제는 주로 silica gel을 사용하며, 분말 크기가 작은 것(10-40μ)이 좋다. 우선 silica gel을 110-120°에서 가열하여 활성화시킨 후 정확히 흡착제의 1/10양의 물을 가하여 불활성화시킨다. 불활성화시킨 silica gel은 미리 정해놓은 용출액(TLC의 전개용매)에 현탁시켜 25% 현탁액으로 한다. 이때 사용하는 silica gel의 무게는 분리할 시료의 25배 이상을 사용하고, column의 크기는 충진된 silica gel의 높이와 직경의 비가 10:1이 넘지 않도록 한다.

Silica gel이 column내에서 완전히 가라앉았을 때 현탁액 용적의 약 60%를 차지한다. 그러므로 시료를 αg 사용할 경우, 흡착제의 무게를 25αg, 현탁액의 용적을 100αml, column의 직경을 $x$cm라 할 때,

$$3.14 \times (x/2)^2 \times 10x > 100\alpha \times 0.6$$
$$\therefore x > 1.97\sqrt[3]{\alpha}\,\text{cm}$$

예를 들어 시료 125g을 분리할 경우 10cm × 170cm의 column을 사용하면 적당하다. 흡착제의 충전은 우선 column에 전개용매를 넣고 시간당 50-100ml가 흘러내리도록 조절한 후 용매가 column에 0.5cm 정도의 높

이만큼 남아 있을 때 흡착제 현수액을 단숨에 column내에 집어넣는다. 흡착제가 완전히 가라앉을 때까지 용매를 추가해 준다(약 2일간). 흡착제가 완전히 가라앉으면 column의 직경과 같은 크기의 둥근 여지를 집어넣어 흡착제 위에 얹어 놓는다.

시료는 적당한 용매에 녹이고 적당량의 silica gel을 가한 후 용매를 증발하고, 건조 후 분쇄하여 분말로 하고 column에 집어넣은 다음 약간의 가는 모래를 얹는다. 유출속도를 시간당 150-300m*l*로 조절하면서 전개한다. 일정한 간격으로 유출되는 용액을 TLC로 검색함으로써 혼합된 물질을 완전히 분리시킬 수 있다.

실험실에서 대량의 시료를 취급할 때에는 중력을 이용한 열린 column chromatography 방법을 흔히 사용하게 되는데 이 방법은 시간이 오래 걸리고 물질이 비가역적으로 흡착되거나 분해할 우려가 있으며, tailing이 되어서 분리가 불량할 경우도 있고, 용매가 대량 든다는 결점이 있다. 그러므로 시료를 몇 부분으로 나누어 flash chromatography 또는 vacuum liquid chromatography로 분리하는 쪽이 낫다.

(3) Flash chromatography(FC)

이 방법은 열린 column chromatography의 조작 시간을 단축할 목적으로 고안된 방법으로서[17)] 질소가스(약 1bar 정도의 압력)로 용매를 밀어낸다. Flash chromatography용 특수 column이 시판되고 있다. Rf치의 차가 0.1 정도의 혼합물 1g을 분리하려면 직경 5cm의 column을 선택하고(표 1-2 참조), 흡착제로 silica gel을 선택할 경우 Merck LiChroprep Si 60(25-40μm), Merck silica gel 60(40-63μm), Merck silica gel 60(63-200μm) 등을 사용한다. Column에 건조 흡착제를 14-15cm 높이로 주입

17) Still, W.C., Kahn, M. and Mitra, A., *J. Org. Chem.*, **43**, 2923(1978).

표 1-2 Flash chromatography의 column 크기와 시료 양

Column 크기(mm)	용출용매 총량(ml)	시료 양(mg)		분획량(ml)
		Rf 〉 0.2	Rf 〉 0.1	
10	100	100	40	5
20	200	400	160	10
30	400	900	360	20
40	600	1,600	600	30
50	1,000	2,500	1,000	50

하고 용출속도는 분당 50ml로 하면 20분 만에 분리가 완료된다.

(4) 감압액체 chromatography(Vacuum Liquid Chromatography: VLC)

이 방법은 분취박층 chromatography의 반복전개와 유사하다. 장치는 간단한 감압 여과장치이면 된다.[18] Büchner 여두(또는 긴 초자 column[19]) 에 건조 TLC용 흡착제를 충전하고 흡착제의 상부표면에 시료를 적재한 후 용매를 가하고 흡인 용출시키는 과정을 반복한다. Targett 등은 이 방법으로 monoterpene의 혼합물(fenchone과 camphor 1:1) 1g을 petroleum ether-ethyl acetate = 99:1 용매를 사용하여 2시간 만에 완전 분리하고 있다.[20]

(5) 가압액체 chromatography

가압펌프를 사용하여 column에 압력을 가하여 분리속도를 빠르게 하는 liquid chromatography이다. 가하는 압력 크기로는 저압(low pressure, 5bar 이하), 중압(medium pressure, 5-20bar), 고압(high pressure, 20bar

---

18) Coll, J.C. and Bowden, B.F., *J. Nat. Prod.*, **49**, 934(1986).

19) Pieters, L.A.C. and Vlietinck, A.J., *J. Nat. Prod.*, **52**, 186(1989).

20) Targett, N.M., Kilcoyne, J.P. and Green, B., *J. Org. Chem.*, **44**, 4962(1979).

이상)으로 분류하고 있다. Column은 stainless steel column(예; Prepbar steel cartridge)을 사용하나 LPLC(low pressure liquid chromatography)의 경우 glass column(예; Lobar column)을 사용할 수도 있다. 자세한 것은 Hostettmann 등의 저서를 참고하기 바란다.[21]

(6) 충전제

Column의 충전제로는 silica gel 외에 cellulose 분말, 이온 교환수지,[22] Sephadex[23] 같은 고분자 gel도 사용한다. 이온 교환수지는 아미노산, 유기산, phenol성 물질, 고분자의 단백질, 핵산 등 극성물질 분리에 이용되며 고분자 gel은 분자의 크기로 분리하고자 할 때 사용할 수 있다.[24]

극성이 크고 물에 잘 녹는 재료는 역상 chromatography를 하는 쪽이 좋다. 분리할 시료의 5-10배 양의 역상흡착제(예; RP-18)를 MeOH에 현탁시키고 column에 주입한다. 흡착제가 완전히 가라앉은 다음 용매를 물로 치환한다. 시료를 column에 넣은 다음 처음에는 물로 용출하다가 용출액을 묽은 MeOH 용액으로 바꾼다. 점차적으로 MeOH 농도를 증가시키고 나중에는 MeOH로 용출한다(gradient elution). 다음에는 MeOH와 $CHCl_3$로 gradient elution한다. 이 과정을 거치면 무기물부터 탄화수소까지 순차적으로 용출해 나오므로 이들의 분리가 가능하다.[25] 이 column은 다시 사

21) Hostettmann, K., Marston, A. and Hostettmann, M., *Preparative Chromatography Techniques. Applications in Natural Product Isolation*, 2nd, ed, Springer Verlag, Berlin(1998).

22) Helfferick, F., *Ion Exchange*, McGraw-Hill, N.Y.(1972).

23) Cazes, J., *Gel Permeation Chromatography*, ACS, Washington(1971).

24) Heftmann, E., *Chromatography, 5th ed, Part A: Fundamentals and Techniques, Part B: Applications*, Elsevier Science, N.Y.(1992).

25) Blunt, J.W., Calder, V.L., Fenwick, G.D., Lake, R.J., McCombs, J.D., Munro, M.H.G. and Perry, N.B., *J. Nat. Prod.*, **50**, 290(1987).

용할 수 있다.

(7) 다른 분리방법

그 외에 섞이지 않으며 비중이 다른 두 용액간에 용해되는 분배율을 이용한 향류분배(countercurrent distribution) 장치[26] · 원심향류분배(centrifugal countercurrent chromatography) 장치[27] · 액적향류 chromatography(droplet countercurrent chromatography) 장치[28]가 개발되어 있으며, 하전되어 있는 물질을 분리할 목적으로 전기영동법도 천연물 분리에 사용되고 있다.

더 자세한 천연물 분리에 관한 새로운 기법이나 용매계에 대해서는 Marston과 Hostettmann의 총설을 참고하기 바란다.[29]

5. 인조산물

천연물의 추출 · 분리 · 정제 과정에서 약한 조건이라 할지라도 천연물에 화학적 변화가 일어날 수도 있으므로 단리한 물질이 진정한 천연물인지 또는 인조산물(artefact)인지 확인해야 한다.

추출 · 농축 과정에서 배당체가 가수분해되거나, ester가 transesterification되거나, 또는 휘발성 terpene이 전위되어서 뜻하지 않은 결과가 초래되는 수가 종종 있다. *Cyclea*속 식물에서 CH_2Cl_2로 bisbenzyliso-

---

26) Conway, W.D., *Countercurrent Chromatography: Apparatus, Theory and Practice*, VCH, N.Y.(1990).

27) Ito, Y., *J. Biochem. Biophys. Methods*, **5**, 105(1981).

28) Hostettmann, K., Hostettman, M. and Marston, A., *Nat. Prod. Rep.*, **1**, 471(1984).

29) Marston, A. and Hostettmann, K., *Nat. Prod. Rep.*, **8**, 391(1991).

quinoline alkaloid를 추출할 때 CH_2Cl_2 adduct가 생성되고[30] 상륙(*Phytolacca americana*) 씨에서 acetone으로 lignan을 추출할 때 acetone adduct가 생성된다.[31] *Phebalium nudum*의 수피를 알코올로 추출할 때 1,4-di-(trimethoxyphenyl)-butadien-2, 3-dioic acid가 diethylester로 ester화되는[32] 등 용매와 성분 사이에 반응이 일어나는 수도 있다.

Podophyllotoxin계열인 lignan은 NaOAc나 NH_3 같은 약알칼리성에서 ketolactone부위가 epimerization되어 생물활성이 약한 picro 계열 이성체로 된다.[33] Hydroxyotobain(aryltetralin계 lignan)의 $CHCl_3$ 용액을 약 HCl 산성으로 하면 탈수되어 otobaene으로 되고,[34] berberine은 NH_3 알칼리성에서 $CHCl_3$에 이행시키면 $CHCl_3$ adduct가 생긴다.[35]

Alumina를 사용하여 column chromatography를 할 경우 aldolization, 탈수, 수화, 수소전이 등 여러 반응이 자주 일어난다는 것이 알려져 있다.[36] Isoindolobenzazepine alkaloid를 silica gel column chromatography 할 경우 N-demethylation, O-demethylation, 산화 등의 반응이 일어난다는 보고도 있다.[37]

천연물이 아닌 인조합성물이 혼입되는 경우가 있다. 산업폐기물인 가소

---

30) Kupchan, S.M., Liepa, A.J., Baxter, R.L. and Hintz, H.P.J., *J. Org. Chem.*, **38**, 1846(1973).

31) Woo, W.S. and Kang, S.S., *Arch. Pharm. Res.*, **5**, 1(1982).

32) Brown, K.L., Burfitt, A.I.R., Cambie, R.C., Hall, D. and Mathai, K.P., *Aust. J. Chem.*, **28**, 1327(1975).

33) Ayres, D.C. and Loike, J.D., *Lignans: Chemical, Biological and Clinical Properties*, Cambridge University Press, Cambridge(1990).

34) Blair, G.E., Cassady, G.M., Robbers, J.E., Tyler, V.E. and Raffauf, R.F., *Phytochem.*, **8**, 497(1969).

35) Shamma, M. and Rahimizadeh, M., *J. Nat. Prod.*, **49**, 398(1986).

36) Posner, G.H., *Angew. Chem. Int. Edit.*, **17**, 487(1978).

37) Shamma, M. and Rahimizadeh, M., *J. Nat Prod.*, **49**, 398(1986).

제 dimethylterephthalate가 홍조류에서 검출된다는 보고가 있는가 하면,[38] 시중에 유통되고 있는 공업용 MeOH에 dimethylterephthalate가 불순물로 들어[39] 있어 연구에 방해가 되고 있다. 특히 세척병 같은 플라스틱 용기에서는 butyl isophthalate가 유출되는[40] 경우가 있으므로 극미량을 취급하는 천연물 화학자는 이 점에 각별한 주의를 기울여야 한다.

분리한 천연물의 순도가 문제가 되는 경우가 있다. 한 예로 부자(附子)에서 강심작용이 강한 활성물질을 분리하고 그 물질이 N-(2-glucosylgentisoyl)-5-hydroxyanthranilic acid(yokonoside)로 동정하였으나 합성한 yokonoside에는 강심작용이 전혀 없었다. 재검토한 결과 강심작용 물질은 불순물로 소량 혼입되었던 alkaloid higenamine임이 밝혀졌다.[41] 인삼 saponin ginsenoside에는 항피로 효과가 있다고 알려져 있었으나[42] 고도로 정제한 saponin에는 그 작용이 나타나지 않는다. 그러므로 이것도 역시 혼입되어 있던 불순물(phenol성 물질)에 기인한다고 생각하고 있다.[43]

---

38) Güven, K.C., Reisch, J., Kizil, Z., Güverner, B. and Cevher, E., *Phytochem.*, **29**, 3115(1990).

39) 이은옥 · 이종희 · 이금선, 『숙대약학연구소논문집』, **3**, 109(1987).

40) Harborne, J.B., *Phytochemical Methods*, Chapman & Hall, London, 30(1984).

41) Yokota, M., "Isolation of Higenamine, A Cardiac Component of Aconitum" In: *Advances in Natural Products Chemistry*(Eds. Natori, S., Ikekawa, N, and Suzuki, M.), John Wiley & Sons, N.Y., 357-367(1981).

42) Saito, H., Yoshida, Y. and Takagi, K., *Japan J. Pharmacol.*, **24**, 119(1974).

43) 한병훈 · 박명환 · 한용남 · 신상철, 『약학회지』, **28**, 231(1984).

6. 화학구조의 결정

위에서 기술한 방법으로 얻은 천연물의 구조는 기기분석에 의하여 단시간에 정확하게 결정할 수 있다. 예를 들면 고분해능 질량분석으로 분자식을 알 수 있으며, IR, NMR 분석으로 관능기(官能基)의 존재를 정확하게 예측할 수 있다. 적당한 크기의 결정을 얻는 경우 X선 해석으로 입체구조까지 구할 수가 있다.

1) 원소분석

천연 유기화합물은 대다수가 C, H, O, N으로 구성되어 있다. S, P, halogen 같은 원소가 들어 있는 것이 있기는 하나 보통 원소분석은 C, H, N에 대하여 행하면 충분하다. 원소분석은 분자의 원소 조성비를 구할 수 있을 뿐 분자량 없이 분자식을 구할 수는 없다. 분자량은 질량분석(MS)에 의하여 알 수 있다. 원소분석은 물질의 순도검정에도 응용된다. 실험오차는 0.3% 이내가 인정된다. 얻어진 분자식이 $C_cH_hO_oN_n$인 경우 다음과 같은 식으로 불포화도(μ)를 구하여 2중결합의 수 또는 환의 수를 알 수 있다.

$$\mu = c + 1 - \frac{h - n}{2}$$

3중결합은 불포화도 2로 계산한다. halogen 원소가 있는 경우 그 수를 h에 가해 준다. O, S의 수는 μ치에 무관하다.

2) 가시부 및 자외부 흡수 spectrum 분석

물질에 전자파를 통과시킬 때 흡수가 일어난다. 가시광선(380-800nm)과 자외선(200-380nm)의 흡수는 전자의 여기(勵起)에 의하여 생기므로 여기되기 쉬운 전자(π전자 또는 n전자)를 가진 물질에서 일어난다. 따라서 포화지방산, 유기산, 지방족아미노산, 당 등 2중결합이 없는 물질들은 UV 흡수가 없으나 공액 2중결합이 많은 carotenoid 색소 같은 것은 400-500nm에 특징적인 3개의 흡수피크가 나타나므로(제3장 제5절 참조) 구조결정에 큰 도움이 된다. 고립된 2중결합은 원자외부(遠紫外部)에서만 흡수가 일어나므로 구조결정에는 그리 도움이 되지 않으나 환상(環狀) oleffin은 190-200nm 부근에 큰 흡수(log $\varepsilon = 4$)가 있는 것도 있다. 공액 2중결합에 있어서는 근자외부(近紫外部)에 흡수가 일어나고 강도도 증가하므로(농색효과, hyperchromic effect) 구조결정에 이용될 수 있다.

1,3-Butadiene의 UV 극대는 λ_{max} 217nm(log $\varepsilon = 4.32$)이다. 여기에 치환기가 붙으면 UV 극대는 장파장쪽으로 이동한다(심색이동, bathochromic shift, red shift). Alkyl기가 공액계의 탄소원자에 결합하면 5nm 증가하고, diene이 1,3-cyclohexadiene 같이 같은 환 속에 있으면(homoannular diene) 36nm 증가하나 환외 2중결합(exocyclic double bond)과 공액되어 있으면 5nm 증가한다. 또한 2중결합이 하나 확장하는데 따라 30nm 증가한다. 이를 토대로 계산한 값은 ± 5nm의 편차로 실측치와 일치한다. 표 1-3에 계산 예를 나타내었다(계산법: 부록의 부표 1 참조).

2중결합이 carbonyl기와 공액되는 경우는 부록의 부표 2 및 부표 3에 표시한 값을 이용하여 흡수극대를 계산한다. 이상과 같은 계산은

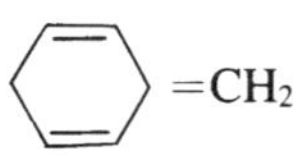

표 1-3 공액 2중결합의 UV 극대 계산

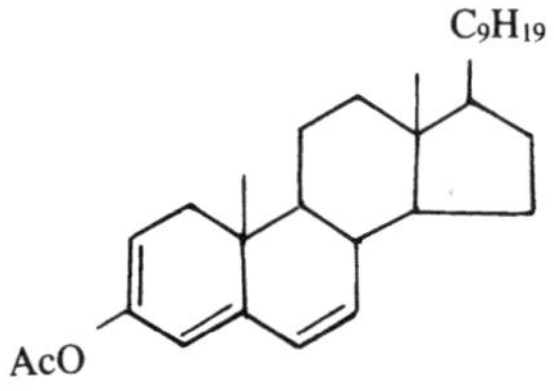

A

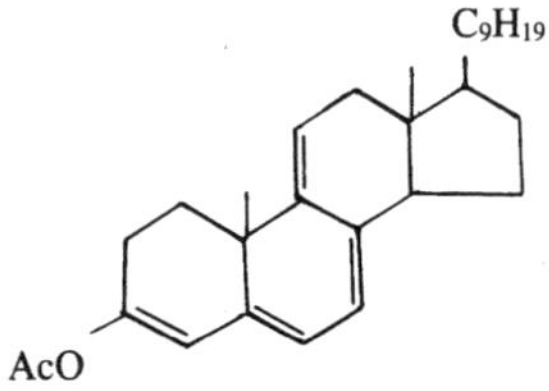

B

발색단	A	B
기본구조	217nm	217nm
Homoannular diene	36nm	36nm
Alkyl 치환기	15nm	25nm
Exocyclic double bond	5nm	15nm
공액계의 확장	30nm	60nm
계산치	303nm	353nm
실측치	304nm	355nm

주: OAc의 치환은 UV 극대에 변화가 없다.

와 같은 교차공액계(cross conjugated system) 또는 방향족화합물에는 적용되지 못한다. Benzene 자체는 184nm(ε, 60,000), 204nm(ε, 7,400)에 강한 흡수대가 있으며 230-270nm에 많은 약한 peak가 나타난다(이것을 benzenoid 흡수라고 한다). 조색단이 도입되면 red shift가 일어나고 강도도 증가된다. 표 1-4에 천연방향족 화합물의 기본골격을 가진 물질의 UV 극대치를 예시하였다.

UV spectrum은 용매의 pH를 변화시키면 이동하는 수가 있다. 예를 들어 phenol성 물질의 spectrum은 중성 용액 때보다 알칼리성 용액 때 장파장 쪽으로 이동한다(그림 1-4 참조). 이에 반하여 방향족산의 경우 알칼리를 가하면 spectrum이 단파장 쪽으로 이동한다(청색이동, hypsochromic shift, blue shift). UV spectrum은 용매 종류에 따라서도 변동된다. 극성

표 1-4 천연방향족 화합물의 기본골격의 UV 극대

구 조	λ_{max}(nm)	ε	용 매
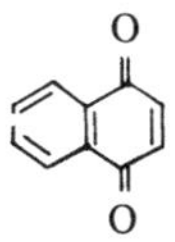	241 246 251 256 330	20,000 23,500 19,000 13,000 2,750	hexane
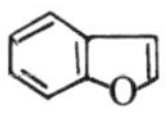	245 275 282	12,000 2,800 3,020	cyclohcxane
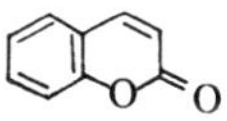	278 310	10,500 6,000	EtOH
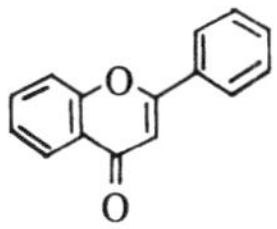	250 304	17,000 25,000	EtOH
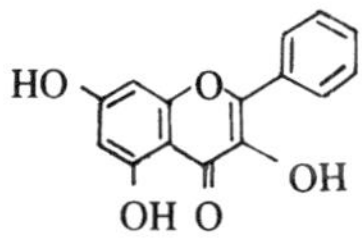	266 368	16,700 22,000	EtOH
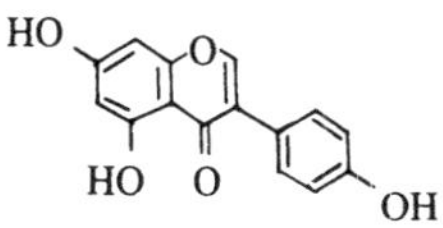	263 325	31,600 5,130	EtOH
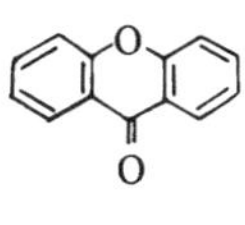	239 261 287 337	39,000 12,600 4,200 6,350	EtOH
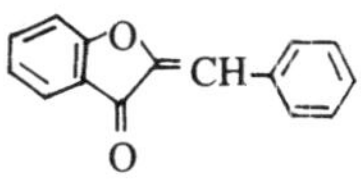	251 316 379	12,600 13,600 11,500	EtOH

용매를 사용하는 경우 비결합전자가 용매와 수소결합하여 기저상태가 여기상태보다 더 많이 안정화되므로 단파장쪽으로 이동한다. $\pi \rightarrow \pi^*$ 천이에

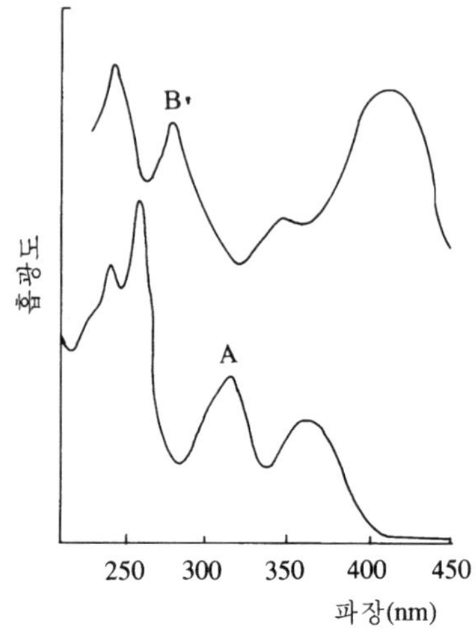

그림 1-4 Mangiferin의 UV 흡수 spectrum

A: 95% EtOH에서 측정, B: A에 2N NaOH 두 방울을 첨가하여 측정

의한 흡수는 장파장 쪽으로 이동한다. UV spectrum에 대하여 좀더 자세한 것은 Scott[44] 및 Morton[45]의 저서를 참고하기 바란다.

3) 적외선 흡수 spectrum 분석

2.5-1.5μ 범위의 전자파를 근적외선(近赤外線)이라고 한다. 이 영역의 흡수는 분자를 구성하고 있는 원자단의 진동에너지에 기인한다. 적외선은 파장으로 표시하기도 하나 보통은 파수(波數)로 표시한다. 즉 근적외선은 4,000-667cm^{-1}에 해당된다. 이 중에서 각종 원자단에 의한 흡수는 3,500-

44) Scott, A.I., *Interpretation of the Ultraviolet Spectra of Natural Products*, Pergamon, Oxford(1964).

45) Morton, R.A., *Biochemical Spectroscopy*, Adam Hilger, London(1975).

1,400cm^{-1} 범위에서 나타나므로 특수 관능기의 존재를 예측할 수 있다. 특히 OH(3,600cm^{-1} 부근), NH(3,500–3,300cm^{-1}), CH(3,000–2,700cm^{-1}), C ≡ C(2,400–2,100cm^{-1}), C = O(1,800–1,650cm^{-1}), C = C(1,660cm^{-1} 부근) 등의 존재 확인에 유력한 수단이 된다. 그에 반하여 1,400cm^{-1} 이하의 저(低)에너지 영역(finger–print region)에서는 분자구조의 차이에 따라 미세한 변화가 있어 대단히 복잡하여 미지물질의 구조결정에는 그리 도움이 되지 못하나 기지물질의 확인에는 절대적이다. 표 1–5에 천연물에서 흔히 볼 수 있는 특징적 IR 흡수대를 나타내었다. IR에 대한 참고서로서는 Nakanishi[46] 및 Roeges[47]의 저서가 있다.

표 1-5 천연물에서 흔히 볼 수 있는 특징적인 IR 흡수대

관능기	1,200cm^{-1} 이상에서 나타나는 특징적인 흡수영역
Alkane	2940(S), 2860(M), 1455(S), 1380(M)
Alkene	3050(W-M), 1850(W), 1650(W-M), 1410(W)
Aromatic	3050(W-M), 2100-1700(W), 1600, 1580, 1500(W-M)
Acetylene	3310(M), 2225(W), 2150(W-M), 1300(W)
Alcohol · Phenol	3610(W-M), 3600-2400(broad), 1410(M)
Aldehyde · Ketone	2750(W), 2680(W), 1820-1650(S), 1420(W-M)
Ester · Lactone	1820-1680(S)
Carboxylic acid	3520(W), 3400-2500(broad, M), 1760(S), 1710(S)
Amine	3500(M), 3400(M), 3400-3100(variable), 1610(M)
Cyanide	2225(W-S)
Isocyanate	2270(VS)

46) Nakanishi, K., *Infrared Spectroscopy, Practical*, Nankodo, Tokyo(1962).

47) Roeges, N.P.G., *A Guide to the Complete Interpretation of Infraned Spectra of Organic Structures*, John Wiley & Sons, New York, N.Y.(1994).

4) 핵자기공명 spcetrum 분석

^{1}H 또는 ^{13}C는 균일한 자장에 두면 양자화하여 두 개의 에너지준위를 취한다. Radio파는 energy가 작은 전자파(진동수는 10^{7}Hz-10^{8}Hz)이나 핵 spin(角運動量)에 영향을 줄 수 있으며, 원자핵은 radio파를 흡수하여 핵 spin의 방향을 바꾼다. 예를 들어 23.5K gauss의 자장에서 ^{1}H는 100MHz, ^{13}C는 25MHz에서 흡수가 나타난다.

분자 중의 ^{1}H 또는 ^{13}C는 분자구조에 따라서, 주위의 환경에 따라서 전자밀도가 다르고 그로 인한 국부자장이 다르므로 분자를 균일한 자장에 둘 경우 각 원자핵이 받는 자장의 크기는 각각 조금씩 달라진다. 천연물에서는 ^{1}H는 100MHz일 때 1kHz, ^{13}C는 25MHz일 때 6kHz 정도의 범위내에서 차이가 난다. 그러므로 원자핵이 흡수하는 전자파의 진동수는 그 환경에 따라 조금씩 다르고 이러한 변화를 chemical shift라고 한다. Chemical shift는 그 절대치를 측정하는 것이 아니라 표준물질로부터의 상대적 값을 측정한다. 표준물질로서는 tetramethylsilane(TMS)을 사용한다. 거의 모든 유기화합물의 수소와 탄소는 TMS보다 저자장에 공명을 일으키며 그 차이(chemical shift)를 $\delta(\Delta\nu/\nu \times 10^{6}\text{ppm})$로 표시한다. TMS는 D_2O에 불용이므로 어느 물질을 D_2O에 녹여서 측정할 경우 수용성 표준물질, 예를 들어 DSS(sodium 2,2-dimethyl-2-silapentane-5-sulfonate)를 사용하고 TMS에서부터의 chemical shift로 환산한다. 어느 용매에도 녹지 않는 물질은 acetylation시키거나 methylation시켜(제2장 제6절 참조) 간단한 유도체를 만들어 용해도를 증가시켜 측정한다.

(1) ^{1}H NMR

용매는 수소가 없는 CS_2 또는 CCl_4를 사용하는 것이 이상적이나 용해도가 좋지 못하므로 $CDCl_3$, C_5D_5N, DMSO-d_6, $(CD_3)_2CO$, CD_3OD, D_2O

등을 사용한다. 흡습성이 강한 C_5D_5N 또는 DMSO-d_6 등은 보관에 주의해야 한다. 용매에 따라 chemical shift가 약간씩 다르므로 유사물질을 비교할 때는 같은 용매를 사용하는 것이 바람직하다. 환경이 다른 각 H의 chemical shift치를 표 1-6에 요약하였다.

Chemical shift는 주위의 관능기들이 일으키는 유기효과(inductive effect) 외에 결합전자가 일으키는 자기이방성 효과(anisotropic effect)에 의해 큰 영향을 받는다. NMR에서 각 peak의 면적은 해당하는 H의 수에 비례한다. 그러므로 peak의 면적을 측정하면 H의 수를 알 수 있다. 각 H는 인접된 H와 서로 작용하여 그 결과 peak가 분열된다. 분열되는 peak의 수는 인접된 H의 수에 따라 다르며 $n + 1$(n은 인접된 H의 수)로 나타난다(표 1-7 참조).

분열된 각 peak의 면적비는 $(x + 1)^m$(m은 분열된 peak 수)의 전개에서 얻어지는 각 항의 계수의 비와 같다. 각 peak 사이의 간격을 spin-spin coupling constant(결합상수)라고 하며 J로 표시하고 Hz 단위를 사용한다(표 1-8 참조). 환상화합물에 있어서 C-C결합이 자유회전하지 않을 경우 인접 결합상수의 크기는 2면각(dihedral angle α)에 따라 변동한다(그림 1-5 참조).

^{1}H NMR의 참고서로서는 Sanders 등[48] 및 Atta-ur-Rahman[49]의 저서가 있다.

(2) ^{1}H NMR에 의한 coumarin 구조의 추정

δ6.5보다 저자장에 두 쌍의 doublet가 있는 경우 coumarin 화합물임을

---

48) Sanders, J.K.M. and Hunter, R.K., *Modern NMR Spectroscopy. A Guide for Chemists*, Oxford University. Press, Oxford(1987).

49) Atta-ur-Rahman, *Nuclear Magnetic Resonance. Basic Principles*, Springer Verlag, Berlin(1986).

표 1-6 환경이 다른 수소의 공명범위

δ0.8-2.0	근처에 O 또는 N 같은 전기음성기가 없는 단결합의 탄소에 붙어 있는 H (CH < CH2 < CH3의 순으로 고자장에 나타난다)
δ2-3	3중결합의 H 또는 아미노기, carbonyl기에 인접된 탄소의 H
δ3-4	주로 O와 결합한 탄소의 H
δ4-5	Nitro기에 인접한 탄소의 H, O가 두 개 붙어 있는 탄소의 H(예; 당의 anomer H)
δ5-7	주로 2중결합의 H
δ6-8.5	방향족환의 H
δ9.5-10	Aldehyde의 H
δ10.5-12	Carboxylic acid의 H

표 1-7 NMR peak의 다중도(multiplicity) (ns = non-splitting group)

System	예	수소 수	다중도
A	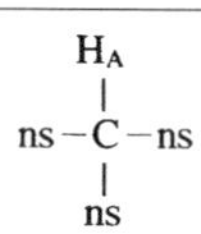	1(H_A)	singlet
A2	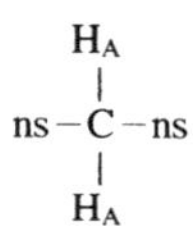	2(H_A)	singlet
AX	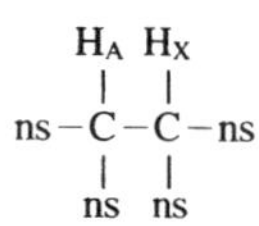	1(H_A) 1(H_X)	doublet doublet
AX_2	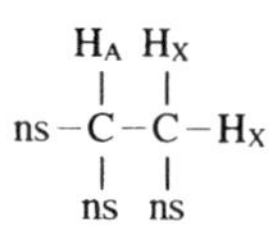	1(H_A) 2(H_X)	triplet doublet
AMX	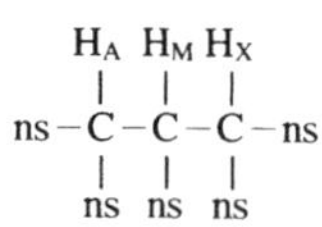	1(H_A) 1(H_M) 1(H_X)	doublet double doublet doublet

표 1-8 Spin-spin 결합상수

H type	J(Hz)	H type	J(Hz)
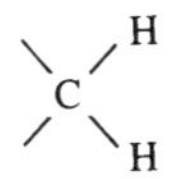	12-15	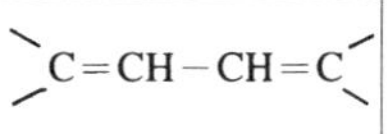	9-13
		H−C≡C−H	9.1
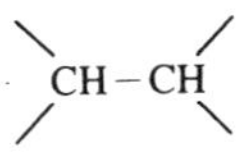	2-9	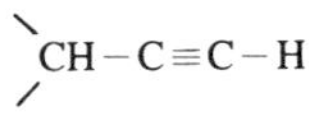	2-3
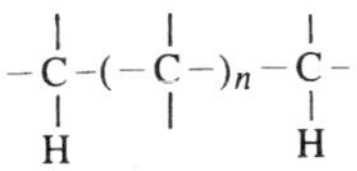	~0	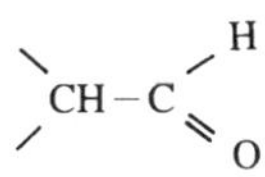	1-3
CH_3-CH_2-X	6.5-7.5		
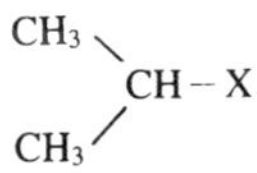	5.5-7.0	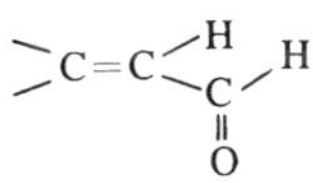	6-8
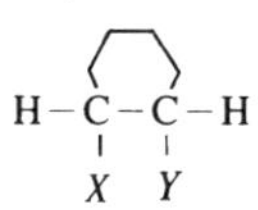	a, a 5-10 a, e 2-4 e, e 2-4	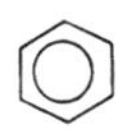	*o*- 6-9 *m*- 1-3 *p*- 0-1
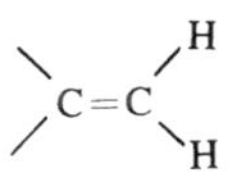	0.5-3	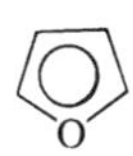	αβ 1.6-2.0 αβ′ 0.6-1.0 αα′ 1.3-1.8 ββ′ 3.2-3.8
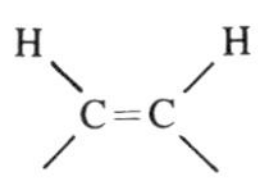	7-12		
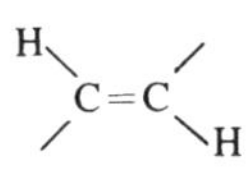	13-18	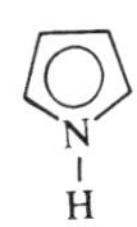	αβ 2.0-2.6 αβ′ 1.5-2.2 αα′ 1.8-2.3 ββ′ 2.8-4.0
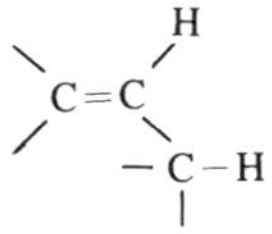	4-10	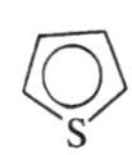	αβ 4.6-5.8 αβ′ 1.0-1.8 αα′ 2.1-3.3 ββ′ 3.0-4.2
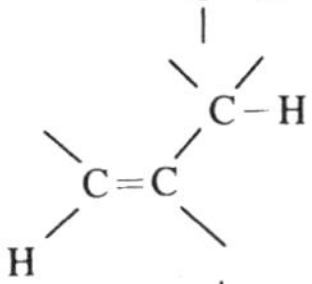	0.5-2.5		
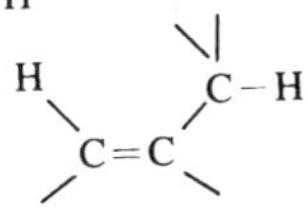	~0	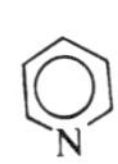	αβ 4.9-5.7 αγ 1.6-2.6 αβ′ 0.7-1.1 αα′ 0.2-0.5 βγ 7.2-8.5 ββ′ 1.4-1.9

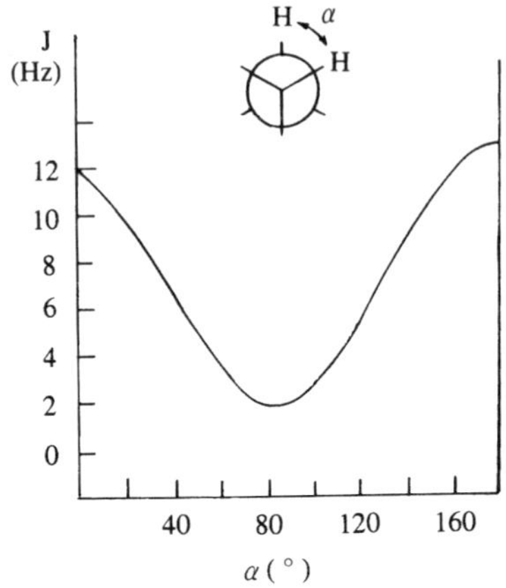

그림 1-5 결합상수의 크기와 이면각도와의 관계

예측한다(coumarin의 구조는 제2장 참조).

① 한 쌍의 doublet(J = 9.5-10)는 δ6.1-6.4(H-3)와 δ7.5-7.9(H-4)에 나타나며, C-5에 O가 결합되어 있으면 H-4의 signal이 저자장으로 이동한다(δ7.9-8.2).

② 다른 한 쌍의 doublet(J = 8.5)가 δ6.6-6.9(H-6)와 δ7.1-7.5(H-5)에 나타나면 C-8에 치환기가 있는 simple coumarin이다.

③ 다른 한 쌍의 doublet(J = 2.5)가 δ6.25 부근(H-6)과 δ6.37 부근(H-8)에 나타나면 C-5에 치환기가 있는 simple coumarin이다.

④ 다른 한 쌍의 doublet(J = 2.5)가 δ6.7-7.2(H-a)와 δ7.5-7.7(H-b)에 나타나면 C-8에 치환기가 있는 furanocoumarin이다. C-8에 치환기가 없으면 H-a가 long range coupling되어 다시 분열된다(J = 1).

⑤ doublet(J = 10) 하나가 δ6.3-6.9(H-a)에 나타나면 pyranocoumarin이다(H-b는 δ5.3-5.8에 나타남).

더 상세한 것에 대해서는 Steck와 Mazurek의 총설을 참조하기 바란다.[50)]

(3) ^{13}C NMR

^{13}C의 chemical shift도 시료 중의 표준물질(TMS)과의 공명의 차를 ppm 단위로 표시한다. ^{13}C는 근처의 ^{1}H와 spin–spin coupling하기 때문에 모든 ^{1}H를 조사(照射)하여 측정하면 모든 ^{13}C는 특수한 핵(D, P, ^{13}C)과 coupling하지 않는 한 모두 singlet로 나타난다(proton noise decoupling). 이때 NOE(nuclear Overhauser enhancement) 현상에 의하여 signal의 크기가 증대한다. 환경이 다른 각 C의 공명범위를 표 1-9에 요약하였다.

각종 화합물의 구조와 δ치와의 상관관계에 대한 많은 경험적 또는 이론적 계산방법이 제출되었으나 이것이 모든 구조에 총괄적으로 적용되는 것이 아니라 어느 한정된 구조에만 성립되므로 ^{13}C NMR의 spectrum 해석은 유사화합물의 기지 data에다 치환기가 도입될 때 일어나는 이동현상(substitution induced shift, SIS)을 참작하여 구조를 추정하는 것이 좋다. 표 1-10에 기본적인 간단한 화합물의 ^{13}C의 δ치를, 표 1-11, 1-12에는 SIS치를 나타내었다. Sterol, triterpenoid 같은 다환성화합물은 입체배열 관계로 주위의 영향을 받으므로 약간의 수정이 필요하게 된다. 이에 대해서는 Beierbeck 등의 논문을 참조하기 바란다.[51)]

Off resonance decoupling spectrum을 측정하면 탄소와 수소가 coupling하여 분열된 peak가 나타난다. 즉 CH_3는 quartet, CH_2는 triplet, CH는 doublet, 4급 C는 singlet로 나타나므로 ^{13}C NMR 해석에 매우 편리하다. 그러나 복잡한 분자의 경우는 peak의 중첩이 많아서 off resonance decoupling spectrum을 정확하게 판독하기 어려워진다. 근래는 APT(attached proton test) 또는 DEPT(distortionless enhancement by polarization transfer)법으로 탄소 peak의 다중도를 결정한다. 그림 1-6은 씀바귀(*Ixeris dentata*)에서 분리한 dentalactone[52)]의 APT spectrum이다.

---

50) Steck, W. and Mazurek, M., *J. Nat. Prod.*, 35, 418(1972).

51) Beierbeck, H., Saunders, J.K. and Apsimon, J.W., *Can, J. Chem.*, **55**, 2813(1977).

표 1-9 환경이 다른 탄소의 공명범위

ppm	탄소	ppm	탄소
5-40	$-CH_3$	90-105	$O-\overset{\vert}{C}H-O$
15-50	$-CH_2-$	90-110	$O-\overset{\vert}{\underset{\vert}{C}}-O$
25-65	$>CH-$	105-140	$CH_2=C$
20-60	$-\overset{\vert}{\underset{\vert}{C}}-$	115-170	$-CH=C$
55-75	$-CH_2-O$	120-180	$>C=C$
65-90	$>CH-O$	160-185	$-COOR$
65-90	$-\overset{\vert}{\underset{\vert}{C}}-O$	190-210	$-CHO$
		190-220	$>C=O$

표 1-10 기본화합물의 ^{13}C의 chemical shift(δ)

$CH_3-CH_2-CH_2-CH_2-CH_3$ 13.7 22.6 34.5	CH_3-CHO 31.2 199.6
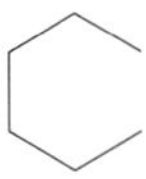 27.8	CH_3-CO_2H 21.1 177.2
$CH_2=CH_2$ 122.8	$CH_3-\underset{\Vert}{C}-CH_3$ 30.2 O 205.1
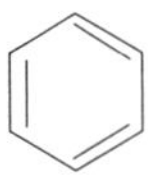 128.7	CH_3-NH_2 47.5
$CH_3-CH_2-CH_2OH$ 10.3 26.1 63.9	CH_3-NO_2 57.3
CH_3-O-CH_3 59.4	CH_3-CN 0.3 117.2

CH, CH_3의 peak들은 아래쪽으로, C, CH_2의 peak들은 위쪽으로 나타나 있다. 그러므로 각 peak의 귀속이 용이하다. DEPT spectrum에서는 CH,

52) Chung, H.S., Woo, W.S. and Lim, S.J., *Phytochem.*, **35**, 1583(1994).

표 1-11 치환기의 SIS치($\Delta\delta$)

1. C-Methylation

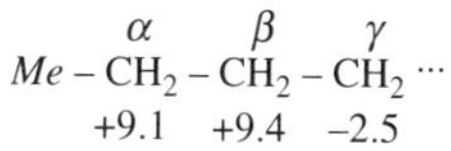

2. Hydroxylation

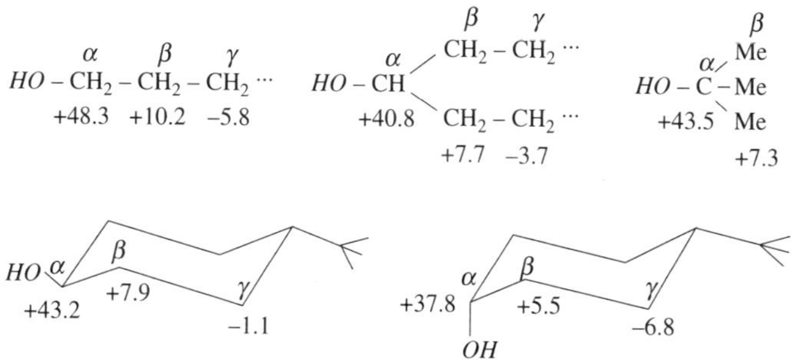

3. O-Methylation

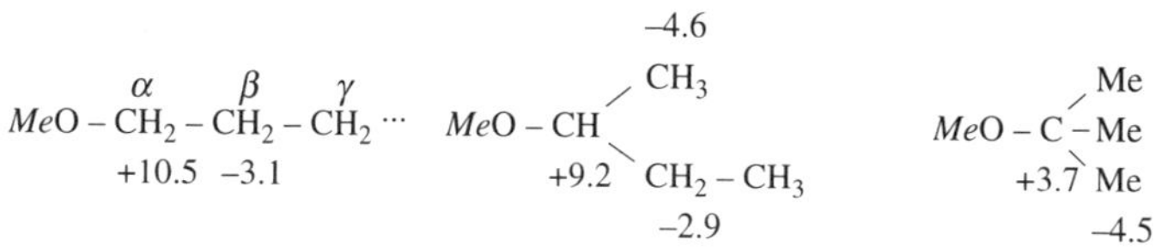

4. Acetylation

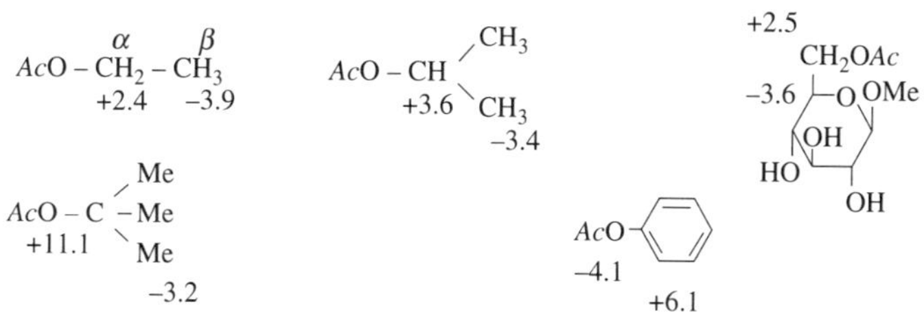

5. Glucosylation　　　　G＝β-D-glucosyl : *anomer C의 shift

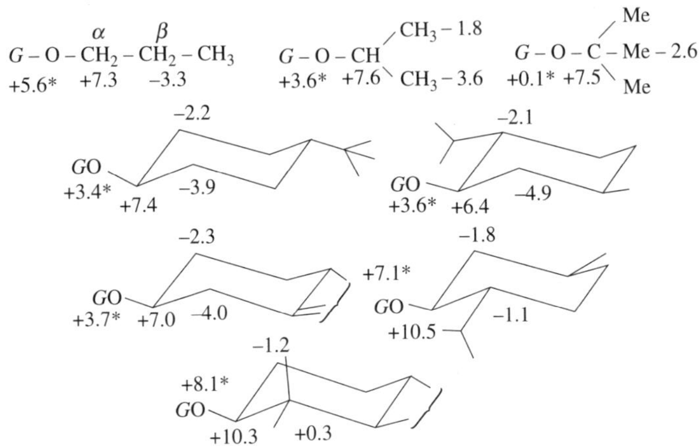

표 1-12　Benzene(δ128.7)의 SIS치($\Delta\delta$)

치환기	C_1	*o-*	*m-*	*p-*	치환기	C_1	*o-*	*m-*	*p-*
OH	+26.9	−12.6	+1.8	− 7.9	CO_2Me	+ 1.3	−0.5	−0.5	+3.5
OMe	+30.2	−15.5	0.0	− 8.9	CHO	+ 9.0	+1.2	+1.2	+6.0
OAc	+23.0	− 6.4	+1.3	− 2.3	COMe	+ 7.9	−0.3	−0.3	+2.9
NH_2	+19.2	−12.4	+1.3	− 9.5	CN	−19.0	+1.4	−1.5	+1.4
NMe_2	+22.6	−15.6	+1.0	−11.5	NO_2	+19.5	−5.3	+0.8	+6.0
CH_2OH	+12.3	− 1.4	−1.4	− 1.4	Me	+ 9.1	+0.6	−0.2	−3.1
$CH{=}CH_2$	+ 9.5	− 2.0	+0.2	− 0.5	Et	+15.4	−0.6	−0.2	−2.8
CO_2H	+ 2.1	+1.5	0.0	+ 5.1	C_6H_5	+14.0	−1.1	+0.5	−1.0

CH_3가 양의 방향, CH_2는 음의 방향으로 나타나지만 C의 peak는 나타나지 않는다. ^{13}C NMR에 대한 참고서로서 Levy,[53] Breitmaier[54] 등의 저서가

53) Levy, G.C., Lichter, R.L. and Nelson, G.L., *Carbon 13 Nuclear Magnetic Resonance Spectroscopy*, John Wiley & Sons, N.Y.(1980).

54) Breitmaier, E. and Voelter, W., *^{13}C NMR Spectroscopy*, VCH, Weinheim(1987).

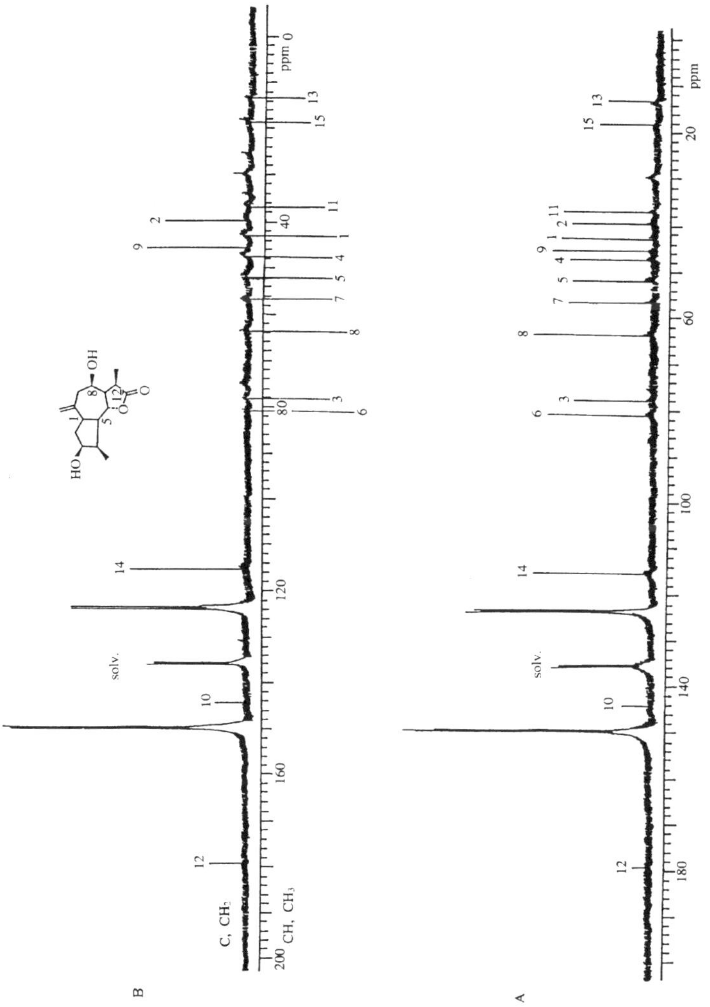

그림 1-6 Dentalactone의 ^{13}C NMR spectra A: proton decoupled spectrum B: APT spectrum

있다. 특히 천연물에 관한 것은 Wehrli와 Nishida의 총설[55)]을 참고하기 바란다.

(4) ^{13}C NMR에 의한 flavonoid의 골격추정

Flavonoid는 C_6-C_3-C_6 화합물로서 여러 골격을 가지고 있다(제2장 참조). 그 중 중앙 3개의 탄소의 chemical shift는 서로 특징이 있으며, 어떤 골격의 flavonoid라는 것을 구별할 수 있다. 그림 1-7에 여러 flavonoid의 중앙 탄소의 chemical shift를 나타내었다. 더 상세한 것은 Pelter 등의 논문을 참조하기 바란다.[56)]

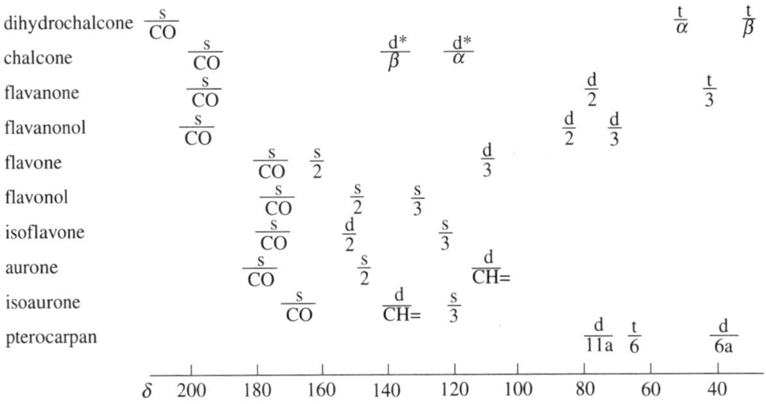

그림 1-7 Flavonoid 중앙 3개 탄소의 chemical shift

*double multiplet

---

55) Wehrli, F.W. and Nishida, T., "The Use of Carbon-13 Nuclear Magnetic Resonance Spectroscopy in Natural Products," In: *Fortschr. Chem. Org. Naturstoffe*(Eds. Herz, W., Grisebach, H. and Kirby, G.W.), Springer, Wien, Vol. 36, 1-283(1979).

56) Pelter, A., Ward, R. and Gray, T., *J. Chem. Soc. Perkin I*, 2475(1976).

(5) 2D NMR

복잡한 구조는 1차원 spectrum만으로 구조를 결정하기가 어렵다. 그러므로 2차원 spectrum에 의존한다. 가로축 세로축에 모두 ^{1}H의 spectrum을 그린 2D NMR을 H-H COSY(correlation spectroscopy) 또는 homonuclear COSY spectrum이라고 한다.

Dentalactone의 H-H COSY spectrum(그림 1-8 참조)에서 보는 바와 같이 상관 peak(cross peak, correlation peak)로 수소 상호간의 spin-spin 결합상태를 한눈에 식별할 수 있다.

2개의 수소가 공간적으로 가까이 있을 때 한쪽 수소를 조사시켜 포화시키면 다른 쪽 수소의 peak가 증가한다(NOE, nuclear Overhauser effect). NOE를 2차원적으로 관측하기 위하여 개발된 것이 NOESY(nuclear Overhauser enhanced spectroscopy) spectrum이다. NOESY spectrum은 COSY spectrum의 경우와 같이 가로축, 세로축 모두 ^{1}H의 spectrum을 그린 것인데 나타난 상관 peak로 공간적으로 가까운 수소들 간의 NOE를 관찰할 수 있으므로 분자구조해석에 유용하다.

한쪽 축에 ^{1}H의 spectrum을, 다른 쪽 축에 ^{13}C의 spectrum을 그린 2D NMR을 C-H COSY 또는 heteronuclear COSY spectrum이라고 한다. C-H COSY spectrum에서는 ^{13}C의 peak와 그 탄소에 직접 화합결합 되어 있는 ^{1}H의 peak의 교차점에 상관 peak가 나타난다. 일반적으로 HMQC (heteronuclear multiple quantum correlation)기법을 사용한다. 그림 1-9는 dentalactone의 HMQC spectrum이다.

C-H spin결합이 두개 이상의 결합을 통한 경우 원거리 spin결합이라고 한다. 원거리 spin결합을 이용하면 수소 수가 적고 불포화도가 높은 방향족 화합물뿐만 아니라 CO기와 같은 4급 탄소를 갖는 화합물에 대해서도 구조해석에 중요한 정보를 얻을 수 있다. 일반적으로 원거리 spin결합을 관측하는 방법에는 HMBC(heteronuclear multiple bond correlation)기법

을 사용한다. 이것 역시 한쪽 축에 ^{1}H의 spectrum을, 다른 쪽 축에 ^{13}C의 spectrum을 그린 2D NMR이며, ^{13}C의 peak와 ^{1}H의 peak와의 상관 peak를 관찰하므로서 원거리 spin결합 상태를 알 수 있다. 2D NMR의 참고서로는 Nakanishi[57)] 및 Croasmun 등[58)]의 저서가 있으며 Martin 등[59)]과 Kessler 등[60)]의 논문을 참고하기 바란다.

5) 질량분석

(1) 전자충격(electron impact, EI)으로 인한 분자의 분열

분자에 70 eV의 에너지를 갖는 전자를 충격시키면 그 분자에서 한 개의 전자가 방출되어 ⊕이온이 생성된다.

보통 분자에서 가장 쉽게 이온화되는 부위는 고립전자쌍 또는 불포화결합에서 전자가 떨어져 나간다. 이런 전자가 없을 경우 단결합에서 전자가

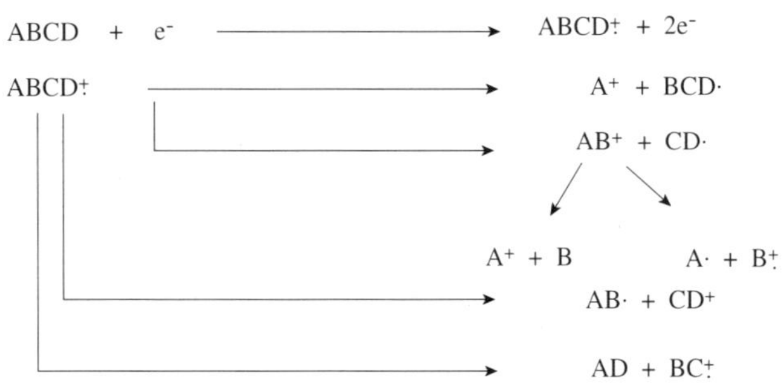

57) Nakanishi, K., *One-dimensional and Two-dimensional NMR Spectra by Modern Pulse Techniques*, Univ. Sci. Books, Mill Valley(1990).

58) Croasmun, W.R. and Carlson, R.M.K., *Two-Dimensional NMR Spectroscopy, Applications for Chemists and Biochemists*, 2nd ed., VCH, N.Y.(1994).

59) Martin, G. and Crouch, R.C., *J. Nat. Prod.*, **54**, 1(1991).

60) Kessler, H., Gehrke, M. and Griesinger, C., *Angew. Chem.*, **27**, 490(1988).

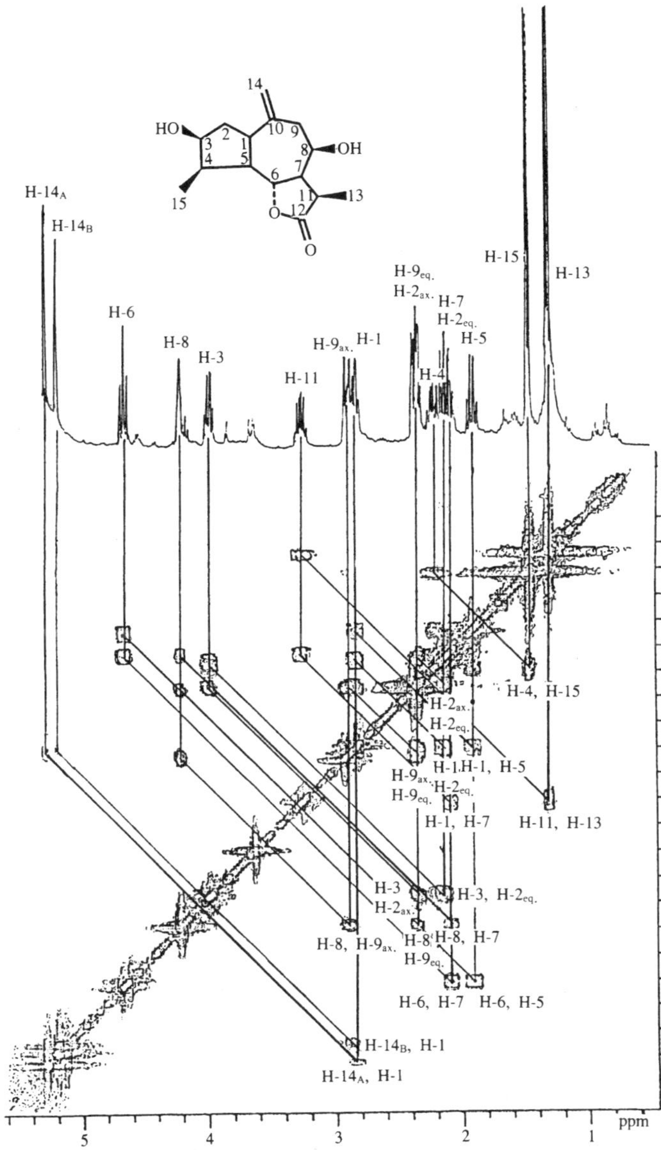

그림 1-8 Dentalactone의 H-H COSY spectrum

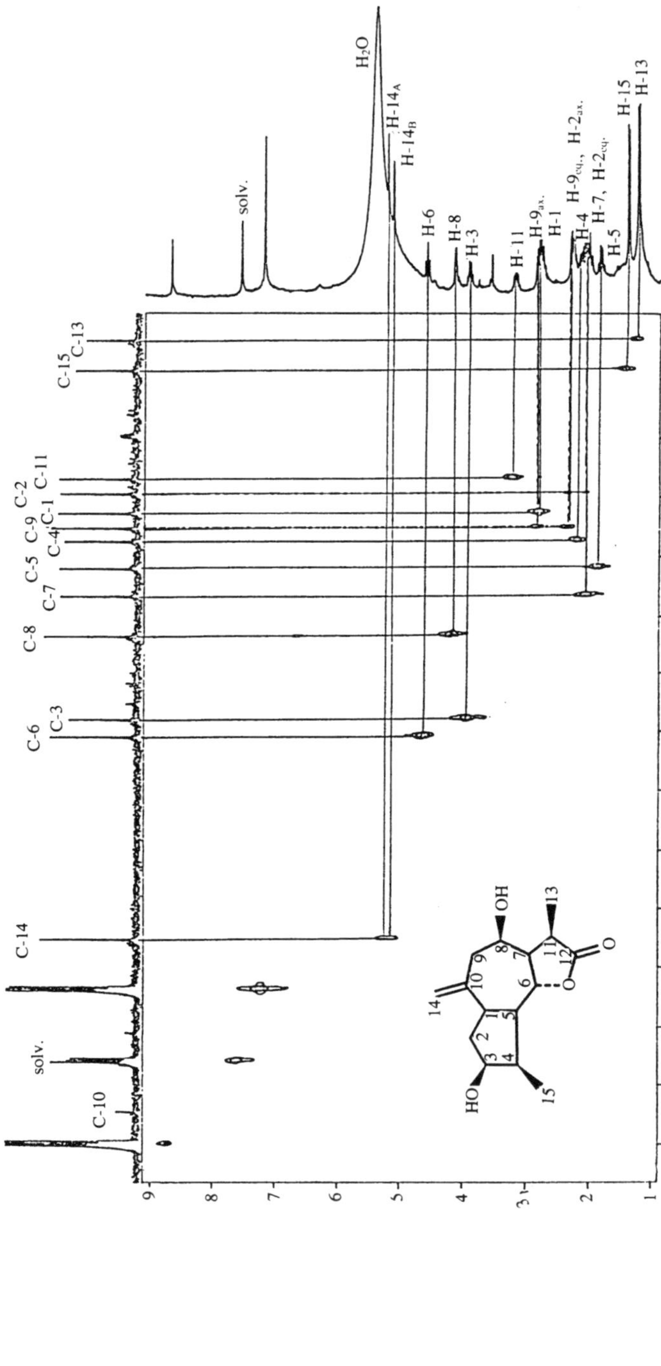

그림 1-9 Dentalactone의 HMQC spectrum

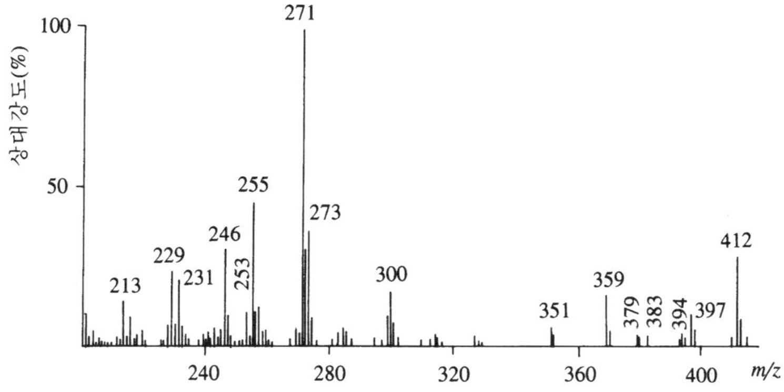

그림 1-10 α-Spinasterol의 MS spectrum

떨어져 나간다. 이때 생성한 이온은 고여기 상태이므로 불안전하여 분열되어 몇 개의 조각으로 된다.

이 조각들 중에는 중성의 radical, 하전되지 않은 분자, ⊕로 하전된 이온들이 있을 것이다. 그 중 ⊕이온이 질량분석기에 기록된다.

질량분석은 ① 기지물질의 동정, ② 정량분석, ③ 미지물질의 구조결정에 응용된다. 시료의 양은 μg 정도로도 측정이 가능할 뿐만 아니라 단시간에 측정할 수 있으므로 천연물화학 연구에 대단히 유용하다.

그림 1-10은 α-spinasterol의 spectrum이다. 횡축은 이온의 질량과 하전의 비(*m/z*), 종축은 이온의 상대강도(이온 양)를 표시한다.

가장 높은 peak를 base peak라고 하며, 100으로 놓고 다른 peak의 강도는 base peak와의 상대비(%)로 표시한다. 분자량과 같은 *m/z*치를 가진 ion을 분자(M)이온이라고 한다.

(2) 분자이온의 안정도

물질에 따라 spectrum에 분자이온 peak가 나타나지 않을 때가 있다. 그것은 분자이온의 안정도가 극도로 낮기 때문이다. 분자이온의 안정도는 방향족 화합물이 가장 강하며, 따라서 분자이온 peak가 크게 나타나는데 base peak인 경우가 많다. 알코올 같은 물질은 분자이온의 안정도가 매우 낮아서 분자이온 peak가 아주 작거나 나타나지 않고, 탈수되어서 생긴 $[M-H_2O]^+$ peak가 크게 나타난다.

지방족 화합물인 경우 직쇄 화합물이 분지된 것보다 안정하며, ketone, ester, ether, acid기가 있으면 안정도가 떨어진다.

(3) 동위원소 peak

자연에는 동위원소가 존재하므로 분자이온 peak 이외에 분자이온보다 질량이 하나 이상 많은 이온 peak가 나타난다. M peak와 M+1 peak의 크기는 이항식$(a + b)^m$(여기서 a = 가벼운 동위원소의 함량, b = 무거운 동위원소의 함량, m = 원소의 수)을 전개한 1항 및 2항의 값과 같다.

자연에 ^2H 또는 ^{17}O, ^{18}O 등의 존재량은 극히 적으나 ^{13}C의 존재량은 총 탄소의 1.1%나 되므로 ^{13}C에 의해 생기는 M+1 peak의 크기는 탄소당 1.1%가 된다. 그러므로 M peak와 M+1 peak의 높이의 비로 그 화합물의 탄소 수를 예측할 수 있다(예; propane의 M peak 높이를 100이라고 할 때 M+1 peak는 $3 \times 1.1\% = 3.3$). 질소가 있는 경우는 $0.36 \times n\%$(n는 N의 수)만큼 추가된다.

(4) 기본 분열양식

모든 분자이온은 홀수 전자이온(odd-electron ion)이다. 분자이온이 분열될 때 heterolysis(분열되면서 두 개의 전자가 모두 어느 한쪽에 귀속되는 경우 완전 화살표로 표시함)가 일어나거나, homolysis(분열되면서 전자가 각 조각에 하나씩 남는 경우, 반쪽 화살표로 표시함)가 일어나서 짝수 전자이온(even-electron ion) 또는 홀수 전자 radical이 생성된다.

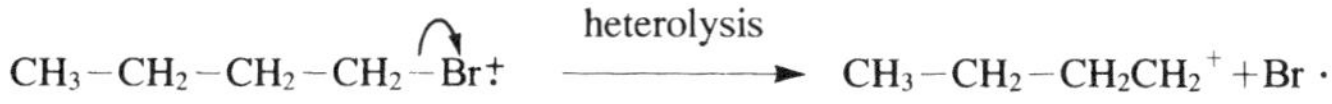

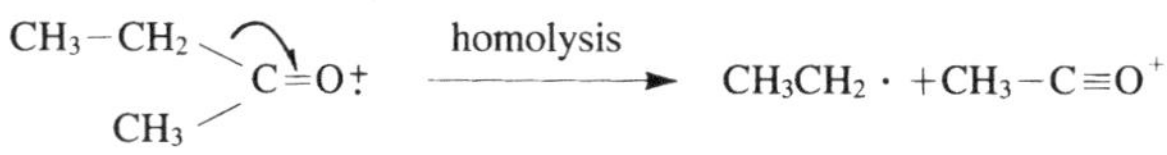

그러나 생성된 짝수 전자이온이 다시 분열될 때는 이론적으로 heterolysis가 일어나면 짝수 전자이온이 생성되고, homolysis가 일어나면 홀수 전자이온이 생성된다. 실제로는 홀수 전자이온 생성은 일어나지 않는 편이며, 모두 짝수 전자이온만이 생성된다.

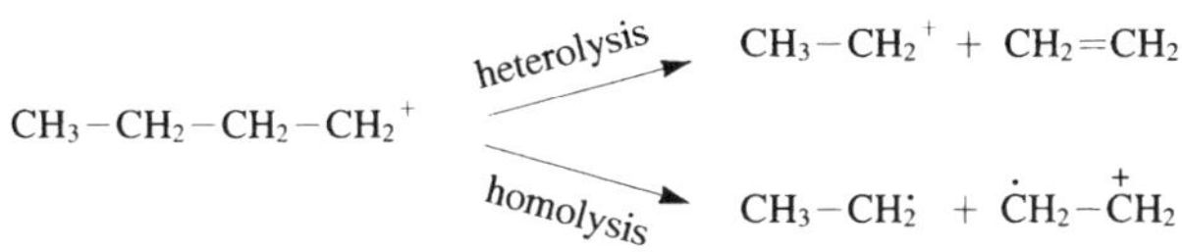

그러나 환식화합물에서는 양상이 다르다. 분자이온이 분자이온보다 질량이 작은 조각으로 되려면 적어도 두 군데에서 분열이 일어나야 한다. 첫 번째 분열에서는 분자이온과 질량이 같은 이온이 될 것이고, 두번째 분열에서는 heterolysis하든 homolysis하든 홀수 전자이온과 중성분자가 생성된다. 이때 생성된 홀수 전자이온은 그 후에 새로운 분자이온과 같이 분열될 것이다. 홀수 전자이온은 질량이 짝수이므로(함질소 화합물은 질량이 홀수) spectrum상에서 곧 알 수 있다. 그러므로 짝수 질량이온에서 짝수 질량이온이 생성하면 단순하게 분자가 분열되어 두 쪽으로 갈라졌다고 볼 수 없다.

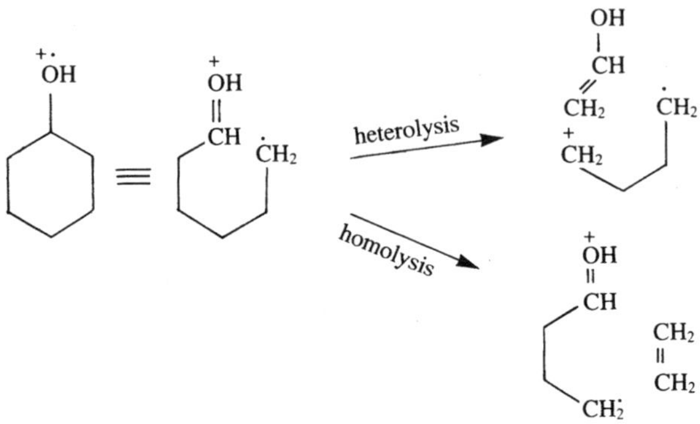

직쇄화합물이라도 두 군데서 동시에 분열이 일어나는 경우가 있다 (concerted scission). 이때 짝수 질량이온이 생성한다.

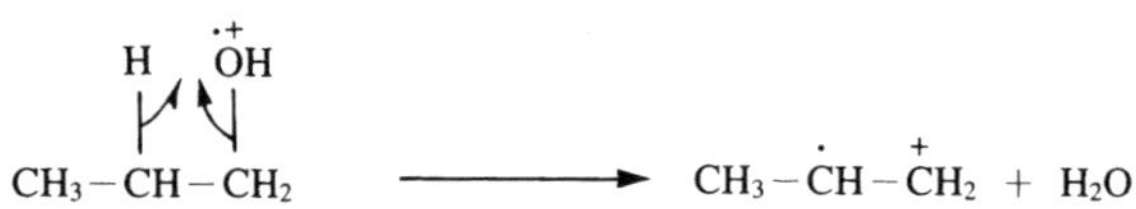

m/z 60   *m/z* 42

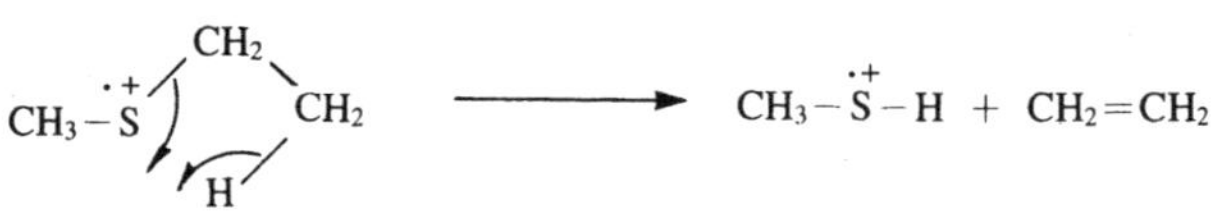

m/z 76   *m/z* 48

Cyclohexene 골격을 가진 화합물은 다음과 같이 retro-Diels-Alder 분열을 일으킨다.

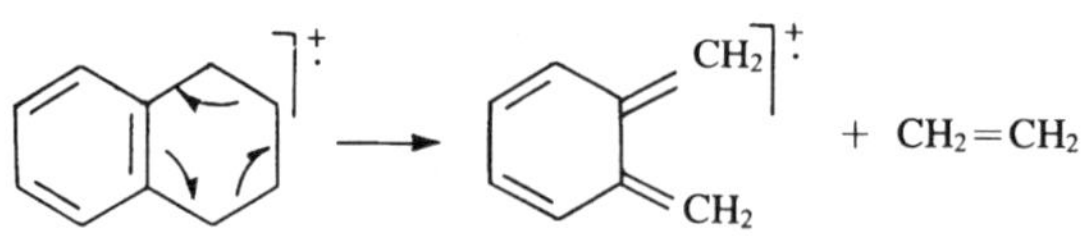

m/z 132   *m/z* 104

그 외에 흔히 일어나는 분열양식을 다음에 열거한다.

① 사슬이 긴 포화탄화수소에서는 한쪽 끝에서 C_2H_5기가 떨어지고 연속적으로 14단위(CH_2)씩 떨어진다(M-CH_3 peak는 나타나지 않는다).

② 가지 달린 탄화수소에서는 가지 부분에서 분열된다.

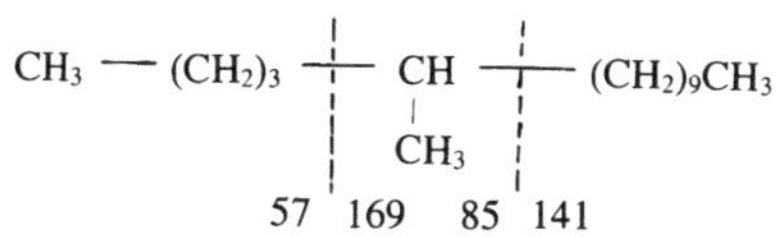

③ 불포화탄화수소에서는 allyl 결합에서 우선적으로 분열된다.

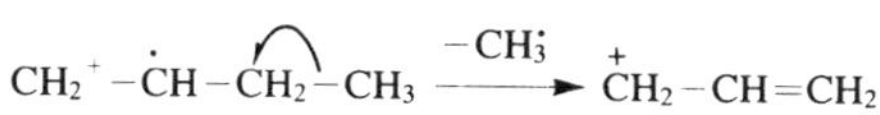

④ O 또는 N이 있으면 $\alpha \cdot \beta$분열이 우세하여 oxonium 또는 immonium 이온이 생성된다.

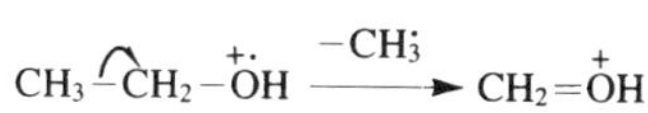

⑤ carbonyl기가 있으면 α분열이 일어난다.

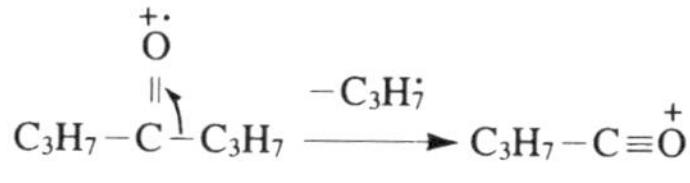

⑥ 다음과 같은 형태를 갖는 화합물은 McLafferty전위를 일으킨다.

질량분석에 관한 참고서로는 Chapman,[61] Rose와 Johnstone[62] 및

---

61) Chapman, J.R., *Practical Organic Mass Spectrometry*, John Wiley & Sons, Chichester (1985).

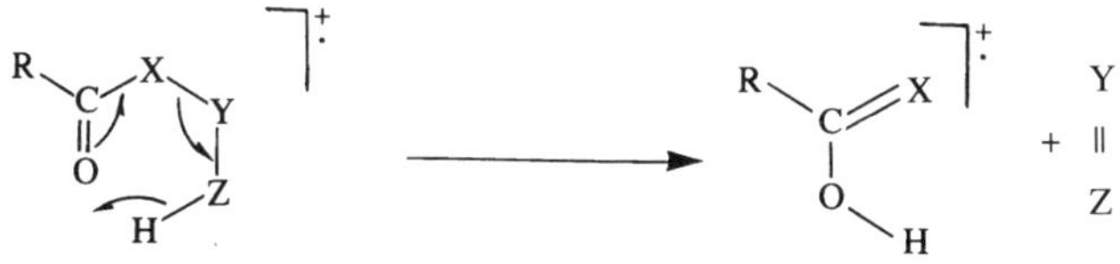

R=H, OH 또는 alkyl

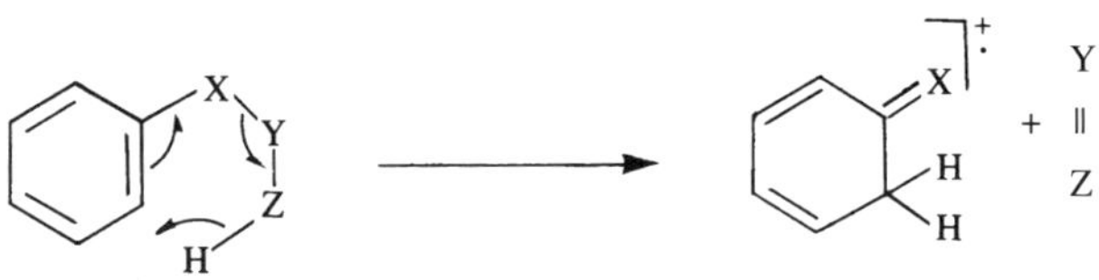

Waller[63] 등의 저서가 있다.

(5) 다른 방법

① 고분해능(high resolution, HR) 질량분석

고분해능 질량분석기를 사용하면 분자이온의 질량을 소수점 이하 3자리까지 측정 가능하므로 MS data만 가지고 분자이온의 분자식을 결정할 수 있다.

② 화학이온화(chemical ionization, CI) 질량분석

이 방법은 시료가 기화하기 힘든 화합물에 응용된다. CIMS는 시료와 반응 기체(예; $CH_4 \cdot NH_3$)를 같이 분석기기에 주입함으로써 반응 기체를 이온화시키고 반응체 이온과 시료분자가 반응하여 생긴 의사분자(擬似分子, quasimolecular ion)가 MS에 나타난다. 의사분자 이온으로서는 흔히

---

62) Rose, M.E. and Johnstone, R.A.W., *Mass spectrometry for Chemist and Biochemist*, Cambridge Univ. Press, Cambridge(1982).

63) Waller, G.R., *Biochemical Applications of Mass Spectrometry*, Willey Interscience, N.Y.(1972); First supplementary volume(1980).

M+1 이온이 되는 수가 많다.

CIMS에서 열전자(thermal electron)가 발생하는데, 이것이 분자에 이온 포착(ion capture)되어 음이온(negative ion)이 형성된다. 그러므로 음이온 화학이온화(negative ion chemical ionization, CI^-) MS를 측정할 수 있다.

그림 1-11은 *Senecio*속 식물에서 분리한 desacetyldoronine의 EIMS, NH_3 positive ion CIMS, OH^- negative ion CIMS, NH_3 negative ion CIMS의 spectrum들이다.[64)] EIMS에서는 분자가 분열되어 생긴 조각이온의 peak들이 잘 관찰되나 분자이온 peak는 아주 작다. 이에 반하여 CIMS에서는 분자이온 peak가 뚜렷이 나타나 있으며 동위원소 ^{37}Cl에 기인한 이온 peak도 관찰된다. CIMS에 관한 참고서로는 Harrison의 저서가 있다.[65)]

③ 전계탈리(field desorption, FD) 질량분석

이 방법은 고체시료를 방사전극(emitter)에서 고전압으로 이온화하고 이탈시키는 방법으로 분자량이 1,000 이상 되는 화합물도 분열되지 않고 분자이온 peak를 얻을 수 있는 특징이 있다.

그림 1-12는 상륙(*Phytolacca americana*) 뿌리에서 분리한 phytolaccoside F[66)]의 FDMS spectrum이다. Protonated molecular ion $[M+H]^+$ peak가 *m/z* 957에, protonated cationized molecular ion $[M+H+Na]^+$ peak가 *m/z* 980에 각각 나타나 있다. *M/z* 1127의 peak는 $[M+2H+Na+rhamnose(146)]^+$ 이온에 기인한다. $[M+H+Na]^+$ 이온과 $[M+H]^+$ 이온에서 rhamnose가 떨어진 이온들이 각각 *m/z* 834와 811에 $[M]^+$ 이온에서

64) Bicchi, C., Caniato, R., Tabacchi, R. and Tsoupras, G., *J. Nat. Prod.*, **52**, 32(1989).

65) Harrison, A.G., *Chemical Ionization Mass Spectrometry*, CRC Press, Boca Raton(1983).

66) Kang, S.S. and Woo, W.S., *Planta Med.*, **53**, 338(1987).

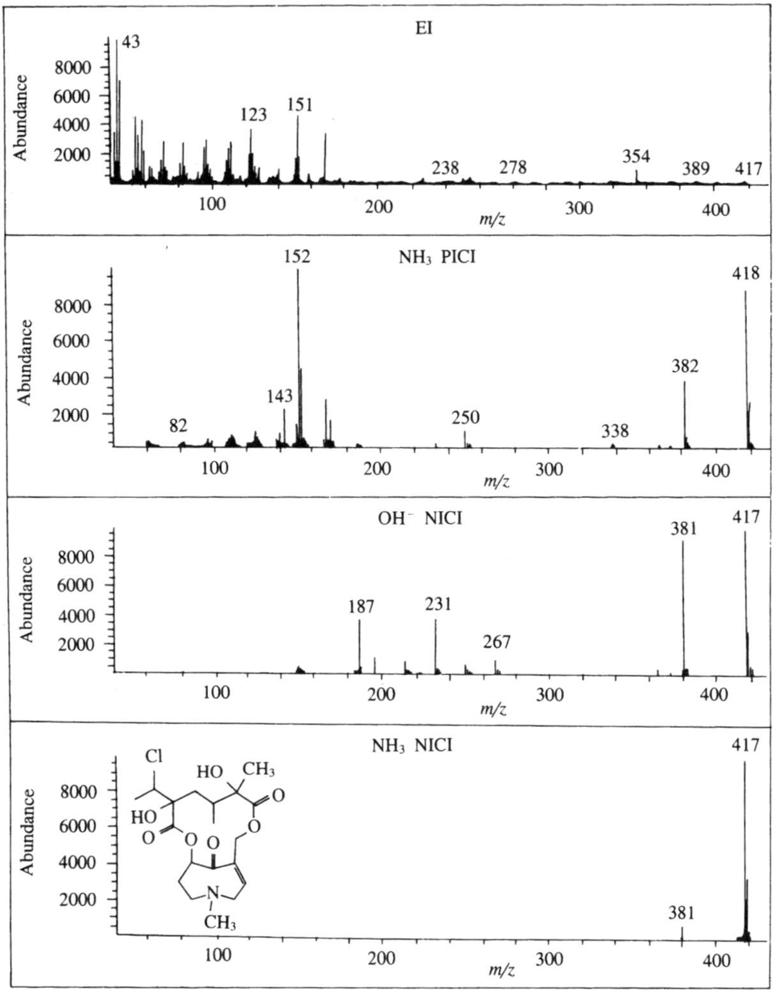

그림 1-11 Desacetyldoronine의 EIMS spectrum과 CIMS spectrum의 비교

rhamnose + glucose(162), rhamnose + glucose + xylose(132)가 떨어진 이온들이 각각 *m/z* 648, 516에 나타나 있다. *m/z* 163, 147, 133에 각 당의 이온 peak가 나타나 있다. Reynolds의 FDMS에 관한 총설을 참고하기 바

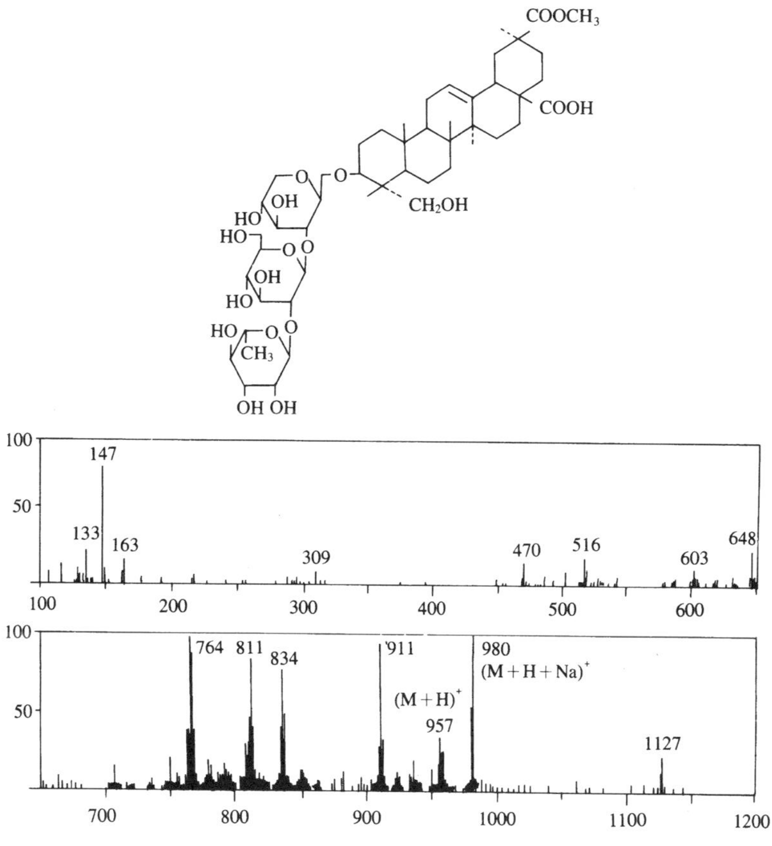

그림 1-12 Phytolaecoside F의 FDMS spectrum

란다.[67]

④ 고속원자충격(fast atom bombardment, FAB) 질량분석

Glycerol 같은 휘발하지 않는 용매에 시료를 녹이고 고속의 원자(보통 argon을 사용함)를 충격시켜 분자를 이온화시키는 방법으로, FDMS로도

---

67) Reynolds, W.D., *Anal. Chem.*, **51**, 283A(1979).

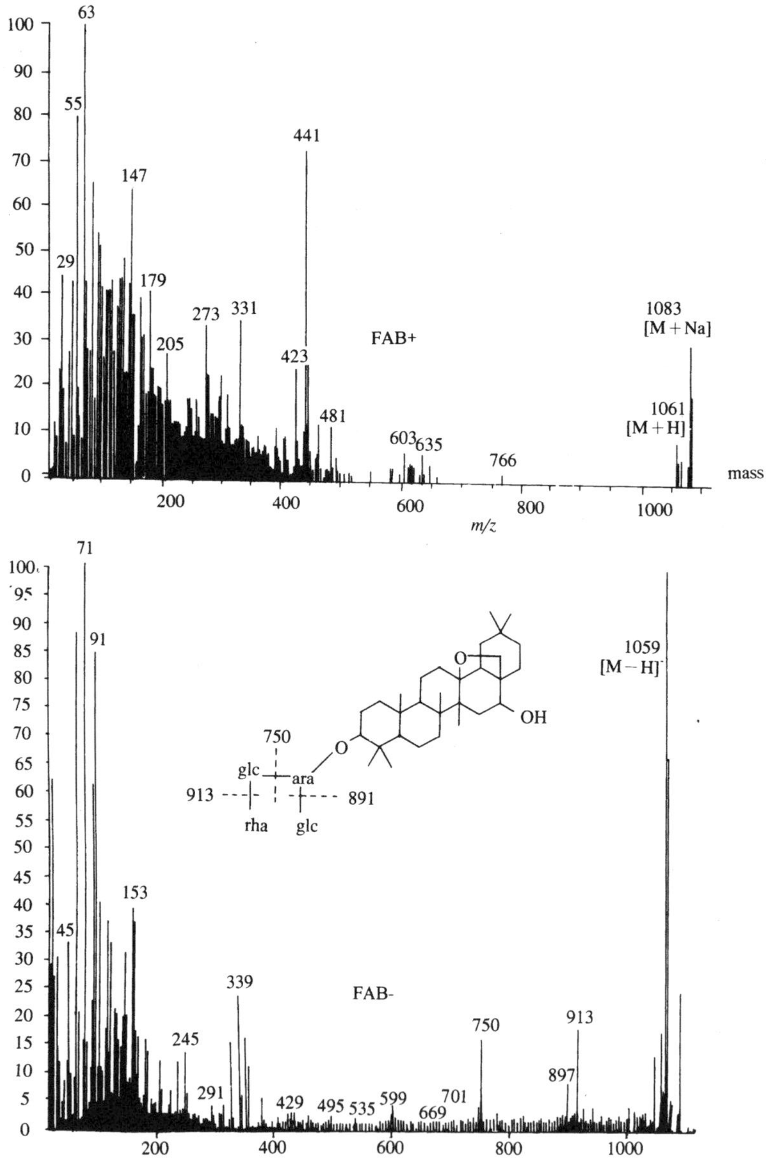

그림 1-13 Myrsine saponin의 FABMS spectra

분자를 이온화시킬 수 없는 극성이 강한 비휘발성 고분자 화합물에 이용할 수 있다.

그림 1-13은 *Myrsine*속 식물에서 분리한 saponin의 positive FABMS 및 negative FABMS이다.[68] Positive FABMS보다는 negative FABMS 쪽이 당의 결합양식을 해석하는 데 도움이 되고 있다. FABMS에 관한 Barber 등[69]과 문 등[70]의 총설을 참고하기 바란다.

6) 선광분산(optical rotatory dispersion, ORD)

광범위한 영역에서(200-700nm) 파장을 변화시키며 선광도를 측정하는 것을 선광분산이라고 한다. 대부분의 천연 유기화합물은 부제탄소를 갖고 있으므로 광학적으로 활성이다. 구조 결정에서 부제탄소의 절대배치는, 물질을 결정으로 얻을 수 있는 경우 X선의 이상분산으로 결정할 수 있으나 절대배치가 알려져 있는 화합물과 ORD spectrum을 비교하여 결정할 수도 있다. 선광도를 장파장 쪽에서부터 단파장 쪽으로 측정해가면 UV 흡수파장 부근에서 선광도의 절대치가 극대화되는데 이것을 Cotton 효과라고 한다.

그림 1-14에 cholestenone의 ORD 곡선을 표시하였다. 천연 cholestenone은 positive Cotton effect를 나타내나(실선) 절대배치가 다르면 negative Cotton effect를 나타낸다(점선).

---

68) Bloor, S.J. and Porter, L.J., "Mass Spectrometry", In: *Bioactive Natural Products*(Eds. Colegate, S.M. and Molyneux, R.J.) CRC Press, Boca Raton, 105-123(1993).

69) Barber, M., Bordoli, R.S., Elliot, G.J. and Sedgwick, R.D., *Anal. Chem.*, **59**, 645A(1982).

70) 문동철 · 이용문, 『파루마콘』, **21**, 202(1991).

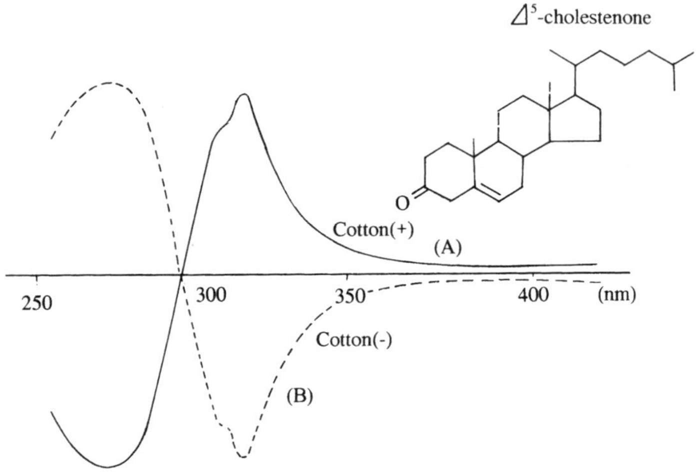

그림 1-14 Cholestenone의 ORD spectra

A: 천연 cholestenone B: 광학적 이성체

Cotton 효과가 중복되어 곡선이 복잡한 것은 원편광이색성(circular dichroism, CD) spectrum을 측정하면 곡선이 단순화되므로 해석이 용이하다. ORD와 CD에 관한 참고서로 Djerassi[71] 및 Nakanishi[72] 등의 저서가 있다.

---

71) Djerassi, C., *Optical Rotatory Dispersion*, McGraw Hill, N.Y.(1960).

72) Nakanishi, K., Berova, N. and Woody, R.W., Circular Dichroism: Principles and Applications, VCH, New York, N.Y.(1994).

제 2 장 Phenol성 물질

1. 서 론

하나 또는 둘 이상의 수산기로 치환된 방향족환을 가지고 있는 식물성분을 일반적으로 phenol성 물질이라고 한다. Phenol성 물질은 당(糖)과 결합하여 배당체로서 존재하는 경우가 많으므로 보통 수용성이다. 자연에 존재하는 phenol성 물질의 구조는 1,000가지 이상이 밝혀졌으며, 그 중 flavonoid가 대부분이나 단순한 monocyclic phenol, phenyl propanoid, phenol성 quinone도 상당수 알려져 있다. Lignin, melanin 및 tannin 등도 polyphenol성 물질이며, protein, alkaloid, terpenoid에도 종종 phenyl기(基)가 발견되는 것이 있다. Phenol성 물질 중 몇 가지 종류에 대해서는 생물학적 작용이 잘 설명되어 있으나(예; 세포벽의 구성물로서의 lignin, 꽃색소로서의 anthocyanin, 개화억제 작용물질인 gallic acid[1]) 대부분 다른 물질에 대해서는 그 역할을 아직 확실히 설명할 수 없다. 예를 들면

1) Pryce, R.J., *Phytochem.*, **11**, 1911(1972).

flavonol은 콩과 식물에 있어서 성장조절인자 역할을 하며[2] 곤충섭식 저해작용이 있어 천연 방어인자라고[3] 주장하고 있으나 이상 두 가지 모두 이론이 확립된 것은 아니다. Phenol성 물질 중에는 항균작용이 있는 물질이 많으므로 진균, 세균 또는 virus 등 병균의 침입에 대한 방어작용을 할 것이라고 믿고 있다.[4] 뿐만 아니라 일단 병원균이 식물체에 침입하면 phenol성 물질의 생합성이 촉진되거나 또는 phytoalexin이 출현하는 것으로 보아 병에 대한 저항역할도 하는 것 같다.[5] Phenol성 물질 중에는 항암작용(*Podophyllum peltatum*에서 분리한 podophyllotoxin[6]), 혈압 강하작용(杜沖, *Eucommia ulmoides*에서 분리한 pinoresinol diglucoside[7]), 피임작용(紫草, *Lithospermum officinale*에서 분리한 lithospermic acid[8]), 간보호작용(*Silybum marianum*에서 분리한 silybin[9]), 진경작용(細辛, *Asarum sieboldii*에서 분리한 methyleugenol[10]) 등 여러 작용이 알려져 있으며, 의약품 개발에 밝은 전망을 보여 주고 있다.

Phenol성 물질은 수소결합에 의하여 단백질과 복합체를 형성한다. 따라

---

2) Galston, A.W., In: *Perspectives in Phytochemistry*(Eds. Harborne, J.B. and Swain, T.S.), Academic, London, 193-204(1969).

3) Isman, M.B. and Duffey, S.S., *Ent. Exp. & Appl.*, **31**, 370(1981).

4) Friend, J., "Phenolic Substances and Plant Disease", In: *Biochemistry of Plant Phenolics*(Eds. Swain, T., Harborne, J.B. and Van Sumere, C.F.), Plenum, N.Y., 557-588(1977).

5) Friend, J. and Threlfall, D.R., *Biochemical Aspects of Plant-parasite Relationships*, Academic, London(1976).

6) Cragg, G. and Suffness, M., *Pharmacol. Ther.*, **37**, 425(1988).

7) Sik, C.J., Ravikumar, P.R., Huang, F.L., Bruckner, C. and Whitlock, H. Jr., *J. Am. Chem. Soc.*, **98**, 5412(1976).

8) Wagner, H., Wittman, D. and Schafer, W., *Tetrahedron Lett.*, 547(1975).

9) Pelter, A. and Hansel, R., *Chem. Ber.*, **108**, 790(1975).

10) Lee, E.B., Hong, S.M., Choi, B.C. and Woo, W.S., *Asian J. Pharm.*, **4**, 73(1982).

서 식물에서 효소를 추출할 때 phenol성 물질이 장애가 되기도 한다. 그 반면 phenol류는 효소 산화반응에 민감하며, 모든 식물에 존재하는 phenolase에 의해 분리 과정중에 소실되는 수가 많다. 그러므로 phenol성 물질을 추출할 때는 효소 산화반응을 억제시키기 위하여 끓는 MeOH로 추출하는 방법을 채택하는 것이 일반적이다.

Phenol류는 1% $FeCl_3$ 용액을 시료에 가할 때 짙은 녹색, 자주색, 청색 또는 흑색으로 정색된다. 이 방법은 PC에도 이용되는데 1% $FeCl_3$와 1% $K_3Fe(CN)_6$ 수용액의 혼액을 발색제로 사용하는 것이 일반적이다.

대부분의 phenol성 물질 특히 flavonoid는 UV하에서 형광을 나타낸다. 그러므로 TLC에서 발색조작 없이 그 존재를 눈으로 볼 수 있으므로 분리 및 정제과정 중 쉽게 처리할 수 있다. 암모니아 증기를 쐬면 색(色)이 강해지거나 변화한다. Phenol성 물질은 모두 방향족 화합물이므로 UV 영역에서 강한 흡수가 일어나며 또한 알칼리 존재하에서 흡수대가 장파장 쪽으로 이동한다. 그러므로 phenol성의 물질의 확인 및 정량에 UV spectrum은 대단히 중요하다. Phenol성 물질에 관한 여러 책 중에 학생교재로서는 Ribereau-Gayon의 *Plant Phenolics*,[11] 고급 참고서로서는 Haborne의 *Plant Phenolics*[12]를 들 수 있다. Phenol성 물질의 chromatography에 대하여는 Harborne의 *Chromatography*[13]를, 결합상태로 된 phenol성 물질의 분석에 대해서는 Waterman과 Mole의 저서[14]를 참고하기 바란다.

---

11) Ribereau-Gayon, P., *Plant Phenolics*, Oliver and Boyd, Edinburgh(1972).

12) Harborne, J.B.(ed.), *Methods in Plant Biochemistry*, Vol. 1, Plant phenolics, Academic Press, London(1989).

13) Harborne, J.B., "Phenolic Compounds", In: *Chromatography, Fundamentals and Applications, Part B*(Ed. E. Heftmann), Elsevier, Amsterdam, 362-392(1992).

14) Waterman, P.G. and Mole, S., *Analysis of Phenolic Plant Metabolites*, Blackwells, Oxford(1994).

2. 단순 phenol 유도체 및 phenolic acid

1) 화학 및 분포

단순 phenol 유도체 및 phenolic acid는 식물성분을 분석할 때 함께 검출되는 것이 상례이다.

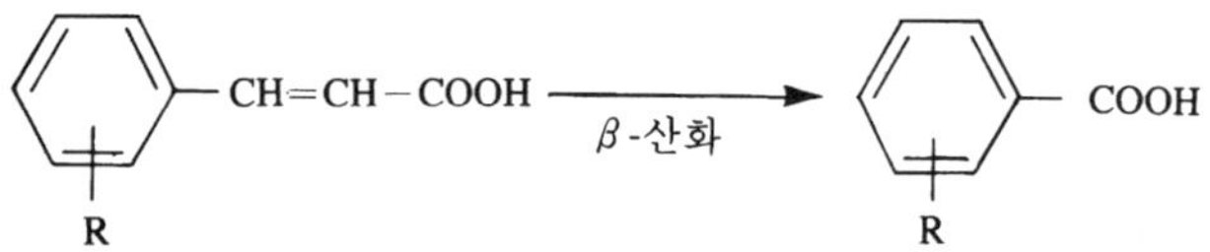

고등식물에서 phenolic acid는 shikimic acid 경로로 C_6-C_3 화합물(제3절 참조)로부터 생성되나 균류나 지의류에서는 acetate-malonate 경로로 생합성된다.[15] Acetate-malonate 경로로 생성된 대사 산물을 polyketide 또는 acetogenin이라고 한다.

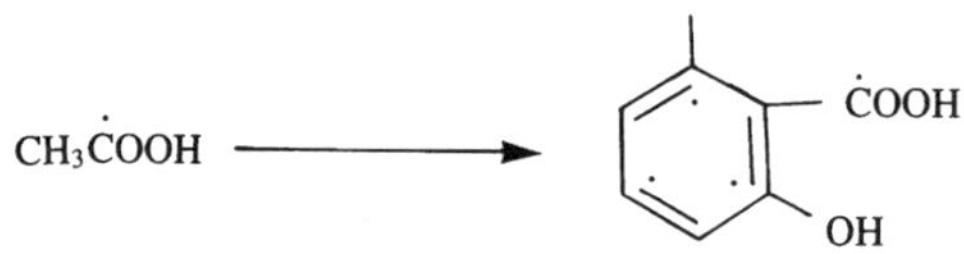

Phenolic acid들은 식물체내에서 lignin과 ester 형태로 화합되어 있는 것은 알코올 불용부에 존재하나, 당과 결합하여 배당체로 된 것은 알코올 가용부에 존재하게 된다. 식물조직을 산 가수분해하면 모든 phenolic acid가 유리하므로 Et_2O 가용부에 들어 있게 된다.

p-Hydroxy benzoic acid, protocatechuic acid, vanillic acid 및 syringic

---

15) Weiss, U. and Edwards, J.M., *The Biosynthesis of Aromatic Compounds*, John-Wiley & Sons, N.Y.(1980).

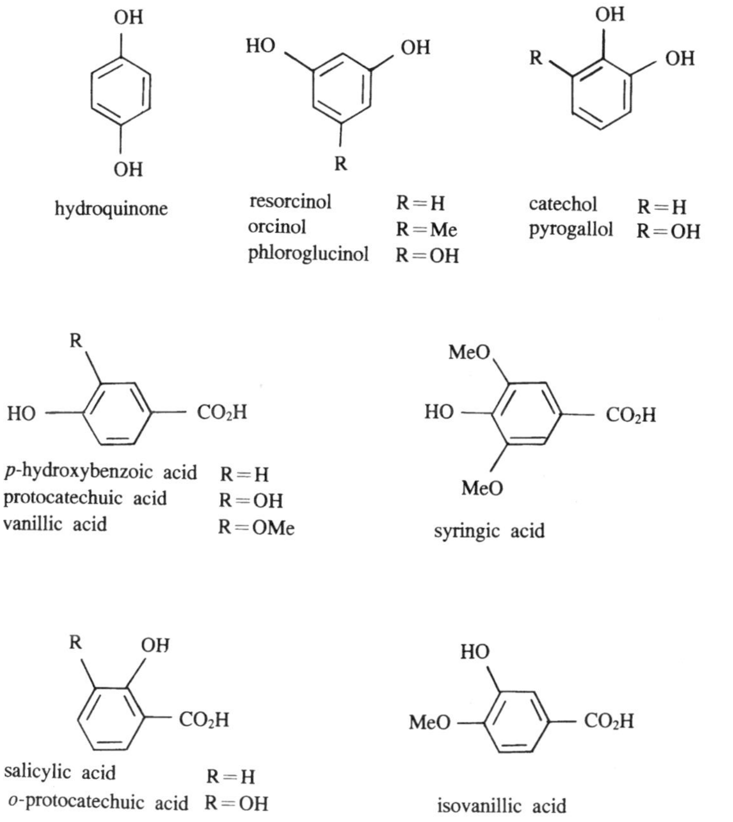

그림 2-1 단순 phenol 유도체와 phenolic acid의 구조

acid 같은 phenolic acid는 흔히 피자식물에 함유되어 있다. Gentisic acid 역시 널리 분포되어 있으나 salicylic acid와 *o*-protocatechuic acid는 진달래과 이외에서는 분리된 예가 적다.

Gallic acid는 목본식물에서 많이 발견되는데, gallotannin 형태로 존재하고, 반응력이 매우 크다. Ellagic acid는 gallic acid의 중합체로서 ellagitannin 형태로 식물체에 존재한다. 상기 phenolic acid와는 달리 단순

phenol 유도체가 유리상태로 식물에 존재하는 예는 드물다. Hydroquinone이 가장 보편적으로 분포되어 있고, catechol, orcinol, phloroglucinol 및 pyrogallol은 단지 몇몇 식물에서만 존재하는 것으로 보고되어 있다. Flavonoid 또는 복합 phenol을 알칼리 분해하거나 환원 분해시키면 치환기의 종류에 따라 그림 2-1에 표시한 것과 같은 하나 또는 둘 이상의 단순 phenol 유도체 및 phenolic acid를 생성한다.

2) 일반 실험방법

Phenol성 물질을 분리 및 확인하는 가장 좋은 방법은 TLC법이다. 식물조직(신선한 것 또는 건조시킨 것)이나 농후한 EtOH extract를 산 또는 알칼리 가수분해시킨 후 phenol성 물질을 검출한다. 시료를 2M HCl로 약 반시간 가량 산 가수분해하여 냉각한 후 여과하여 Et_2O로 추출하거나 또는 2M NaOH로 질소기류 중에 상온에서 4시간 알칼리 가수분해하고 액성을 산성화하여 Et_2O로 추출한다. 어느 경우에나 phenol성 물질은 Et_2O층으로 이행되며, Et_2O층을 취하여 세척 건조 후 증발시킨다. 잔사를 Et_2O에 다시 녹이고 silica gel을 고정상으로 하고 HOAc-$CHCl_3$를 1차 전개용매, EtOAc-C_6H_6를 2차 전개용매로 하여 2차원 전개를 시키거나(그림 2-2 참조) cellulose를 고정상으로 하고 C_6H_6-MeOH-HOAc를 1차 전개용매, HOAc 수용액을 2차 전개용매로 하여 2차원 전개를 시킨다.

이들 네 가지 용매에 대한 전형적인 Rf치를 표 2-1에 열거하였다. 이 방법으로 3개의 C-methyl resorcinol 이성체가 용이하게 분리된다.[16] 단순 phenol 유도체는 UV의 단파장에서 흡수가 일어나며, fluorescence indicator로 처리한 silica gel판에서는 253nm에서 흑색 반점으로 검출된다.

---

16) Harborne, J.B. and Williams, C.A., *Phytochem.*, **8**, 2223(1969).

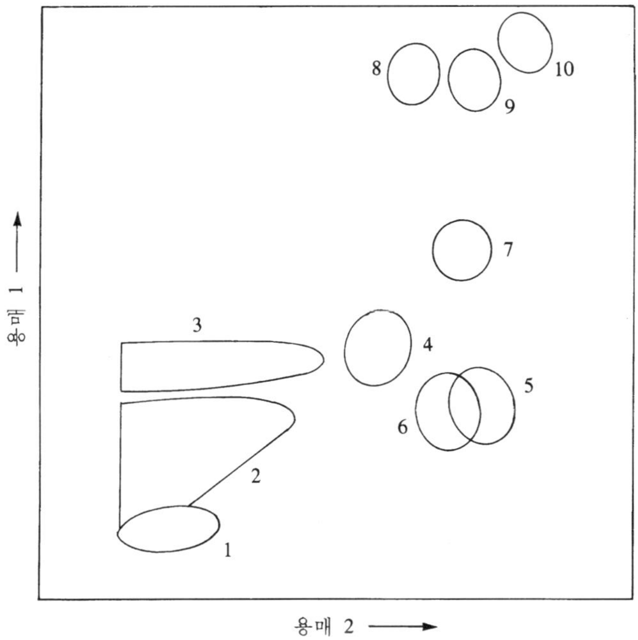

그림 2-2 단순 phenol 유도체의 2차원 silica gel TLC 분리

용매 1. 10% acetic acid in chloroform 용매 2. 45% ethyl acetate in benzene

1. gallic acid 2. 3,4-dihydroxybenzoic acid 3. 2,5-dihydroxybenzoic acid
4. rhododendrol 5. hydroquinone 6. orcinol
7. *p*-hydroxybenzoic acid 8. syringic acid 9. vanillic acid
10. salicylic acid

물질 1, 2, 5는 Folin 시약에서 청색, 물질 3, 4, 6, 7, 8, 9, 10은 암모니아 증기를 쐰 후 Folin 시약에서 청색, 물질 6은 vanillin-HCl에서 분홍색을 나타낸다.

그러나 좀더 특수한 시약으로 검출하는 것이 바람직하며 가장 좋은 것은 Folin-Ciocalteu 시약이다.[17] 이 시약(시판됨)으로 catechol이나 hydroquinone 모핵을 가지는 phenol 유도체는 청색 반점으로 나타나며 기타

17) Keith, R.W., Le Turneau, D. and Mahlum, D., *J. Chromatog.*, **1**, 534(1958).

표 2-1 단순 phenol류의 Rf치(TLC)와 UV 측정치

Phenolic	Rf(×100) 1	2	3	4	색	EtOH $\lambda_{max.}$	EtOH-NaOH $\lambda_{max.}$
Simple phenol					*Vanillin*-HCl		
Orcinol	19	62	46	67	남색	276, 282	294
4-Methylresorcinol	25	63	59	65	붉은 벽돌색	282	291
2-Methylresorcinol	40	64	58	73	남색	275, 280	288
Resorcinol	17	59	48	74	적색	276, 283	293
Catechol	35	66	58	72	—	279	분해
Hydroquinone	18	58	34	69	—	295	분해
Pyrogallol	08	15	19	72	—	266	분해
Phloroglucinol	05	47	09	62	—	269, 273	350
Phenolic Acid					*Folin*		
Gallic	05	40	05	40	청색	272	분해
Protocatechuic	19	44	19	52	청색	260, 295	240, 283
Gentisic	33	44	41	61	암모니아 증기를 쐰 후 청색	237, 335	308
p-Hydroxybenzoic	55	80	60	62	암모니아 증기를 쐰 후 청색	265	278
Syringic	79	58	74	52	암모니아 증기를 쐰 후 청색	271	298
Vanillic	82	73	70	57	암모니아 증기를 쐰 후 청색	260, 290	285, 297
Salicylic	91	82	86	66	암모니아 증기를 쐰 후 청색	235, 305	225, 297

*용매 1, 2는 HOAc-CHCl3(1:9)와 EtOAc-C_6H_6(9:11)이며 고정상은 silica gel,
용매 3, 4는 C_6H_6-MeOH-HOAc(45:8:4)와 6% aq-HOAc이며 고정상은 cellulose.

phenol 유도체는 암모니아 증기에 의해서 청색 내지 회색으로 나타난다. 다음 시약도 유용하다. 염산-vanillin(HCl 10m*l* 중에 vanillin 1g을 용해시킴)과 황산-vanillin(10% vanillin EtOH액-H_2SO_4=2:1)으로 resorcinol 및 phloroglucinol 유도체는 분홍색을 나타낸다. Gibbs 시약(2% 2,6-dichloro-quinone-chlorimide $CHCl_3$ 용액)을 뿌리고 2M NH_4OH를 넣은 chamber 중에 방치하면 여러 종류의 phenol 유도체에 대하여 여러 가지 색깔을 나타내는데, Rf치가 유사한 이성체인 vanillic acid(분홍색)와

isovanillic acid(청색)를 구별하는 데 사용한다.

EtOH 및 알칼리 첨가용액에서의 UV 흡수 spectrum을 비교하면 phenol 유도체를 확증할 수 있고(표 2-1 참조), 시료의 양이 충분하면 GLC 및 IR로서 재확인할 수 있다. 많은 표준품이 시판되고 있으므로 대조 시험하면 확실하게 확인할 수 있다.

3) 다른 방법

(1) 여지 chromatography

이 방법은 phenol성 물질의 분리에 많이 이용되어 왔다. 그러나 가장 좋은 용매라고 볼 수 있는 BuOH-HOAc-H_2O에 있어서 단순 phenol 유도체는 전개면 상단에 밀집하는 단점이 있다. 이러한 경우는 C_6H_6-HOAc-H_2O(6:7:3)와 HCOONa-HCOOH-H_2O(10:1:200)로 2차 전개함으로써 좋은 결과를 얻을 수 있다.[18] C_6H_6-HOAc-H_2O 혼액은 오래되면 물질이 잘 분리되지 못하고 줄진(streaking) 현상이 일어나기 때문에 새로 만들어 써야 한다. 이 용매를 1차원 전개제로 사용하여 phenolic acid 이성체를 분리할 수 있다. 예를 들면 2,3-dihydroxy, 2,4-dihydroxy, 2,5-dihydroxy(gentisic) 및 2,6-dihydroxy benzoic acid는 Rf치가 각각 0.48, 0.33, 0.25 및 0.17이다. 3,4-dihydroxy benzoic(protocatechuic) acid는 Rf치가 0.22로 Rf치 0.29인 3,5-dihydroxy benzoic acid와 분리된다. Rf치 0.68인 vanillic acid는 Rf치 0.37인 isovanillic acid와 분리된다. BuOH-2M NH_4OH(1:1, 상층) 또는 단지 물을 용매로 하여 phenol 유도체를 분리할 수도 있다.

18) Ibrahim, R.K. and Towers, G.H.N., *Arch. Biochim. Biophys.*, **87**, 125(1960).

(2) 기체 chromatography

대부분의 phenol성 물질은 적당한 유도체로 만들어야(trimethylsilyl ether 또는 acetate) 비로소 휘발성 화합물이 되기 때문에 phenol성 물질의 분리에는 GLC를 많이 사용하지 않고 있다. 그러나 식물조직 중 여러 가지 phenol 유도체가 혼합되어 존재할 경우에는 이 방법이 필수적이다.

예를 들면 담배잎은 phenol, *p*-cresol 및 catechol로부터 4-methyl-2,6-dimethoxyphenol에 이르기까지 36가지의 phenol류를 함유한다.[19] 이것들의 acetate 유도체를 polyphenyl ether OS 124(PPE), trixylenyl phosphate (TXP) 및 diethylene glycol succinate(DEGS)의 세 가지 column을 사용하여 매분 1.5°씩 승온시켜 130–160° 또는 150–180°로 programming하면 표 2-2에 표시하는 것같이 잘 분리된다.

버드나무 껍질의 phenol 유도체 혼합물은 OV-1, OV-17 및 OV-25(2-4%) column으로 GLC를 사용하여 분리하는 데 성공하였다.[20] 일반적으

표 2-2 담배잎에서 분리한 phenol류의 상대적인 GLC Rt치

Phenolic	GLC column		
	DEGS	PPE	TXP
Phenol	13	17	16
o-Cresol	16	23	21
m-Cresol	19	28	24
p-Cresol	19	29	26
Guaiacol	46	55	54
Catechol	100	100	100
Hydroquinone	125	129	121
4-Methylcatechol	125	139	135
4-Methyl-2,6-dimethoxyphenol	147	186	170

Catechol의 Rt치를 100으로 하고 비교한 것임.

19) Irvine, W.J. and Saxby, M.J., *Phytochem.*, **8**, 2067(1969).

로 GLC는 TLC보다 예민도가 크다. Phenol성 물질의 GLC에 관한 상세한 것은 Preston과 Pancratz의 저서를 참고하기 바란다.[21]

(3) 고속액체 chromatography

식물 중 phenol성 물질에 대한 HPLC 분리는 Zipax SAX(anion exchange resin) column과 0.1M acetate buffer(pH=4.7)-0.25M citric acid buffer(pH=1.8)-H_2O(1:1:8)를 사용하여 좋은 결과를 얻고 있다.[22] Phenolic acid, phenolic aldehyde는 μBondapak C_{18}이나 Spherisorb C_{18} column을 쓰고 H_2O-MeOH-HOAc(12:6:1) 또는 H_2O-HOAc-BuOH (342:1:14) 용매를 사용하면 잘 분리된다.

4) 실험예

(1) Phenolic acid 및 lignin의 검출

Lignin(제9절)은 식물 세포벽에 존재하는 phenol성 물질의 중합체로서 cellulose와 함께 식물줄기를 견고하고 딱딱하게 한다. 목본식물에서는 나무 중에 존재하는 유기물질의 30% 이상이 lignin으로 되어 있다. Lignin을 nitrobenzene으로 산화시키면 *p*-hydroxybenzaldehyde, vanillaldehyde 및 syringaldehyde 같은 단순한 phenolic aldehyde를 생성한다. 그러나 나자식물의 lignin에는 syringyl기(基)의 양이 대단히 적다는 것이 특징이며, 예외는 거의 없다. 이러한 lignin의 구조적 차이는 잎을 산처리할 때 생성되는 phenolic acid의 종류에서도 반영된다. 즉 피자식물의 잎은 *p*-

---

20) Steele, J.W. and Bolan, M., *J. Chromatog.*, **71**, 427(1972).

21) Preston, S.T. and Pancratz, R., *Guide to the Analysis of Phenols by Gas Chromatography*, Polyscience Corp, Evanston(1978).

22) Kenyhercz, T.M. and Kissinger, P.T., *J. Nat. Prod.*, **41**, 130(1978).

hydroxy benzoic acid 및 vanillic acid만을 생성하는 반면에, 나자식물의 잎은 syringic acid를 추가로 더 생성한다. 잎의 가수분해 산물 중에 syringic acid의 존재 여부를 검사하는 것이 각각의 lignin을 분석하는 것보다 조작이 더 간단할 뿐더러 lignin 조성의 차이를 증명하는 방법이 된다.

이와 같이 목본식물의 잎에 존재하는 phenolic acid는 같은 나무의 lignin 조성과 관계가 있으나 lignin이 존재하지 않는 식물에는 phenolic acid도 존재하지 않는다.

양치류에는 lignin이 존재하기 때문에 *p*-hydroxy benzoic acid 및 vanillic acid가 존재한다. 반면에 모든 세균, 버섯류, 조류 및 대부분의 이끼식물의 조직에는 lignin이 존재하지 않기 때문에 산처리를 해도 phenolic acid가 생성되지 않는다. 이와 같이 phenolic acid의 검출은 lignin 검출의 대체법이 될 수 있다.

〈실험조작〉

① 두 종류의 피자식물 및 나자식물의 신선한 잎(약 20g)을 수집한다. 이때 양치식물, 이끼 및 버섯도 같이 수집한다.

② 잘게 썬 조직에 2M HCl을 가하고 수욕상에서 30분간 가열한다.

③ 냉각 후 Et_2O로 추출한다. Et_2O층을 pipette으로 취하고 증발 건고시킨 다음 잔사를 95% EtOH 1-2방울로 녹인다.

④ 1차 용매로 HOAc-$CHCl_3$(1:9), 2차 용매로 EtOAc-C_6H_6(9:11)를 사용하여 silica gel 박층으로 TLC한다. 이때 표준물질로는 *p*-hydroxybenzoic acid, vanillic acid 및 syringic acid를 사용한다.

⑤ TLC판에 Gibbs 시약(0.4% 2,6-dibromoquinone chloroimide-MeOH 용액)을 뿌린 후 묽은 암모니아수를 분사하면 산은 청색 또는 자주색 반점으로 나타난다.

(2) 추가실험

① Lignin 구조 중 syringyl기(基)의 검출법: 대팻밥을 실온에서 1% $KMnO_4$ 수용액, 2M HCl 및 2M NH_4OH의 순으로 처리할 때 syringyl기가 존재하면 붉은 장미색을 나타낸다. 같은 방법으로 나자식물의 재료를 처리하면 갈색을 나타낸다.

② 식물로부터 lignin을 직접 추출 분해하는 법: Lignin을 3% HCl MeOH로 가열 추출하고 lignin을 정제한 후 nitrobenzene으로 산화시키고 생성된 aldehyde(*p*-hydroxybenzaldehyde, vanillaldehyde, syringaldehyde)를 TLC로 분리하여 검출한다. C_6H_6-HOAc(9:1)로 전개하고 2,4-dinitrophenyl hydrazone으로 발색시킨다. 자세한 내용은 Swain의 보문을 참고하기 바란다.[23)]

23) Swain, T., "Tannins and Lignins", In: *Herbivores: Their Interaction with Secondary Plant Metabolites*(Eds. Rosenthal, G.A. and Janzen, D.H.), Academic Press, N.Y., 657-682(1979).

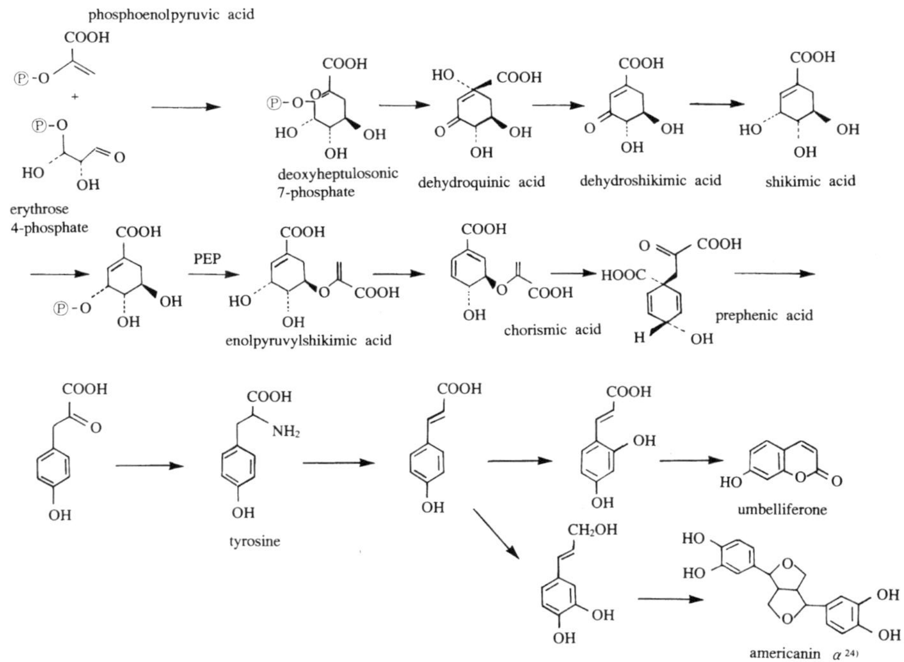

그림 2-3 Phenylpropanoid의 생합성

24) Heur, Y.H., *Dissertation*, Univ. München(1983).

3. Phenylalkanoid

1) 화학 및 분포

(1) Phenylpropanoid

Phenylpropanoid는 방향족환에 탄소 3개로 된 사슬이 달린 phenol성 물질로서 C_6 C_3 화합물이라고 한다. Phenylpropanoid는 shikimic acid 경로를 거쳐 phenylalanine으로부터 생합성되고(그림 2-3 참조), coumarin, lignan, lignin의 전구물질로 되므로 이러한 화합물과 공존한다.

Phenylpropanoid 중 가장 널리 분포되어 있는 것은 hydroxycinnamic acid인데, lignin의 구성단위일 뿐만 아니라 성장조절 및 병에 대한 저항력에 있어서 대단히 중요한 역할을 한다. Ferulic, sinapic, caffeic 및 *p*-coumaric acid 등은 실제로 식물에 거의 널리 분포되어 있는 물질이며, 이 물질들은 UV 광선에 의하여 형광을 발하므로(청색 또는 녹색) 쉽게 분리하여 검출할 수 있다. Isoferulic(3-hydroxy-4-methoxycinnamic), *o*-coumaric 및 *p*-methoxycinnamic acid[25] 등은 비교적 드물게 분포되어 있다. Hydroxycinnamic acid는 식물 중에 보편적으로 ester형으로 존재하며, 이것은 열을 가하여 산 가수분해하면 탈탄산화되어 해당하는 hydroxystyrene이 생성되므로 약하게 알칼리 가수분해해야 효율적으로 hydroxycinnamic acid를 얻을 수 있다. C_6-C_3 유기산은 quinic acid와 ester 결합하여 식물에 보편적으로 존재한다(예; chlorogenic acid). 또 당 유도체(예; caffeoylglucose, melilotoside) 및 유기산 유도체(예; rosmarinic acid, caffeoyltartaric acid)도 보고된 바 있다[26](그림 2-4 참조).

---

25) 우원식, 『약학회지』, **7**, 55(1963).

26) Molgaard, P. and Ravn, H., *Phytochean.*, **27**, 2411(1988).

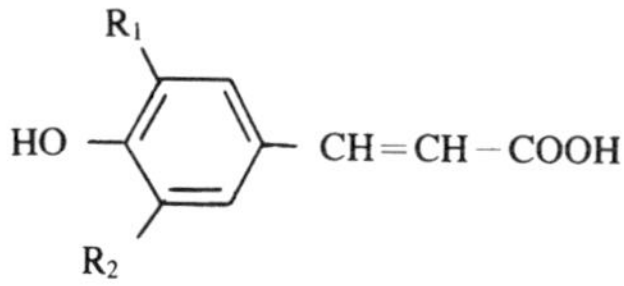

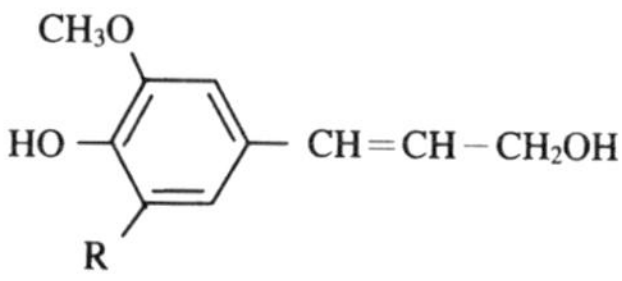

p-coumaric acid $R_1=H$, $R_2=H$
caffeic acid $R_1=OH$, $R_2=H$
ferulic acid $R_1=OCH_3$, $R_2=H$
sinapic acid $R_1=OCH_3$, $R_2=OCH_3$

coniferyl alcohol $R=H$
syringenin $R=OCH_3$

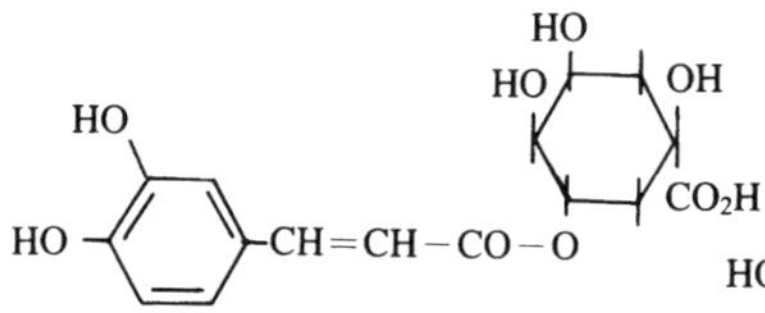

chlorogenic acid

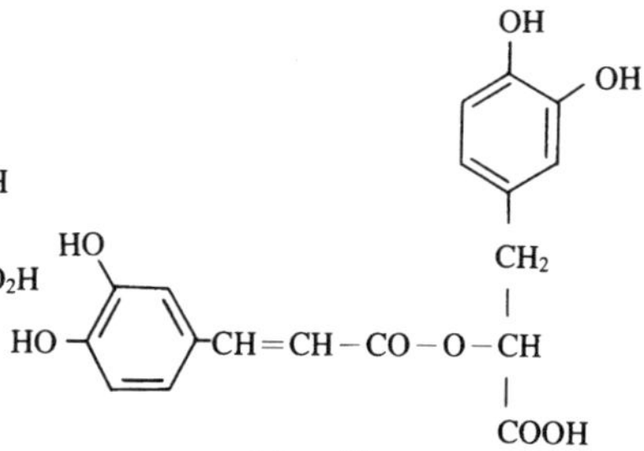

rosmarinic acid

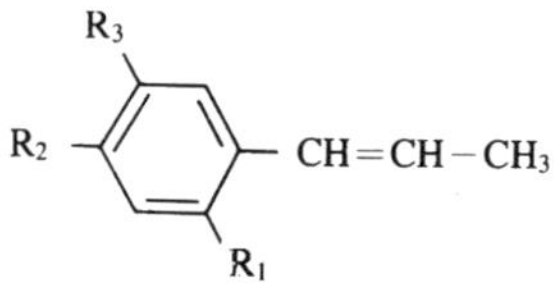

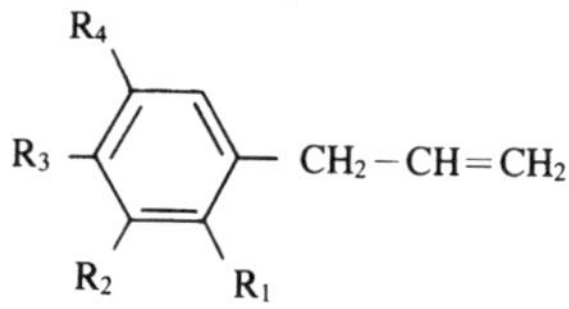

anethole $R_1=R_3=H$, $R_2=OCH_3$
asarone $R_1=R_2=R_3=OCH_3$
isoeugenol $R_1=H$, $R_2=OH$, $R_3=OCH_3$
isosafrole $R_1=H$, R_2, $R_3=OCH_2O$

safrole $R_1=R_2=H$, R_3, $R_4=OCH_2O$
eugenol $R_1=R_2=H$, $R_3=OH$, $R_4=OCH_3$
methyleugenol $R_1=R_2=H$, $R_3=R_4=OCH_3$
chavicol $R_1=R_2=R_4=H$, $R_3=OH$
myristicin $R_1=H$, $R_2=OCH_3$, R_3, $R_4=OCH_2O$

그림 2-4 Phenylpropanoid의 구조

C_6-C_3 유기산의 환원체도 식물체에서 발견되며, cinnamic aldehyde는 계피(桂皮, *Cinnamomum cassia*)의 주성분이다. Caffeic aldehyde가 양자리공(商陸, *Phytolacca americana*)에서 발견되었다.[27)]

Alcohol로서는 coniferyl alcohol, syringenin 등의 배당체가 식물에 널리 분포되어 있다. Dihydroconiferyl alcohol은 배축신장(胚軸伸長) 촉진작용이 있으며, cinnamic acid, *p*-coumaric acid, ferulic acid, sinapic acid는 이에 길항적으로 작용한다. 그러므로 이와 같은 C_6-C_3 화합물은 식물의 성장조절에 관여하고 있는 것으로 보고 있다.

Phenylpropene은 휘발성 식물향의 주성분인데, 휘발성 terpene과 함께 정유에서 분리되며 지용성이다. 정향유(丁香油, *Eugenia caryophyllata*)의 주성분인 eugenol은 다른 여러 식물에 널리 분포되어 있으나 일반적으로 phenylpropene은 단지 몇 개의 과(科)에만 한정 분포되어 있다. Anethole은 산형과 식물인 아니스(*Pimpinella anisum*) 및 회향(茴香, *Foeniculum vulgare*)에 들어 있으며, 육두구(肉荳蔲, *Myristica fragrans*)의 주성분인 myristicin은 산형과식물에서도 많이 발견되고 있다.

그 외에 세신(細辛, *Asarum sieboldii*)의 methyleugenol, 창포(菖蒲, *Acorus calamus*)의 asarone도 대표적 phenylpropene이다. Allyl과 propenyl 이성체(예; eugenol과 isoeugenol)가 때로는 같은 식물에서 동시에 분리되는 수도 있다. 실험실적인 방법으로 allyl기를 propenyl기로 이성화시킬 수도 있으나 반응을 격렬하게 해야 한다(예; 강알칼리로 반응). Et_2O로 추출하는 조건에서는 그런 이성화는 일어나지 않는다. Chavicol, eugenol, isoeugenol, safrole, isosafrole 등은 살저작용(殺蛆作用)이 있는 것으로 알려졌다. Safrole은 발암성이 있다는 보고가 있어 주목을 끌고 있다. Myristicin은 약물대사의 효소 억제작용이 있다.[28)]

---

27) Woo, W.S. and Kang, S.S., *Kor. J. Pharmacog.*, **10**, 83(1979).

(2) Coumarin

2H-1-Benzopyran-2-one(coumarin)을 기본골격으로 하는 천연화합물은 식물에 널리 분포되어 있다. 대다수의 coumarin은 *trans-p*-coumaric acid에서부터 생합성되므로 C-7에 수산기가 있는 화합물이 많이 있다(그림 2-3 참조). Coumarin은 청색 내지는 청자색 또는 황백색의 형광을 발한다.

천연 coumarin은 coumarin 골격만으로 된 단순 coumarin, furan환이 붙어 있는 furanocoumarin, pyran환이 붙어 있는 pyranocoumarin이 있다.

Furanocoumarin은 psoralen형과 angelicin형이 있으며 각각 linear furanocoumarin, angular furanocoumarin이라고 한다. Pyranocoumarin에도 linear형(예; xanthyletin)과 angular형(예; seselin, alloxanthoxyletin)이 있다(그림 2-5 참조). 이와 같은 coumarin은 isoprenyl coumarin(예; demethyl suberosin, osthenol)에서부터 폐환되어 생성된 것이다.[29] Biscoumarin(예; dicoumarol, daphnoretin)도 알려져 있다.[30] 인진고(茵蔯蒿, *Artemisia capillaris*)의 정유에 들어 있는 acetylene 유도체인 capillarin은 isocoumarin 골격을 가지고 있다.

Coumarin은 운향과, 산형과 식물에 많이 들어 있으나 콩과, 물레나물과, 국화과, 미나리아재비과, 꿀풀과 등에서도 발견된다. Coumarin 중에는 피부의 광감작 촉진작용(skin photosensitization, 예; psoralen),[31] 발아 억제작용(예; heraclenol), 혈관 확장작용(예; visnadin), 살충작용(예; surangin B), 항혈액 응고작용(예; dicoumarol), 항균작용[32](예;

---

28) Shin, K.H., Kim, O.N. and Woo. W.S., *Arch. Pharm. Res.*, **11**, 240(1988).

29) Brown, S.T., "Biochemistry of the Coumarins", In: *Recent Advances in Phytochemistry*(Eds. Swain, T., Harborne, J.B. and Van Sumere, C.F.), Plenum, N.Y., Vol. 12, 249- 286(1979).

30) Basa, S.C., *Phytochem.*, **27**, 1933(1988).

31) Lown, J.W. and Sim, S.K., *Bioorg. Chem.*, **7**, 85(1978).

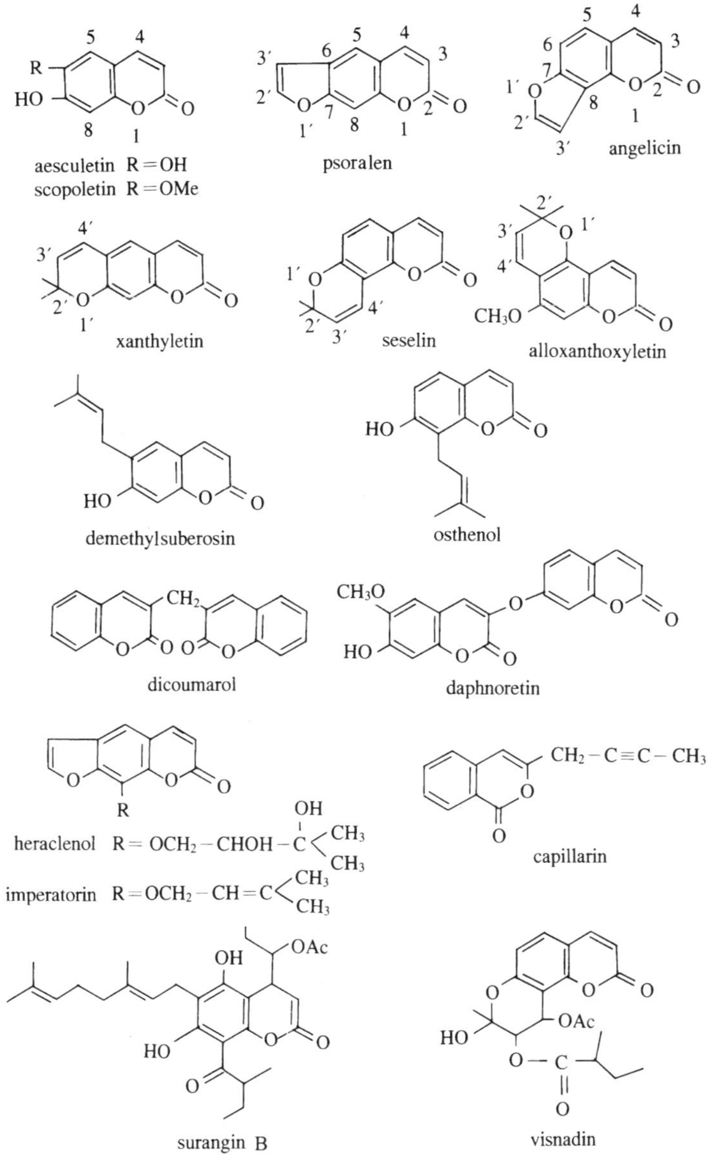

그림 2-5 Coumarin의 구조

isopimpinellin), 항착상작용(예; psoralen), 약물대사 효소 억제작용[33](예; imperatorin), 간 보호작용(예; phellopterin)[34] 등이 있는 화합물이 있어 의약품 개발에 좋은 대상 화합물이다.

백지(白芷, *Angelica dahurica*), 강활(羌活, *Angelica koreana*), 당귀(當歸, *Angelica gigas*), 지실(枳實, *Poncirus trifoliata*) 등은 유명한 coumarin 함유 한약들이다. Coumarin에 대해 자세한 것은 Esterez-Braun과 Gonzalez[35]의 총설과 Murray 등[36]의 저서를 참고하기 바란다.

(3) Lignan

2분자의 C_6-C_3 단위가 산화적 축합으로 생성된 화합물을 lignan이라고 한다. 대다수의 lignan은 cinnamic acid 유도체 또는 cinnamyl alcohol 유도체가 축합하여 생성되었는데, 예외적으로 cinnamic aldehyde 유도체가 관여한 화합물도 발견되었다(예; americanin A).[37] 분포가 제한되어 있으나 propenylbenzene 유도체와 allylbenzene 유도체가 축합한 화합물도 있다(무한자나무목, 도금양목, 쥐방울덩굴목, 후추목, 미나리아재비목 등의 몇몇 식물에서만 발견되었다). 이러한 화합물을 특히 neolignan이라고 한다.[38] 단 하나의 예로 furoguaiacidin은 한쪽에 9번 탄소가 산화되었으나

---

32) Shin, K.H. and Chi, H.J., *Kor. J. Pharmacog.*, **10**, 1(1979).

33) Woo. W.S., Shin, K.H. and Lee, C.K., *Biochem. Pharmacol.*, **32**, 1800(1983).

34) Shin, K.H., Woo, W.S., Moon, K.H. and Yoo, S.J., *Arch. Pharm. Res.*, 16, 13(1993).

35) Esterez-Braun, A. and Gonzalez, A.G., *Nat. Prod. Rep.*, **14**, 465(1997).

36) Murray, R.D.H., Mendez, J. and Brown, S.A., *The Natural Coumarins*, Wiley, N.Y.(1982).

37) Woo. W.S., Kang, S.S., Wagner, H. and Chari, V.M., *Tetrahedron Lett.*, 3239 (1978).

38) Gottlieb, O.R., "Neolignans", In: *Fortschr. Chem. Org. naturstoffe*(Eds. Herz, W., Grisebach, H. and Kirby G.W.), Springer, Wien, Vol. 35, 1-198(1978).

한쪽은 산화되지 않은 혼합 dimer이다(그림 2-6 참조). Sesquilignan(예; americanin B),[39] dilignan(예; lappaol F)[40]도 자연에서 발견되었다. 사람의 요에서도 lignan이 검출되는데(그림 2-7 참조), 그것은 식물성 식품에 함유된 lignan이 장내 세균에 의하여 변화 생성된 것이다.[41]

Lignan계 화합물 중에는 항암작용[42](예; podophyllotoxin), 혈압 강하작용(pinoresinol-di-β-D-glucoside), 간 보호작용[43](예; schizandrin), 섭식 저해작용(예; piperenone), 피임작용(예; lithospermic acid), 중추 억제작용[44](예; magnolol), 소염작용[45](예; americanin A), 항산화작용[46](예; macelignan) 등의 작용이 알려져 있다. Lignan 함유 생약으로는 연교(連翹, *Forsythia koreana*), 두충(杜沖, *Eucommia ulmoides*), 산초(山椒, *Zanthoxylum piperitum*), 오미자(五味子, *Schizandra chinensis*), 후박(厚朴, *Magnolia officinalis*), 우방자(牛蒡子, *Arctium lappa*), 오가피(五加皮, *Acanthopanax sessiliflorum*) 등이 있다.

Lignan에 대해 더 자세한 것은 Ward[47] 및 Jensen 등[48]의 총설과 Rao[49]

---

39) Woo, W.S., Kang, S.S., Seligmann, O., Chari, V.M. and Wagner, H., *Tetrahedron Lett.*, **21**, 4255(1980).

40) Ichihara, A., Kanai, S., Nakamura, Y. and Sakamura, S., *Tetrahedron Lett.*, 3035(1978).

41) Adlercreutz, A., Fotsis, T., Bannwart, C., Wahala, K., Makela, T., Brunow, G. and Hase, T., *J. Steroid Biochem.*, **25**, 791(1986).

42) Novelo, M., Cruz, J.G., Hernandez, L., Pereda-Miranda, R., Chai, H.-B., Mar, W. and Pezzuto, J.M., *J. Nat. Prod.*, **56**, 1728(1993).

43) Wagner, H., "Plant Constituents with Antihepatotoxic Activity", In: *Natural Products as Medicinal Agents*(Eds. Beal, J.L. and Reinhard, E.), Hippokrates, Stuttgart, 217-242(1980).

44) Watanabe, K., *Asian J. Pharm.*, **6**, 53(1982).

45) Lee, E.B., Lee, Y.S. and Woo, W.S., *Arch. Pharm. Res.*, **8**, 139(1986).

46) Lee, J.Y., Han, Y.B., Woo, W.S., and Shin, K.H., *Kor. J. Pharmacogn.*, **21**, 270(1990).

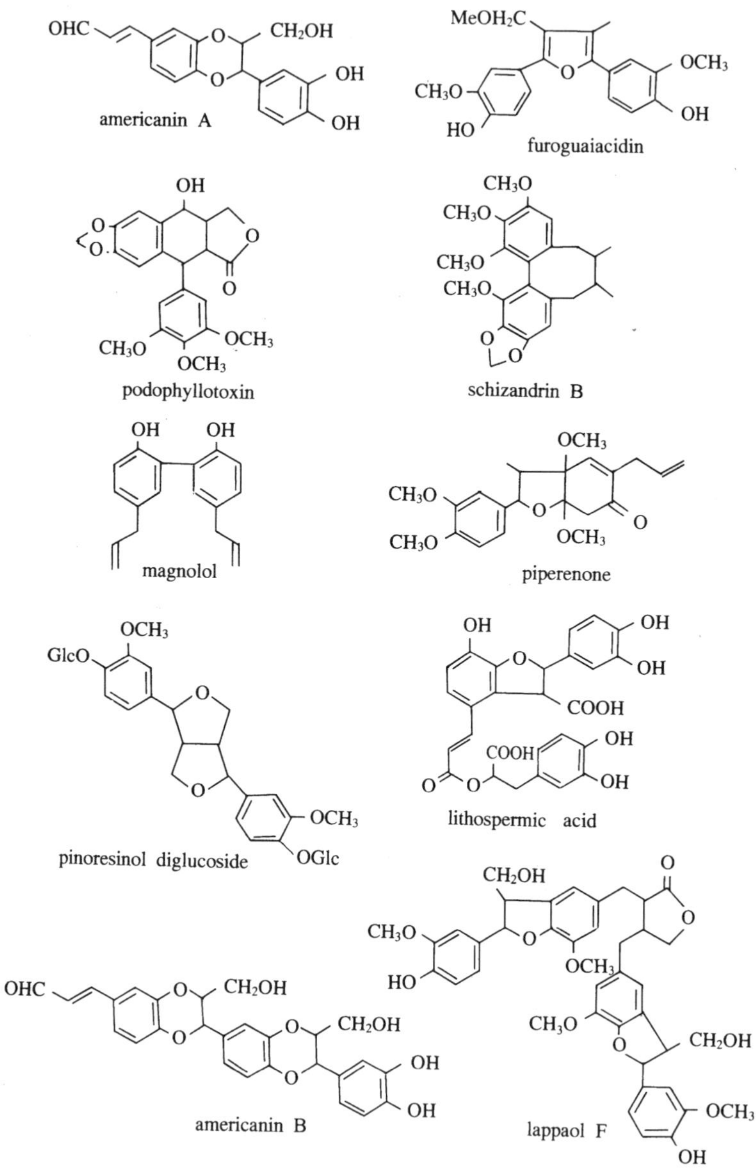

그림 2-6 Lignan의 구조

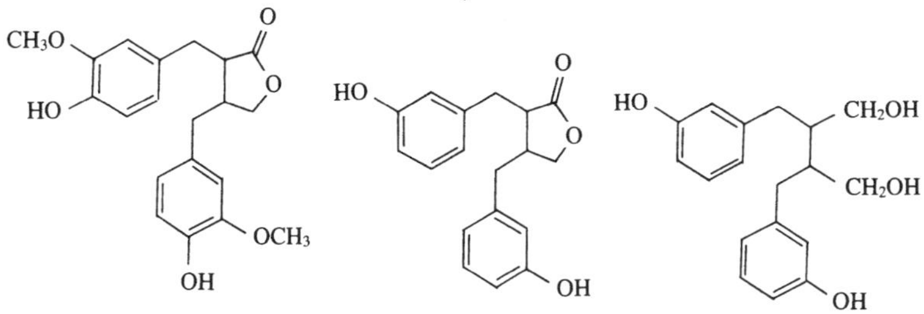

그림 2-7 동물 lignan의 구조

및 Ayres 등[50)]의 저서를 참고하기 바란다.

(4) Phenylethanoid

Phenylethanoid는 C_6–C_2의 구조를 갖는 물질로 천연에는 배당체 형태로 식물에 널리 분포되어 있는데, 특히 현삼과, 물푸레나무과, 질경이과, 광대나물과, 더부살이과의 식물들에서 많이 분리되었다. 기본 구성당은 glucose이며, alcohol성 OH에 결합되어 있으나 phenol성 OH에 결합된 것도 있다(예; ibotanolide).[51)]

Phenylethanoid glycoside는 oligosaccharide로 된 것도 있으며(그림 2-8 참조) 당부위에 caffeic acid 또는 gallic acid 같은 산이 ester 결합한 것이 많으나 secoiridoid가 결합한 것도 있다(예; oleoacteoside).[52)]

---

47) Ward, R.S., *Nat. Prod. Rep.*, **14**, 43(1997); **16**, 75(1999).

48) Jensen, S., Hansen, J. and Boll, P.M., *Phytochem.*, **33**, 523(1993).

49) Rao, C.B.S., *Chemistry of Lignans*, Andhra Univ., Andhra pradesh(1978).

50) Ayres, D.C. and Loike, J.D., *Lignans*, Cambridge Univ., Cambridge(1990).

51) Kikuchi, M., Yamauchi, Y., Nagaoka, I., Sugiyama, M. and Takahashi, Y., *Yakugaku Zasshi*, **108**, 647(1988).

52) Kikuchi, M., Yamauchi, Y., Takahashi, Y. and Sugiyama, M., *Yakugaku Zasshi*, 109, 366(1989).

Aglycone이 변형된 것도 있다. Cornoside는 quinone 화합물이고[53] rengyoside A는 cyclohexyl기로 된 화합물이다.[54] Thalictoside에는 NO_2기가 있다.[55]

Phenylethanoid glycoside 중에는 protein kinase C 저해작용[56](예; acteoside), aldose reductase 저해작용[57](예; jionoside C), 항산화작용[58](예; plantainoside A), 면역 억제작용[59](예; isoacteoside), 항바이러스작용[60](예; echinacoside), 항균작용[61](예; calceolarioside A), 항암작용[62](예; eutigoside B)이 있는 물질들이 보고되었다.

Phenylethanoid glycoside 함유 생약으로는 디기탈리스(*Digitalis purpurea*), 지황(地黃, *Rehmania glutinosa*), 오리나무더부살이(肉蓯蓉, *Boschniakia rossica*), 질경이(車前子, *Plantago asiatica*), 후박(厚朴,

---

53) Jimenez, C., Riguera, R., Villaverde, M.C., Castedo, L. and Stermitz, F.R., *Phytochem.*, **26**, 1805(1987).

54) Seya, K., Endo, K. and Hikino, H., *Phytochem.*, **28**, 1495(1989).

55) Ina, H. and Iida, H., *Chem. Pharm. Bull.*, **34**, 726(1986).

56) Herbert, J.M., Maffrand, J.P., Taoubi, K., Augereau, J.M., Fouraste, I. and Gleyle, J., *J. Nat. Prod.* **54**, 1595(1991).

57) Nishimura, H., Yamaguchi, T., Sasaki, H., Morota, T., Yanagisawa, T., Sato, T., Chin, M. and Mitsuhashi, H., *Planta Med.*, **56**, 684(1990).

58) Miyase, T., Ishino, M., Akahori, C., Ueno, A., Ohkawa, Y. and Tanizawa, H., *Phytochem.*, **30**, 2015(1991).

59) Sasaki, H., Nishimura, H., Morota, T., Chin, M., Mitsuhashi, H., Komatsu, Y., Maruyama, H., Guo-rui, T., Wei, H. and Yu-lang, X., *Planta Med.*, **55**, 458(1989).

60) Cheminat, A., Zawatzky, R., Becker, H. and Brouillard, R., *Phytochem.*, **27**, 2787(1988).

61) Shoyama, Y., Matsumoto, M. and Nishioka, I., *Phytochem.*, **25**, 1633(1986).

62) Khan, I.A., Erdelmeier, C.A.J., Sticher, O. and Rali, T., *J. Nat. Prod.*, **55**, 1270(1992).

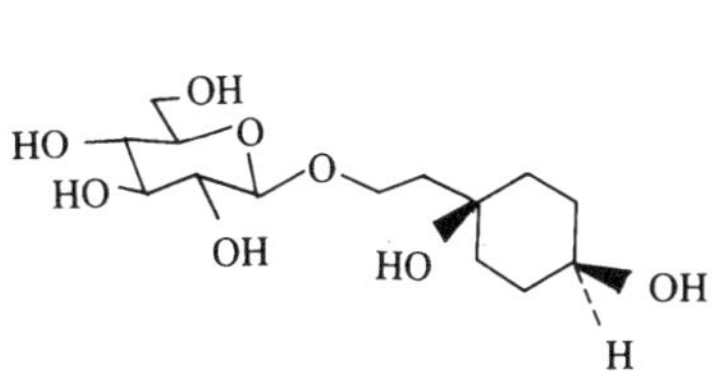

rengyoside A

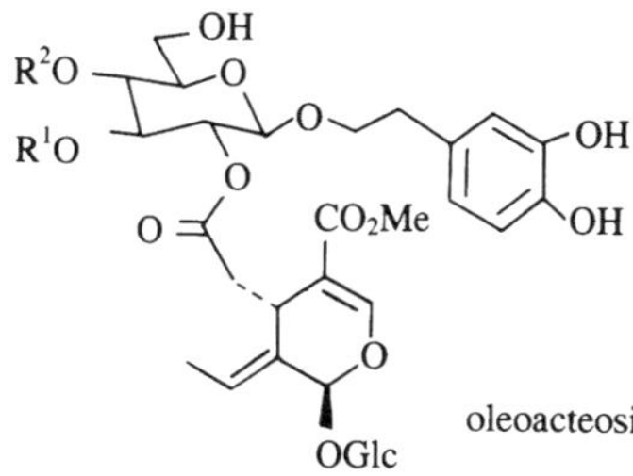

oleoacteoside

R^1=Rha, R^2=caffeoyl

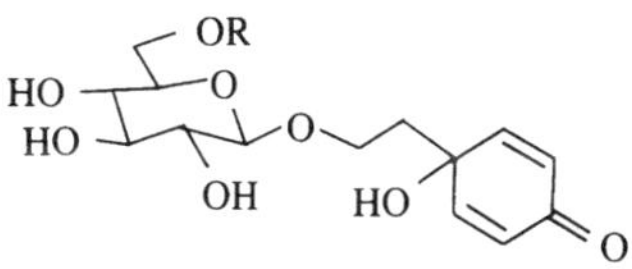

cornoside R=H
eutigoside B
R=*p*-coumaroyl

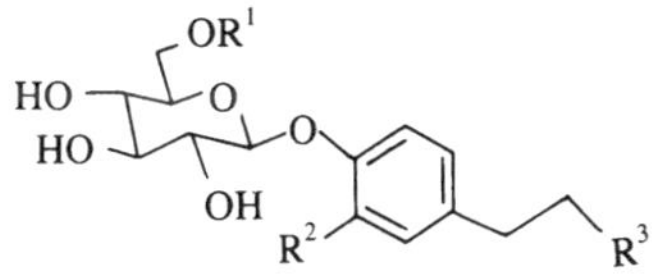

ibotanolide
R^1=*p*-coumaroyl, R^2=OH, R^3=OH
thalictoside R^1=H, R^2=H, R^3=NO_2

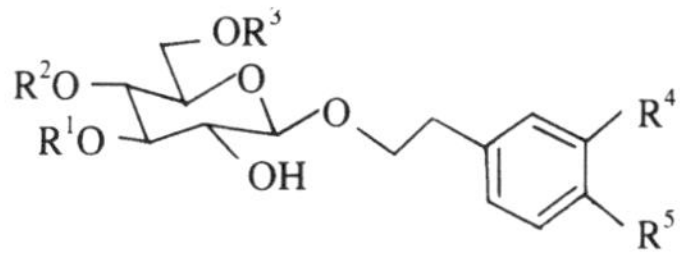

	R^1	R^2	R^3	R^4	R^5
acteoside	Rha	Cf	H	OH	OH
jionoside C	Rha	Cf	H	H	H
plantainoside A	Cf	H	H	OH	OH
isoacteoside	Rha	H	Cf	OH	OH
echinacoside	Rha	Cf	Glc	OH	OH
calceolarioside A	H	Cf	H	OH	OH

그림 2-8 Phenylethanoid의 구조

Magnolia obovata), 연교(連翹, *Forsythia suspensa*), 광나무(女貞實, *Ligustrum japonicum*), 수영화(秀英花, *Jasminum officinale*), 올리브나무(*Olea europea*) 등이 있다.

Phenylethanoid glycoside에 관한 것에 대해서는 Jimenez 등[63] 및 Molgaard 등[64]의 총설이 있다.

2) 일반 실험방법

(1) Cinnamic acid 및 단순coumarin

이들 물질은 식물 추출물을 산 또는 알칼리로 가수분해하면 단순 phenol성 물질과 함께 검출되는 것이 보통이다. Et_2O 또는 EtOAc로 추출한 후 물로 세척하고 완전히 건조시킨다. 잔류물을 cellulose 박층에서 1차원 또는 2차원 전개시킴으로써 만족스럽게 검출할 수 있다. Cinnamic acid를 TLC로 분리한 전형적인 예를 그림 2-9에 도시하였으며 cinnamic acid의 PC 결과는 표 2-3에, 단순coumarin은 표 2-4에 각각 나타내었다. 이들 화합물은 UV하에서 특유한 형광을 나타내며 ammonia 증기를 쐬면 형광이 강화되므로 아주 쉽게 검출할 수 있다. TLC보다는 PC에서 이들 형광을 쉽게 관찰할 수 있으므로 PC가 유리하다. Coumarin은 cinnamic acid보다 형광의 강도가 작다. Cinnamic acid(및 유도체)는 추출시에 광(특히 자외선)에 노출되면 이성화가 일어나며, 식물 중의 원물질이 전부 *trans*형일지라도 흔히 *cis* 및 *trans*의 이성체 혼합물을 얻게 된다. 이 *cis*, *trans* 이성체는 물 또는 2% 초산으로 전개할 때 잘 분리된다[65](표 2-5 참조).

---

63) Jimenez, C. and Riguera, R., *Nat. Prod. Rep.*, **11**, 577(1994).

64) Molgaard, P. and Ravn, H., *Phytocehm.*, **27**, 3433(1988).

65) Keroby, V.K., Sablon, R.M., Synge, R.L.M., Casteele, K.V. and Van Sumere, C.F., *Phytochem.*, **19**, 651(1980).

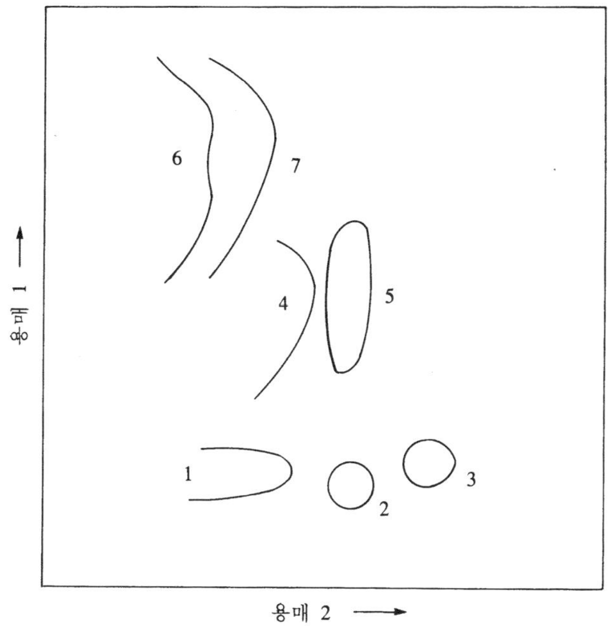

그림 2-9 Cinnamic acid의 cellulose TLC분리의 예

용매 1=benzene-acetic acid-water(6:7:3)
용매 2=15% acetic acid
1. caffeic acid 2. gallic acid 3. cinnamic acid 4. *p*-coumaric acid
5. *o*-coumaric acid 6. sinapic acid 7. ferulic acid
물질 1, 4, 5, 6, 7은 UV하에서 청색 형광을 나타내지만 암모니아 증기에 의해서 조금씩 강화된다. 물질 2와 3은 UV하에서 흑색 반점을 나타내고, 물질 2는 Folin 시약을 뿌리고 암모니아 증기를 쐬면 청색을 나타낸다.

UV spectrum을 측정하면 이들 phenol성 물질을 용이하게 확증할 수 있다(표 2-3 및 표 2-4 참조). 예를 들어 caffeic acid 및 그 유도체는 243nm 및 326nm에서 특유한 흡수대가 나타나며, 300nm 부근에서 특유한 shoulder가 나타난다(그림 2-10 참조). 그러나 단순 coumarin은 cinnamic acid보다 장파장에서 광을 흡수한다. 즉 aesculetin은 230, 260, 303 및

표 2-3　Cinnamic acid의 Rf치(PC)와 UV 극대치

Cinnamic Acid	Rf(×100)				색		EtOH $\lambda_{max.}$	EtOH-NaOH $\lambda_{max.}$
	BAW	BN	BEW	H_2O	UV	UV+ ammonia		
p-Coumaric acid	92	16	88	42, 85	—	연한 자주색	227, 310	335
Caffeic acid	79	04	79	26, 69	청 색	연한 청색	243, 326	분해
Ferulic acid	88	12	82	33, 75	청 색	밝은 청색	235, 324	344
Sinapic acid	84	04	88	62	청 색	청록색	239, 325	350
o-Coumaric acid	93	21	85	82	노란색	연두색	227, 275, 325	390
p-Methoxy-cinnamic acid	95	17	87	23	황토색		274, 310	298
Isoferulic acid	89	12	67	37	연한 자주색	노란색	295, 323	345
3,4,5-Trimethoxy-cianamic acid	95	18	87	75	연한 자주색	흑 색	232, 303	293

BAW＝BuOH-HOAc-H_2O(4:1:5, 상층): BN＝BuOH-2M NH_4OH(1:1, 상층).
BEW＝BuOH-EtOH-H_2O(4:1:2).

표 2-4　단순coumarin의 Rf치(PC)와 UV 극대치

Coumarin	Rf(×100)			UV 형광	EtOH $\lambda_{max.}$
	BAW	H_2O	10% HOAc		
Coumarin	92	67	76	—	212, 274, 282*, 312
Umbelliferone	89	57	60	밝은 청색	210, 240*, 325
Aesculetin	79	28	45	청 색	230, 260, 303, 351
Scopoletin	83	29	51	청자색	229, 253, 300, 346
Daphnetin	81	61	54	미 색	215, 263, 328

BAW＝BuOH-HOAc-H_2O(4:1:5, 상층).
* 변곡점.

351nm에서 흡수파장이 나타난다. 알칼리를 첨가하여 장파장 쪽 이동의 크기를 측정하면 더 쉽게 cinnamic acid와 coumarin을 구별할 수 있다(그림

표 2-5 Cinnamic acid 이성체의 분리(cellulose+silica gel TLC)

Cinnamic acid	Rf(×100)	
	H_2O	2% HOAc
cis-p-Coumaric acid	85	
trans-p-Coumaric acid	42	
cis-Caffeic acid	69	
trans-Caffeic acid	26	
cis-Ferulic acid	75	70
trans-Ferulic acid	33	37
cis-Sinapic acid		64
trans-Sinapic acid		30

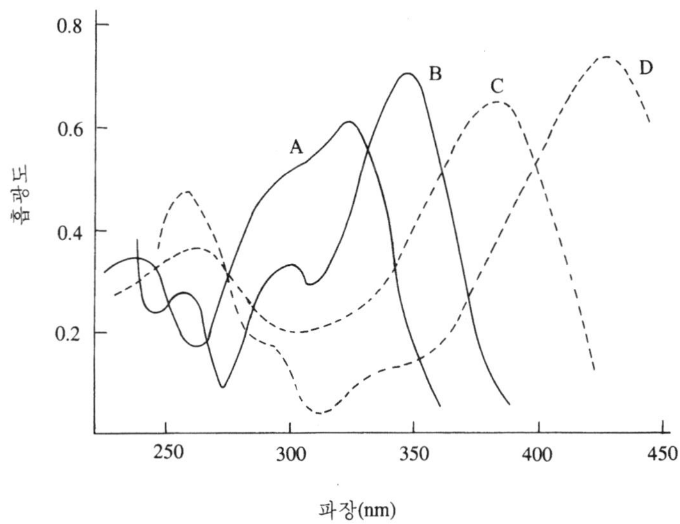

그림 2-10 Phenylpropanoid의 UV spectra

A. caffeoylquinic acid (chlorogenic acid) in 95% EtOH

B. aesculetin in 95% EtOH

C. caffeoylquinic acid in EtOH-NaOH

D. aesculetin in EtOH-NaOH

2-10 참조).

(2) Furanocoumarin

단순 hydroxycoumarin과는 대조적으로 furanocoumarin은 일반적으로 지용성이며, 건조시킨 식물을 Et_2O 또는 석유 ether로 추출하여 분리할 수 있다. Furanocoumarin은 때로는 배당체로 존재하므로 미리 산 가수분해하여 유리시켜야 한다. Silica gel로 TLC하여 이들 화합물을 분리하는 것이 보통이다. 적당한 용매로는 $CHCl_3$, 1.5% EtOH를 함유하는 $CHCl_3$, Et_2O-C_6H_6(1:1) 및 Et_2O-C_6H_6-10% HOAc(1:1:1)가 이용되며 전개시간은 1-2시간이다. 표 2-6에 일반적인 furanocoumarin에 대한 전형적인 Rf치를 제시하였다.

Furanocoumarin은 UV광에 의하여 청색, 자색, 갈색, 녹색 또는 황색으로 검출되며 TLC판에 10% KOH-MeOH액 또는 20% $SbCl_3$-$CHCl_3$액을 뿌리면 색이 강해진다. Furanocoumarin은 UV spectrum에 의하여 재확인할 수 있다[66](표 2-7 참조). 단순 coumarin과 다른 점은 furanocoumarin은 일반적으로 알칼리 첨가에 의해서 흡수대가 장파장 쪽으로 이동하지 않

표 2-6 Furanocoumarin의 상대적인 Rf치(silica gel TLC)

Coumarin	Et_2O-C_6H_6(1:1)	$CHCl_3$
Bergapten	100	100
Isobergapten	112	167
Pimpinellin	108	86
Isopimpinellin	97	43
Sphondin	92	90

Bergapten의 Rf치를 100으로 한 값.

66) Razdan, T.K., Kachroo, V., Harkar, S. and Koul, G.L., *Phytochem.*, **21**, 923(1982).

표 2-7 Furanocoumarin의 Rf치(silica gel TLC) 및 UV 극대치

Coumarin	Rf(×100)	EtOH λ_{max}
	C_6H_6-EtOAc(9:1)	
Psoralen	48	240*, 245, 289, 327
Geranyloxypsoralen	64	244*, 249, 264
Heraclenin	45	218, 248, 262, 298
Alloimperatorin	36	216, 249, 263, 299
	C_6H_6-EtOAc(7:3)	
Xanthotoxin	67	208, 247, 263, 299
Imperatorin	78	243, 249, 263, 299
Isoheraclenin	65	218, 248, 260, 297
Heraclenol	14	218, 248, 263, 300
Isogosferol	45	242, 249, 262, 298

*변곡점.

는 것이 많다는 점이다. Furanocoumarin을 분리하는 데 PC, GLC도 사용되고 있다.[67] *Ruta pinnata* 근경으로부터 12개의 coumarin을 분리한 예를 표 2-8에 나타내었다.

(3) Phenylpropene

이 화합물은 식물조직의 Et_2O 추출물에서 정유와 함께 검출되는데, 산형과 식물 특히 양념 또는 향료로 사용되는 식물의 과실에 많이 들어 있다. 이들은 silica gel판으로 C_6H_6, 10% $CHCl_3$-C_6H_6, hexane-$CHCl_3$(3:2) 등의 용매를 사용하면 쉽게 분리되며 vanillin-1M H_2SO_4(Vanillin 2g, H_2SO_4 1g을 96% EtOH 100m*l*에 용해하여 뿌린 후 가열한다) 또는 Gibbs 시약으로 발색시킨다. 흔히 볼 수 있는 phenylpropene의 전형적인 Rf치와 색깔을 표 2-9에 나타내었다.

67) Reyes, R.E. and Gonzalez, A.G., *Phytochem.*, **9**, 933(1970).

표 2-8 *Ruta pinnata*의 뿌리로부터 분리한 coumarin의 GLC 및 PC data

Coumarin	GLC*	PC†	
	Rt(min)	Rf(×100)	
		H_2O	5% HOAc
Xanthyletin	17.6	35	50
Furopinnarin	31.5	00	00
Tetrahydrofuropinnarin	46.1	22	40
Pinnarin	27.3	00	-
Dihydropinnarin	29.5	17	32
Cyclopinnarin	17.8	34	51
Isopinnarin	24.4	54	68
Limettin	14.2	36	51
Luvangetin	33.0	43	49
Isopimpinellin	30.0	31	48
Dihydroisopimpinellin	87.8	50	60
Sabandin	36.5	51	61

*Column: QF_{-1}; Column temp.: 174°; gas flow: 50m*l*/min.
†상승법.

표에 의하면 각각 이성체(예; anethole과 estragole 또는 eugenol과 isoeugenol)는 유사한 Rf치를 가지나 사슬 중의 2중결합의 위치가 바뀌면 정색반응이 달라진다. 예를 들어 vanillin-1M H_2SO_4로 발색시킬 때 방향족환에 인접하여 2중결합이 있는 화합물은 붉은색을 나타내나 2중결합의 위치가 방향족환에서 가장 멀리 있는 화합물은 갈색을 나타낸다. Phenylpropene의 일반 검색법에 대해서는 Harborne 등의 논문을 참고하기 바란다.[68)]

68) Harborne, J.B., Heywood, V.H. and Williams, C.A., *Phytochem.*, **8**, 1729(1969).

표 2-9 Phenylpropene의 Rf치(silica gel TLC)와 발색상

Phenylpropene	Rf(×100)		색 상	
	Benzene	Hexane:$CHCl_3$(3:2)	vanillin-H_2SO_4	Gibbs 시약
Safrole	74	86	—	회 색
Estragole	72	—	분홍색	—
Anethole	69	—	장미색	—
Myristicin	50	71	갈 색	갈 색
Apiole	39	41	갈 색	갈 색
Thymol	38	—	장미색	—
Eugenol	20	31	갈 색	갈 색
Isoeugenol	29	27	적 색	노란색
Methyleugenol	—	42	—	적갈색
Methylisoeugenol	—	42	—	심홍색
Elemicin	—	27	—	노란색

(4) Lignan

이 화합물들은 BuOH-HOAc-H_2O 또는 15% HOAc를 용매로 PC에 의해 분리할 수 있으나 아주 복잡한 혼합물은 미리 묽은 molybdate로 적신 여지에다 BuOH-HOAc-aqueous molybdate 용매를 사용하여 분리할 수 있다.[69] 또한 EtOAc-MeOH(19:1) 또는 C_6H_6-EtOH(9:1)를 용매로 silica gel TLC에 의해 분리할 수도 있다. Lignan을 다른 phenol성 물질과 구별하는 특수한 발색시약은 없다. Lignan은 UV하에서 검은 반점으로 보이며 10% $SbCl_3$ $CHCl_3$액으로 정색된다. TLC판에서 H_2SO_4를 뿌리고 검출할 수도 있다. 또한 UV spectrum으로 확인할 수 있고 280-284nm에서 흡수대를 나타내는데, 알칼리를 첨가하면 298nm로 이동한다.

69) Pridham, J.B., *J. Chromatog.*, **2**, 605(1959).

(5) 표준물질

일반적인 phenylpropanoid 표준물질로는 hydroxycinnamic acid, coumarin, umbelliferone, aesculin 및 chlorogenic acid 등이 있는데, 시약상회에서 쉽게 구입할 수 있다. 또한 myristicin은 육두구로부터, apiole은 파슬리(*Petroselinum crispum*) 씨로부터 용이하게 추출 분리할 수 있다.

(6) Phenylethanoid

식물에서 phenylethanoid glycoside를 추출하려면 methanol을 사용하는 것이 가장 좋은데, methanol extract를 물에 녹인 다음 $CHCl_3$ 같은 유기용매로 세척한 후 BuOH로 추출하고, 필요하면 celite 또는 골탄을 가하여 여과 불순물을 제거한 후 silica gel column chromatography를 행한다. 분리 도중 배당체가 분해하는 경우가 흔히 있다(특히 산성용액에서). 배당체와 aglycone의 분리는 Sephadex LH-20,[70] polyamide,[71] cellulose,[72] Diaion HP-20[73] 등을 사용하면 좋은 결과를 얻을 수 있다.

3) 다른 방법

GLC는 감도가 좋아 phenylpropanoid의 검출 및 정량분석에 널리 사용되고 있다. Phenylpropanoid는 전자포착 검출기를 사용한 GLC(column은 10% OV-101)법으로 분석하면 매우 좋은 감도로 분리할 수 있다.[74] 이 방

---

70) Shoyama, Y., Matsumoto, M. and Nishioka, I., *Phytochem.*, **26**, 983(1987).

71) Gross G.-A., Lahloub, M.F., Anklin, C., Schulten, H.-R. and Sticher, O., *Phytochem.*, **27**, 1459(1988).

72) Andary, C., Ravn, H., Wylde, R., Heitz, A. and Motte-Florac, E., *Phytochem.*, **28**, 288(1989).

73) Nishimura, H., Sasaki, H., Inagaki, N., Chin, M. and Mitsuhashi, H., *Phytochem.*, **30**, 965(1991).

법은 광학적 방법보다 감도가 10배나 좋다. Phenylpropene은 20% Reoplex 400 column을 사용하여 80-200°/4°min에서 용이하게 분리할 수 있다.[75] HPLC도 많이 이용하고 있으며 furanocoumarin은 Silicagel column을 사용하고 hexane-EtOAc(4:1) 용매로 잘 분리된다.[76]

Semi-preparative HPLC의 예로서는 coumarin[77]과 lignan[78]을 Silica-Senshu pak와 Spherisorb S5 ODS2 column을 각각 사용하고 hexane-EtOAc(3:1)와 MeOH-H_2O(9:11)를 용매로 분리하고 있다. 또한 coumarin[79]과 phenylpropanoid glycoside[80]는 RP-8과 RP-18을 각각 사용하고 MeOH-H_2O(gradient)로 LPLC하여 분리할 수 있다.

4) 실험예

(1) 고조병에 감염된 감자에서 scopolin의 검출

식물이 미생물에 감염되면 특수한 phenol성 물질의 합성이 증가한다. 이것은 미생물 침입에 대한 식물의 방어반응일 것이다. 예를 들어 감염된 가지과 식물에서 scopolin이 고농도로 생성된 것을 볼 수 있다. 추수기가 지나 가을에 수확한 감자 중 고조병에 감염된 것을 골라 자르면 감염부위

74) Andersen, R.A. and Vanglin, T.H., *Phytochem.*, **11**, 2593(1972).

75) Wagner, H. and Holz1, J., *Disch. Apoth. Zig.*, **42**, 1620(1968).

76) Thompson, H.G. and Brown, S.A., *J. Chromatog.*, **314**, 323(1984).

77) Kawasaki, C., Okuyama, T., Shibota, S. and Iitaka, Y., *Planta Med*, **50**, 492(1984).

78) Rahman, M.M.A., Dewick, P.M., Jackson, D.E. and Lucas, J.A., *Phytochem.*, **29**, 1971(1990).

79) Hamburger, M., Stoeckli-Evans, H. and Hostettmann, K., *Helv. Chim. Acta.*, **67**, 1729(1984).

80) Callis, I., Gross, G.-A. and Sticher, O., *Phytochem.*, **27**, 1465(1988).

부근의 건강한 조직에서 강한 UV형광이 나타나는 부위를 관찰할 수 있다. 이것은 생성된 scopolin에 의한 것이다. *Phytophthora infectants*를 접종하여 18°에서 14일간 배양하면 인공적으로 scopolin의 생합성을 야기할 수 있다.

〈실험조작〉

① 건강한 괴경조직과 청색 형광을 나타내는 조직을 각각 동량의 95% EtOH에 담그고 10분간 수욕상에서 가열한 다음 여과한다. 이를 농축한 후 다시 여과한다.

② 대조 및 감염된 부위의 추출물을 BAW 및 H_2O를 용매로 2차원 PC 한다. Scopolin(Rf치 0.53, 0.64)은 UV하에서 짙은 자색의 반점으로 나타나는데 암모니아 증기를 쐬어도 색상은 변화하지 않는다. 이때 공존하는 물질인 chlorogenic acid가 청색반점으로 나타난다(Rf치는 0.63, 0.67, 0.84이고 암모니아 증기를 쐬면 형광의 색이 녹색으로 변한다).

③ Whatman 3mm 여지 한쪽에 감염된 부위의 추출물을 한 줄로 바르고 BAW액으로 전개한다. Scopolin 부위를 오려내어 70% EtOH로 추출한다. 추출액을 농축하여 2M HCl로 0.5시간 가수분해한다. Et_2O로 추출하고 표준물질을 대조로 하여 PC한다. 이 방법으로 scopoletin을 확인한다.

④ 상기의 실험을 정량적으로 시행하면 건강한 조직 및 감염부위 조직 중의 scopolin의 양을 측정할 수 있다. 두께 3mm 되는 여지에 2차원 전개시킨 후 반점부위를 오려 내고 scopolin의 최대 흡수파장(339nm)에서 흡광도를 측정하여 정량한다. 이때 chlorogenic acid(λ_{max} 324)가 흡광도에 영향을 미칠 수 있으나 scopolin 형광은 pH 5.8(*tris*-maleate buffer)에서 chlorogenic acid의 형광보다 30,000배 강하므로 형광광도계를 사용하면 오차를 배제할 수 있다.

표 2-10 강활에서 분리한 furanocoumarin의 Rf치, Rt치 및 성상

Furanocoumarin	TLC Rf (×100)	GLC* Rt (min)	mp	재결정 용매	UV 형광색	수득량
Isoimperatorin	76	11.0	108-10°	MeOH	황 색	5.3g
Imperatorin	66	9.3	104-5°	MeOH	황 색	5.8g
Bergapten	61	2.5	185-7°	MeOH	황 색	0.6g
Oxypeucedanin[a)]	56	15.5, 27.0	139-40°	EtOAc	황 색	4.3g
Isooxypeucedanin[a)]	56	15.5	143-4°	Hexane	담황색	0.4g
Oxypeucedanin methanolate	12	14.5	125-7°	EtOAc-Hexane	담황색	3.7g

a)이 두 물질은 같이 유출되나 유출액을 농축 후 소량의 hexane을 함유한 EtOAc로 재결정하면 *dl*-oxypeucedanin을 얻을 수 있다. 모액에 다량의 hexane을 가한 후 저온에 방치해두면 isooxypeucedanin이 석출한다.

*2% OV 101; column, 190°; detector, 250°; N_2, 40m*l*/min.

(2) 강활(羌活, *Angelica koreana*)에서 furanocoumarin의 분리

강활은 산형과에 속하는 다년생 초본으로서 그 뿌리는 진경, 진통 등에 효과가 있는 한약재로 사용된다. 그 성분으로 furanocoumarin이 다량 들어 있다.

① 뿌리 5kg을 분쇄하여 MeOH로 5시간씩 3회 추출한 후 감압 농축하면 추출물 305g을 얻을 수 있다. 이 MeOH 추출물을 물에 현탁하여 Et_2O로 5회 추출하고 농축하여 Et_2O 가용성물질 213g을 얻는다.

② Et_2O 추출물을 silica gel을 충진한 column에 넣고 hexane과 EtOAc의 혼합액(혼합비율 10:1→2:1)으로 용출한다. 일정량의 용출액마다 silica gel TLC(toluene-ethylformate-HCOOH=5:4:1)하고 UV 램프로 비추어보아 같은 Rf치를 가진 형광물질끼리 모아 농축 방치하여 석출하는 결정을 재결정해 정제한다(표 2-10 참조).

③ 얻어진 각 성분은 GLC로 단일물질임을 검사하고 NMR을 추정하여

확인한다.[81)]

4. Flavonoid 색소

1) 화학 및 분포

2개의 방향족환과 3개의 탄소로 이루어진 탄소 15개로 된 일련의 $C_6-C_3-C_6$ 화합물을 flavonoid라고 한다. 여러 가지 기본골격이 있으며, 각각 특유의 명칭이 있다(그림 2-11 참조). Flavonoid의 B환이 3 위치에 결합한 골격을 가진 화합물을 특히 isoflavonoid라고 한다(그림 2-12 참조). Flavonoid는 shikimic acid 경로를 거쳐 생성된 C_6-C_3 화합물에 C_2 단위가 3개 축합하여 생성된 것이다(그림 2-13 참조). 그러므로 flavonoid의 A환에는 5와 7 위치에 산소관능기가 있게 마련이고, B환에는 4′-, 3′,4′-,

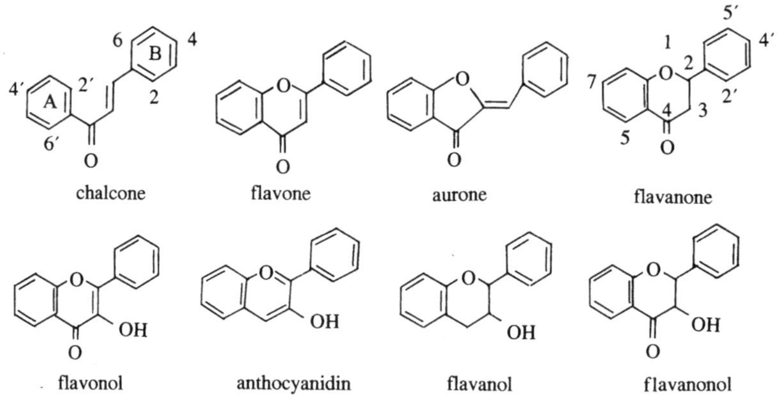

그림 2-11 Flavonoid의 골격과 명칭

81) Lee, C.K. and Woo, W.S., *Kor. J. Pharmacog.*, **13**, 10(1982).

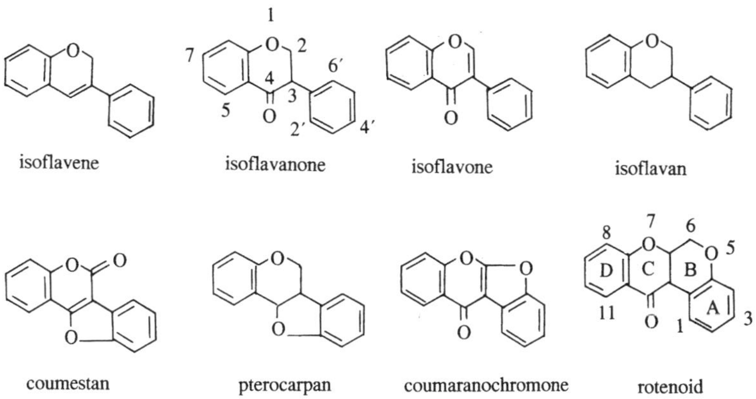

그림 2-12 Isoflavonoid의 골격과 명칭

또는 3′,4′,5′-에 산소관능기가 있다. 그러나 감초(甘草, *Glycyrrhiza echinata*)의 조직배양 세포에서 분리된 echinatin, licochalcone에는 정상 chalcone류와는 달리 A환의 2′ 위치에 수산기가 없으며, B환에는 meta(2와 4) 위치에 산소관능기가 있다. 이와 같이 정상 flavonoid의 A환과 B환이 바꾸어진 형태의 flavonoid를 retroflavonoid라고 한다. 실제로 방사선 동위원소 실험으로 그림 2-14에 표시한 바와 같이 isoliquiritigenin에서부터 echinatin이 생성한다는 것이 입증되었다.

각 flavonoid의 특성을 표 2-11에 종합하였다. Flavonoid는 알코올에 잘 녹는다. 배당체의 경우 물에 비교적 잘 녹으나 유리형은 난용인 것이 많다. 강알칼리(NaOH, KOH)에는 가용이나 약알칼리($NaHCO_3$)에는 불용이다. 7 위치에 수산기가 있는 flavonoid는 Na_2CO_3, K_2CO_3에 녹는다. Flavonoid를 검출하기 위하여 시료의 알코올 용액에 금속 Mg를 소량 가하고 HCl을 몇 방울 가하면 H_2가 발생하면서 적색 내지는 자색을 나타낸다. Isoflavonoid, dihydrochalcone, flavan, flavanol 등은 음성이다. 그러나 xanthone도 정색하므로 주의해야 한다. 2분자의 flavonoid가 산화적 축합한 것을 biflavonoid라고 한다. 예외는 있지만 거의 대부분의 bifavonoid는

apigenin 또는 naringenin의 dimer이다. 간 보호작용이 있는 silybin은 flavonoid와 phenylpropanoid가 축합하여 생성된 것으로서 flavonolignan이라고 한다.

Flavonoid는 식물계에 널리 분포되어 있으며 주로 잎의 표피 세포에 존재한다. Energy가 높은 UV-B(280-315nm)를 흡수함으로서 내부 층에 있는 광합성 조직세포의 UV-B에 의한 손상을 방어할 것이라고 추정하고 있다.[82)]

Flavonoid는 곡물, 야채, 과일 등 일상식품에 상당량 들어 있으므로 현저한 생리활성을 기대할 수는 없으나 몇몇은 포유동물에 독작용이 있는 것이 있다(예; poriolide, isoporiolide). Rotenone은 유명한 어독 작용물질이다. Rutin은 항혈관삼투작용이 있으며 항산화작용(예, glabrene), 소염작용(예, santin), 세포독작용(예, skullcapflavone II),[83)] 사하작용(예; multiflorin A), estrogen 작용(예; genistein, formononetin, coumesterol), 진경작용(예; isoliquiritigenin), 살균작용(예; pisatin), 진정작용[84)](예; spinosin), monoamine oxidase 저해작용[85)](예; acacetin)이 있는 것이 알려졌다(그림 2-15 참조). Flavonoid 함유 생약으로는 영실(營實, *Rosa multifora*), 진피(陳皮, *Citrus aurantium*), 산사자(山查子, *Crataegus pinnatifida*), 아선약(阿仙藥, *Uncaria gambir*) 등이 있다.

Flavonoid는 phenol성 물질이므로 알칼리로 처리하면 색상에 변화가 온다. 따라서 chromatogram이나 용액 중에서 용이하게 검출할 수 있다(표 2-12 참조). Flavonoid 화합물은 방향족환이 2중결합과 공액되어 있는 구조를 가지므로 UV 및 가시부 영역에 강한 흡수대가 있다. 그림 2-16 및

---

82) Harborne, J.B. and Williams, C.A., *Phytochem.*, **55**, 481(2000).

83) Ryu, S.H., Ahn, B.Z. and Pack, M.Y., *Planta Med.*, **51**, 355(1985).

84) Shin, K.H., Woo, W.S. and Lee, C.K., *Kor. J. Pharmacog.*, **12**, 203(1981).

85) Han, Y.N., Noh, D.B. and Han, D.S., *Arch. Pharm. Res.*, **10**, 142(1987).

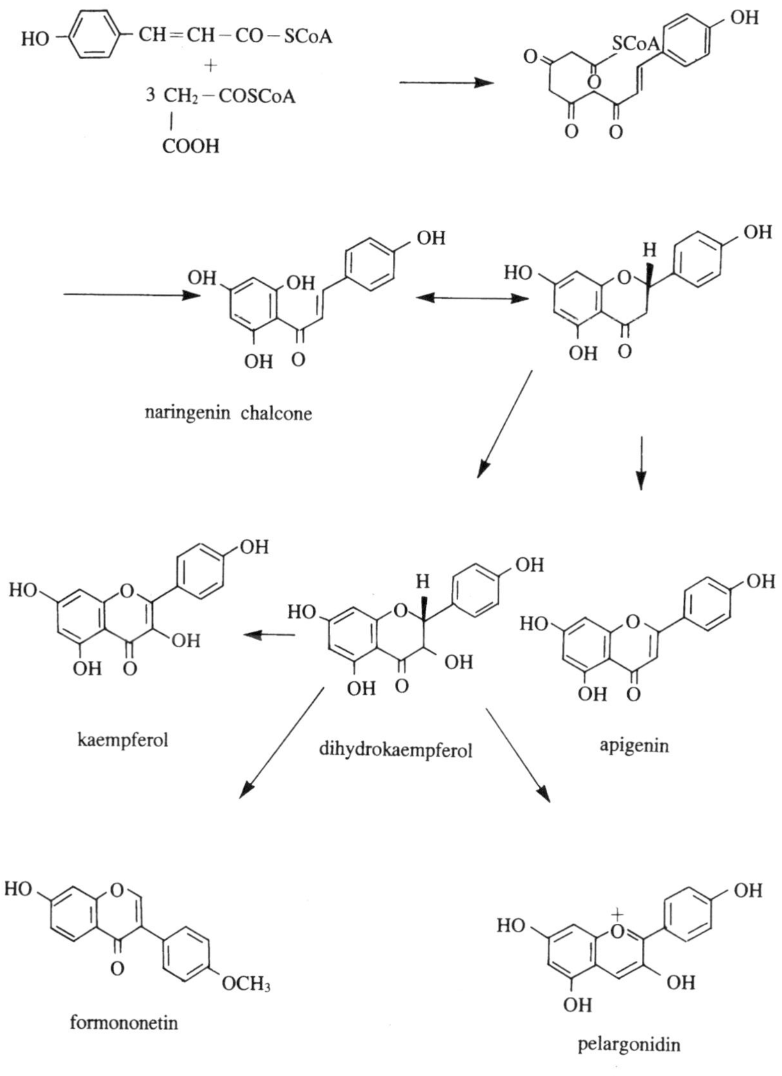

그림 2-13 Flavonoid의 생합성

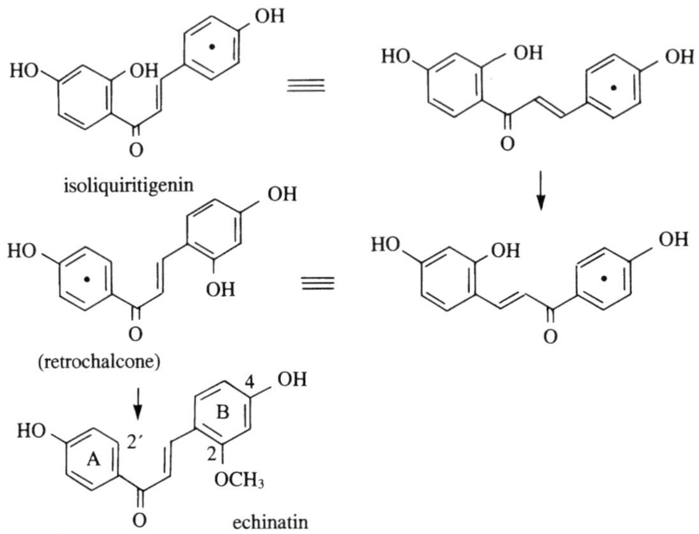

그림 2-14 Retrochalcone의 생합성

그림 2-17에 여러 flavonoid의 흡수 spectrum을 예시하였다. 흡수 spectrum의 양상으로 flavonoid의 종류를 식별할 수 있다. Flavonoid에 유리 phenol성 수산기가 있으면 알칼리 또는 $AlCl_3$ 첨가로 흡수극대가 장파장 쪽으로 이동한다(표 2-13 참조). 이 현상을 잘 관찰하면 수산기의 위치를 추정할 수도 있다.

Flavonoid는 모든 유관속 식물에 들어 있다.[86] Flavone 및 flavonol은 여러 식물에 광범위하게 존재하나 isoflavone 및 biflavonoid는 단지 몇 개의 과(科)에서만 발견된다.

식물에는 여러 가지 flavonoid가 혼합하여 들어 있기 때문에 한 식물조직에서 단 하나의 flavonoid가 발견되는 예는 비교적 드물다. 또한 각기 다

---

86) Wollenweber, E. and Dietz, V.H., *Phytochem.*, **20**, 869(1981).

표 2-11 Flavonoid의 분포와 그 특성

종 류	분 포	특 성
Anthocyanin	꽃이나 잎 또는 기타 조직의 색소로서 진홍색, 적색, 옅은 자주색과 청색을 띤다.	수용성, 가시부 흡수극대치는 515nm에서 545nm이며 PC로 분리된다. 용매는 BAW.
Leucoanthocy-anidin	심재와 관목식물의 잎에서 발견되며 주로 무색.	조직을 2M HCl로 0.5시간 가열하면 anthocyanidin이 된다.
Flavonol	푸른빛을 띠는 꽃, 잎에 존재. 주로 무색.	산 가수분해 후 Forestal chromatogram에서 UV하 노란색 반점을 나타낸다. UV 흡수극대치는 350nm에서 386nm 사이이다.
Flavone	flavonol과 같음.	산 가수분해 후 Forestal chromatogram에서 희미한 갈색 반점을 나타낸다. UV 흡수극대치는 330nm에서 350nm 사이이다.
Glycoflavone	flavonol과 같음.	보통 flavone과 달리 수용성이다.
Biflavonoid	무색으로 나자식물에만 한정되어 있다.	BAW chromatogram에서 희미하게 보이며 Rf치가 높다.
Chalcone과 Aurone	노란색 꽃의 색소이나 종종 다른 조직에서도 발견된다.	암모니아 증기를 쐬면 적색으로 변한다. 가시부 흡수극대치는 370nm에서 410nm 사이이다.
Flavanone	무색으로 잎이나 과실에 존재 (주로 *Citrus*속에 많다).	Mg/HCl로 심적색을 띠고 때때로 쓴맛을 가진 것이 있다.
Isoflavone	무색으로 뿌리에 존재. 콩과 식물에서 흔히 발견된다.	PC로 분리된다. 용매는 H_2O. 특별한 정색반응은 없다.

른 종류의 flavonoid들이 혼합되어 존재하는 일도 있다. 관상식물의 꽃잎에는 10여 개의 anthocyanin이 거의 무색인 flavone 또는 flavonol과 공존하며, 아름다운 색을 나타내고 있다.[87)]

Flavonoid는 식물 중에서 일반적으로 당과 결합하여 배당체로 존재한

87) Asen, S., Stewart, R.N and Norris, K.H., *Phytochem.*, **11**, 1139(1972).

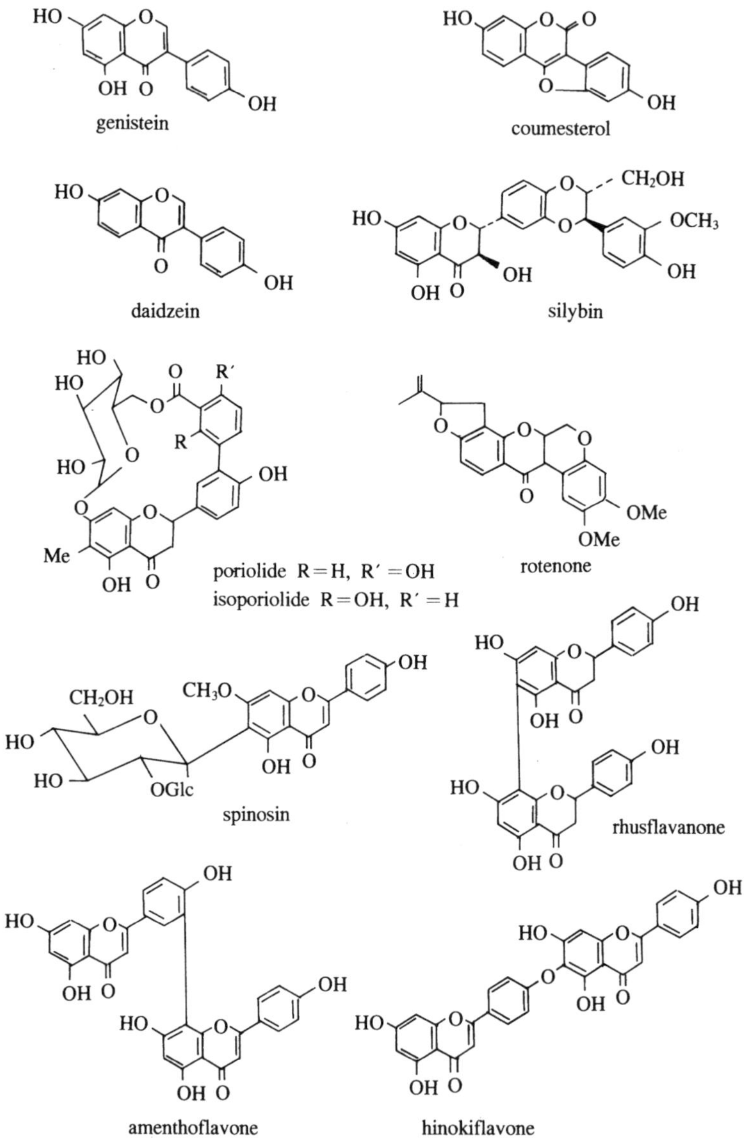

그림 2-15 Flavonoid의 구조

표 2-12 Flavonoid의 색과 UV하의 색상

Flavonoid	육안으로 볼 때의 색	UV하의 색	
		그 자체	암모니아 증기를 쐰 후
anthocyanidin-3-glycoside	오렌지색 적 색 연한 자주색	희미한 오렌지색, 적색 또는 연한 자주색	청색
anthocyanidin-3,5-diglycoside	오렌지색 자주색	노란색 형광, 연분홍 또는 분홍색	청색
6-hydroxylated flavonol과 flavone, 약간의 chalcone glycoside	밝은 노란색	암갈색 또는 흑색	암갈색 또는 흑색
대부분의 chalcone류	밝은 노란색		암적색 또는 밝은 오렌지색
aurone	밝은 노란색	밝은 노란색 또는 황록색	밝은 오렌지색 또는 적색
대부분의 flavonol glycoside	아주 희미한 노란색	암갈색	밝은 노란색 또는 황갈색
대부분의 flavone glycoside	노란색	암갈색	선명한 황록색
biflavonoid와 치환된 flavone	노란색	암갈색	암갈색
대부분의 isoflavone과 flavanonol	무 색	짙은 자주색	담갈색
5-desoxyisoflavone과 7,8-dihydroxy flavanone류	무색	희미한 청색	심청색
flavanone과 flavanonol-7-glycoside	무색	짙은 자주색	옅은 노란색 또는 황록색

다. 한 식물에 있어서도 한 종류의 flavonoid aglycone이 여러 종류의 배당체로 존재하므로 flavonoid를 분석할 때에는 추출액에 들어 있는 여러 종류의 배당체를 고려하기 전에 가수분해하여 aglycone을 우선 검사하는 편이 좋다.

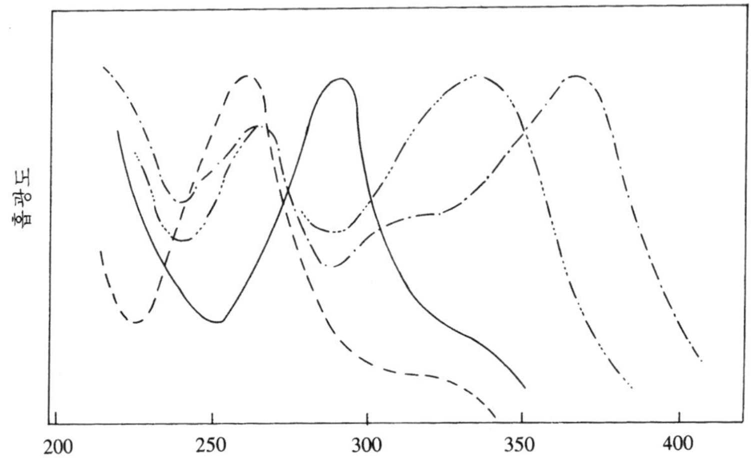

그림 2-16 MeOH 용액에서의 flavonoid의 UV spectra(1)

– – – – – genistein(isoflavone), λ_{max} 261nm
———— naringenin(flavanone), λ_{max} 290nm
–··–··– apigenin(flavone), λ_{max} 269와 336nm
–·–·–·– kaempferol(flavonol), λ_{max} 268과 368nm

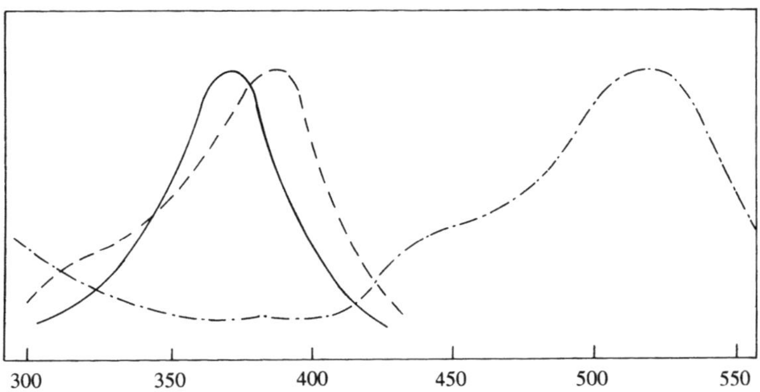

그림 2-17 MeOH 용액에서의 flavonoid의 UV spectra(2)

———— isoliquiritigenin(chalcone), λ_{max} 372nm
– – – – – hispidol(aurone), λ_{max} 388nm
–·–·–·– pelargonidin(anthocyanidin)/in MeOH-1% HCl, λ_{max} 520nm

표 2-13 Shift reagent 첨가에 의한 flavonoid의 UV spectrum의 변화

화합물명	λ_{max}(nm)[a) MeOH	흡광계수	$\Delta\lambda$(nm)[b)		
			Base[c) (모든 OH)	NaOAc[d) (7-OH)	$AlCl_3$[e)f) (3-또는 5-OH)
Isoflavone	250-270	4.30-4.60	10-15	5-15	10-20
Flavanone	275-295	4.20-4.30	30-40	30-40	20-30
Flavone	255-285	4.20-4.40	10-20	10-20	
	315-350		40-60		25-40
Flavonol	255-275	4.20-4.45	10-20	10-20	
	350-385		40-60		40-60
Chalcone	370-395	4.42-4.49	40-60		50-65
Aurone	385-413	4.44-4.48	40-60		50-65
Anthocyanin	475-545[g)	4.35-4.50	불안정	불안정	(15-50)[f)

a) 주 peak만 나타내었다(그림 2-16 및 그림 2-17 참조).
b) Spectrum 이동.
c) 2M NaOH 2방울 또는 1M NaOMe 3방울을 가한다.
d) Cell 속에 고체 NaOAc를 넣는다.
e) 5% $AlCl_3$/MeOH 2 내지 6방울을 가한다.
f) Anthocyanin류에서는 *o*-dihydroxy기(基)가 있어야 이동한다. *o*-dihydroxy기와 약한 chelate 결합을 하나 산성에서는 깨어진다.
g) MeOH-HCl 용액.

2) 일반 실험방법

Flavonoid의 분석은 우선 용매에 대한 용해도 및 발색반응에 의하여 어떠한 종류의 flavonoid인가를 구별하고 다음에 추출물을 가수분해한 후 1차원 chromatography하고, 또한 식물을 직접 알코올로 추출한 추출액을 2차원 chromatography하여 검색한다. 끝으로 chromatography하여 flavonoid를 분리하고 알려진 표준물질과 분광학적인 비교에 의하여 개개의 성분을 확인한다. Flavonoid에 대한 계통적 분석법에 관하여 여러 참고

서가 출판되어 있는데 특히 Mabry,[88] Harborne,[89] Markham[90] 등의 저서를 참고하기 바란다.

3) 실험예

(1) 식물 추출물의 가수분해 산물에서 flavonoid aglycone의 검색

이 방법은 식물조직내의 flavonoid를 검색하는 일반적인 시험법이다.

〈실험조작〉

① 식물조직(보통 잎이나 꽃) 소량을 2M HCl에 담그고 100°에서 30-40분간 가열한다.

② 추출액을 냉각하고 필요하면 여과 후 EtOAc로 추출한다.

③ 추출액이 착색되어 있으면(식물의 원래 조직이 anthocyanin으로 착색되어 있거나 산으로 처리할 때 leucoanthocyanin으로부터 색소가 생성되기 때문임) 수층을 더 가열하여 EtOAc를 완전히 구축한 후 amylalcohol 소량으로 다시 추출한다.

④ EtOAc 추출액을 증발 건조시켜 EtOH 1-2방울을 가하여 녹이고 표준물질과 함께 다음과 같은 용매로 1차원 chromatography한다. Forestal ($HOAc-HCl-H_2O=30:3:10$), 50% HOAc, BAW($BuOH-HAc-H_2O=4:1:5$의 상층), PhOH(물을 포화시킨 phenol), H_2O.

⑤ 착색된 amylalcohol층을 증발 건조시키고 1% HCl-MeOH 몇 방울로 녹인 후 Forestal 및 formic acid($HCOOH-HCl-H_2O=5:2:3$) 용액으로

---

88) Mabry, T.J., Markham, K.R. and Thomas, M.B., *The Systematic Identification of Flavonoids*, Springer, Berlin(1970).

89) Harborne, J.B.(ed.), *The Flavonoids: Advances in Research since 1986*, Chapman and Hall, London(1994).

90) Markham, K.R., *Techniques of Flavonoid Identification*, Academic, N.Y.(1982).

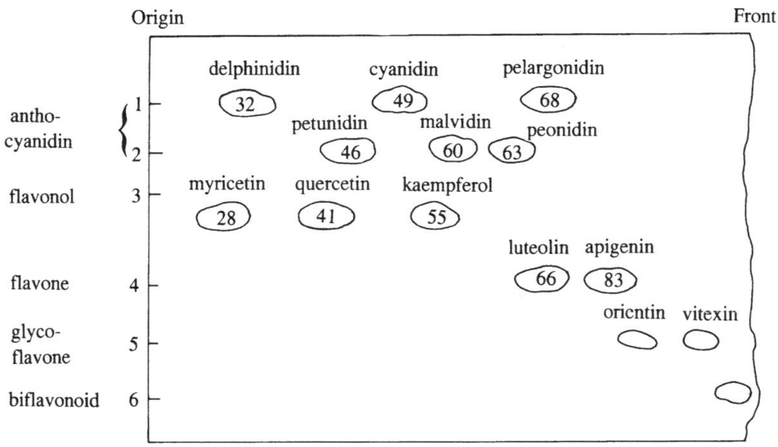

그림 2-18 Flavonoid aglycone의 Forestal chromatogram

1. 자외부에서 각각 연한 자주색, 적색 또는 오렌지색
2. 자외부에서 연한 자주색 또는 적색
3. UV하에서 밝은 노란색
4, 5. UV하에서 희미한 갈색이며 암모니아 증기를 쐬면 밝은 연두색으로 변한다.
6. 희미한 갈색(암모니아 증기를 쐬어도 변화 없음)

chromatography한다.

〈고 찰〉

그림 2-18에 대표적 flavonoid aglycone의 Forestal에 의한 분리양상을 나타내었다. Forestal을 써서 얻은 결과는 다른 용매로 다시 chromatography하여 확증하거나 보완한다. 예를 들어 50% HOAc로 전개한 chromatogram은 Forestal로 분리한 chromatogram과 거의 같으나 추출액 중에 혼재하는 미가수분해 배당체와 aglycone을 완전히 분리할 수 있다. BAW로 전개하여도 가수분해되지 않았던 O-glycoside 및 C-glycoside(Rf치는 중간 혹은 그 이하)를 aglycone(Rf치는 높다)과 깨끗이 분리할 수 있다. PhOH로 전개하면 methyl화된 flavone의 Rf치가 매우 커

서 다른 것과 구별되므로 이들의 식별에 매우 유용하다. H_2O로 전개하면 glycoflavone, isoflavone 및 flavanone 같은 flavonoid는 다른 flavone이 원점에 머무는 데 비해 이동성이 크다. 그러므로 이들 flavonoid 식별에 매우 유용하다.

(2) 알코올 추출물에서 flavonoid의 검색

식물조직 중의 flavonoid 양상을 알기 위하여 알코올 추출물을 BAW와 2% HOAc를 용매로 2차원 PC한다. 이때 표준물질로 rutin을 사용한다. 여지 대신에 cellulose 박층을 사용하고 TLC하여도 거의 동일한 결과가 되며 장점은 단시간에 분리할 수 있다는 점이다. 건조시킨 식물조직의 분말을 실온에서 70% EtOH로 8-24시간 추출한다. 신선한 식물조직은 끓는 95% EtOH로 5-10분간 추출하여 농축시킨다. Flavonoid의 전형적 2차원 PC를 그림 2-19에 예로서 나타내었다.

어떤 반점은 육안으로 관찰할 수 있으나 대다수는 UV하에서만 관찰되는데, 암모니아 증기로 처리하면 색상의 변화를 관찰할 수 있다. 특정한 flavonoid는 특유한 색상을 나타내는데, 예를 들면 kaempferol, quercetin 및 myricetin의 3-glycoside들을 색상의 변화에 따라 구별할 수 있다. Chromatogram상에서 반점이 각기 차지하는 위치에 의하여 존재하는 flavonoid의 성질을 미리 알 수 있다. 성분들을 비교하기 위해서는 식물조직을 추출한 검액을 새로 조제한 BAW 용매로 동일조건에서 전개해야 하는데, 특히 전개조의 온도를 일정하게 유지시켜야 한다.

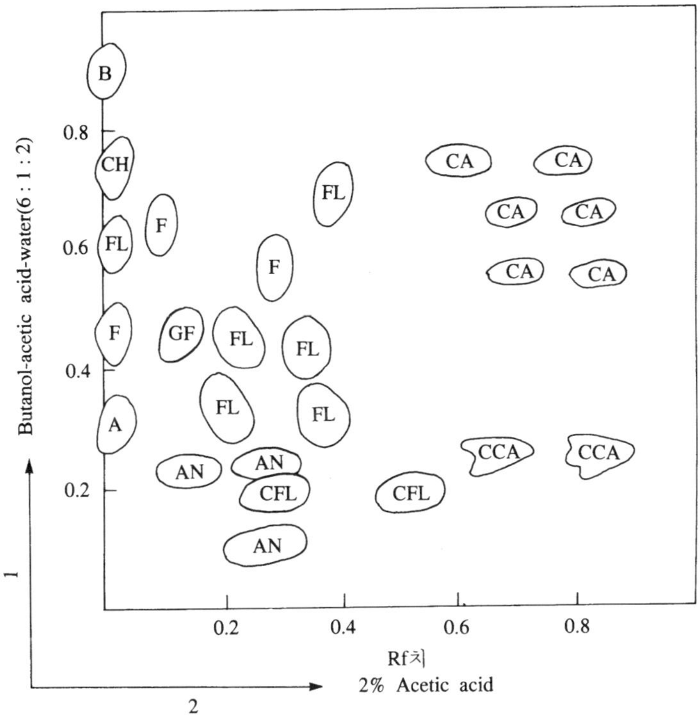

그림 2-19 Flavonoid의 2차원 PC

A: aurone glycoside(UV하 암모니아 증기를 쐬면 오렌지색)

AN: anthocyanin(육안으로, 적색 또는 적청색)

B: biflavonoid(UV하 희미한 갈색)

CA: cinnamic ester(UV하 짙은 청색, 암모니아 증기를 쐬면 청록색)

CCA: 하전된 cinnamic ester(드뭄, SO_4^-기를 가진 것, UV에서 짙은 청색, 암모니아 증기를 쐬면 청록색)

CF: 하전된 flavonol glycoside(malonyl 유도체 등, UV하 밝은 노란색)

CH: chalcone glycoside(UV하에서 노란색 또는 오렌지색)

F: flavone glycoside(UV하 황갈색 또는 연두색)

FG: C-glycoflavone(UV하 flavone과 유사)

FL: flavonol glycoside(UV하 밝은 노란색)

5. Anthocyanin

1) 화학 및 분포

Anthocyanin은 식물에서 가장 중요하고 가장 널리 분포된 수용성 색소 성분으로 고등식물의 꽃, 잎 및 과일에서 볼 수 있는 담홍색, 주홍색, 적색, 자주색, 보라색 및 청색을 나타내는 근원물질이다.[91] Anthocyanin을 산으로 가수분해할 때 생성되는 aglycone을 anthocyanidin이라고 하는데, 자홍색의 cyanidin이 가장 흔히 있는 물질이다. 주황색은 cyanidin보다 수산기가 하나 적은 pelargonidin에 의한 것인 반면에 담자색, 적자색 및 청색은 일반적으로 cyanidin보다 수산기가 하나 더 많은 delphinidin에 의한 것이다. 3종류의 anthocyanidin methylester가 흔히 발견되는데, cyanidin의 유도체인 peonidin, delphinidin의 유도체인 petunidin 및 malvidin 등을 들 수 있다. 이 6개의 anthocyanidin은 각각 여러 종류의 당(glucose, galactose, rhammose, xylose, arabinose)과 결합하여 배당체로 존재한다. 당에는 흔히 malonic acid, malic acid, succinic acid같은 지방족 유기산 또는 hydroxycinnamic acid, hydroxybenzoic acid같은 방향족 유기산이 결합한 것이 있다. 당은 흔히 3 위치 또는 5 위치에 결합하고 있다(그림 2-20 참조). 5 위치에 당이 결합하면 색이 짙어지는 경향이 있다.

Delphinidin, cyanidin 및 pelargonidin은 식물조직을 산 가수분해할 때 무색물질인 leucoanthocyanidin(proanthocyanin 또는 flavolan이라고도 함, 제9절 참조)으로부터 생성된다. Leucoanthocyanidin은 목본식물의 목부 및 잎에서 검출되는 것이 보통이다. 그러나 때로는 꽃에서도 검출된다. 이 경우 이미 조직이 착색되어 있으면 검출된 anthocyanidin이 leuco-

91) Goto, T. and Kondo, T., *Angew. Chem,*. **30**, 17(1991).

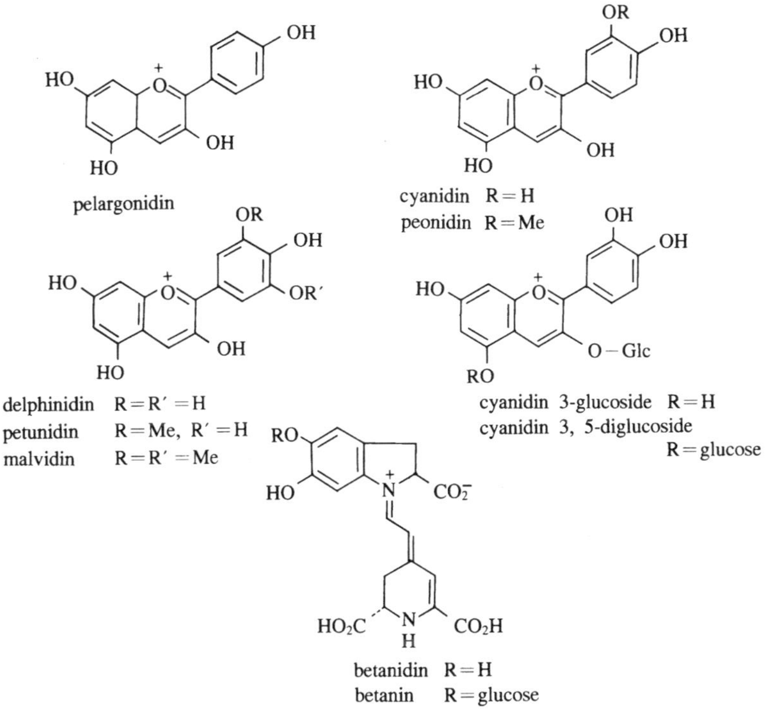

그림 2-20 Anthocyanin과 betacyanin의 구조

anthocyanidin으로부터 생성된 것인지 또는 이미 존재하는 anthocyanin 색소로부터 생성된 것인지 확실하지 않다. Anthocyanin은 유관속 식물에 널리 존재하지만, 중심자목(centrospermae) 식물에는 색이 유사한 betacyanin 색소가 들어 있다. 가장 잘 알려진 betacyanin은 사탕무(*Beta vulgaris*)의 주색소인 betanin(aglycone은 betanidin)이다.

Betacyanin은 화학적으로 anthocyanin과 판이하게 다른데(그림 2-20 참조) 방향족 아미노산인 3,4-dihydoxyphenylalanine에서 생합성된다. Betacyanin이 중심자목에만 들어 있다(석죽과는 제외)는 점은 분류학적 관점에서 흥미있는 일인데 anthocyanin과 betacyanin의 식별법은 다음(실험예)에 논하겠다. Anthocyanin에 대하여 더 자세한 것은 Harborne 등[92] 및 Strack 등[93]의 총설 및 Markakis[94]의 저서를 참고하기 바란다.

2) 일반 실험방법

(1) 일반 주의사항

Anthocyanin은 중성 또는 알칼리 용액에서 불안정하며 산성 용액일지라도 빛에 노출되면 색이 서서히 탈색된다. 따라서 anthocyanin은 HOAc 또는 HCl을 함유하는 용매로(예; 1% HCl–MeOH) 추출해야 하며, 추출액은 냉암소에 보관해야 한다. Malonic acid가 들어 있는 anthocyanin은 HCl에 의하여 분해되므로 주의해야 한다.

(2) Anthocyanidin

신선한 꽃잎을 2M HCl로 100°에서 40분간 가열하고 착색된 추출액을 냉각하여 여과 후 여액을 EtOAc로 두 번 세척하여 flavone 화합물을 제거한다. 다시 80°에서 3분간 가열하여 EtOAc를 완전히 증발시키고 소량의 amylalcohol로 색소를 추출한 다음에 amylalcohol층을 피펫으로 watch glass상에 옮기고 수욕상에서 증발 건조시킨다(과열하면 색소가 파괴된다). 증발 잔류물에 MeOH성 HCl 2–4방울을 가하여 녹인 다음 Forestal 또는 formic acid 용매로 1차원 chromatography하여 Rf치 및 색상의 차이에 따라 6개의 일반 anthocyanidin을 식별할 수 있다(표 2-14 및 그림 2-

---

92) Harborne, J.B. and Williams, C.A., *Nat. Prod. Rep.*, **12**, 639(1995): **15**, 631 (1998).

93) Strack, D. and Wray. V., "The anthocyanins", In: *The Flavonoids: Advances in Research since 1986*(ed. Harborne, J.B.), Chapman & Hall, London, 1-22(1994).

94) Markakis, P., *Anthocyanins as Food Colors*, Academic, N.Y.(1982).

표 2-14 Anthocyanin의 특징

색 소	Rf(×100)(PC)			육안으로 볼 때	λ_{max}(nm) in MeOH-HCl	$AlCl_3$ 첨가 후 색깔의 변화*
	Forestal	Formic	BAW			
Pelargonidin	68	33	80	적 색	520	−
Cyanidin	49	22	68	자홍색	535	+
Peonidin	63	30	71	자홍색	532	−
Delphinidin	32	13	42	심홍색	546	+
Petunidin	46	20	52	심홍색	543	+
Malvidin	60	27	58	심홍색	542	−

Forestal＝HCl-HOAc-H_2O(3:30:10); Formic＝HCl-HCOOH-H_2O(2:5:3);
BAW＝BuOH-HOAc-H_2O(4:1:5, 상층).
*5% $AlCl_3$-EtOH 용액을 사용함.

18 참조). Cyanidin과 petunidin은 Rf치가 거의 같으므로 반점의 색깔로 혼합물이라고 의심이 가면 더 장시간 전개하여 분리한다(보통 16-18시간 또는 24-30시간까지 전개한다). Anthocyanidin을 더 확실하게 확인하기 위하여 가시부의 흡수 spectrum을 측정하고 $AlCl_3$ 존재하에서의 흡수 극대이동 여부를 관찰한다(표 2-14 참조). 환원 분해하거나 알칼리 분해하여 생성하는 phenolic acid를 제2절에서 기술한 조작에 따라 anthocyanidin을 확인할 수도 있다.

(3) Anthocyanin

목이 좁은 시험관에 신선한 꽃잎을 넣고 최소량의 1% HCl MeOH로 5분간 추출하고 여과 또는 원심분리한 다음 1/5 정도가 될 때까지 감압 농축한 후 BAW, BuHCl 또는 1% HCl로 PC한다. 대표적인 anthocyanin의 Rf치를 표 2-15에 수록하였다. Pelargonidin glycoside는 등색, cyanidin 및 peonidin의 glycoside는 주황색, delphinidin glycoside는 담자색이므로 색상에 따라 anthocyanin glycoside를 확인할 수 있다. 단순유기산 또는

표 2-15 Anthocyanin의 Rf치(PC)

Anthocyanin	Rf(×100)		
	BAW	BuHCl	1% HCl
Monoglycoside			
Pelargonidin 3-glucoside	44	38	14
Cyanidin 3-glucoside	38	25	07
Malvidin 3-glucoside	38	15	06
Diglycoside			
Pelargonidin 3,5-diglucoside	31	14	23
Cyanidin 3-rhamnosylglucoside	37	25	19
Peonidin 3,5-diglucoside	31	10	17
Delphinidin 3,5-diglucoside	15	03	08
Triglycoside			
Cyanidin 3-rhamnosylglucoside-5-glucoside	25	08	36
Cyanidin 3-(2^G-glucosylrhamnosylglucoside)	26	11	61
Acylated Diglucoside			
Pelargonidin 3-(*p*-coumarylglucoside)-5-glucoside	40	46	19

BAW＝BuOH-HOAc-H_2O(4:1:5, 상층); BuHCl＝BuOH-2M HCl(1:1, 상층).

cinnamic acid가 결합되어 있는 anthocyanin은 질소기류 중 상온에서 알칼리 가수분해하면 acyl기가 제거되어 가수분해 전후의 Rf치에 차이가 생기므로 acylation되어 있는가를 시험할 수 있다.

(4) 표준물질

Anthocyanin류는 상품으로 판매하고 있는 것이 없으므로 다음과 같은 기원식물에서 추출한다. Pelargonidin은 *Pelargonium*속 식물의 꽃에서, cyanidin은 *Fagus*속 식물의 잎 또는 딸기 열매에서, peonidin은 작약(芍藥)의 꽃에서, delphinidin은 *Delphinium*속 식물의 청색 꽃 또는 가지의 표피에서, petunidin은 포도에서, malvidin은 아욱의 꽃에서 각각 얻을 수 있다.

3) 다른 방법

Anthocyanidin은 silica gel TLC에서 EtOAc-HCOOH-2MHCl (85:6:9) 용매에 의하여 분리되나 반점의 색이 즉시 퇴색된다.

TLC에서 HCOOH-HCl-H_2O(10:1:3) 및 amylalcohol-HOAc-H_2O (2:1:1)를 사용하여 2차원 전개해도 잘 분리된다. Cellulose 또는 cellulose와 silica gel 혼합박층에서 PC에서와 같은 용매를 사용하여 anthocyanin을 분리할 수도 있다. HPLC에 의한 분리도 보고되었는데, anthocyanin 분리에는 pellidon column에서 $CHCl_3$-MeOH(87:13) 용매를, anthocyanidin 분리에는 μBondapak C_{18} column에서 H_2O-HOAc-MeOH(71:10:19) 용매[95)]를 사용하였다.

4) 실험예

(1) Anthocyanin과 betacyanin의 구별

앞에서 기술한 바와 같이 anthocyanin은 거의 대부분의 식물에 널리 분포되어 있으나 중심자목식물에서는 한 과만을 제외하고는 질소를 함유하는 자색 색소 betacyanin이 들어 있다. Betacyanin은 산 가수분해할 때 anthocyanin보다 불안정하며 여러 pH에서의 색의 변화, chromatography 및 전기영동의 성질 등이 아주 다르다. 따라서 이 두 색소는 간단한 정색반응으로 식별할 수 있다. 이 두 색소는 같이 식물에 동시에 존재하는 예가 없으므로 색소 추출액에 대하여 바로 실험하여 구별할 수 있다.

〈실험조작〉

Anthocyanin이 들어 있는 식물(적색 내지 자색의 꽃이 피는 거의 모든

---

95) Wilkinson, M., Sweeny, J.G. and Lacobucci, G.A., *J. Chromatog.*, **132**. 349(1977).

표 2-16 Anthocyanin과 betacyanin을 구별하는 시험방법

조 작	Anthocyanin	Betacyanin
1. 100°에서 5분간 2M HCl로 가열할 때	대체로 색깔이 안정하다 (amylalcohol로 추출 가능하다).	색깔이 소실된다.
2. 2M NaOH를 한 방울씩 가할 때	색이 청록색으로 변하면서 점차 없어진다.	색이 노란색으로 변한다.
3. 1% HCl로 chromatography할 때	Rf치가 낮다.	Rf치가 높다.
4. BAW로 chromatography 할 때	Rf치가 중간 정도(0.1-0.4)	Rf치가 아주 낮다.(0.0-0.1)
5. MeOH-HCl 용액에서 흡수 spectrum	흡수극대가 505-535nm	흡수극대가 532-554nm
6. pH 2-4에서 여지 전기 영동할 때	음극으로 이동	양극으로 이동

식물)로부터 추출액 (A)를 만들고 betacyanin의 기원식물로서 가장 구하기 쉬운 사탕무로부터 추출액 (B)를 만든다. 각 추출액은 여과(celite를 여과보조제로 사용함)하고 처음 용량의 1/5이 될 때까지 감압 농축한다. 이 두 추출액에 대해서 표 2-16에 기재한 시험을 실시한다.

(2) 용담(龍膽, *Gentiana scabra*)의 꽃잎에서 gentianin의 추출

용담은 우리 나라 각지에 자생하는 다년초로서 그 뿌리는 고미건위제로 사용한다.

〈실험조작〉

① 용담의 꽃잎을 60° 이하에서 건조 분쇄한 다음 이 분말 450g을 2% HCl-MeOH 2.5*l*에 넣고 4시간 방치 후 여과한다.

② 여액에 3배량의 Et_2O를 가하여 석출하는 침전을 물 100m*l*에 녹이고 $Pb(Ac)_2$ 용액을 가하여 생성하는 청색 침전을 얻는다.

③ 이 침전물을 MeOH 및 Et_2O로 세척하고 7% HCl-MeOH 용액에 넣

고 진탕하면 gentianin(delphinidin 3-*p*-coumaroylglucoside) chloride가 용출된다.

④ 여과 후 여액에 Et_2O를 가하면 색소가 석출된다.

6. Flavonol 및 flavone

1) 화학 및 분포

Flavonol은 식물의 꽃 또는 잎에 널리 분포되어 있다. Flavonol aglycone은 100개 이상이 알려졌으나 kaempferol, quercetin 및 myricetin의 3종류가 가장 많이 존재한다. 이 3개의 flavonol은 anthocyanidin과 마찬가지로 PC로 잘 분리된다. 이 이외의 flavonol은 상기 3개의 flavonol과 구조가 조금 다를 뿐이다. Isorhamnetin 및 azaleatin은 quercetin의 3′-methylether 및 5-methylether이며, gossypetin은 quercetin의 8 위치에 수산기가 또 하나 도입된 것이다.

Flavone은 3 위치에 수산기가 없는 점이 flavonol과 다르며 UV 흡수, Rf치, 정색반응 등에 차이가 있으므로 양자를 식별할 수 있다(표 2-12 표 2-13 및 그림 2-16 참조). Kaempferol 및 quercetin과 수산화 양상이 같은 apigenin과 luteolin은 흔히 있는 flavone이나 myricetin과 수산화 양상이 같은 flavone인 tricetin은 드물다. Luteolin의 3′-methylether는 chrysoeriol이고 tricetin의 3′,5′-dimethylether는 tricin이다. 이들은 흔히 식물에서 발견되는 flavone methylether 유도체이다.

Benzene환에 methyl기 또는 isoprenyl기가 붙어 있는 flavonoid가 있다. 각각 C-methylflavonoid 또는 prenylflavonoid라고 한다. Isoprenyl기가 α-OH기와 연결 폐환되어 furan환 또는 pyran환이 형성된 것을 각각

furanoflavonoid 또는 pyranoflavonoid라고 한다. O-prenylflavonoid도 알려져 있다. Isoprenylated flavonoid의 분포에 대해서는 Brarron과 Ibrahim의 충설이 있다.[96)]

Flavonol과 flavone은 배당체 형태로도 존재한다. 현재까지 알려진 flavonoid 배당체의 구성당들은 D-apiose, L-arabinose, L-rhamnose, D-xylose, D-allose, D-galactose, D-glucose, D-mannose, D-glucuronic acid, D-galacturonic acid인데 apiose를 제외하고는 모두 pyranose형을 취하고 있다. Arabinose는 pyranose형과 furanose형 둘 다 있다.

Diglycoside도 많이 알려져 있는데 흔히 발견되는 구성 disaccharide로는 sophorose(2-glucosylglucose), gentiobiose(6-glucosylglucose), rutinose(6-rhamnosylglucose), neohesperidose(2-rhamnosylglucose) 등을 들 수 있다.[97)] 흔하지는 않지만 trisaccharide, tetrasaccharide가 연결된 flavonoid 배당체도 알려져 있다.

식물 중에는 상당수의 flavonol glycoside가 있는데 70개 이상의 quercetin glycoside가 보고된 바 있다. 그 중 rutin(quercetin-3-rutinoside)이 가장 많은 식물에 널리 존재한다.

Flavone glycoside는 flavonol glycoside보다는 배당체 종류가 적으며, 주로 7-glucoside가 많다. Flavonol과는 달리 flavone에서는 당과 탄소-탄소결합을 한 화합물이 많이 있다. 그 예로서 luteolin의 8-C-glucoside인 orientin을 들 수 있다. 탄소-탄소결합은 산 가수분해에 대하여 아주 강하여 쉽게 가수분해되는 O-glycoside와 식별할 수 있다. C-glycoside의 구성당으로는 D-glucose, D-galactose, D-xylose, L-arabinose, L-rhamnose

---

96) Brarron, D. and Ibrahim, R.K., *Phytochem.*, 43, 921(1996).

97) Williams, C.A. and Harborne, J.B., "Flavone and flavonol glycosides", In: *The Flavonoids: Advances in Research since 1986*(Ed. Harborne, J.B.), Chapman & Hall, London, 337-385(1994).

외에 L-fucose, D-mannose, D-oliose, L-boivinose, D-chinovose, D-apiose(furanose form) 등이 알려져 있다.[98] 천연 flavone C-glycoside의 분포에 대해서는 Leska와 Hiller의 총설이 있다.[99]

Flavonoid 배당체 중에는 유기산이 ester 결합한 것이 있다. 당부위에 phenylpropenoic acid가 결합한 것이 많으나 flavonoid에 결합한 것도 있다(예; quercetin 3-isobutyrate).[100]

Sulfate가 결합한 것도 있다. Flavonol의 3 위치에 결합한 것이 많으나 당에 결합한 것도 있다(예; 3″-sulfatoisoquercitrin).[101] Sulfated flavonoid의 분포에 관해서는 Barron 등의 총설이 있다.[102]

두 분자의 flavonoid가 탄소-탄소결합 또는 탄소-산소결합(ether 결합)으로 중합된 biflavonoid가 있다. 일반적으로 5,7,4′ 또는 5,7,3′,4′ 위가 산소화된 flavone 또는 flavanone이 중합에 관여하고 있는데 OH기는 대부분이 O-methylation되어 있으나 배당체는 거의 찾아볼 수 없다.[103]

전형적인 예로서 kayaflavone을 들 수 있다. Biflavonoid 화합물은 거의 대부분 나자식물에 존재하지만 피자식물에도 드물게 발견된다. Ferreira 등의 총설을 참고하기 바란다.[104]

---

98) Jay, M., "C-Glycosylflavonoids", In: *The Flavonoids: Advances in Research since 1986*(Ed. Harborne, J.B.), Chapman & Hall, London, 57-93(1994).

99) Leska, M. and Hiller, K., *Pharmazie*, **43**, 305(1988).

100) Kulanthaivel P. and Benn, M.H., *Can. J. Chem.*, **64**, 514(1986).

101) Imperato, F., *Chem. Ind.*, London, 390(1983).

102) Barron, D., Varin, L., Ibrahim, R.K., Harborne, J.B. and Williams, C.A., *Phytochem.*, **27**, 2375(1988).

103) Geiger, H., "Biflavonoids and triflavonoids", In: *The Flavonoids: Advances in Research since 1986*(Ed. Harborne, J.B.), Chapman & Hall, London, 95-115 (1994).

104) Ferreira, D., Steynberg, J.P., Roux, D.G. and Brandt, E.V., *Tetrahedron*, **48**, 1743(1992).

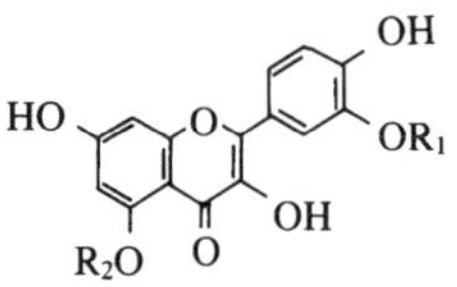

quercetin $R_1 = R_2 = H$
isorhamnetin $R_1 = Me$, $R_2 = H$
azaleatin $R_1 = H$, $R_2 = Me$

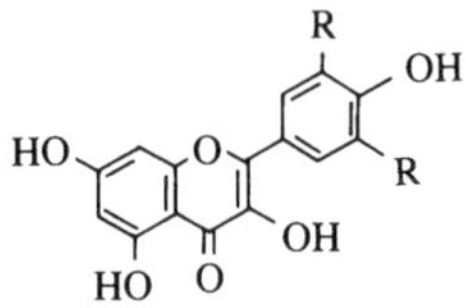

kaempferol R=H
myricetin R=OH

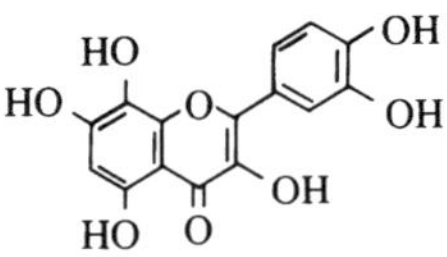

gossypetin

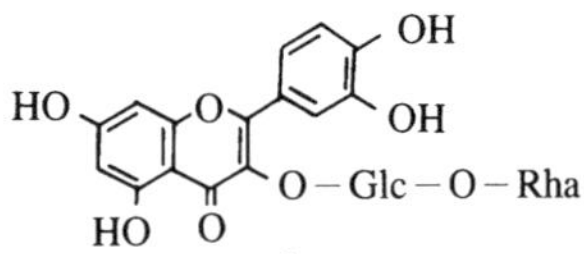

rutin

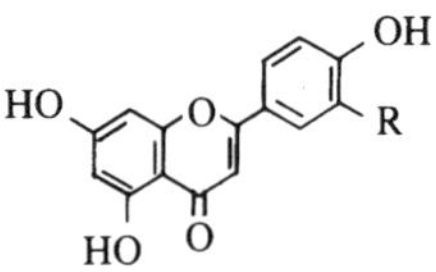

apigenin R=H
luteolin R=OH
chrysoeriol R=OMe

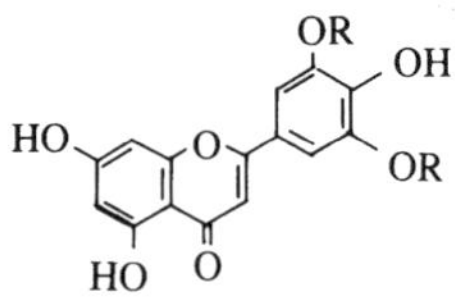

tricetin R=H
tricin R=Me

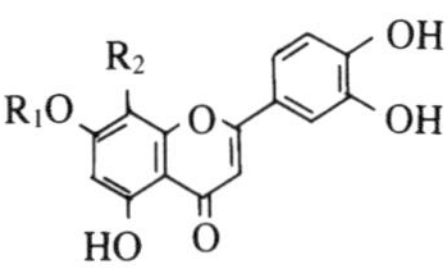

luteolin 7-glucoside
$R_1 = Glc$, $R_2 = H$
orientin $R_1 = H$, $R_2 = Glc$

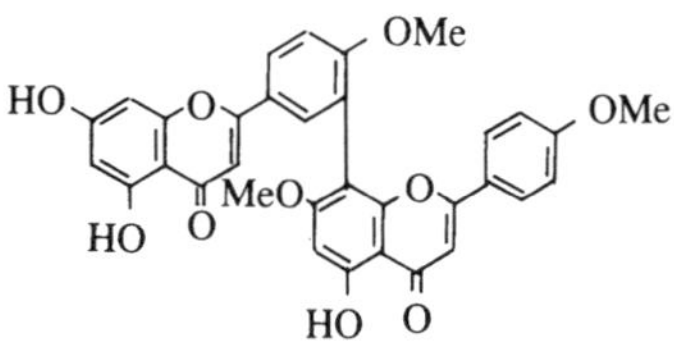

kayaflavone

그림 2-21 Flavonol과 flavone의 구조

대표적인 flavonol 및 flavone의 구조를 그림 2-21에 나타내었는데, 이들 flavonoid 전반에 대한 최근의 연구는 Harborne의 저서를 참고하기 바란다.[105)]

---

105) Harborne, J.B, *The Flavonoids: Advances in Research since 1986*, Chapman & Hall, London(1994).

2) 일반 실험방법

(1) 산 가수분해

구성당의 종류, 결합위치에 따라 분해속도가 다르다. Flavonoid glycoside(1mg)를 2N HCl-MeOH(1:1)(5ml)에 용해하고 수욕상에서 60분 가열할 경우 O-glycoside는 완전 가수분해되나 glucuronide는 이 조건에서 거의 분해되지 않는다. 2N HCl로 2시간 이상 가열해야 분해되는데 이 과정에서 glucuronic acid는 대부분 파괴된다. C-Glycoside는 이 조건으로서도 분해되지 않으나 이성화가 일어난다(6-C-glycoside→8-C-glycoside). Aglycone이 산에 불안전하면 산의 농도를 줄이거나 가열시간을 줄인다. 또는 TFA(trifluoroacetic acid)로 분해한다. Polyglycoside의 경우 약하게 가수분해하면 부분 가수분해가 일어난다. 예를 들면 0.2M HCl-MeOH(1:1) 10분 또는 1M TFA 30분 처리로 7-O-diglycoside는 당이 하나 떨어져서 monoglycoside가 된다. 이 조건에서 3-O-diglycoside는 완전 가수분해된다.

신선한 식물조직 또는 건조시킨 식물조직 어느 것도 실험재료로 쓸 수 있으며, 잎의 경우 식물표본을 사용할 수도 있다. 100년이 경과한 표본에서도 좋은 결과를 얻은 바 있다. 가수분해 산물은 EtOAc로 2회 추출한다. 추출액을 합하여 증발 건조시키고, 잔사를 소량의 EtOH에 녹여 PC한다.

(2) 효소분해

효소분해를 실행하면 구성당의 종류, 당의 결합배치(α 또는 β)를 알 수 있으므로 유리하다. 시판되고 있는 효소로서는 β-glucosidase (emulsin)(β-glucoside, β-xyloside 결합을 분해), β-galactosidase(β-galactoside 결합을 분해), β-glucuronidase(β-glucuronide, β-glucoside 결합을 분해), pectinase(β-glucoside, β-glucuronide, α-rhmnoside 결합

을 분해), anthocyanase(anthocyanidin glycoside, flavonol glycoside에서 당분리), rhamnodiastase(flavonoid 배당체에서 oligosaccharide 분리), naringinase(naringenin 7-neohesperidoside에서 naringenin 생성), takadiastase(α-rhamnoside 결합을 분해) 등을 들 수 있다. 당에 유기산이 ester화된 것은 반응이 되지 않는다.

(3) 알칼리분해

배당체의 당부위에 유기산이 결합한 것은 냉시 알칼리에 의하여 떨어진다. Flavonoid는 알칼리 용액에서는 산소에 의하여 산화 파괴되므로 공기를 차단하거나 질소기류 중에서 조작한다. Flavonoid의 7-(또는 4′-)OH에 결합된 당은 열시 알칼리에 의하여 선택적으로 분해된다(표 2-17 참조). kaempferol 3-O-(2″-O-acetylrutinoside)-7-O-glucoside의 각 가수분해 방법을 달리한 결과를 종합하였다.

표 2-17 Kaempferol 3-O-(2″-O-acetylrutinoside)-7-O-glucoside의 가수분해 생성물

산 가수분해	Glucosidase	Pectinase	알칼리 분해
Kaempferol + Glucose + Rhamnose + Acetic acid	K-3-Rut-Ac + Glucose	K-3-Glc-Ac + Glucose + Rhamnose	K-3-Rut + Glucose + Acetic acid

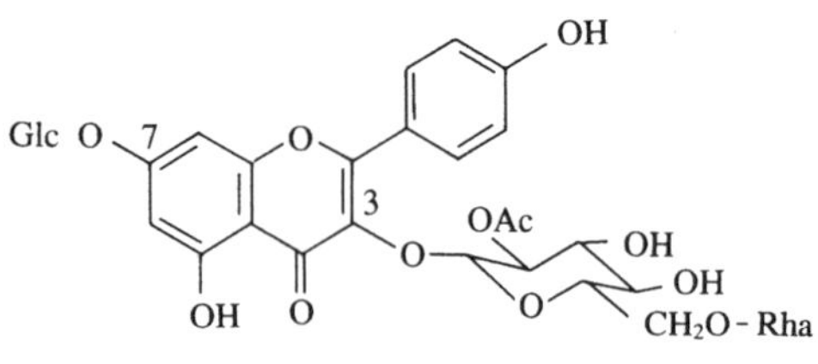

(4) Acetylation

OH기는 pyridine+acetic anhydride로 용이하게 acetylation된다. 입체장해가 있는 OH기는 이 조건에서 acetylation이 안 되는 수가 있다. 이 경우는 수욕상에서 가열하거나 또는 pyridine 대신 perchloric acid를 용매로 사용하여 acetylation시킨다.

Flavonoid(20mg)를 pyridine(0.5m*l*)에 녹이고 acetic anhydride (0.5m*l*)를 가한 후 하룻밤 실온에 방치해 둔다. 반응물을 얼음물(30m*l*)에 저어주면서 주입하고 1시간 방치한다. 석출한 acetate를 여과한 후 MeOH로 재결정한다. Acetate가 석출하지 않는 경우는 ether로 추출한다.

(5) Methylation

Flavonoid의 phenol성 OH기는 acetone 용액에서 알칼리 존재하에 dimethylsufate로 용이하게 methylation된다. 알칼리로 $NaHCO_3$를 사용하면 7-OH ⟩ 4′-OH ⟩ 3′-OH ⟩ 3-OH의 순으로 Na_2CO_3를 사용하면 역순으로 methylation이 잘된다. 5-OH는 이 방법으로 methylation되기 어렵다.

Flavonoid(10mg)를 탈수시킨 acetone(5m*l*)에 녹이고 무수 K_2CO_3(1g)와 탈수시킨 dimethylsulfate 0.05m*l*를 가한 다음 2시간 수욕상에서 환류시킨다. 반응 종료 후 여과 농축하고 MeOH로 재결정한다.

Phenol성 OH는 diazomethane으로도 용이하게 methylation되나(제5장 제3절 참조) alcohol성 OH(glycoside)는 Hakomori 같은 방법으로 permethylation해야 된다(제4장 제5절 참조).

(6) Flavonol과 flavone

Apigenin, luteolin, kaempferol, quercetin 및 myricetin과 같이 자연에 흔히 존재하는 5개의 물질은 Forestal 및 기타 표준 phenol성 물질 분리용매로 PC에 의해 쉽게 분리되는데, 그 결과를 표 2-18에 나타내었다. 이들 물질은 UV 흡수 spectrum을 측정함으로써 재확인할 수 있다. 기타 flavonol 및 flavone들도 Rf치, 색상 및 흡수 spectrum을 비교함으로써 식별할 수 있다. 그러나 isorhamnetin(quercetin 3′-methylether)이 kaempferol 및 quercetin과 혼합되어 있을 때는 쉽게 확인할 수 없다. 이 경우 cellulose 박층을 사용하여 50% HOAc를 용매로 2차원 전개하면 가장 좋은 결과를 얻을 수 있다.[106] Isorhamnetin보다 더 많이 methylation된 flavonol은 polyamide 또는 silica gel 박층으로 분리할 수 있다.

꽃의 황색색소인 gossypetin은 비교적 Rf치가 낮고 UV하에서 어두운 암색 반점으로 나타나므로 flavonoid 검색시 쉽게 식별된다(표 2-18 참조). Quercetagetin(6-hydroxyquercetin)은 gossypetin과 여러 용매에서 Rf치가 거의 같으나 여지를 포화 NaOAc-EtOH 용액에 적신 후 건조하면 40분 이내에 quercetagetin은 황색이 변하지 않는 데 비하여 gossypetin은 청색-회색을 띠게 되므로 양자를 식별할 수 있다.[107] 이 두 이성체는 분광학적 성질에 있어서도 다르다(gossypetin, λ_{max} 262, 278, 341, 386nm: quercetagetin, λ_{max} 259, 272, 365nm).

(7) O-Glycoside

이 화합물은 BAW, PhOH, H_2O 및 15% HOAc와 같은 용매로 PC하여 쉽게 분리할 수 있는데, BAW와 2% HOAc로 2차원 전개한 것을 표 2-19에 나타내었다.

---

106) Harborne, J.B. and Williams, C.A., *Phytochem.*, **11**, 1741(1972).

107) Harborne, J.B., *Phytochem.*, **8**, 177(1969).

표 2-18 대표적인 flavonol과 flavone의 특징

Flavonoid	Rf(×100)(PC)			UV하의 색	UV 흡수극대 (EtOH, nm)
	Forestal	BAW	PhOH		
Flavonol					
Kaempferol	55	83	58	밝은 미황색	268, 368
Quercetin	41	64	29		255, 374
Myricetin	28	43	13		256, 378
Isorhamnetin	53	74	66	밝은 미황색	254, 369
Azaleatin	49	48	50	노란색	254, 369
Gossypetin	26	31	12	흑 색	262, 278 341, 386
Flavone					
Apigenin	83	89	83	황토색	269, 336
Luteolin	66	78	66	(밝은 미황색* 또는 연두색)	255, 268, 350
Chrysoeriol	77	82	90		252, 269, 350
Tricin	72	73	87		248, 269, 355
Glycosylflavone					
	Water				
Vitexin	06	41	63	황토색	apigenin과 동일
Isovitexin	16	56	79		
Orientin	02	31	43	(밝은 미황색* 또는 연두색)	luteolin과 동일
Isoorientin	09	41	51		
Biflavonoid					
Kayaflavone	00	98	99	암갈색	apigenin과 동일

Forestal = HCl-HOAc-H_2O(3:30:10); BAW = BuOH-HOAc-H_2O(4:1:5, 상층); PhOH = PhOH-H_2O(3:1).
*암모니아 증기를 쐰 후.

(8) Acylated glycoside

이 화합물은 cellulose 또는 polyamide TLC하여 쉽게 분리된다. 표 2-20에 acylated quercetin triglycoside를 TLC 및 HPLC로 분리한 결과를 나타내었다.[108]

표 2-19 Quercetin glycoside의 Rf치(PC)

Quercetin glycoside	Rf(×100)			UV하의 색
	BAW	H_2O	15% HOAc	
3-Arabinoside	70	07	31	희미한 갈색 (밝은 노란색)*
3-Xyloside	65	06	32	
3-Glucoside	58	08	37	
3-Galactoside	55	09	35	
3-Rhamnoside	72	19	49	
3-Glucuronide	40	69	38	
3-Rutinoside	45	23	51	
7-Glucoside	32	00	10	밝은 노란색
4′-Glucoside	48	01	12	희미한 노란색

*암모니아 증기를 쐰 후.

(9) Glycosylflavone

C-Glycoside는 flavone aglycone과 달리 EtOAc에 용해되지 않으므로 산처리 후 EtOAc로 추출하여도 수층에 남아 있다. C-Glycoside의 존재가 추정되면 $(NH_4)_2SO_4$를 가하여 EtOAc로 C-Glycoside 이외의 물질을 추출한 후 수층을 BuOH로 추출하여 이행시키는 것이 좋다. Glycosylflavone의 또 다른 양상은 가수분해시 이성화가 일어나 chromatogram에 두 개의 반점으로 나타난다는 점이다. 산 처리로 flavone의 pyrone환이 개환한 후 다시 폐환될 때 8-C-glucoside 및 6-C-glucoside가 생성된다. Orientin 및 vitexin으로부터 생성된 이성체의 Rf치를 표 2-18에 수록하였다. 이들 물질은 15% HOAc 용매로도 잘 분리된다.[109] 표 2-21에 C-diglycosylflavone의 Rf치를 예시하였다.[110]

108) Gluchoff-Fiasson, K., Fiasson, J.L. and Favre-Bonvin, J., *Phytochem.*, **37**, 1629(1994).

109) Valant-Vetschera, K., *Phytochem.*, **21**, 1067(1982).

110) Besson, E., Dellamonica, G., Chopin, J., Markham, K.R., Kim, M., Koh, H.S.

표 2-20 2‴-Acylated quercetin glycoside의 Rf치 및 Rt치

Acylated Quercetin Triglycoside	TLC Rf (×100)			HPLC Rt(min)
	P1	P2	C1	
3-Sop-7-Glc	19	88	25	18.0
3-Sam-7-Glc	26	80	26	22.0
3-Sop-7-Glc-Caffeoyl	12	69	30	21.0
3-Sam-7-Glc-Caffeoyl	16	62	37	23.2
3-Sop-7-Glc-Feruloyl	34	77	35	26.7
3-Sam-7-Glc-Feruloyl	44	71	35	28.4
3-Sop-7-Glc-Coumaroyl	22	69	34	28.0
3-Sam-7-Glc-Coumaroyl	33	62	41	30.4

Sop: Sophorose, Sam: Sambubiose.

P1: polyamide TLC; toluene-MeOH-MeCOEt-BuOH(3:4:3:0.05) 한 번, (2:4:4:0.05) 두 번.

P2: polyamide TLC; H_2O-EtOH-MeCOEt-CH_2Ac_2(13:3:3:1) 두 번.

C1: cellulose TLC; BuOH-HOAc-H_2O(4:1:5 상층).

HPLC: RP nucleosil C_{18} 5μm, 길이; 30cm, 40분간 3-28% acetonitrile 함유 2% HOAc 수용액으로 gradient, 용출속도; 0.7ml/min, 검색파장: 340nm.

표 2-21 Diglycosylflavone의 Rf치(PC)

C-Diglycosylflavone	Rf(×100)	
	1	2
6-C-β-D-Glucosyl-8-C-β-L-arabinosylapigenin	27	28
6-C-β-D-Glucosyl-8-C-α-L-arabinosylapigenin	17	17
6-C-β-D-Glucosyl-8-C-β-L-arabinosylluteoin	20	13
6-C-β-D-Glucosyl-8-C-α-L-arabinosylluteoin	12	7

1=BuOH-PrOH-H_2O(2:1:3), 2=H_2O-satd. BuOH.

and Fukami, H., *Phytochem.*, **24**, 1061(1985).

(10) Biflavonoid

이 화합물은 대부분의 flavonoid 분리용매로 PC하면 상단까지 이동하나 BuOH-2M NH_4OH(1:1) 용매로 만족스럽게 분리되지만 다른 flavonoid는 이 용매에서는 전개되지 않는다. Toluene-ethylformate-HCOOH (5:4:1) 용매로 silica gel TLC해도 잘 분리된다. 이 용매로서도 잘 분리되지 않는 biflavonoid에 대해서는 C_6H_6-C_5H_5N-HCOOH(36:9:5) 용매를 사용하면 좋은 결과를 얻을 수 있다.[111)]

(11) Flavonoid sulfate

이 화합물은 아주 약한 조건에서 가수분해된다(0.1M TFA, 5분). 가수분해 후 유리된 flavonoid를 EtOAc로 추출 제거하고 수층에 남아 있는 sulfate 이온을 검출한다(2M $BaCl_2$ 한두 방울을 적하시 $BaSO_4$의 백색침전 생성).

(12) 호지성 flavonoid의 분리

국화과 또는 꿀풀과 식물의 잎 표면 wax에는 물에 난용성 flavonoid methyl ester가 함유되어 있는 수가 흔히 있다.

이런 경우는 잎을 acetone, $CHCl_3$ 또는 CH_2Cl_2 같은 유기용매에 담가두었다가 용매를 회수 후 잔사를 MeOH에 녹이고 toluene-HOAc(4:1)로 silica gel chromatography하면 된다.

Terpenoid 성분이 혼존할 경우 Sephadex LH-20을 통과시키면 서로 분리시킬 수 있다.

---

111) Khan, N.U., Ansari, W.H., Vsmani, J.N., Ilyas, M. and Rahman, W., *Phytochem.*, **10**, 2129(1971).

3) 다른 방법

TLC를 사용한다면 Cellulose 박층을 사용하고 PC에서와 같은 용매로 전개하면 좋은 결과를 얻는다. 분리가 힘든 경우 polyamide 박층을 사용하고 $CHCl_3$–MeOH–butanone(9:4:2) 또는 C_6H_6–석유 ether(bp 100–140°)–butanone–MeOH(60:27:7:7)와 같은 용매로 전개한다. Silica gel 박층은 단지 하나 또는 두 개의 유리 수산기를 가진 flavone을 분리할 때 유용하다. 용매로는 $CHCl_3$–HOAc(9:1) 및 EtOAc–C_6H_6(9:11)를 사용한다.[112)] 여지 전기영동법은 flavonoid 분리에는 그다지 사용하지 않으나 식물 중에 존재하는 flavonol 또는 flavone sulfate K염을 검색하는 데 이용된다. 이들 화합물은 음으로 하전되어 있으므로 HCOOH–HOAc 완충액 pH2에서 10V/cm로 2시간 전기영동하면 된다. 이때 보통 flavonoid는 원점에 머문다.

UV 분광분석 또는 MS 분석은 미량의 flavonoid 및 그 glycoside를 확인하는 데 특히 유용하며[113)] ^{1}H NMR[114)]과 ^{13}C NMR[115)] 분석도 이들 화합물을 체계적으로 확인하는 데 사용된다.

HPLC 또한 flavonoid 분리에 이용된다. Flavonoid 및 O–glycoside는 μBondapak C_{18} column을 사용하여 MeOH–H_2O–HOAc(30:70:5)로 잘 분리된다.[116)] C–glycoside는 COPELL–ODS column을 사용하여 tetrahydrofuran–H_2O(4:53)로 분리된다.[117)]

---

112) Harborne, J.B., *Phytochem.*, **7**, 1215(1968).

113) Stobiecki, M., *Phytochem.*, **54**, 236(2000).

114) Mabry,T.J., Markham, K.R. and Thomas, M.B., *The Systematic Identification of Flavonoids*, Springer Verlag, Berlin(1970).

115) Agrawal, P.K., *Carbon-13 NMR of Flavonoids*, Elsevier, Amsterdam(1989).

116) Adamovics, J. and Stermitz, F.R., *J. Chromatog.*, **129**, 464(1976).

117) Shin, K.H., Kim, H.Y. and Woo, W.S., *Planta Med.*, **44**, 94(1982).

Flavonoid glycoside를 μBondapak C_{18} column과 MeOH-H_2O (gradient)를 사용하여 semi-preparative HPLC하여 분리하고 있으며[118] LPLC로 flavonoid(DIOL, $CHCl_3$-MeOH=99:1)[119]와 flavonoid glycoside(RP-8, MeOH-H_2O gradient)[120]를 성공적으로 분리하고 있다.

4) 실험예

(1) Rutin의 검출

거의 모든 고등식물의 꽃 또는 잎 중에는 특유한 flavone 또는 flavonol을 함유하므로 식물의 분류, 잡종번식(hybridization) 또는 식물지리학을 연구하는 데 표적물질로 사용된다. 식물 추출물의 2차원 chromatogram에 나타난 반점을 비교함으로써 flavonoid의 종류를 추정할 수 있으나 주성분을 확인하는 것이 바람직한데 이것은 간단한 식물화학적 조작에 의하여 할 수 있다. 이들 조작을 숙지하는 데 있어서 rutin에 대하여 예를 들겠다.

Rutin은 메밀(*Fagopyrum esculentum*)에서 처음 단리되었다. 그래서 메밀이 rutin의 기원식물로 이용된다. 그 외에 쉽게 구할 수 있는 기원식물로는 태산목(*Magnolia grandiflora*), 팬지(*Viola tricolor*), 마로니에(*Aesculus hippocastanum*)의 꽃 또는 담배, 플라타너스, 대황, 차나무, 강낭콩의 잎이 있다.

〈실험조작〉

① 이들 식물을 뜨거운 95% EtOH(신선한 조직에 대하여)로 추출하거

---

118) Kaouadji, M., *Phytochem.*, **29**, 2295(1990).

119) Wang, Y., Hamburger, M., Gueho, J. and Hostettmann, K., *Phytochem.*, **28**, 2323 (1989).

120) Schaufelberger, D., Gupta, M.P. and Hostettmann, K., *Phytochem.*, **26**, 2377 (1987).

나 또는 70% EtOH(건조시킨 조직에 대하여)로 30분간 추출한 다음 추출액을 농축한다.

② 추출액에 대하여 BAW 및 2% HOAc를 사용하여 2차원 PC를 시행하고, 표준 rutin의 Rf치와 비교하여 rutin의 반점을 확인한다.

③ Rutin의 반점이 확인되면 Whatman No. 3 여지 2–3장에 출발선상에다 추출액을 한 줄로 바르고 BAW 용액을 용매로 전개한다. 여지를 건조시키고 UV하에서 확인한 후 rutin에 해당하는 부분을 오려낸다. 이를 70% EtOH로 용출시키고 증발 농축시킨 다음 H_2O를 용매로 같은 조작으로 재전개시킨 후 rutin을 용출시키고 용출액을 농축시킨다.

④ 표준 rutin과 함께 적어도 4종류 이상의 용매로 PC하여 불순물의 유무를 확인한다.

⑤ 소량의 최종 용출액을 95% EtOH에 녹이고 UV 흡수 spectrum을 측정한다. 용액에 2M NaOH 2–4방울을 가하여 UV 흡수 spectrum을 다시 측정하고 흡수극대의 이동을 확인한다. 이 결과를 표준 rutin의 결과와 비교한다(여지 자체로부터 혼입된 불순물이 260–270nm의 영역에서 흡수되는 수도 있다). NaOAc, H_3BO_3 또는 5% $AlCl_3$–MeOH를 첨가하여 UV 흡수 spectrum을 측정하고 흡수극대의 이동을 관찰한다(표 2–22 참조).

⑥ 최종 용출액을 2M HCl로 30분간 가수분해하고 EtOAc로 추출한 다음 PC하고, 표준품과 비교하여 quercetin을 확인한다(표 2–18 참조). 수층은 중화 후 농축하고 PC하여 표준품과 비교하여 당을 확인한다(제4장 참조).

⑦ 끝으로 최종 용출액을 H_2O_2로 산화하여 rutinose를 확인한다(제4장 참조).

(2) 산조인(酸棗仁, *Zizyphus jujuba*)에서 spinosin의 분리

산조인은 묏대추나무의 인(仁)으로서 예로부터 불면증 치료에 빈번히

표 2-22 Rutin의 UV 극대에 미치는 이동시약의 영향

Ethanol 용액	UV 극대(nm)			극대이동	구조추정
	Band I	Band II	Band III		
자체	259	266sh	363	quercetin(band III 375nm)에 비해 12nm 단파장 이동	3-OH 치환
2M NaOH 두 방울 첨가	272	327	415	52nm 장파장 이동 (band III)	4-OH 존재
5% $AlCl_3$ 두 방울 첨가	275	303sh	433	70nm 장파장 이동 (band III)	5-OH 존재
NaOAc 분말 첨가	271	325	393	12nm 장파장 이동 (band I)	7-OH 존재
NaOAc/H_3BO_3 첨가	262	298	387	20nm 장파장 이동 (band III)	3′,4′-di OH 존재

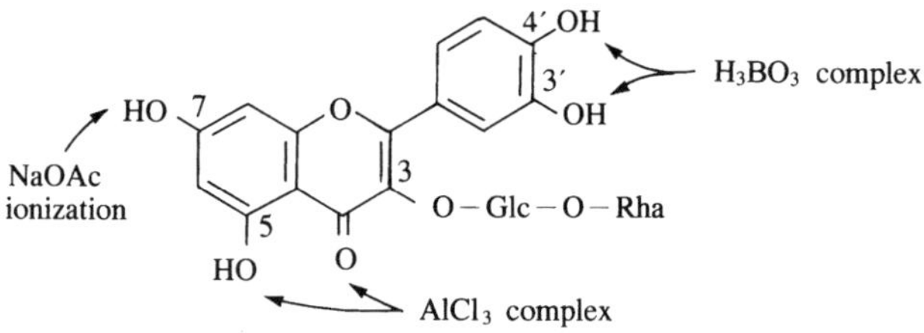

사용되어 왔다. 그 유효성분은 spinosin임이 밝혀졌다.[121]

〈실험조작〉

① 산조인 400g을 C_6H_6로 추출하여 탈지한 다음 MeOH로 추출하고 절반 가량 농축하면 침전이 생긴다(sterol 및 triterpenoid임). 침전을 여과하고 여액에 물을 가하고 hexane으로 추출하여 아직 남아 있는 triterpene (betulin, betulinic acid)을 제거한 후 수층을 BuOH로 추출하고, BuOH 추출물은 감압 농축한다.

121) Woo, W.S., Kang, S.S., Wagner, H., Seligmann, O. and Charl, V.M., *Phytochem.*, **19**, 2791(1980).

② BuOH 추출물에는 flavonoid뿐만 아니라 saponin이 들어 있다. MeOH를 용매로 Sephadex를 통과시키면 양자는 분리된다. Saponin 175mg과 flavonoid 1.3g을 얻을 수 있다.

③ 이와 같은 방법으로 얻은 flavonoid 부분은 spinosin과 acylspinosin의 혼합물이다. 이 혼합물은 silica gel column을 사용하고 $CHCl_3$:MeOH:H_2O(13:7:2)로 용출시키면 분리된다. 얻어진 spinosin은 MeOH로 재결정하여 황색의 침상결정 mp 255-256°(0.52g)를 얻을 수 있다.

④ 이리하여 얻은 acylspinosin은 sinapoylspinosin, mp 198-204°와 feruloylspinosin, mp 194-197°의 혼합물이다. 이 혼합물은 EtOAc-MeOH-H_2O(6:1:0.7)로 다시 column chromatography하면 서로 분리된다. 수득량은 각각 0.32 및 0.45g이다.

⑤ 각각의 acylspinosin 시료 5mg을 0.1N KOH 10m*l*에 녹이고 70°에서 5분간 가열한다. 냉각 후 10% HCl을 가하여 산성으로 한 후 Et_2O로 추출한다. Et_2O 추출물에 대하여 TLC 및 GLC로 sinapic acid와 ferulic acid를 확인한다. 수층은 BuOH로 추출하고, BuOH층은 농축 후 silica gel 박층을 사용하여 $CHCl_3$-MeOH-H_2O(13:7:2)로 전개 후 spinosin이 있는 부분을 긁어내어(Rf 0.27) MeOH로 추출 농축하고 표준물질과 대조한다.

⑥ Spinosin 5mg을 5% HCl 10m*l*에 녹이고 수욕상에서 1시간 가열한다. 냉각 후 BuOH로 추출하고 BuOH층을 농축 후 물로 재결정한다. mp 242-244°의 swertisin을 얻을 수 있다. 수층에서는 glucose를 확인한다(제 4장 참조).

⑦ EtOH 용액에서 UV spectrum을 측정한다. λ_{max} 273, 336nm; NaOEt 첨가시: 235, 273, 392nm; NaOAc 첨가시: 변화무; $AlCl_3$ 첨가시: 284, 304, 355nm.

7. 기타 flavonoid, xanthone 및 stilbene

1) 화학 및 분포

Chalcone, aurone, flavanone, dihydrochalcone 및 isoflavone 등은 자연에 분포가 제한되어 있다(예; isoflavone의 분포는 콩과 또는 붓꽃과 식물에 한정되어 있다). 그러나 이들 화합물은 현재 생각하는 것보다 더 널리 분포할지도 모르기 때문에 그 검출하는 방법을 알아야 한다.

Chalcone과 aurone은 꽃의 황색색소(authochlor)의 구성성분인데, 황색 꽃잎에 암모니아 증기를 쐬면 등색-적색으로 변화하므로 그 존재를 확인할 수 있다. 이들 화합물은 국화과 식물(특히 *Coreopsis*속)에 특유하게 존재하나 10종류 이상의 다른 과 식물에서도 발견된 바 있다. 대표적인 chalcone으로 butein을 들 수 있고, aurone으로는 aureusidin을 들 수 있는데 둘 다 배당체로 존재한다. Dihydrochalcone은 chalcone과는 분포양상이 다르며 주로 장미과 및 진달래과 식물에 들어 있다. 사과에서 분리된 dihydrochalcone인 phloridzin은 이 식물의 병에 대한 저항력과 관계가 있다. Flavanone은 chalcone과 이성체의 관계에 있으며, 시험관내에서 양자를 서로 변환시킬 수 있다. Chalcone은 자연에서 flavanone과 함께 발견되는 일이 종종 있으나 flavanone이 chalcone과 항상 함께 발견되는 것은 아니다. 예를 들면 감귤류 과실에는 많은 flavanone이 축적되어 있으나 chalcone은 없다. 어떤 종류의 flavanone은 미각을 나타내는 성질이 있는데, 예를 들어 naringin은 맛이 매우 쓰다(제4장 참조).

Flavanone, flavanol, dihydroflavonol, pterocarpan, rotenoid 등은 부제탄소가 있으므로 광학적 이성체의 존재가 가능하다. 자연에 있는 (−)-flavanone의 C-2는 S 배치를 취하고 있으며 (+)-dihydroflavonol (2R:3R), (+)-catechin(2R:3S), (−)-epicatechin(2R:3R)의 C-2의 입

체배치는 (−)-flavanone의 그것과 동일하다.

Isoflavone은 flavone과 이성체의 관계가 있으며, 200여 종이 알려져 있는데 거의 대부분이 콩과 식물에 존재한다.[122] Daidzein, genistein 같은 isoflavonoid는 약한 estrogen 작용이 있으며, isoflavanoid인 rotenone은 살충작용이 있다. Pisatin과 같은 coumestan계 물질은 phytoalexin으로서 질병감염의 결과로 식물체내에 생성된 방어물질이다.[123] 이들 flavonoid의 구조는 그림 2-22와 같다.

Homoisoflavanone이 식물에서 분리된다. 이것도 phytoalexin의 일종이다.[124] Isoflavonoid에 관해서는 Donelly와 Boland의 총설을 참고하기 바란다.[125]

Xanthone은 3환성 화합물로서 acetate-malonate-shikimate 경로로 생합성되며(그림 2-23 참조), 정색반응이나 chromatography 성질이 flavonoid와 유사한 색소이므로 이들의 검출과 분석을 여기에 포함시켰다. 화학적으로 flavonoid와 상이하므로(그림 2-22 참조), UV 흡수 spectrum의 특징으로 쉽게 식별된다. 대부분의 xanthone은 물레나무과, 용담과, 뽕나무과 및 원지과의 4과에 한정되어 있다.[126] Xanthone의 glycoside도 많이 발견되었으나 거의가 용담과식물에서만 분리되었다.[127] 그러나 C-glycoside인 mangiferin은 고등식물뿐 아니라 양치류에도 널리 분포되어 있다.

---

122) Boland, G.M. and Donnely, D.M.X., *Nat. Prod. Rep.*, **15**, 241(1998).

123) Deverall, B.J., In: *Phytochemical Ecology*(Ed. Harborne), Academic, N.Y., 217-234 (1972).

124) Heller, W. and Tamm, Ch., "Homoisoflavanones and Biogenetically Related Compounds", In: *Fortschr. Chem. Org. Naturstoffe*(Eds. Herz, W., Grisebach, H. and Kirby, G.W.), Springer Verlag, Wien, Vol. 40, 105-152(1981).

125) Donelly, D.M.X. and Boland, G.M., *Nat. Prod. Rep.*, **12**, 321(1995).

126) Bennett, G.J. and Lee, H.H., *Phytochem.*, **28**, 967(1989).

127) Hostettman, K. and Wagner, H., *Phytochem.*, **16**, 821(1977).

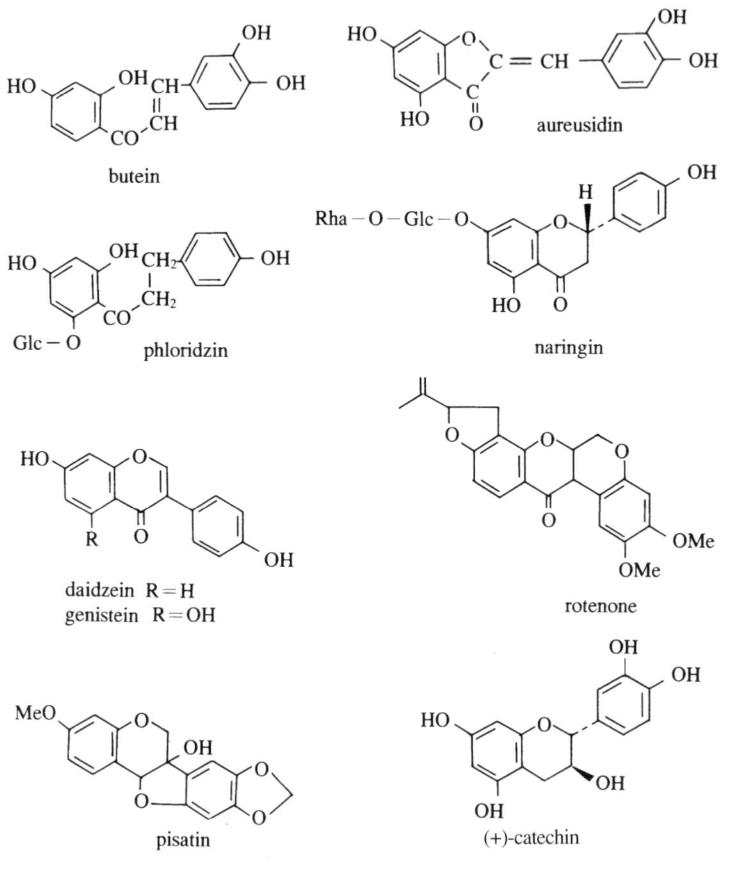

그림 2-22 소수 flavonoid의 구조

Xanthone에 대한 총설로 Peres 등의 것이 있다.[128)]

Stilbene은 구조상 chalcone보다 탄소 하나가 적은 C_6-C_2-C_6 화합물이다. 소나무과, 백합과, 콩과, 뽕나무과, 마디풀과, 범의귀과 식물에 분포되어 있다. 주로 심재에 들어 있으며 항미작용이 있어서 목재의 부패와 관련

128) Peres, V., Nagem, T.J. and De Oliveira, F.F. *Phytochem.*, **55**, 683(2000).

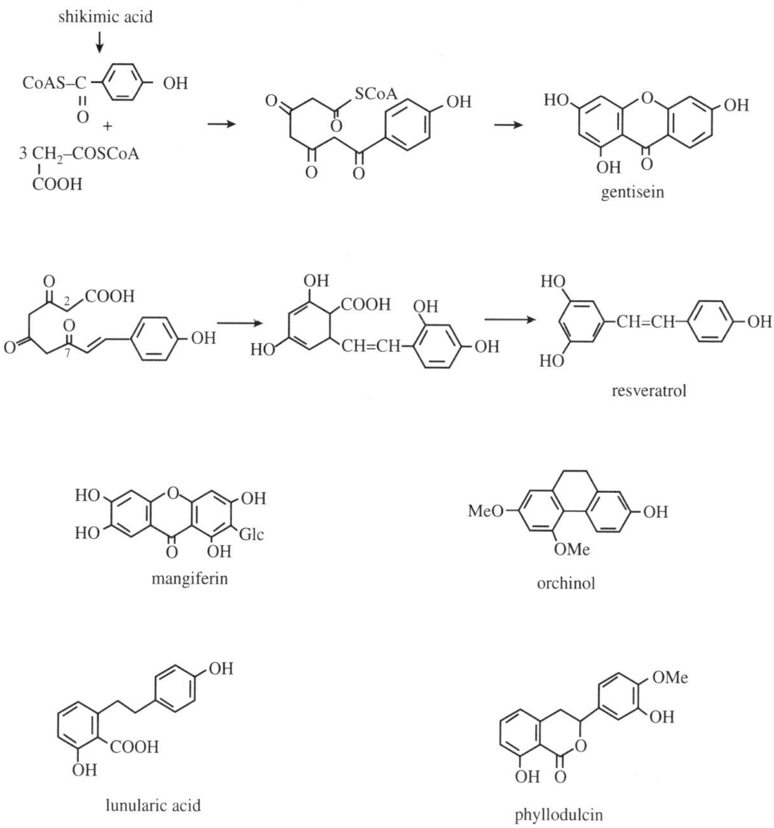

그림 2-23 Xanthone 및 stillbene의 생합성과 관련물질의 구조

이 있을 것으로 생각하고 있다.

Shikimic acid에서 유도된 C_6–C_3 화합물과 C_6 polyketide 사슬이 결합하여 생긴 물질이 C-2와 C-7 사이에서 폐환된 후 탈탄산 되면 stilbene (resveratrol)이 형성된다(그림 2-23). 호장, 하수호 등에 들어 있는 resveratrol은 강한 항산화작용이 있어 주목받고 있다.

Stilbene과 같은 생합성 경로로 생성되는 것으로 볼 수 있는 천연물로서

dibenzyl, phenanthrene, phenyldihydroisocoumarin 등을 들 수 있다. Lunularic acid는 이끼 식물에 들어 있는 dibenzyl 유도체로 하등식물의 성장을 억제하는 작용이 있다.[129] 고등식물의 abscisic acid(제3장, 제2절 참조)에 대응하는 물질이다.

난에 들어 있는 orchinol은 dihydrophenanthrene유도체로서 phytoalexin이다. Phenyldihydroisocoumarin인 phyllodulcin은 감차(*Hydrangea serrata*)의 잎에 들어 있는 감미성분이다.

2) 일반 실험방법

(1) Chalcone

이 화합물은 황색의 phenol성 색소로서 PC할 때 UV하에서 진한 갈색 형광을 나타낸다. 암모니아 증기를 쐬면 붉은색으로 변한다(어떤 chalcone은 변화가 없다). Chalcone은 일반용매(표 2-23 참조)로 PC할 때 잘 분리되며, NaOAc로 완충시킨 silica gel 박층에서 C_6H_6-EtOAc-HCOOH (9:7:4)를 용매로 하여 TLC할 수도 있다. Chalcone glycoside는 H_2O를 용매로 할 때 이동하나 aglycone은 이동하지 않으므로 쉽게 식별할 수 있다. Chalcone은 365-390nm 사이에서 흡수대를 나타내므로 aurone(λ_{max} 390-430nm)과 식별이 된다. UV 흡수극대는 알칼리 및 금속 존재하에서 크게 장파장으로 이동한다. Chalcone을 추출할 때 산에 의하여 flavanone으로 이성화되고 어떤 종류는 공기 중의 산소에 의하여 산화되어 aurone으로 변하므로 조심해야 한다. Chalcone glycoside를 RP-8 column과 CH_3CN-H_2O(1:9)를 사용하여 LPLC로 분리하고 있다.[130]

---

129) Gorman, J., *The biochemistry of the stilbenoids*. Chapman & Hall(1995).

130) Miething, M. and Speicher-Brinker, A., *Arch. Pharm.*, **322**, 141(1989).

표 2-23 소수 flavonoid와 xanthone의 특성

화합물명	Rf(×100)			UV하의 색	흡수극대 EtOH(nm)	알칼리 첨가
Chalcone	BAW	H_2O	PhOH			
Isoliquiritigenin	89	00	90		235, 372	+70
Butein	78	00	66	암갈색	263, 382	불안정
Isoliquiritigenin 4′-glucoside	61	06	80	(심홍색)*	240, 372	+53
Isosalipurposide	67	04	36		240, 369	+72
		30%				
Aurone	BAW	HOAc	PhOH			
Sulphuretin	80	19	70		257, 279, 399	+65
Aureusidin	57	10	29	밝은 황색	254, 269, 399	불안정
Aureusidin 4-glucoside	49	25	45	(오렌지색)*	255, 267, 405	+45
Aureusidin 6-glucoside	28	16	35		272, 322, 405	+85
			30%			
Flavanone	BAW	H_2O	HOAc			
Naringenin	89	16	99		224, 290, 325	
Hesperitin	89	11	67		226, 288, 300	+37
Hesperidin	48	50	85	희미한 홍색	225, 286, 330	+40
Naringin	59	62	87	(연두색)*	226, 284, 330	+77
Dihydroquercetin	78	28	67		228, 289, 325	+143
Dihydrochalcone						+25
Phloridzin	75	30	73	희미한 황색	224, 285, 315†	
Isoflavone	BAW	H_2O	TLC**			+41
Daidzein	92	08	36	교재를	250, 260, 302	
Genistein	94	04	41	참조할 것	263, 325†	+30
Xanthone						+10
Mangiferin	45	12	—	황적색	242, 258	
				(연두색)*	316, 364	—

*암모니아를 쬔 후 **silica gel TLC(용매 11% MeOH-CHCl3)

†변곡점

(2) Aurone

Chalcone과 같이 chromatogram에서 황색의 반점으로 나타나나 chalcone과는 달리 UV하에서 밝은 진황색을 나타내며 암모니아 증기를 쐬면 밝은 등적색이 된다(표 2-23 참조).

(3) Flavanone

Flavanone은 무색의 물질로서 chromatography할 때 발색제를 사용하지 않으면 검출할 수 없다. 어떤 flavanone은 여지 위에서 암모니아 증기를 쐰 후 UV로 비추면 밝은 연두색이나 담청색을 나타내는 것은 사실이나 검출법으로 사용하기에는 충분치 못하다. Flavanone은 Mg+HCl 또는 Zn+HCl 반응에 의하여 진한 분홍색을 정한다. 이 환원반응은 PC 또는 TLC에도 응용할 수 있다. 그 예로서 3-hydroxy flavanone(즉 dihydroflavonol)을 검출하기 위하여 Zn 가루를 여지에 뿌린 후 2M HCl을 뿌리면 자주색의 반점이 나타난다.

Flavanone은 다른 flavonoid와는 달리 225nm 부근에서 하나, 278 또는 288nm에서 또 하나의 강한 흡수가 나타나고, 300nm에서 약한 흡수가 나타난다. 알칼리 용액에서 어떤 flavanone은 개환되어 해당하는 chalcone으로 변한다.

(4) Dihydrochalcone

이 물질은 일반용매로 PC에 의하여 분리되는데 여지에 diazotised *p*-nitroaniline 또는 알코올성 $AlCl_3$를 뿌림으로써 검출된다. Phloridzin은 첫 번 발색제로 등적색을 나타내고 다음 발색제로 강한 녹색의 형광을 나타낸다.

(5) Isoflavone

발색제에 대하여 특유한 반응을 나타내지 않으므로 검출하기 힘들다. 대부분(예; genistein)은 UV하에서 암자색의 반점으로 나타나고 암모니아 증기를 쐬면 어두운 갈색이 되나 daidzein은 밝은 담청색을 나타낸다. Isoflavone은 보통 PC로 분리하기가 어려우며 MeOH-$CHCl_3$(1:9)의 용매로 silica gel 박층을 이용하여 TLC하는 쪽이 바람직하다. Folin-Ciocalteu 시약으로 발색시킨다. UV 흡수곡선을 측정하여 재확인한다(표 2-23 참조). Sephadex G-25 column을 사용한 정량분석법도 고안되어 있다. Isoflavone glucoside를 Spheri-5 RP-18 column과 MeOH-HOAc-H_2O(24:5:71) 용매를 사용하여 HPLC하여 분리하고 있다.[131)]

(6) Xanthone

일반적으로 $CHCl_3$-HOAc(4:1), $CHCl_3$-C_6H_6(7:3) 또는 $CHCl_3$-EtOAc(여러 비율)를 용매로 한 silica gel TLC에 의하여 분리되며, 암모니아 증기를 쐬거나 또는 쐬지 않고서 UV하에서의 색상에 의해 또는 일반 phenol 검출시약에 의하여 검출한다. Mangiferin은 수용성이므로 다른 xanthone과는 실제적으로 분리가 잘 된다. Xanthone은 UV 흡수극대가 230-245nm, 250-265nm, 305-330nm, 340-400nm에 있으며, 일반 flavonoid 같이 알칼리, $AlCl_3$ 및 NaOAc-H_3BO_3의 존재하에 장파장으로 이동한다. 이때 수산기의 수 및 위치에 따라서 그 정도가 다르다. Micropak CN column을 사용하여 hexane-$CHCl_3$(17:3 또는 2:3) 용매로 HPLC하여 분리할 수도 있다. Xanthone glycoside를 RP-8 column과 MeOH-H_2O(gradient)를 사용하여 LPLC로 분리하고 있다.[132)]

---

131) Cui, J.M., Chung, H.S. and Woo, W.S., *Kor, J. Pharmacogn.*, **24**, 309(1993).

132) Schaufelberger, D. and Hostettmann, K., *Planta Med.*, **54**, 219(1988).

(7) Stilbene

Stilbene은 UV하에서 자주빛 형광을 나타내며 암모니아 증기를 쐬면 청색으로 변한다. UV흡수극대는 300nm 부근에 있다.

Resveratrol의 UV극대치는 305nm이며 알칼리성에서 318nm로 이동한다. TLC로 잘 분리되며 BAW용매에서 Rf치는 0.78, 15%HOAc에서는 0.67이다. Nucleosil C_{18} column을 사용하고 CH_3CN-MeOH-0.05M ammonium dihydrogen phosphate(4:4:17)로 HPLC하여 검출할 수 있다.

Lunularic acid는 EtOAc-$CHCl_3$-HOAc(15:5:1), C_6H_6-MeOH-HOAc(20:4:1), diisopropyl ether-HOAc(19:1) 용매로 TLC하면 좋다. Rf치는 각각 0.40, 0.32, 0.45이다. 1% OV-17 column을 사용한 GLC로 검출된다. Partisil ODS column을 사용하고 0.1% HOAc함유 50% CH_3CN용매로 HPLC하여도 좋다.[133)]

3) 실험예

(1) 귤 껍질에서 hesperidin의 분리

Hesperidin은 무미(無味)이며 당귤나무(*Citrus sinensis*)의 과실 껍질에 많이 들어 있다. 광귤나무(*Citrus aurantium*)의 과실 껍질에는 이성체인 neohesperidin이 공존하고 있는데 이것이 쓴맛을 낸다.

〈실험조작〉

① 귤 껍질의 건조분말(200g)을 석유 ether(bp 40–60°) 1*l*로 1시간 가온 추출하고 온시 여과한다(정유 제거).

② 찌꺼기를 MeOH 1*l*로 3시간 가온 추출하고 온시 여과한다. MeOH 추출액을 감압 농축하고 잔사를 묽은 HOAc로 재결정하면 무색침상 결정

133) Abe, S. and Ohta, Y., *Phytochem.*, **22**, 1917(1983).

을 얻는다.

③ 위에서 얻은 결정을 formamide에 녹이고(1:9) 60°로 가온하면서 활성탄으로 탈색하고 celite를 통과 여과시킨 후 여액에 동량의 물을 가하여 방치하면 결정이 석출한다. 결정을 여과, 온수와 i-PrOH로 세척 후 건조한다. mp 261-263°, $FeCl_3$ 정색반응: 붉은색, Mg-HCl 정색반응: 밝은 보라색.

④ Hesperidin 1g을 ethyleneglycol 20ml에 녹이고, H_2SO_4 1ml를 가한 후 40분간 수욕상에서 가열한다. 반응액을 냉각 후 물 50ml에 가하고 생성한 고형물을 여과하고 물로 세척한다. 이 물질을 EtOH로 재결정하면 hesperitin 350mg을 얻는다. mp 224-226°, UV 흡수극대: 289nm.

⑤ 여액은 중화 후 PC에 의하여 glucose와 rhamnose를 확인한다(제4장 참조).

8. Quinone 색소

1) 화학 및 분포

Quinone색소는 담황색에서 거의 흑색에 가까운 색을 나타내며 1,200개 이상의 구조가 알려졌다. 이 물질은 분포범위가 넓으며, 구조에 다양성이 있으나 고등식물의 색상에는 거의 관여하지 않는다. 즉 quinone색소는 껍질, 목부, 뿌리, 잎에 있으나 quinone 색소 자체의 색은 다른 색소에 가려서 보이지 않는 것이다. 그러나 세균, 곰팡이 및 지의류에서는 주로 quinone 색소가 생물체의 색의 근원이 되어 있다.

예를 들면 여러 담자균류의 담포자체(fruiting body)의 색은 quinone색소에 의한 것이다. Quinone색소는 acetate-malonate 경로를 거쳐서 생합

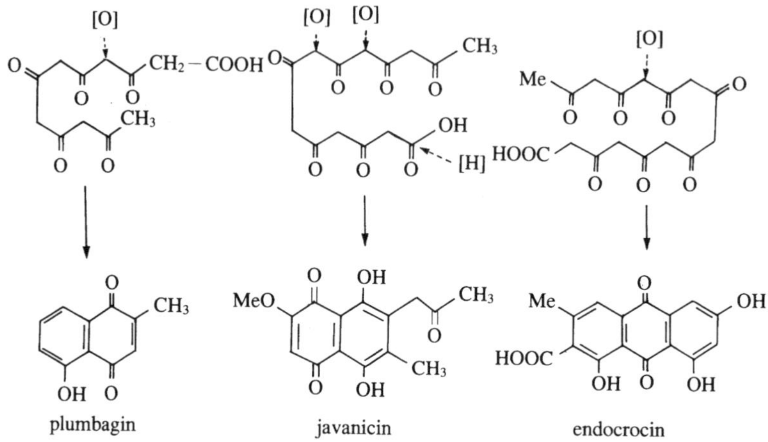

그림 2-24 Acetate-malonate 경로에 의한 quinone의 생합성

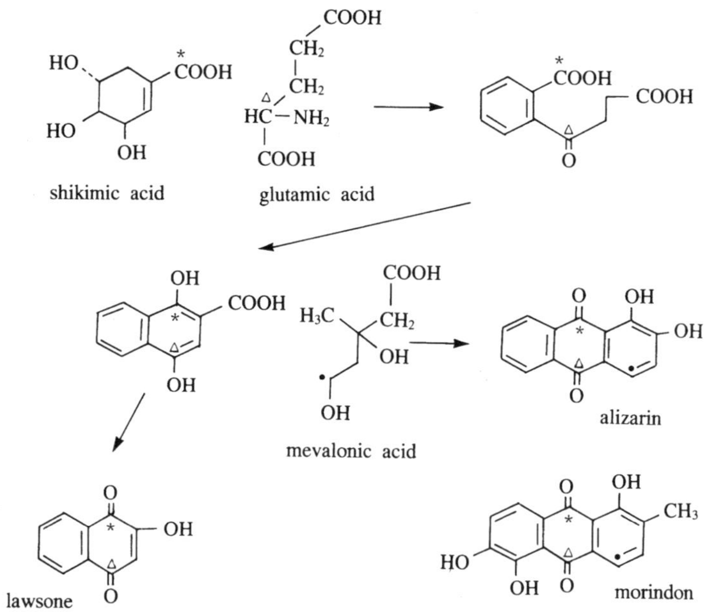

그림 2-25 Shikimic acid 경로에 의한 quinone의 생합성

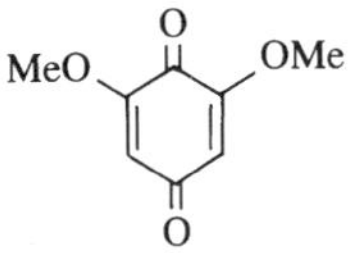

2, 6-dimethoxybenzoquinone

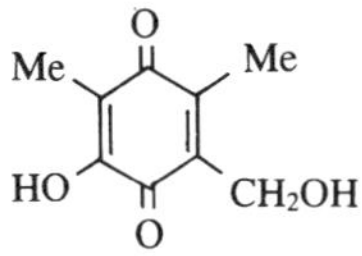

shanorellin

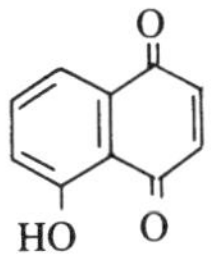

juglone

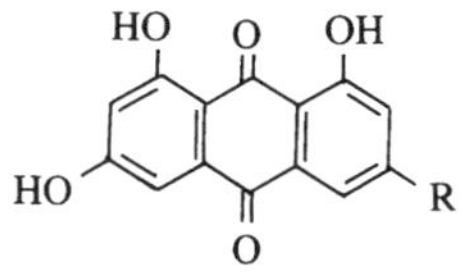

emodin R=Me
emodic acid R=CO_2H

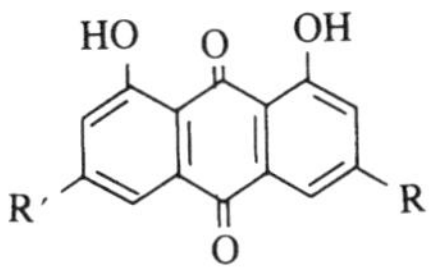

aloe-emodin R=CH_2OH, R′=H
physcion R=Me, R′=OMe

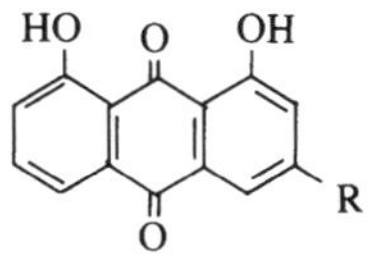

chrysophanol R=Me
rhein R=CO_2H

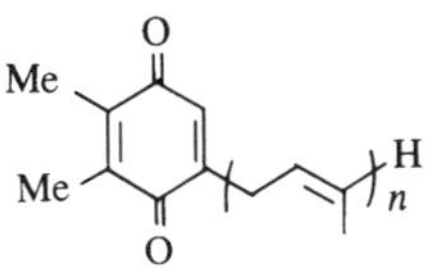

plastoquinones (n=3 to 9)

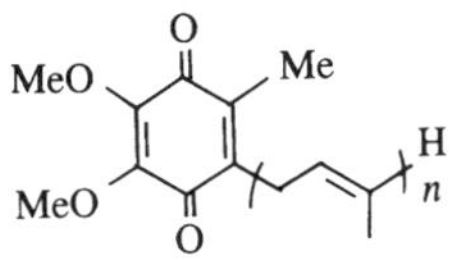

ubiquinone (n=1 to 12)

그림 2-26 Quinone의 구조

성되는 것도 있고(그림 2-24 참조), shikimate-mevalonate 경로를 거쳐서 생합성되는 것이 있다(그림 2-25 참조).

Quinone색소는 benzoquinone, naphthoquinone, anthraquinone 및 isoprenoid quinone의 네 가지로 분류하는 것이 편리하다. 처음 세 가지는 일반적으로 수산화되어 있으며, phenol의 성질을 가진다. 식물체내에서는 당과 결합하여 배당체로 존재하거나 때로는 중합체로 존재한다. 그 하나의 예로 호두나무(*Juglans regia*) 조직에는 naphthoquinone juglone(유독)이 glucoside 형태(무독)로 들어 있다. 이 성분이 토양에 방출될 때 juglone이 유리되어 근처에 있는 다른 식물의 성장을 저해한다(원격작용, allelopathy).

Naphthoquinone 및 anthraquinone 등은 항균작용이나 사하작용이 있는 화합물이 많다. 항혈소판 응집작용이 있는 화합물도 알려졌다(예; gluco-obtusifolin).[134] Naphthoquinone 함유 생약으로는 자초(紫草, *Lithospermum erythrorhizon*), anthraquinone을 함유하고 있는 생약으로는 대황(大黃, *Rheum palmatum*), 호장(虎杖, *Reynoutoria japonica*), 하수오(何首烏, *Polygonum multiflorum*), 카스카라사그라다(*Rhamnus purshiana*), 결명자(決明子, *Cassia tora*), 노회(蘆薈, *Aloe vera*) 등을 들 수 있다.

Isoprenoid quinone으로는 세포의 호흡과 관련된 ubiquinone, 광합성과 관련된 plastoquinone 등을 들 수 있다. Vitamin K는 naphthoquinone이다. Quinone의 전형적인 구조를 그림 2-26에 수록하였다. 더 자세한 것은 Thomson의 저서를 참조하기 바란다.[135]

2) 일반 실험방법

(1) 예비실험

Hydroxyquinone은 PC할 때 황색 내지 등색을 나타내며, BAW 용매로 상단에 전개되나 H_2O로는 이동하지 않는다. UV하에서는 어두운 반점으로 나타나며 암모니아 증기를 쐬어도 변화가 일어나지 않는다. Quinone은

134) Yun-Choi, H.S., Kim, J.H. and Takido, M., *J. Nat. Prod.*, **53**, 630(1990).
135) Thomson, R.H., *Naturally Occurring Quinones IV*, Blacki, Glasgow(1997).

지용성이므로 carotenoid나 chlorophyll과 함께 추출되나 silica gel TLC로 잘 분리된다. 색소가 quinone임을 확인하는 데는 환원에 의한 색의 소실과 공기산화로 원래의 색으로 되돌아오는 것을 이용한다. 환원제로는 $NaBH_4$를 사용하며, 용액을 공기 중에서 진탕하여 다시 산화시킨다. 이 산화 환원조작은 chromatogram에서도 적용할 수 있다. Leucomethylene blue를 뿌리면 quinone 화합물은 백색 바탕에 청색 반점을 나타낸다. 이때 약알칼리성에서 환원하면 변화가 더 확실하며, 공기중에서의 재산화도 신속히 일어난다. Quinone 화합물도 알칼리 존재하에서 UV 흡수가 장파장쪽으로 이동하나 다른 phenol성 색소도 동일한 현상을 나타내므로 quinone 특유의 성질은 아니다. 색은 등색 및 적색으로부터 자색 및 청색으로 변하며, 어떤 경우에는 녹색으로 변하는 것도 있다(예; 1,2,3-trihydroxyanthraquinone).

(2) 분리 및 동정

Quinone을 분리하는 데는 일반적으로 silica gel로 TLC한다. 그러나 구조차가 너무 심하기 때문에 어떤 한 용매로 quinone 화합물을 일률적으로 분리할 수 없다. 단순 benzoquinone이나 naphthoquinone은 매우 지용성이 크므로 C_6H_6, $CHCl_3$, 석유 ether 또는 이들의 혼합용매로 분리할 수 있다. 반면에 수산기가 많은 anthraquinone은 극성이 아주 크므로 복잡한 혼합용매를 사용해야 전개된다.

Quinone 화합물은 색이 있으므로 TLC에서 육안으로 검출할 수 있다. 그러나 UV하에서의 검출감도가 더욱 좋다. Quinone의 확인에는 분광학적 측정이 필수적이며, 구조가 복합해짐에 따라 UV 흡수대의 수 및 위치가 다양해지므로 UV 및 가시광선 영역에서의 흡수 spectrum으로 quinone 화합물의 종류를 예측할 수 있다.

Quinone 화합물은 IR에서 특유의 강한 carbonyl 흡수대가 나타나며 구조결정에 응용된다. 그 예로 anthraquinone에서는 carbonyl 흡수대가 1,800-1,650cm^{-1}에 나타나는데, chelate되지 않은 quinone은 1,678-1,653cm^{-1}에 한 개의 peak가 나타나는 반면, α 위치 한 쪽에 OH기가 존재하면 1,675-1,647cm^{-1}에 2개의 peak가 나타나고, 양쪽에 OH기가 있으면 1,675-1,661cm^{-1}와 1,645-1,608cm^{-1}에 각각 한 개씩 나타난다.

MS에서는 분자이온 peak로부터 하나 또는 두 분자의 C=O가 소실된 이온 peak가 나타난다.

(3) Benzoquinone

Silica gel TLC로 잘 분리된다. 그러나 전개용매는 분리하려는 색소에 따라 다르며 여러 번 시행착오에 의하여 결정한다. 예를 들어 benzoquinone 자체는 hexane-EtOAc(17:3)에 의하여 methyl 및 ethyl 유도체로부터 분리되며 Rf치는 0.21이다. 또 *Shanorella spiroricha*(자낭균류)의 등황색 색소인 shanorellin은 C_6H_6-HOAc(9:1) 또는 $CHCl_3$-HOAc(9:1)에 의하여 ethyl 및 acetyl 유도체로부터 분리된다.[136)]

Benzoquinone의 UV는 260-290nm에서 강한 흡수대가 하나, 375-410nm에서 비교적 약한 흡수대가 하나 나타나는 것이 특징이며, 보리의 싹에 들어 있는 2,6-dimethoxybenzoquinone은 287 및 377nm 흡수대가 있으며, 반면에 shanorellin은 272 및 406nm에 있다.

(4) Naphthoquinone

이 화합물 역시 silica gel 박층에서 잘 분리된다. 예를 들어 갯질경이과 또는 끈끈이귀개과식물에서 plumbagin을 검색할 때 석유 ether(bp 60-80°)-EtOAc(7:3) 또는 C_6H_6-석유 ether(bp 30-50°)(2:1)를 용매로 사용

136) Wat, C.K. and Towers, G.H.N., *Phytochem.*, **10**, 1355(1971).

하여 좋은 결과를 얻을 수 있는데 이때 plumbagin의 Rf치는 0.76과 0.40이다.[137)]

Naphthoquinone은 300nm 이하에서 1-2개, 330-340nm에서 1개, 400nm 이상에서 1개의 흡수대가 있다. Juglone(5-hydroxynaphthoquinone)은 249, 345 및 422nm에 흡수대가 있다. Plumbagin은 220, 266 및 418nm에 흡수대가 있으며, 알칼리 존재하에서는 526nm로, 알코올성 $AlCl_3$ 존재하에서는 440nm로 흡수대가 이동한다.

(5) Anthraquinone

식물에서 발견되는 anthraquinone은 몇 종류에 지나지 않는다. 그 중에서 emodin이 가장 많이 발견되는 물질이다. *Rumex*속 식물에서 검출되는 anthraquinone에 대한 TLC의 Rf치 및 분광학적 성질을 표 2-24에 수록하였다.[138)]

Anthraquinone 화합물이 glycoside 형태로 식물에 들어 있을 때는 EtOAc-MeOH-H_2O(100:165:135)를 용매로 silica gel 박층에서 전개시켜 잘 분리할 수 있다(전개시간 75-90분). *Rhamnus*속 또는 *Cassia*속에 들어 있는 anthraquinone 및 그 환원형인 anthrone이나 dianthrone을 분리하는 데는 silica gel G 및 Kieselguhr G의 혼합물(1:6)을 담체로 사용하면 좋다.[139)] 용매로는 석유 ether(40-60°)-ethylformate-HCl(25:15:5)을 사용한다. Anthraquinone 화합물 분리에 tartaric acid를 첨가한 silica gel을 사용한 예가 있다. 즉 silica gel G 28g을 3.75% tartaric acid 수용액 72m*l*에 현탁시켜 박층을 만들고, 용매는 $CHCl_3$-MeOH(99:1)를 사용한다. Anthraquinone은 박층상에서 가시광선 및 UV하의 색상에 의하여 검출되

137) Zenk, M.H., Fürbringer, M. and Steglich, W., *Phytochem.*, **8**, 2199(1969).

138) Fairbairn, J.W. and El-Muhtadi, F.J., *Phytochem.*, **11**, 263(1972).

139) Labadie, R.P., *Pharm. Weekblad.*, **104**, 257(1969).

표 2-24 Anthraquinone의 Rf치(TLC) 및 분광학적 성질

화합물	mp	Rf(×100) 1 2 3	UV max (MeOH, nm)	IR(cm^{-1})
Emodin	257-258°	52 62 18	223	1630 C=O...chelated
			254	1670 C=O free
			267	1570 C=C arom.
			290	2990 −CH−
			440	3400 −OH
Chrysophanol	197-198°	76 81 53	225	1628 C=O...chelated
			258	1670 C=O free
			279	1570 C=C
			288	2890 −CH−
			432	3400 −OH
Physcion	205°	75 80 42	226	1625 C=O...chelated
			255	1668 C=O free
			267	1570 C=C
			288	3400 −OH
			440	
Aloe-emodin	225°	36 45 52	225	1630 C=O...chelated
			258	1670 C=O free
			279	1570 C=C
			287	2890 −CH−
			430	3400 −OH
Rhein	330°	24 43 03	230	1630 C=O...chelated
				1670 C=O free
			260	1705 COOH
				1570 C=H
			432	3400 −OH
Emodic acid	310°	18 26 00	227	1625 C=O...chelated
			252	1670 C=O free
			274	1570 C=C
			290	1705 COOH
			444	3400 −OH

1: Silica gel 25g을 0.01M NaOH 50m*l*에 현탁하여 박층을 만들고 C_6H_6-EtOAc- HOAc (75:24:1)로 전개.

2: 용매를 C_6H_6-EtOAc-HOAc(75:20:5)로 전개.

3: Polyamide 박층을 사용하여 MeOH-C_6H_6(4:1)로 전개.

며, 10% KOH-MeOH를 뿌리면 본래의 황색 및 황갈색이 적색, 자색, 녹색 또는 보라색으로 변한다. 분광학적으로는 anthraquinone은 자외부 및 가시부에서 4-5개의 흡수대가 있으므로 다른 quinone과 용이하게 식별되며 적어도 3개는 215-300nm 사이에 있고, 나머지 1개는 430nm 이상에 있다.

(6) 지의(地衣) 성분

Emodin과 같은 anthraquinone은 지의류에 널리 분포되어 있다. 식물재료를 많이 채집할 수 없으므로 지의 성분 검출에는 특수한 시험방법이 필요하다. 즉 지의 단편(fragment)을 120-160° 에서 GC-MS에 직접 주입하여 분자량이 상이한 anthraquinone 혼합물을 검출할 수 있다.[140] Silica gel 박층에서 toluene-hexane(8:1) 또는 C_6H_6-$CHCl_3$(3:1)를 용매로 TLC하여 확증한다.

Phenol성 물질인 depsidone 및 depside와 같은 지의 성분은 silica gel 박층에서 hexane-Et_2O-HCOOH(5:4:1)를 전개 용매로 사용하고 10% H_2SO_4를 뿌린 후 70° 로 가열하여 확인한다. 지의 성분에 대한 더 자세한 것은 Huneck와 Yoshimura의 저서를 참고하기 바란다.[141]

(7) Isoprenoid quinone

이 화합물은 식물조직내에 소량 존재하므로 다른 지용성 물질과 분리하는 데는 특별한 조작이 필요하다. 식물을 EtOH-Et_2O(1:1) 혼액으로 추출한 다음 증발 건조하여 석유 ether에 녹이고 다시 증발 건조한 후 heptane에 녹여 sodium aluminium silicate(Decalso) 또는 alumina를 충전한

140) Santesson, J., *Phytochem.*, **9**, 2149(1970).

141) Huneck, S. and Yoshimura, I., *Identification of lichen substances*, Springer, Berlin(1996).

column을 사용하여 Et_2O-heptane(1:19)으로 용출하여 분리한다. Isoprenoid quinone은 일반적으로 silica gel TLC하여 분리 확인한다. 천연의 ubiquinone에 대하여 예를 들면 paraffin을 입힌 Kieselguhr G 박층에서 Me_2CO-H_2O(9:1)를 용매로 전개하고 $SbCl_3$-$CHCl_3$ 포화용액을 뿌리고 110°에서 10분간 가열하면 흰 바탕에 회색-자색의 반점이 나타난다.[142)]

Plastoquinone은 ubiquinone과 유사한 조작으로 분리된다. 예를 들면 plastoquinone-8을 분리하는 데 alumina column을 통과시키고 silica gel 박층에서 C_6H_6-석유 ether(40–60°)(2:3)를 용매로 TLC하여 정제한 후 paraffin을 입힌 silica gel 박층에서 Me_2CO-H_2O(19:1)를 용매로 TLC하면 된다.[143)]

이들 quinone 화합물을 확인하는 데는 분광학적 방법이 필수적이며, ubiquinone은 석유 ether에서 흡수극대가 270nm에 있는 반면에, plastoquinone은 254 및 261nm에서 흡수를 나타낸다. 분광학적 성질에 대해서는 Morton의 저서를 참고하기 바란다.[144)]

3) 실험예

(1) 왕호장(王虎杖, *Polygonum sachalinense*)의 잎에서 anthraquinone의 분리[145)]

왕호장은 울릉도에 자생하는 다년초로서 그 뿌리는 이뇨제로 사용한다.

〈실험조작〉

① 잎을 건조시키고 분말로 하여 MeOH로 3회 온침한다. 추출액을 감압

---

142) Wagner, H., Hörhammer, L. and Dengler, B., *J. Chromatog*, **7**, 211(1962).

143) Whistance, G.R. and Threlfall, D.R., *Phytochem.*, **9**, 739(1970).

144) Morton, R.A., *Biochemistry of Quinones*, Academic, N.Y.(1965).

145) Kang, S.S. and Woo, W.S., *Kor. J. Pharmacog.*, **13**, 7(1982).

농축하고 농축물을 물에 녹인 다음 $CHCl_3$로 추출하고 수층은 EtOAc로 추출한다. 이 두 추출액을 감압 농축한다.

② $CHCl_3$ 추출물을 silica gel column에 걸고 hexane-$CHCl_3$ 용액을 혼합비율을 변경하여 용출한다. Physcion이 처음 용출되고 emodin이 다음에 용출된다. 이 두 물질을 MeOH-$CHCl_3$ 혼액으로 재결정하면 각각 등색 침상결정을 얻는다(mp 205-206° 및 248-250°).

③ EtOAc 추출물을 silica gel column에 걸고 $CHCl_3$-MeOH-H_2O (13:7:2)로 용출하면 physion glucoside 및 emodin glucoside가 분리된다. 각각 MeOH로 재결정하면 mp 245-246° 및 186-188°의 등색 침상결정을 얻을 수 있다.

9. 고분자 phenol성 물질

1) 화학 및 분포

식물에는 간단한 phenol성 물질이 산화적으로 중합하여 형성된 고분자 물질이 있다. 즉 phenylpropanoid로부터 유도된 lignin, flavonoid에서 얻어지는 condensed tannin 및 catechol의 중합으로 이루어진 식물 melanin이 있다.

(1) Lignin

Lignin은 유관속 식물에만 들어 있으며 식물의 견고한 조직, 특히 목질세포에 대량으로 들어 있다. Lignin의 식물체내에 있어서의 생리적 의의에 대해서는 아직 밝혀져 있지 않으나 세포막에 경도를 부여해주는 것으로 보고 있다. 사실상 세균에 대한 저항도 커서 땅속에 파묻어도 50만 년이 지나도록 변화가 없다고 한다. 그러나 *Trametes pini*, *Polysticus hirsutus*, *Fomes pini* 같은 곰팡이는 lignin을 부식한다. Lignin은 3개의 phenyl propanoid, 즉 *p*-coumaryl, coniferyl 및 sinapyl alcohol들이 중합하여 된 것이나 식물에 따라 그 비율이 다르다. 피자식물 lignin의 경우 그 구성비는 대략 1:4.5: 4.5(mol비) 정도이나 종(種)에 따라 큰 차이가 있다.[146] Syringyl기는 목본식물의 lignin에는 20-60%, 초본식물의 lignin에는 10-65% 정도 들어 있다. 대체로 초본식물이 목본식물보다 *p*-coumaryl기의 함량이 많다. 나자식물에 있어서의 phenyl propanoid 구성비(5:94:1, mol비)는 피자식물과 대단히 다르다.[147] 전나무 lignin의 구조를 그림 2-27에 표시하였다. 양치식물의 lignin은 대체로 나자식물 lignin과 같이 syringyl기의 구성비가 적다(2% 정도). 그러나 *p*-coumaryl 함량은 많은 편이다(20% 정도). *Selaginella*속의 lignin은 피자식물같이 syringyl기의 함량이 많다(28:26:46).

(2) Tannin

Tannin은 polyphenol성 물질이며 alkaloid 또는 단백질을 침전시키는 고분자(분자량 500-3,000) 물질로서 수렴성 맛이 있다. $FeCl_3$ 용액으로 정색되며, 산화하면 적갈색 물질이 된다. Tannin은 쌍자엽식물 특히 옻나무과, 콩과, 참나무과, 꼭두서니과 등에 많다. 주로 미숙과실, 발아종자, 곤충이나 세균이 침입된 조직에 축적된다. 따라서 tannin은 방어작용 물질로 생각된다. Tannin은 산 또는 효소(tannase)로 가수분해되는 것과, 되지 않

---

146) Gross, G.G., "Recent Advances in the Chemistry and Biochemistry of Lignin", In: *Biochemistry of Plant Phenolics*(Eds. Swain, T., Harbone, J.R. and Van Sumere, C.F.), Plenum, N.Y., 177-220(1977).

147) Erickson, M., Larsson. S. and Miksche, G.M., *Acta. Chem. Scand.*, **27**, 903(1973).

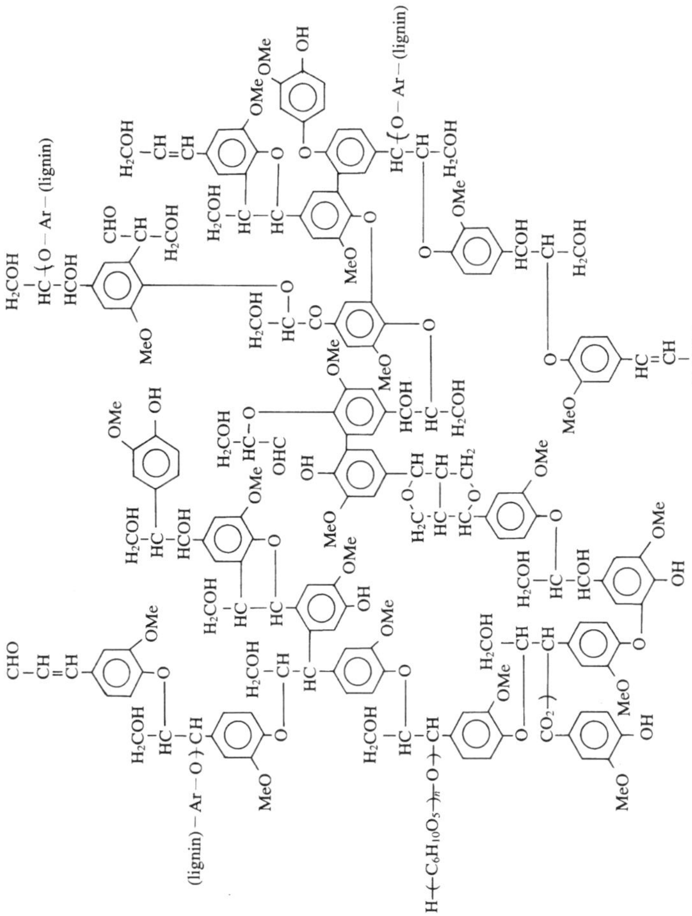

그림 2-27 전나무 lignin의 부분구조

는 것으로 나눌 수 있다. 가수분해형 tannin은 간단한 조건에서 분해되어 당과 phenolic acid를 생성한다. 생성물이 gallic acid인 것을 gallotannin, ellagic acid인 것을 ellagitannin이라고 한다.

Ellagic acid는 원래 tannin 분자내에는 hexahydroxydiphenic acid 상태로 있다가 가수분해시 lactone화가 되어 생성된 것이다. 거의 모든 tannin에서는 phenolic acid가 glucose와 결합하고 있으나(그림 2-28 참조) hamamelitannin(*Hamamelis virginiana*의 엽)의 당은 hamamelose(2-hydroxymethyl-D-ribose)이며, acertannin의 당은 polygalitol(1,5-anhydroglucitol)이다. Gallic acid가 protoquercitol, quinic acid, methylglucoside, phenolic glucoside(salidroside), xanthone C-glucoside(mangiferin), benzophenone C-glucoside, shikimic acid 등에 결합한 tannin도 있다.[148] 가수분해형 tannin에 대한 상세한 것은 Haslam의 저서[149]와 Okuda 등[150] 및 Haslam 등[151]의 총설을 참고하기 바란다.

축합 tannin(또는 flavonoid tannin이라고도 함)은 원칙적으로 당이 없으며, 가수분해되지 않고, 강하게 산과 가열하면 고분자의 난용성 적갈색 물질(phlobaphen)로 변한다.

축합 tannin은 flavan-3-ol의 중합체인데 proanthocyanidin이라고도 한다(그림 2-29 참조). Leucoanthocyanidin은 무색의 식물성분으로서 산과 같이 가열하면 anthocyanidin이 생성하는 물질의 총칭이며, 일반적으로 monomer인 proanthocyanidin을 말한다. 축합 tannin에 대한 상세한 것은 Roux의 총설을 참고하기 바란다.[152]

---

148) Nonaka, G., Ageta, M. and Nishioka, I., *Chem. Pharm. Bull.*, **33**, 96(1985).

149) Haslam, E., *Practical Polyphenolics: from Structure to Molecular Recognition and Physiological Action*, Cambridge Univ. Press, Cambridge(1998).

150) Okuda, T., Yoshida, T. and Hatano, T., *Phytochem.*, **32**, 507(1993).

151) Haslam, E. and Cai, Y., *Nat. Prod. Rep.*, **11**, 41(1994).

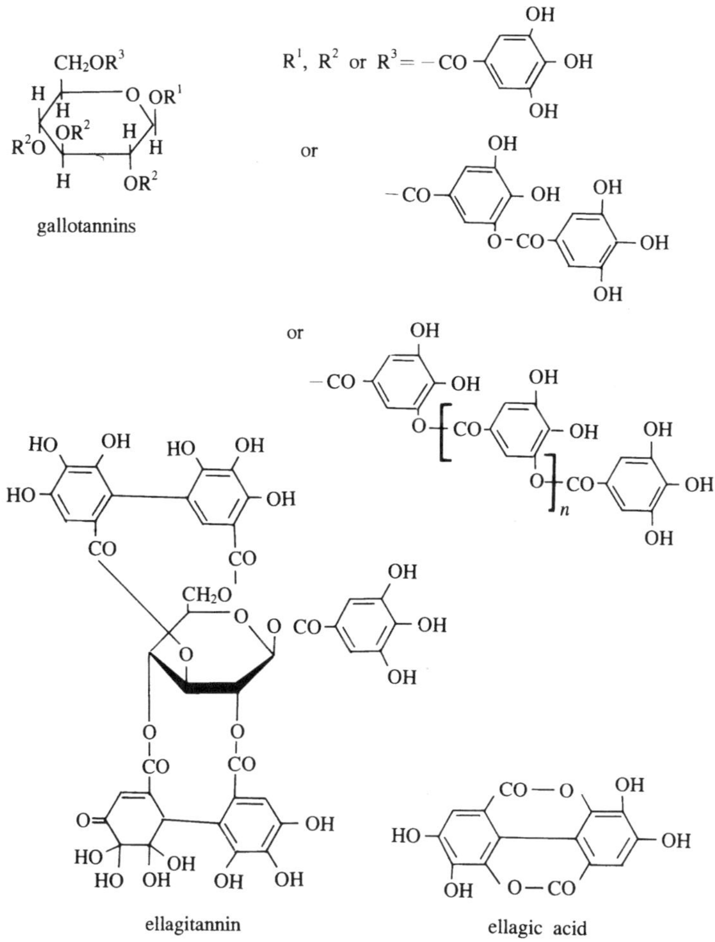

그림 2-28 Tannin의 구조(1)

(3) 식물 melanin

식물 melanin은 phenol성 물질이 중합되어 생긴 검은 색소로서(그림 2-

152) Roux, D.G., *Phytochem.*, **11**, 1219(1972).

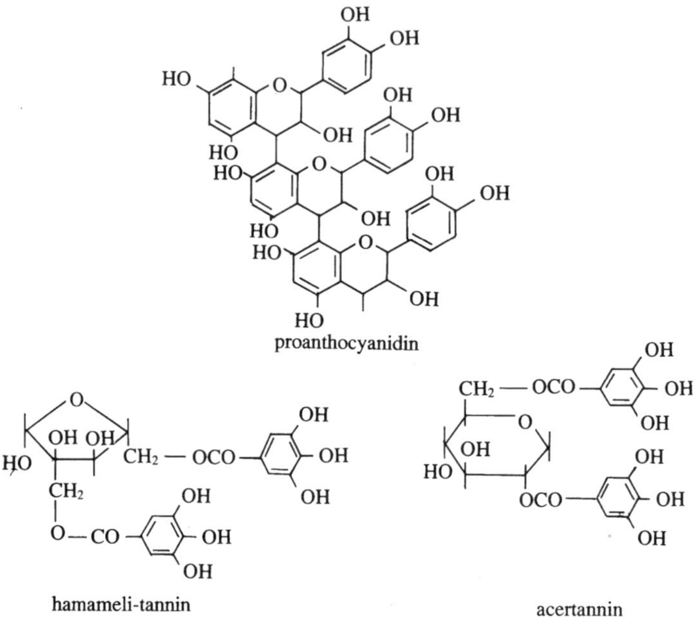

그림 2-29　Tannin의 구조(2)

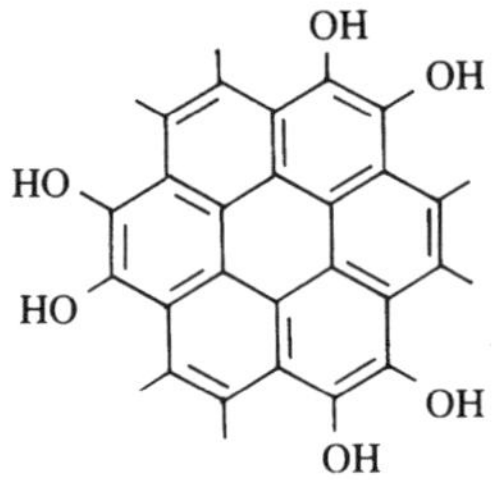

그림 2-30　Melanin의 부분구조

30 참조) 고등식물(예; 해바라기, 수박)의 종자 또는 녹병균(*Ustilags maydis*)의 포자 등에 들어 있다. 동물의 melanin은 3,4-dihydroxy-phenylalanine의 중합체로서 N이 함유되어 있으나, 식물의 melanin은

catechol의 중합체로서 N이 없다. 질소기류 중에서 200-300°로 가열하면 catechol을 얻을 수 있으며, 알칼리 용융에 의해 catechol, protocatechuic acid 및 salicylic acid로 분해된다. 이것의 구조연구는 아직 진전이 없다.

2) 일반 실험방법

(1) Lignin

Lignin은 순수한 상태로 얻기 어렵다. 그 이유는 lignin이 탄수화물과 강력히 결합하고 있어서 구조적인 변화를 일으키지 않고는 탄수화물을 제거할 수 없기 때문이다.

Lignin의 용제로서는 KOH, EtOH, Me_2CO, HOAc, PhOH, dioxane 등을 사용한다. 나무가루 15g에 dioxane 150g과 HCl 1.5g을 80-90°에서 5시간 진탕 후 여과하고, 용매를 제거 후 잔사를 HOAc에 녹이고, 이것을 대량의 물에 넣어 침전시켜 정제한다. 이미 언급한 바대로(제2절) lignin을 알칼리에서 nitrobenzene으로 산화하면 3개의 간단한 방향족 aldehyde, 즉 *p*-hydroxybenz aldehyde, vanillin 및 syringaldehyde가 생성된다. 이들 세 가지 물질은 PC 또는 TLC로 용이하게 분리 검출할 수 있다.

(2) Tannin

Tannin은 종류가 다양하므로 일률적으로 분석하는 방법은 없다. MeOH 추출물(식물 20mg에 해당한 양)을 5% HCl-BuOH 4m*l*와 95°에서 2시간 가열하여 생성되는 anthocyanidin을 측정함으로써 proanthocyanidin의 상대적 함유량을 추정할 수 있다. 미리 식물조직을 2N HCl로 가수분해하고 Forestal 용매로 PC하여 생성된 phenol성 물질을 확인한다. Tannin을 구성하는 phenol성 물질의 Rf치는 다음과 같다. Delphinidin 0.30, ellagic acid 0.33, cyanidin 0.50, gallic acid 0.65. Proanthocyanin의 정량에 있어서 cyanidin이 생성되는 경우는 547nm, delphinidin이 생성되는 경우는 558nm에서 각각 흡광도를 측정한다.

Ellagitannin의 함유량은 다음과 같이 정량한다. MeOH 추출물을 조금만 앰플에 넣고 50% MeOH 1.5m*l*와 6% HOAc 0.16m*l*를 가하고 25-30° 를 유지하면서 질소기류를 15분간 도입하여 공기를 제거한다. 6% $NaNO_2$ 0.16m*l*를 가하고 다시 질소기류를 0.25분간 도입한 후 앰플을 봉하고 흡광도를 측정한다. Hexahydroxydiphenic acid는 HNO_2와 반응하여 처음 2-3분내에 적색이 되어 500nm에 흡수극대가 나타나다가 30-40분에 청색이 되어 600nm에 흡수극대가 나타난다. 이때 흡광도를 측정하여 ellagitannin의 상대적인 함량을 결정한다.

Gallotannin만을 측정하는 특수 정량법은 아직 고안되지 않았다. 단지 총 galloyl ester의 양을 측정함으로써 추정할 수 있다. Me_2CO 추출물을 0° 에서 KIO_3와 40분간 반응시키면 적색이 된다. 이를 550nm에서 흡광도를 측정한다. 이 반응은 모든 galloyl ester에서 나타나므로(gallic acid 자체는 황색으로 된다) 진정한 tannin 정량법이라고 할 수 없다. 그러므로 tannin의 수렴도를 측정하기도 한다. 이 방법은 단백질의 침전능을 측정하는 것이다. 즉 혈액 0.1m*l*를 물 10m*l*에 희석하고, 이 희석혈액 3m*l*에 시료 10mg을 가하고 진탕하고 원심분리한 후 578nm에서 흡광도를 측정한다(hemoglobin 양을 측정한다). Gallotannin이 들어 있는 *Cotinus coggygria*의 TI치(KIO_3와의 반응)는 35, TAE치(단백질 침전)는 34로 1:1의 비율을 나타내나, ellagitannin이 들어 있는 *Melianthus minor*의 TI치는 40, TAE치는 20으로 2:1의 비율을 나타내고 있다. *Acer ginnala*의 경우 TAE/TI치는 경우 0.22이다. 이것은 tannin과는 관계가 없는 저분자의 galloyl ester가 들어 있다는 암시를 주고 있다.[153)]

153) Bate Smith, E.C., *Phytochem.*, **16**, 1421(1977).

3) 실험예

(1) 신나무(*Acer ginnala*)의 잎에서 acertannin의 추출

〈실험조작〉

① 건조한 잎 500g을 EtOH 3*l*로 2회 뜨거울 때 추출하고 추출액을 200m*l*가 될 때까지 농축한다. 여기에 물 250m*l*를 가하고 Et_2O로 추출하여 chlorophyll, wax 등을 제거한다.

② 수층에 $NaHCO_3$ 15g을 가하여 EtOAc로 tannin을 추출한다. EtOAc층을 농축하면 황색의 고형물질 37g을 얻는다. 2배량의 뜨거운 물에 녹인 후 방치하면 결정 mp 164-166°, 22g을 얻는다.

③ 이 물질을 Amberlite IR-120(H^+)을 촉매로 24시간 가수분해하면 gallic acid와 polygalitol이 생성된다.[154] TLC로 확인한다.

(2) 식물 엑기스에서 tannin의 제거

Tannin은 생물활성의 측정, 활성물질의 분리에 지장을 주므로 실험 전에 extract에서 tannin을 제거하는 것이 바람직하다.

〈Tannin의 검색〉

① Extract 100mg을 물 15m*l*에 녹인다.

② 이 용액 0.5m*l*에 10% $FeCl_3$ 수용액 한 방울을 적하한다. 암록색 내지 암청색을 띠면 tannin 양성(다른 phenol성 물질이 존재해도 양성).

③ 이 용액 1m*l*에 1% gelatin-10% NaCl 용액 한 방울을 적하한다. 침전이 생성되면 양성.

④ 이 용액 1m*l*에 10% NaCl 용액 한 방울을 적하한다. 염석되어 생긴

---

154) Bock, K., Lacour, N.F., Jensen, S.R. and Nielsen, B.J., *Phytochem.*, **19**, 2033(1980).

침전물의 모양이 gelatin과의 침전물과 다르면 tannin 양성.

⑤ 이 용액 1ml에 1.5% caffeine 수용액 2-3방울을 적하한다. 암홍색 침전이 생성되면 양성.

〈Tannin의 제거〉

① Extract 10g을 물 100ml에 녹이고 필요하면 여과한다.

② 이 용액에 caffeine 수용액을 침전이 생기지 않을 때까지 가하고 여과한다.

③ 여액은 $CHCl_3$로 추출하여, 들어 있는 caffeine은 제거하고 감압 농축한 다음 동결 건조한다.

④ 침전은 물에 현탁시키고 $CHCl_3$로 추출, caffeine을 회수한다.

〈기타 방법〉

Tannin 제거방법으로는 gelatin 또는 polyvinylpyrolidone으로 침전시키는 방법, polyamide column을 통과시키는 방법 등이 있다.[155)]

---

155) Claeson, P., Göransson, U., Johansson, S., Luijendijk, T. and Bohlin, L., *J. Nat. Prod.*, **61**, 77(1998).

제 3 장 Terpenoid

1. 서 론

Isoprene 분자 $CH_2=C(CH_3)-CH=CH_2$가 2개 또는 그 이상 중합되어 이루어진 물질을 terpenoid라고 총칭하며 표 3-1에 나타난 것과 같이 C_5 단위의 수로 분류한다.

휘발성 정유성분인 mono 및 sesquiterpene, 휘발성이 적은 diterpene 및 불휘발성인 triterpenoid, sterol, carotenoid 색소 등으로 식물의 성장대사 및 생태에 매우 중요한 역할을 한다.

Isoprene 분자 자체는 *Hamamelis*속 식물에서 검출되었다는 보고는 있으나[1] 분리된 예는 아직 없다. 그러나 isoprene과 구조가 유사한 분지된 C_5 화합물이 식물 정유에서 흔히 발견되며(예; 3,3-dimethylallyl alcohol, isopentenyl alcohol, isoamyl alcohol) glucoside형태로(예; 4-hydroxy-2-methyl-2-buten-1-yl-glucoside, 1-hydroxy-2-methyl-2-buten-4-yl-

---

1) Rasmussen, R.A., *Environ. Sci. Tech.*, **4**, 667(1970).

표 3-1 Terpenoid의 분류

Isoprene 단위의 수	탄소수	명 칭	대표적인 화합물과 분포
1	C_5	Hemiterpenoid	Glucoside(포도덩굴 잎에서 분리)
2	C_{10}	Monoterpenoid	식물정유 중 monoterpene류 (예; 박하에서 menthol) Monoterpene lactone(예; nepetalactone) Tropolone(나자식물의 심재에 존재한다)
3	C_{15}	Sesquiterpenoid	정유 중 sesquiterpene류 Sesquiterpene lactone(특히 국화과에 많다) Abscisin(예; abscisic acid)
4	C_{20}	Diterpenoid	식물 수지성분 중 diterpene acid Gibberellin(예; gibberellic acid)
6	C_{30}	Triterpenoid	Sterol(예; sitosterol) Triterpene(예; β-amyrin) Sapogenin(예; yamogenin) 강심배당체
8	C_{40}	Tetraterpenoid	Carotenoid(예; β-carotene)
n	C_n	Polyisoprene	고무(예; *Hevea brasiliensis*의 유액)

glucoside) 포도덩굴 잎에서 분리되었다.[2)]

Terpenoid의 생합성은 초산으로부터 mevalonic acid를 경유하여 형성된 isopentenyl pyrophosphate가 전구물질이다. 즉 isopentenyl pyrophosphate 두 분자가 축합하여 geranyl pyrophosphate(C_{10})가 된 후 이것이 monoterpene 생합성 중간체가 된다. Geranyl pyrophosphate와 isopentenyl pyrophosphate가 축합하여 생성된 farnesyl pyrophosphate (C_{15})는 sesquiterpene의 생합성 중간체이며, isopentenyl pyrophosphate가 하나 더 축합하여 생성된 geranyl-geranyl pyrophosphate는 diterpene의 생합성 중간체이다. 두 개의 farnesyl 단위로부터 triterpenoid가 생성되며, 두 개의

2) Messerer. M. and Winterhalter. P., *Nat. Prod. Lett.*, **5**, 241(1995).

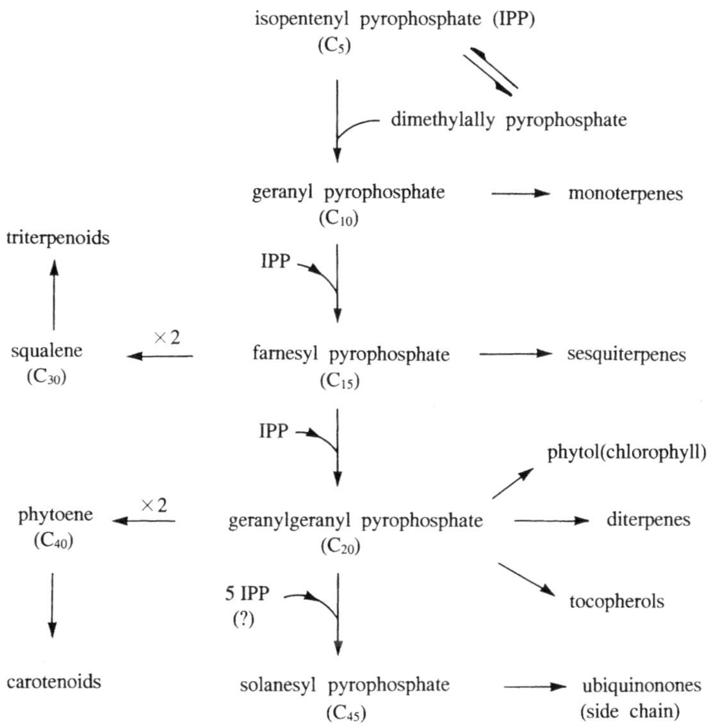

그림 3-1 Terpenoid 생합성 경로

geranyl-geranyl 단위의 축합으로 carotenoid가 생성된다(그림 3-1 참조).

대부분의 천연 terpenoid는 생합성의 최종단계에서 폐환과 산화 또는 다른 구조적인 변화를 일으켜서 한 개 또는 두 개 이상의 관능기(수산기, 산기 등)가 있는 환상구조를 갖게 된다. Terpenoid는 대체로 지용성이며, 세포질에 들어 있다. 이따금 정유는 잎 표면에 있는 선세포(腺細胞)에 나타나는데, 특히 carotenoid는 잎의 엽록체 또는 꽃잎의 유색체에 들어 있다. 보통 terpenoid는 식물조직으로부터 석유 ether, Et_2O 또는 $CHCl_3$로 추출하며, 동일한 용매를 사용하여 silica gel column 또는 alumina column

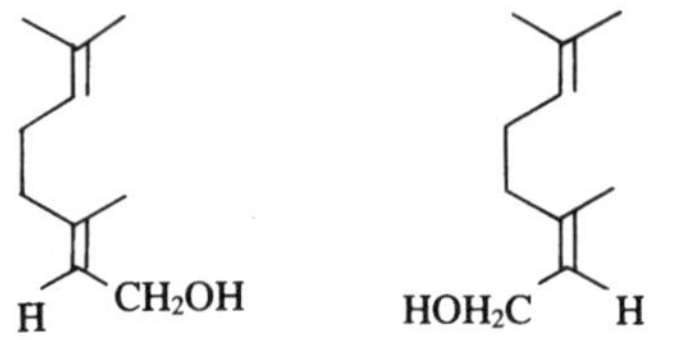

geraniol　　　nerol

그림 3-2　*Cis-trans* 이성체

chair　　　boat

cyclohexane

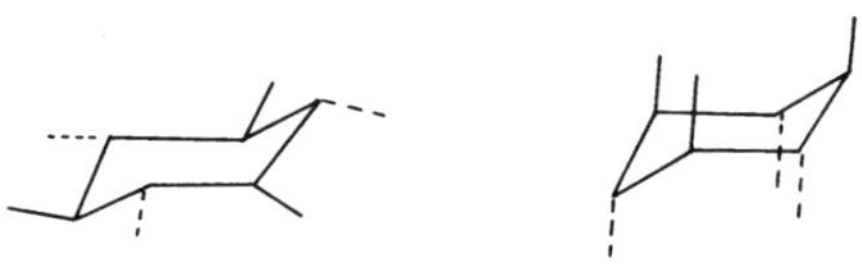

equatorial bonds　　　axial bonds

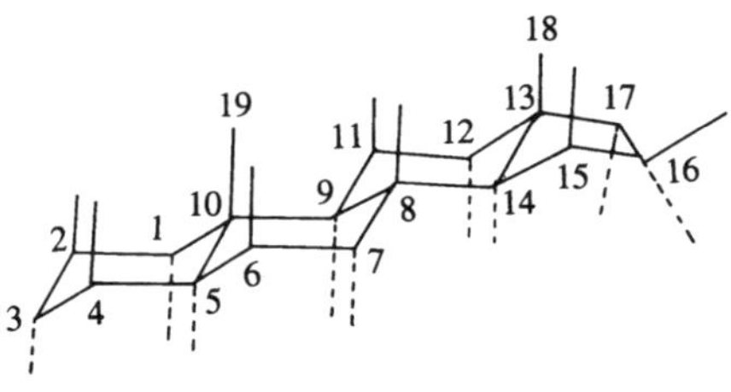

그림 3-3　Terpenoid의 conformation

chromatography로 분리시킬 수 있다. 그러나 미량의 terpenoid를 조사하는 데는 어려움이 따른다. 왜냐하면 carotenoid를 제외하고는 모두 무색인데, 이를 위한 민감한 발색시약이 없기 때문이다. 그러므로 terpenoid의 검출은 농황산을 TLC 박층에 뿌린 후 가열하는 비교적 비특이적인 방법을 취한다. Terpenoid는 같은 조성을 가진 이성체가 가능하며, 흔히 같은 식물에서 발견된다. 그 예로 geraniol과 nerol를 들 수 있다(그림 3-2 참조).

더구나 terpenoid는 대부분 지방족 환상화합물이며 cyclohexane 환은 chair형을 취하고 있으므로 환 주위에 있는 치환체에 따라 서로 다른 기하학적 이성체의 존재가 가능하다(그림 3-3 참조).

경우에 따라서는 추출과정에서 비교적 약한 조건에서도 terpenoid의 이성화가 일어나기 쉬우므로 조심해야 한다. Terpenoid의 생리기능은 다양하다. 즉 성장을 조절하는 sesquiterpenoid인 abscisin과, diterpenoid인 gibberellin에 대해서는 잘 연구되어 있다. 또한 식물색소로서의 carotenoid의 중요한 역할은 잘 알려져 있으며, 광합성에 참여하고 있다는 사실도 확실하다. 식물의 향기 및 냄새는 거의가 mono- 및 sesquiterpene에 기인한다. Terpenoid는 곤충으로부터의 침입을 막기 위한 역할을 하는 것도 있다. 또한 균류식물의 성호르몬 역할을 하는 terpene도 있다. Terpenoid에 대한 상세한 것은 Goodwin[3]과 Newman[4] 등의 저서를 참고하기 바란다.

2. 정 유

1) 화학 및 분포

정유는 수증기 증류하여 얻은 휘발성 물질로서 대부분이 식물의 독특한 향기성분들이다. 그러므로 정유는 상업적으로는 천연향료 또는 식품의 방

3) Goodwin, T.W., *Aspects of Terpenoid Chemistry and Biochemistry*, Academic, N.Y.(1971).

4) Newman, A.A., *Chemistry of Terpenes & Terpenoids*, Academic, N.Y.(1972).

향제 및 미각제의 원료로서 매우 중요하다. 특히 정유를 풍부하게 함유하고 있는 식물로는 콩과의 *Matricaria*속 식물, 꿀풀과의 *Mentha*속 식물, 소나무과의 *Pinus*속 식물, 장미과의 *Rosa*속 식물, 운향과의 *Citrus*속 식물, 산형과의 여러 식물 등이 있다. 이러한 향의 성분은 terpenoid에 기인하나 다른 성분에 의한 경우도 많다. 예를 들면, 십자화과 식물이나 백합과의 *Allium*속 식물에서는 유황화합물이 보편적으로 들어 있으며(제7장 참조) 어느 식물에서는 phenylpropanoid와 같은 방향족 화합물이 주성분이다(이들 화합물의 확인 방법은 이미 제2장에서 설명했다). 정유에 들어 있는 terpene은 monoterpene bp 140–180° 와 sesquiterpene bp 〉200° 이다.

(1) Monoterpenoid

Monoterpenoid는 acyclic(geraniol), monocyclic(limonene) 및 bicyclic(α– 및 β–pinene)인가에 따라 3군으로 나눌 수 있다. 직쇄화합물은 geranyl pyrophosphate에서 생합성되나 환상구조를 갖는 monoterpene은 neryl pyrophosphate에서 생합성된다(그림 3–4 참조). Monoterpene은 단순 불포화 탄화수소(예; limonene)일 수도 있는데, alcohol(예; menthol), aldehyde 또는 ketone(예; citral, menthone) 같은 관능기를 가지고 있는 것도 있다. 꽃의 향기는 대부분 monoterpene에 기인한다. 이들은 개화 전 꽃봉오리에는 배당체 형태로 들어 있다가 싹이 틀 때 효소반응으로 유리된다.[5]

Monoterpene은 흥분, 진정, 혈압강하, 구충, 살충 등 생리작용이 강한 것이 있으며, 곤충 pheromone 작용이 있는 것도 있다.[6] Myrcenol, *cis*–

---

5) Watanabe, N., Nakajima, R., Watanabe, S., Moon, J.H., Inagaki, J., Sakata, K., Yagi. A. and Ina, K., *Phytochem.*, **37**, 457(1994).

6) Brand, J.M., Young, J.C. and Silverstein, R.M., "Insect Pheromones: A critical review of recent advances in their chemistry, biology and application", In:

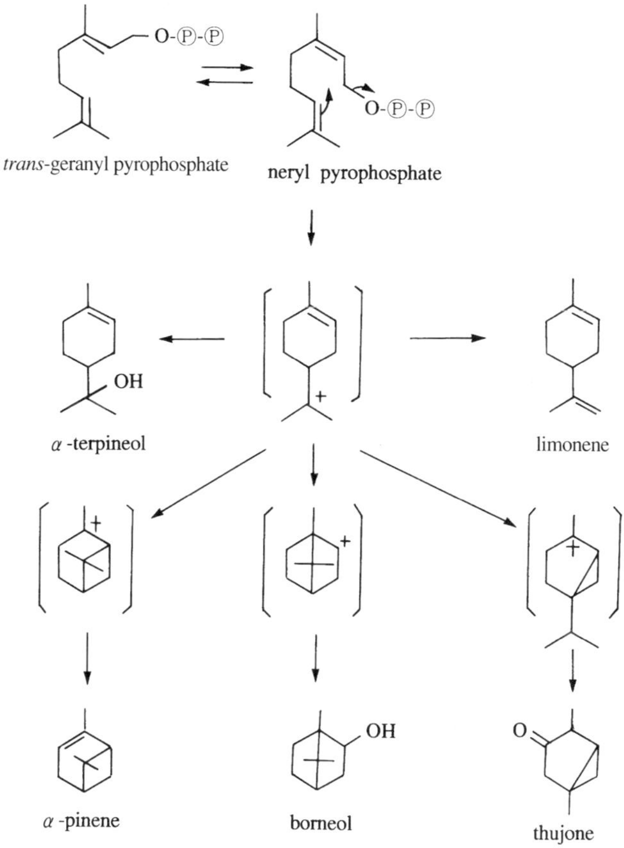

그림 3-4 Monoterpene의 생합성

verbenol 등은 풍뎅이의 성 pheromone이다. α-Pinene, β-pinene 같은 것은 개미의 경보(警報) pheromone으로 알려져 있다. 곤충 유인물질도 있는데 linalool, citral 등은 누에유충의 유인물질이다. 제충국(除虫菊,

---

Fortschr. Chem. Org. Naturstoffe(Eds. Herz, W., Grisebach, H. and Kirby, G.W.), Springer, Wien, Vol. 37, 1-190(1979).

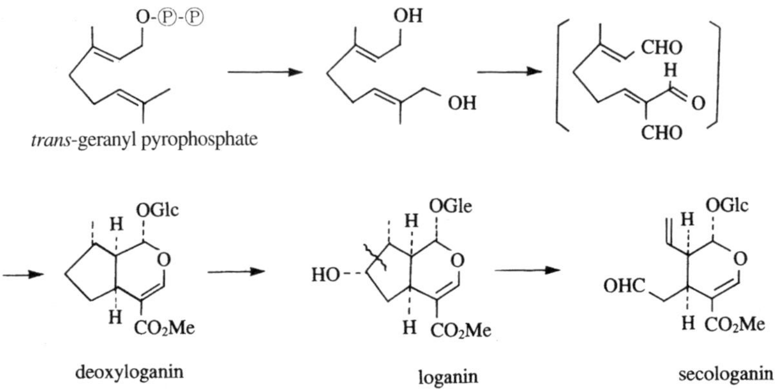

그림 3-5 Iridoid의 생합성

Chrysanthemum cinerariaefolium)의 꽃에는 살충성분 pyrethroid가 들어 있다. 이 물질을 구성하고 있는 산부분인 chrysanthemic acid, pyrethric acid는 monoterpene이다. Carvone, citral, geraniol, linalool, menthol, menthone, thymol 등이 방부작용이 강하다는 사실은 잘 알려져 있다.

Iridoid와 tropolone도 monoterpene에 속한다. Iridoid는 geranyl pyrophosphate에서 생합성된(그림 3-5 참조) cyclopentane환을 갖고 있는 화합물로서 전형적인 화합물로 개박하(*Nepeta cataria*)의 방향성 성분인 nepetalactone을 들 수 있다. 이 물질은 고양이에 대하여 유인작용이 있다. 그러나 곤충에게는 불쾌감을 준다. 그 외에도 곤충 유인작용, 곤충 기피작용이 있는 것이 많이 알려져 있다. 나비에서 iridoid(예; catalpol)가 발견된다. 이것은 동물 원래의 성분이 아니라 애벌레 때 섭취한 식물의 iridoid 성분이 성충체내에 남아 있는 것이다.[7] Iridoid는 배당체로도 존재하는데 대부분이 β-D-glucoside이다.[8] 고미강장, 진정, 해열작용이 있어 의약품

7) Stermitz, F.R., Abdel-Kader, M.S., Foderaro, T.A. and Pomeroy, M., *Phytochem.*, **37**, 997(1994).

8) Junior, P., *Planta Med.*, **56**, 1(1990).

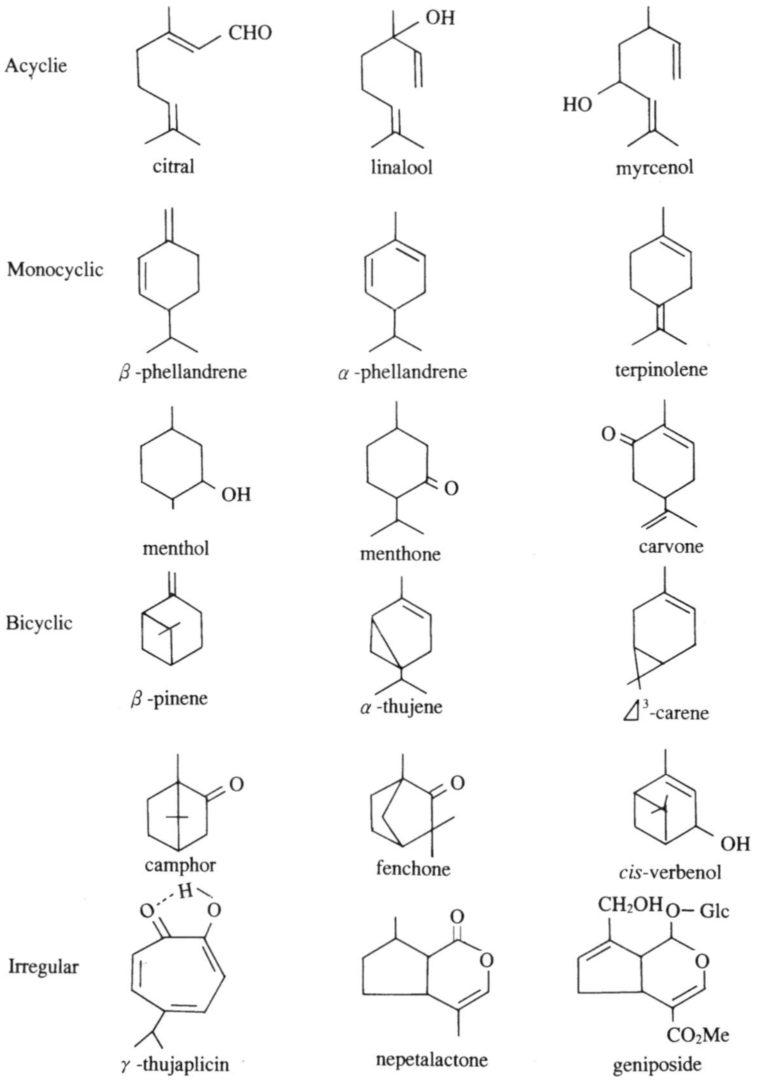

그림 3-6 Monoterpene의 구조

개발에 주목을 끌고 있다. 예를 들면 geniposide는 genipin의 glucoside로서 치자나무(梔子, *Gardenia jasminoides*)의 과실에 들어 있다. 위운동 감소작용이 있으나 소화기관에서 가수분해하여 genipin이 된다. 이것은 담즙분비작용, 위액분비 억제작용이 있다. 그 외에 iridoid 함유 생약으로 현삼(玄參, *Scrophularia oldhami*), 자실(梓實, *Catalpa ovata*), 호황련(胡黃連, *Picrorrhiza kurroa*), 당약(當藥, *Swertia japonica*), 겐티아나(*Gentiana lutea*) 등이 있다. 전형적인 tropolone으로는 γ-thujaplicin이 있으며, 이 물질은 몇 종의 균류식물에 한정되어 분포하고 있으나 측백나무과 식물의 심목부(心木部)에서 발견되기도 한다. 전형적인 monoterpene의 구조를 그림 3-6에 수록하였다.

단순 monoterpene은 폭넓게 분포되어 있으며, 특히 잎의 정유에는 α- 및 β-pinene, limonene, Δ^3-carene, α-phellandrene 및 myrcene 등이 함께 발견되는 경우가 많다. Monterpene, iridoid에 관한 최근 정보는 Grayson[9] 및 Boros 등[10]의 총설을 참고하기 바라며 Erman의 저서[11]도 있다.

(2) Sesquiterpenoid

Sesquiterpene도 monoterpene처럼 화학적으로 기본 탄소골격에 따라 크게 acyclic(예; farnesol), monocyclic(예; γ-bisabolene), bicyclic(예; β-selinene, carotol) 등으로 분류되나 200종의 기본골격을 가진 다채로운 화합물이 알려져 있다. 그림 3-7에 sesquiterpene의 생합성 경로를 도시하였다.

---

9) Grayson, D.H., *Nat. Prod. Rep.*, **15**, 439(1998): **17**, 385(2000).

10) Boros, C.A. and Stermitz, F.R., *J. Nat. Prod.*, **53**, 1055(1990): **54**, 1173(1991).

11) Erman, W.F., *Chemistry of the Monoterpenes*, Studies in Organic Chemistry, Vol. 11, Marcel Dekker, N.Y.(1990).

Abscisic acid는 sesquiterpene carboxylic acid인데, 초본식물의 종자와 목본식물의 싹의 휴면을 조절하는 중요한 호르몬으로 가장 잘 알려져 있다.[12] Sesquiterpene lactone은 대부분이 germacrane, guaiane, eudesmane 및 pseudoguaiane계 화합물이며, 90% 이상(약 3,000개)이 국화과에서 분리되었다. Xanthinin은 auxin의 길항제로 알려져 있지만 자세한 역할에 대해서는 그렇게 잘 설명되고 있지는 않다.

*Inula racemosa*에서 분리된 alantodiene은 일종의 phytohormone으로 식물성장 조절작용이 있다.[13] Alantolactone도 식물성장 억제작용이 있다.[14]

개똥쑥(*Artemisia annua*)에서 분리된 artemisinin(quinghaosu)은 sesquiterpene lactone의 endoperoxide로서 chloroquine 내성균에 강한 항말라리아 작용이 있으며, 현재 임상에서 사용하고 있다. 위에 언급된 여러 sesquiterpene의 구조식을 그림 3-8에 나타내었다. Sesquiterpene lactone은 그 외에 항종양 작용, 항균작용, allergy 유발작용,[15] 신경독 작용(예; repin)[16] 등도 있다. 그림 3-9에 대표적인 항종양성 sesquiterpene lactone을 예시하였다. 모든 화합물이 α-exomethylene-γ-lactone 구조를 가지고 있다. SH 화합물(예; L-cysteine)을 가하여 methylene기에 부가시키면 작용이 상실된다. 기기분석에 의한 sesquiterpene lactone의 구조결정에는 이강노의 총설이 큰 도움이 된다.[17]

---

12) Addicott, F.T., *Abscisic Acid*, Praeger, N.Y.(1983).

13) Kasi, P.S., Goyal, R., Talwar, K.K and Chlabra, B.R., *Phytochem.*, **28**, 2093(1989).

14) Kwon, Y.M. and Woo, W.S., *J. Pharm. Soc. Korea*, **19**, 118(1975).

15) Rodriguez, E., Towers, G.H.N. and Mitchell, J.C., *Phytochem.*, **15**, 1573(1976).

16) Robles, M., Aregullin, M., West, J. and Rodriguez, E., *Planta Med.*, **61**, 199(1995).

17) 이강노, "Sesquiterpene lactone", 『성균약연논문집』, **4**, 1(1992).

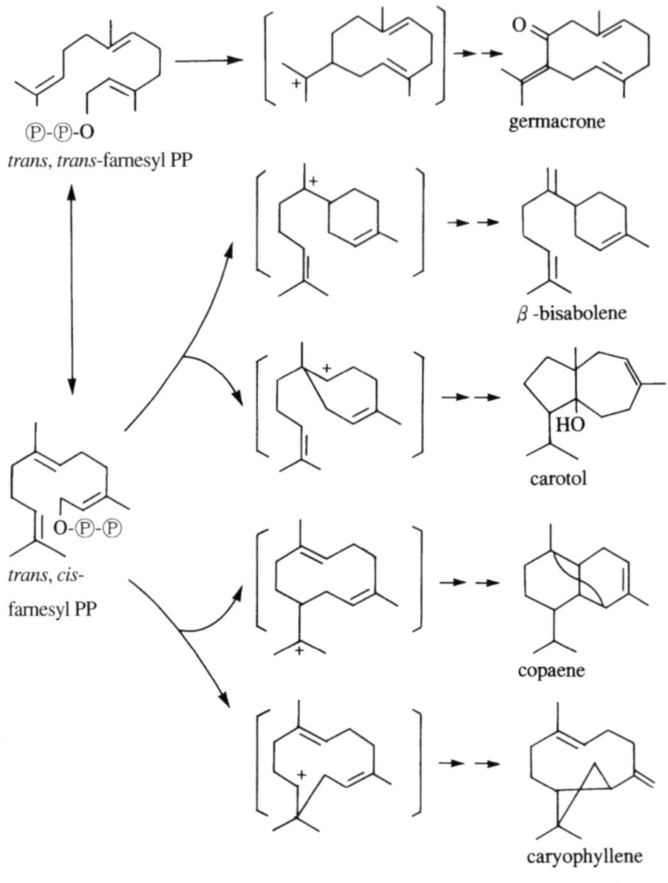

그림 3-7 Sesquiterpene의 생합성

Sesquiterpenoid 함유 생약으로 토목향(土木香, *Inula helenium*), 백출(白朮, *Atractyloides ovata*) 등이 있다.

식물이 외부로부터의 침입으로 이상대사가 일어나 phytoalexin을 생성한다는 것은 이미 언급한 바가 있다. *Ceratocystis fimbriata*에 감염된 고구마의 ipomeamarone, *Phytophthora infestans*에 감염된 감자의 rishitin 같

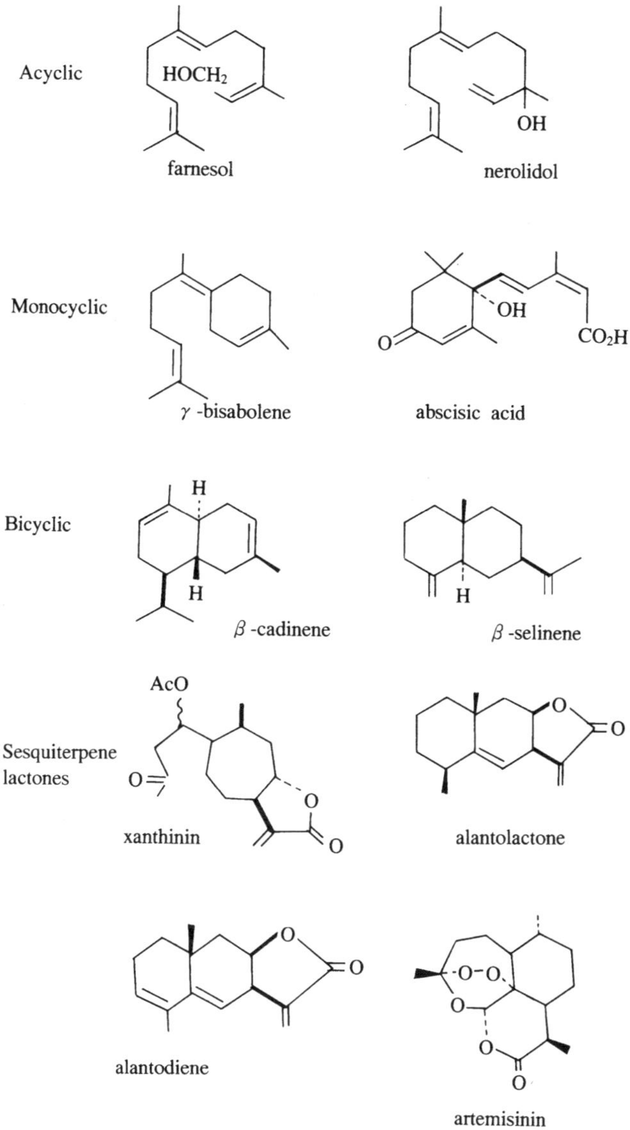

그림 3-8 Sesquiterpene의 구조

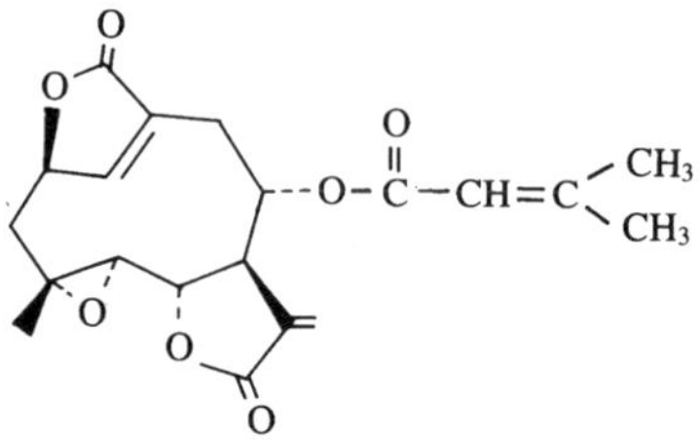

elephantin

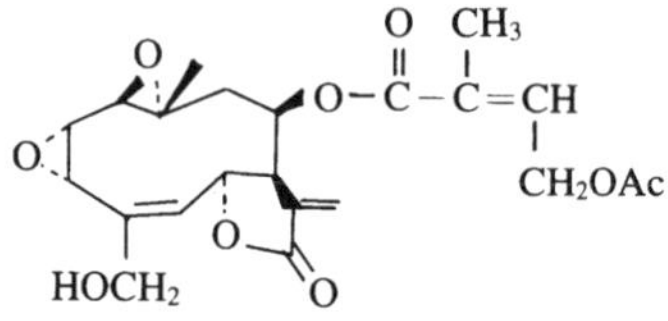

eleganin

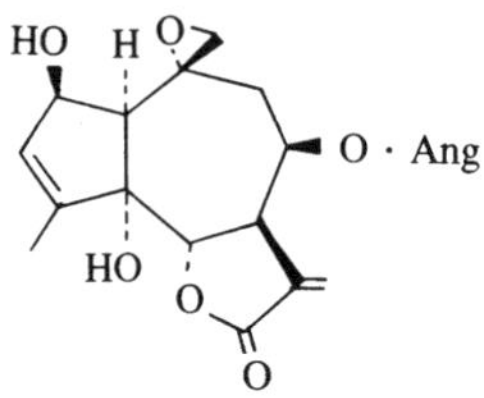

euparotin

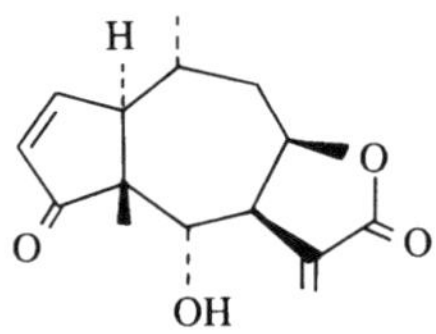

helenalin

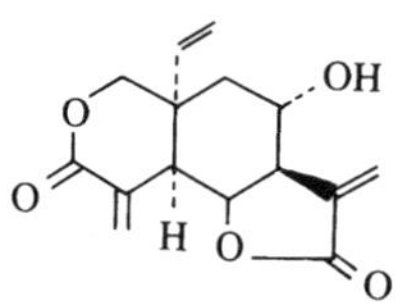

vernolepin

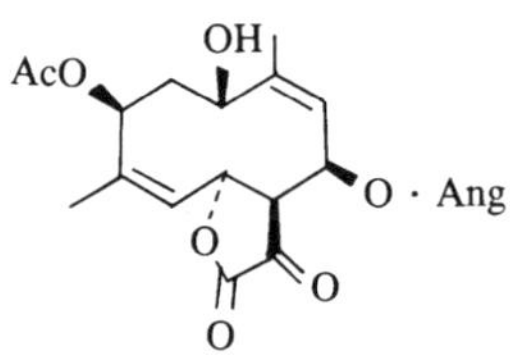

eupacunin

그림 3-9 항종양활성 sesquiterpene lactone

은 것은 대표적 sesquiterpene계 phytoalexin이다. Sesquiterpene계 phytoalexin에 대해서는 Stoessl 등[18)]과 Gross[19)]의 총설을 참조하기 바란다.

---

18) Stoessl, A., Stothers, J.B. and Ward, E.W.B., *Phytochem.*, **15**, 855(1976).

19) Gross, V.D., "Phytoalexine und verwandte Pflanzenstoffe", In: *Fortschr. Chem. Org. Naturstoffe*(Eds. Herz, W., Grisebach, H. and Kirby, G.W.), Springer, Wien, Vol. 34, 187-248(1977).

Sesquiterpene에 관한 최근의 정보에 대해서는 Fraga,[20] Ghisalberti[21] 및 Bordoloi 등[22]의 총설을 참고하기 바란다.

2) 일반 실험방법

(1) 추 출

식물조직으로부터 mono- 및 sesquiterpene을 분리하려면 Et_2O, 석유 ether, 또는 Me_2CO로 추출한다. 신선한 조직을 수증기 증류하여 분리할 수도 있으나 고온처리로 전위(轉位)가 일어나거나 3급 알코올의 탈수 또는 중합이 일어나는 경우가 있다.

고열로 인해 분해될 우려가 있는 꽃의 휘발성 방향성분을 채취하는 수단으로 용기 내면에 지방 또는 지방유 같은 것을 도포하고 그 표면에 꽃잎을 펼쳐 놓고 휘발성분을 흡수시키든가 밀폐용기에 꽃잎을 넣고 한쪽에서 공기를 주입하고 유출하는 공기는 흡착제(예; charcoal)를 통과시켜 휘발성분을 흡착시키는 방법을 사용하고 있다.[23]

(2) 기체 chromatography

GLC는 한번 조작함으로써 정량 및 정성을 함께할 수 있기 때문에 휘발성 정유에 대한 연구로는 가장 중요한 방법이다. 특히 어떤 유사식물에 일련의 유사한 성분이 존재할 때, GLC에 의하여 성분간의 정량적인 차이가

---

20) Fraga, B.M., *Nat. Prod. Rep.*, **16**, 711(1999): **17**, 483(2000).

21) Ghisalberti, E.J., *Phytochem.*, **37**, 597(1994).

22) Bordoloi, M., Shukla, V.S., Nath, S.C. and Sharma, R.P., *Phytochem.*, **28**, 2007 (1989).

23) Dobson, H.E.M., "Essential Oils and Waxes", In: *Modern of Plant Analysis*(Eds. Linskens, H.F. and Jackson, J.F.), Springer, Behin, Vol. 12, 231-251(1991).

아주 민감하게 나타나기 때문에 정유의 분류화학적 연구에 필수불가결한 기기이다. 그림 3-10에 식물정유 terpene의 GLC에 의한 분리 예를 나타내었다.[24] 휘발성 terpene의 확인을 위해서는 GLC와 다른 조작을 함께 시행하면 된다. 예를 들면 TLC로 추적하면서 GLC로 대량 분리하거나, 또는 GLC로 추적하면서 TLC로 대량 분리할 수 있다. 동일성분인가를 확정하기 위해서는 MS를 측정하여 terpene의 특이한 분열양상(fragmentation pattern)을 조사 검토한다. 추출물 중에는 융점이 높은 불순물이 들어 있어서 GLC column을 오염시킬 수도 있으므로 미리 Et_2O 또는 석유 ether 추출물을 silicic acid column chromatography한 후 시행하면 좋다.

정유분리에 있어 주로 사용하는 고정상은 비극성 고정상으로 Apiezon L이나 silicone SE 30이 많이 쓰이며, 극성 고정상으로는 diethylene glycol adipate polyester 및 Carbowax 400이 폭넓게 쓰여지고 있다.

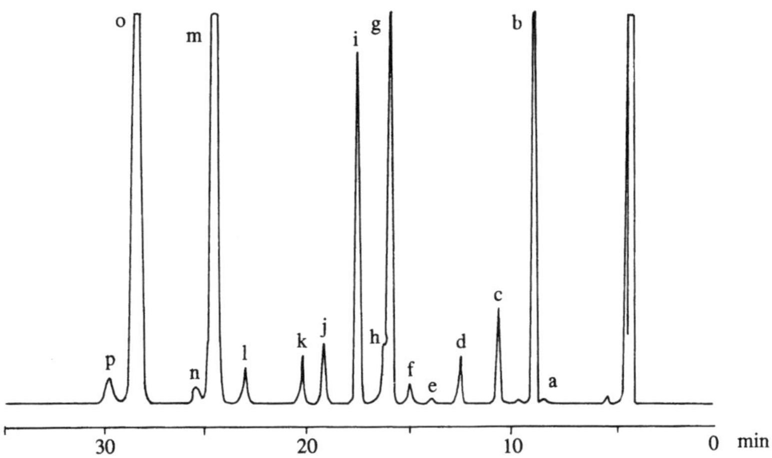

그림 3-10 *Origanum majorana* 정유의 GLC chromatogram(PEG 20M 모세관 column) 각 peak의 확인은 표 3-2를 보라.

24) Sarer, E., Scheffer, J.J.C. and Svendsen, A.B., *Planta Med.*, **46**, 236(1982).

표 3-2 *O. majonana* 정유의 monoterpene의 조성비(%), *t*=극미량(〈0.05%)

Peak	Compound	%	Peak	Compound	%
a	Tricyclene	*t*	i	α-Terpinene	7.4
b	α-Pinene α-Thujene	9.2	j	Limonene	1.4
			k	β-Phellandrene	2.9
c	Camphene	1.7	l	*cis*-β-Ocimene	1.0
d	β-Pinene	1.0	m	γ-Terpinene	24.8
e	Δ^4-Carene	0.1	n	*trans*-β-Ocimene	0.5
f	Δ^3-Carene	0.4	o	*p*-Cymene	36.0
g h	Myrcene α-Phellandrene	10.6	p	Terpinolene	0.7

표 3-3 Monoterpene의 GLC

Terpene	RR*		
	10% Apiezon *N*	15% Polyethylene glycol	15% Polyethlene glycol bispropionitrile
α-Pinene	42	29	30
Camphene	50	41	44
β-Pinene	63	55	54
Δ^3-Carene	82	73	67
Myrcene	60	82	88
α-Phellandrene	82	82	86
Limonene	100	100	100
β-Phellandrene	97	106	116
p-Cymene	100	175	232

*300cm column으로 65°에서 점차 온도를 상승시키며 GLC할 때 limonene을 100으로 한 상대적인 Rt치.

담체(예; Chromosorb W)에 미량의 금속, 염기 및 산이 존재하면 terpene이 이성화 또는 분해하기 쉽다. GLC로 정유분리시 점차 온도를 상승시키면 monoterpene, sesquiterpene 및 이들의 산소화된 유도체를 용이하게 분리할 수도 있다. 비극성 column에 있어서는 탄화수소는 비점에 따라 전개되지만 극성 column에서는 항상 Rt치를 예측하기가 힘들다. 표 3-3에 limonene의 Rt치를 100으로 할 때의 다른 terpene의 상대적 Rt치를 나타내었다. 표 3-3에서 보는 바와 같이 terpene의 분리 및 확인의 목적에는 한 개 이상의 column을 사용할 필요가 있다는 것을 알 수 있다. 예를 들어 Δ^3-carene과 α-phellandrene은 Apiezon N column에서는 분리되지 않지만 polyethylene glycol column에서는 분리된다.

(3) 박층 chromatography

이미 언급한 바와 같이 TLC는 GLC와 함께 terpene을 분석하는 데 매우 유용하게 사용될 수도 있다. 왜냐하면 이 두 방법은 서로 보완적이기 때문이다. GLC가 없을 때도 TLC만으로 충분히 정유를 분석할 수도 있다.

가장 널리 사용되고 있는 흡착제는 silica gel인데 용매로는 C_6H_6, $CHCl_3$, C_6H_6-$CHCl_3$(1:1) 및 C_6H_6-EtOAc(19:1) 등이 사용되고 있다. 산소를 가지고 있는 terpene(예; carvone)을 분리할 때는 silica gel 박층을 사용하기 전에 활성화하지 않는 것이 좋다. 왜냐하면 수분이 있으면 분리를 돕기 때문이다.

Terpene alcohol은 paraffin을 첨가시킨 silica gel 박층(활성화시킨 silica gel 박층을 1분 동안 5% paraffin 석유 ether 용액에 먼저 담근 다음 사용하기 전에 건조시킨다)을 사용하고 paraffin oil 포화 70% MeOH로 전개하면 잘 분리된다. 2중결합의 수에 따라 terpene을 분리할 수도 있다. $AgNO_3$를 첨가시킨 silica gel 박층(물 대신 2.5% $AgNO_3$로 silica gel을 현탁시켜 박층을 만든다)을 사용하고 CH_2Cl_2-$CHCl_3$-EtOAc-PrOH (10:10:1:1)로 전개하면 좋은 결과를 얻을 수 있다. 일반적인 검출방법으로는 0.2% $KMnO_4$, 5% $SbCl_3$-$CHCl_3$ 용액, H_2SO_4 또는 vanillin-H_2SO_4(vanillin 0.5g을 2ml의 H_2SO_4에 녹이고 냉각시키면서 EtOH 8ml

표 3-4 Monoterpene의 TLC 검색

Terpene	UV	Br_2	2,4-DNP	H_2SO_4
Limonene	−	+	−	갈 색
α-Pinene	−	+	−	갈 색
Pulegone	+	+	+	황 색
Geraniol	−	+	−	심홍색
Carvone	+	+	+	분홍색
p-Cymene	+	−	−	−
α-Terpineol	−	+	−	녹 색
1,8-Cineole	−	−	−	녹 색

UV, 단파장 조사; Br_2, 0.05% fluorescein/H_2O를 뿌린 후 Br_2 증기를 쐬고 적색 바탕에 황색 반점이면 +; 2,4-DNP, 0.4g 2,4-DNP/100m*l* 2M HCl을 뿌리고 백색 바탕에 황색 반점이면 +; H_2SO_4, 농황산을 뿌리고 100°에서 10분간 가열.

를 가한다)를 뿌린 후 색이 완전히 나타날 때까지 100–105°에서 가열한다.

2중결합을 가지고 있는 terpene을 검색할 때는 Br_2 증기를 사용하고, CO기를 가진 terpene 검색에는 2,4-dinitrophenylhydrazine을 사용하면 더 예민하다. 표 3-4에 대표적인 terpene의 검색방법을 표시하였다. 더 자세한 것은 Stahl의 저서를 참고하기 바란다.[25)]

(4) Tropolone

이것들은 PC 또는 cellulose TLC로 용이하게 분리할 수도 있다. H_3PO_4를 흡수시킨 여지를 사용하고 isooctane–toluene으로 전개시키거나, 또는 EDTA를 흡수시킨 여지를 사용하고 석유 ether로 전개한다. Tropolone은 1% $FeCl_3$ 수용액으로 검출한다.

---

25) Stahl, E., *Thin-layer Chromatography*, George Allen & Unwin, London(1973).

(5) Iridoid

Iridoid는 식물체내에 당과 결합하여 배당체 형태로 들어 있기 때문에 분석시 특별한 기술이 필요하다. 잎에 iridoid(배당체 형태로)가 대량 함유되어 있으면 건조할 때 검게 변한다. 가수분해되어 유리된 iridoid aglycone이 불안정해서 중합체가 형성되는 데 원인이 있다. 이 중합체는 후에 PC할 때 중간 근처에 갈색 반점으로 나타난다. 일반적으로 iridoid의 예비검색은 다음과 같이 한다. 신선한 조직(1g) 또는 건조 식물표본을 필요하다면 잘게 잘라서 1% HCl 수용액 5m*l*에 3-6시간 담근 후 여과하고 여액 0.1m*l*를 Trim-Hill 시약(HOAc 10m*l*, 0.2% $CuSO_4$-5H_2O 1m*l*, HCl 0.5m*l*의 혼액)에 가만히 가한다. 시험관을 불꽃 속에서 잠시 가열하면 iridoid가 존재하는 경우에 색이 나타난다. Asperulin, aucubin, monotropein은 청색, harpagide는 적자색을 나타낸다. 어떤 iridoid (catalpol, loganin)는 이 방법에 의해 검출되지 않고 배당체 시험, 예를 들어 benzidine-trichloroacetic acid에만 반응한다. 좀더 자세히 확인하기 위해서는 수침액에 2% $Pb(OAc)_2$ 수용액을 가하고 여과한 후 묽은 H_2SO_4를 가하고 원심분리한다. 상등액을 증발시키고 잔류물은 96% EtOH로 추

표 3-5 Iridoid의 Rf치(PC)와 발색상

Iridoid	Rf(×100)		색상변화	
	BAW*	*i*-PrOH-H_2O(3:2)	Antimony chloride	Anisaldehyde-H_2SO_4
Asperulin	51	90	청색	청색
Aucubin	38	78	갈색	적색-자주색
Catalpol	32	79	갈색	오렌지색
Harpagide	34	—	자주색-갈색	적색
Loganin	63	93	적색	오렌지색
Monotropein	33	70	청색	청색

*BuOH-HOAc-H_2O(4:1:5, 상층).

출한다. 추출물은 원심분리 후 농축하여 iridoid의 존재를 PC(표 3-5 참조)로 조사한다. 검출시약으로는 15% $SbCl_3$-$CHCl_3$ 또는 anisaldehyde-H_2SO_4-EtOH(1:1:18)를 사용한다.

(6) Sesquiterpene lactone

식물에서 이러한 lactone을 검출하려면 일반적으로 건조조직(20g)을 $CHCl_3$ 100m*l*와 함께 균일하게 간다. 이것을 여과하고 여액을 감압하에서 건조시킨다. 잔류물은 95% EtOH 25m*l*에 녹이고 4% $Pb(OAc)_2$ 수용액 25m*l*를 가하여 여과하고 여액은 농축한다. 농축물을 $CHCl_3$로 추출하고 건조 후 증발시킨다. 잔류물은 TLC로 분석한다. TLC는 $CHCl_3$-Et_2O(4:1), C_6H_6-Me_2CO(4:1), $CHCl_3$-MeOH(99:1), C_6H_6-MeOH(9:1), C_6H_6-Et_2O(2:3) 또는 석유 ether-$CHCl_3$-EtOAc(2:2:1)를 전개용매로 silica gel 박층을 사용한다. Lactone은 전개된 판을 I_2가 들어 있는 수조 속에 넣음으로써 갈색 반점으로 검출하거나, 판에 H_2SO_4를 뿌리고 100-110°에서 5분간 가열하여 검출한다. 이때 나타난 반점의 색(녹색, 갈색, 황색, 적색 또는 청색)으로 lactone의 구조적 특징을 식별할 수 있다.[26] 1% Resorcinol-MeOH 용액-6% H_3PO_4(1:1),[27] vanillin-H_2SO_4[28]도 sequiterpene lactone 검출용으로 좋은 발색시약이다.

(7) 가압액체 chromatography

HPLC에 의하여도 정유성분은 잘 분리된다. Column으로서는 Corasil II(cyclohexane-EtOAc=3:2),[29] μBondapak C_{18}(MeOH-H_2O=1:1),[30]

---

26) Geissman, T.A. and Griffin, T.S., *Phytochem.*, **10**, 2475(1971).

27) Drozdz, B. and Blosyk, E., *Planta Med.*, **33**, 379(1978).

28) Picman, A.K., Ranieri. R.L., Towers, G.H.N. and Lam, S., *J. Chromatog.*, **189**, 187(1980).

μPorasil($CHCl_3$-MeCN=19:1),[31] Porasil A(MeCN), Partisil($CHCl_3$-MeOH=19:1), Ultrasphere-ODS(MeCN-H_2O gradient),[32] μBondapak Cn(MeOH-H_2O=2:3)[33] 등을 사용하면 된다.

Semi-preparative HPLC에 의한 iridoid glucoside(μBondapak C_{18}, MeOH-H_2O gradient),[34] monoterpene glucoside(μBondapak C_{18}, MeCN-MeOH-H_2O=1:1:4),[35] sesquiterpene(μPorasil, hexane-THF=8:2),[36] sesquiterpene lactone(Hypersil ODS, 50% MeOH, 30% MeOH)[37] 등의 분리 및 LPLC에 의한 iridoid(RP-8, MeOH-H_2O gradient),[38] iridoid glycoside(RP-18, MeOH-H_2O gradient),[39] sesquiterpene(SiO_2, hexane-EtOAc=65: 35)[40] 등의 분리가 보고되어 있다.

---

29) Ross, M.S.F., *J. Chromatog.*, **118**, 273(1976).
30) Komae, H. and Hayashi, N., *J. Chromatog.*, **114**, 258(1975).
31) Fischer, J.F., *J. Agr. Food Chem.*, **23**, 1199(1975).
32) Marchand, B., Behl, H.M. and Rodriguez, E., *J. Chromatog.*, **265**, 97(1983).
33) Fischer, J.F., *J. Agr. Food Chem.*, **26**, 497(1978).
34) Chaudhuri. R.K. and Sticher, O., *Helv. Chim. Acta*, **64**, 3(1981).
35) Sasaki, H., Taguchi, H., Endo, T., Yosioka, I. and litaka, Y., *Chem. Phram. Bull.*, **29**, 1636(1981).
36) Al-Said, M.S., El-Khawaja, S.M., El-Feraly, F.S. and Hufford, C.D., *Phytochem.*, **29**, 975(1990).
37) Spring, D., Buschmann, H., Vogler, B., Schilling, E.E., Spraul, M. and Hoffmann, M., *Phytochem.*, **39**, 609(1995).
38) Jensen, S.R., Kirk, O., Neilsen, B.J. and Norrestam, R., *Phytochem.*, **26**, 1725(1987).
39) Calis, I., Ruegger, H., Chun, Z. and Sticher, O., *Planta Med.*, **56**, 406(1990).
40) Rücker, G., Breitmaier, E., Mayer, R., and Manns, D., *Arch. Pharm.*, **320**, 437(1987).

3) 실험예

(1) 산형과 식물 종자의 정유

산형과 식물의 열매는 수지도관내에 정유가 상당히 많이 들어 있기 때문에 독특한 냄새가 난다. 그렇기 때문에 산형과 식물의 열매들은 향료로서 요리에 사용하는 것이 많다. 정유의 성분은 주로 monoterpene인데 특히 aldehyde(예; cuminaldehyde) 혹은 ketone(예; carvone)이 많다(냄새를 내는 물질 중에는 간혹 terpene 이외의 것도 있다. 예를 들면 당근의 냄새는 간단한 탄화수소 2-nonenal에 기인한다). 산형과 식물 과실의 주요성분은 간단하게 TLC로 확인할 수 있다.

〈실험조작〉

① 종자를 모래와 섞어서 미세한 가루로 하고 Et_2O를 가하여 적어도 반 시간 동안 방치한다.

② Et_2O 추출물을 농축하고 silica gel 박층 출발점에 농축물을 점적한다. 두 개를 만들어 각각 C_6H_6와 C_6H_6-$CHCl_3$(1:1)로 전개시킨다(40-60분).

③ 건조한 후 UV를 조사하고 어두운 흡수 반점이 있으면 표시해둔다.

④ 두 개의 TLC판 중 하나에는 vanillin-H_2SO_4 시액을 뿌리고 100° 에서 10분간 가열한다. 나머지 하나에는 2,4-DNP 시액을 뿌리고 옅은 황색 바탕에 나타난 오렌지색 반점을 조사한다.

〈고 찰〉

8개 산형과 식물의 실험결과를 표 3-6에 나타내었다. 모든 시료에서 자주색 줄무늬가 Rf 0.6 부근에 나타나는데 이것은 비휘발성 기름(fixed oil)에 기인한 것이며, terpene 검출에는 방해가 되지 않는다.

표 3-6에 나타난 주요성분 이외에 limonene(Rf치 0.8), α-phellandrene 그리고 α-pinene과 같은 monoterpene 탄화수소가 높은 Rf치에서 나타난

표 3-6 산형과 식물 종자의 정유 성분

식 물 명	Rf(×100)*	성 분 명	발색제	발색 후 색상
Pimpinella anisum	71	anethole	DNP	오렌지색
	39	anisaldehyde	DNP	오렌지색
Carum carvi	43	carvone	DNP	오렌지색
Coriandrum sativum	26	linalool	vanillin	자주색
Cuminum cyminum	58	cuminaldehyde	DNP	오렌지색
Anethum graveolens	42	carvone	DNP	오렌지색
Foeniculum vulgare	72	anethole	DNP	오렌지색
	38	anisaldehyde	DNP	오렌지색
Anethum sowa	57	dillapiole	vanillin	갈색
	41	carvone	DNP	오렌지색
Petroselinum crispum	64	apiole	vanillin	갈색

*용매: $CHCl_3$-C_6H_6(1:1).

다. 이러한 물질들은 휘발성이므로 농축과정중 손실되어 미량으로 검출되는 것이 보통이다. 정유성분에는 때때로 변종(變種)간에 차이가 있으므로 종자의 기원에 따라 결과가 다르게 얻어질 수도 있다. 더 자세한 terpene의 분리 확인에 대해서는 Ikan의 논문을 참조하기 바란다.[41]

(2) 개똥쑥(*Artemisia annua*)에서 artemisinin의 분리

〈실험조작〉

① 분말로 한 식물전초(500g)를 MeOH 3*l*로 온침하고(2회) 온침액을 감압 농축한다.

② 잔사를 물 300m*l*에 녹이고 Et_2O 200m*l*로 추출한다(3회).

③ Et_2O 추출액을 5% K_2CO_3 용액 200m*l*로 추출한다(2회).

④ Et_2O층을 감압 농축한 후 silica gel column chromatography한다(용

41) Ikan, R., *Natural Products, A Laboratory Guide*, Academic, London(1991).

출액; Et_2O-hexane=1:4-1:1).

⑤ 얻어진 조 artemisinin을 hexane으로 재결정하면 침상결정을 얻는다. mp, 149-152°, 수득량, 215mg.

〈고 찰〉

K_2CO_3 용액에는 artemisinic acid(artemisinin의 합성원료)와 지방산이 이행된다.[42)]

(3) 전나무 싹에서 abscisic acid의 검출

〈실험조작〉

① 전나무의 휴면상태에 있는 싹을 채집하여 신선한 조직(8kg)을 80% MeOH와 함께 균일하게 갈고 4-5일간 2°에서 침출하고 여과하여 MeOH를 증발시킨다.

② 농축액에 5% H_2SO_4를 가하여 산성으로 한 후 Et_2O로 추출하고 Et_2O 추출물은 $NaHCO_3$ 포화용액으로 추출한다.

③ 물층은 Et_2O로 씻고 산성화한 후 Et_2O로 다시 추출 농축한다.

④ 잔류물은 Whatman 여지를 써서 i-PrOH-NH_4OH-H_2O(8:1:1)로 전개하고, Rf치 0.5-0.8 주위를 잘라내어 MeOH로 용출한다.

⑤ 이 용출물은 C_6H_6-EtOAc-HOAc(14:6:1) 용매로 silica gel GF_{254} TLC한 다음 C_6H_6-$CHCl_3$-HCOOH(2:10:1) 용매로 3번 전개한다.

⑥ Abscisic acid 부위(형광이 소진된 부위)를 긁어내고 0.1mm Hg, 220°에서 승화시킨다.

⑦ 승화물은 Et_2O에 녹이고 CH_2N_2로 methylation 후 5% QF 1(50-60 mesh Chromosorb W) column으로 GLC한다.

---

42) Vonwiller, S.C., Haynes, R.K., King, G. and Wang, H.J., *Planta Med.*, **59**, 562(1993).

〈고 찰〉

Methyl ester의 Rt치는 약 9분이다. 시료를 UV로 4시간 동안 쬐면 천연품인 *cis*형이 일부 *trans*형으로 변하므로 GLC에서 두 개의 peak를 나타낸다. GC-MS를 사용하면 더욱 정확하게 확인할 수 있다. HPLC로 분석할 수도 있다.[43] ODS Hypersil column을 사용하고 0.1M HOAc에 MeOH 함량을 10%에서부터 80%까지 변화시키며 용출한다. Immunoassay법도 개발되었다.[44]

식물로부터 abscisic acid를 분리 정제할 때 phenol성 물질이 오염되는 경우가 가끔 있다. 이러한 경우에 추출물을 PVP(Polyclar T) column에 통과시켜 물로 용출하면 성장억제물질은 용출되나 phenol성 물질은 column에 그대로 흡착되어 있다.[45]

3. Diterpenoid 및 sesterterpenoid

1) 화학 및 분포

(1) Diterpenoid

Diterpenoid는 4개의 isoprene 단위로 이루어진 C_{20}의 탄소골격을 가진 것으로 geranylgeranyl pyrophosphate에서부터 생합성된다. 많은 화합물이 알려져 있는데, 기본골격만 해도 50종 이상이나 된다. 몇 개를 제외하고는 모두 환상구조이다. Diterpenoid는 생합성 과정으로 크게 2종류로 나눌 수 있다. 하나는 geranylgeranyl pyrophosphate의 인산 쪽 말단 탄소가

---

43) Horgan, R., *Prog. Phytochem.*, **7**, 137(1981).

44) Weiler, E.W., *Biochem. Soc, Trans.*, **11**, 485(1983).

45) Lenton, J.R., Perry, V.M. and Saunders, P.F., *Planta*, **96**, 271(1971).

반대쪽 olefine 탄소와 결합하여 생성된 대원환(大圓環) 구조를 가진 물질이며(그림 3-11 참조), 또 하나는 geranylgeranyl pyrophosphate의 말단 2중결합이 protonation된 후 폐환되어 생성된 6원환 또는 5원환을 가진 물질이다(그림 3-12 참조). 폐환시 입체배열의 차이에 따라 대장체(對掌體)가 생기게 된다. A/B환 결합이 triterpenoid와 같은 것을 *normal*-형, 이것의 대장체를 *ent*-형이라고 한다(그림 3-13 참조). 긴 사슬로 된 diterpene의 수는 2-3개에 불과하며, 대표적 물질인 phytol은 chlorophyll 분자의 일부를 형성하고 있다.

수지에 들어 있는 abietic acid, agathic acid는 식물의 화석(化石)에서도 검출되었다.[46] 이러한 수지는 목본식물의 목부에서 스며나온 삼출물(滲出物) 또는 초본식물의 유액(乳液)에 들어 있는 것으로 미루어 보아 보호작용이 있다고 생각된다.

Abietic acid는 나자식물, 특히 *Pinus*속 식물에 널리 분포되어 있다. 콩과 식물의 copal 수지에는 여러 가지의 diterpene이 들어 있는데, 그 하나로서 dicyclic terpene인 hardwickic acid를 들 수 있다. Grayanotoxin은 *Rhododendron*속 또는 *Kalmia*속 식물의 잎에 들어 있는 독성 diterpene이다. Gibberellin은 성장을 자극하는 식물호르몬인데, 널리 분포되어 있다. 거의 40종의 gibberellin이 발견되었으며, 그 중 gibberellic acid(GA_3)가 대표적이다.[47] 혈압강하제로 사용하고 있는 희첨(豨薟, *Siegesbeckia pubescens*)에서 분리된 darutoside는 *ent*-pimarane계 diterpene glucoside이며,[48] 파두(巴豆, *Croton tiglium*)에서 얻은 지방유에는 phorbol의 고급지방산 ester가 들어 있다. 12,13-Diester류는 조발암성(助發癌性) 물질이

46) Thomas, B.R., "Modern and Fossil Plant Resins", In: *Phytochemical Phylogeny*(Ed. Harborne, J.B.), Academic, N.Y. 59-80(1970).

47) Hanson, J.R., *Nat. Prod. Rep.*, **7**, 41(1990).

48) Kim, J.H., Han, K.D., Yamasaki, K. and Tanaka, O., *Phytochem.*, **18**, 894(1979).

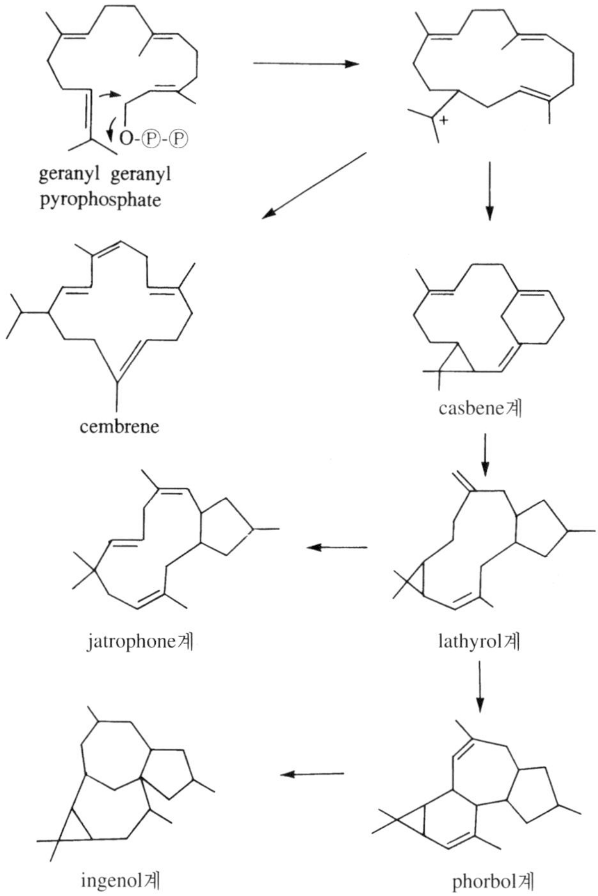

그림 3-11 대원환성 diterpene의 생합성

다[49](그림 3-14 참조).

Stevioside는 *Stevia rebaudiana*잎의 감미성분으로 설탕의 200배나 된

---

49) Hecker, E. and Schmidt, R., "Phorbolesters. The irritants and cocarcinogens of *Crotontiglium* L", In: *Fortschr. Chem. Org. Naturstoffe*(Eds. Herz, W., Grisebach, M. and Kirby, G.W.), Vol. 31, 377-467(1974).

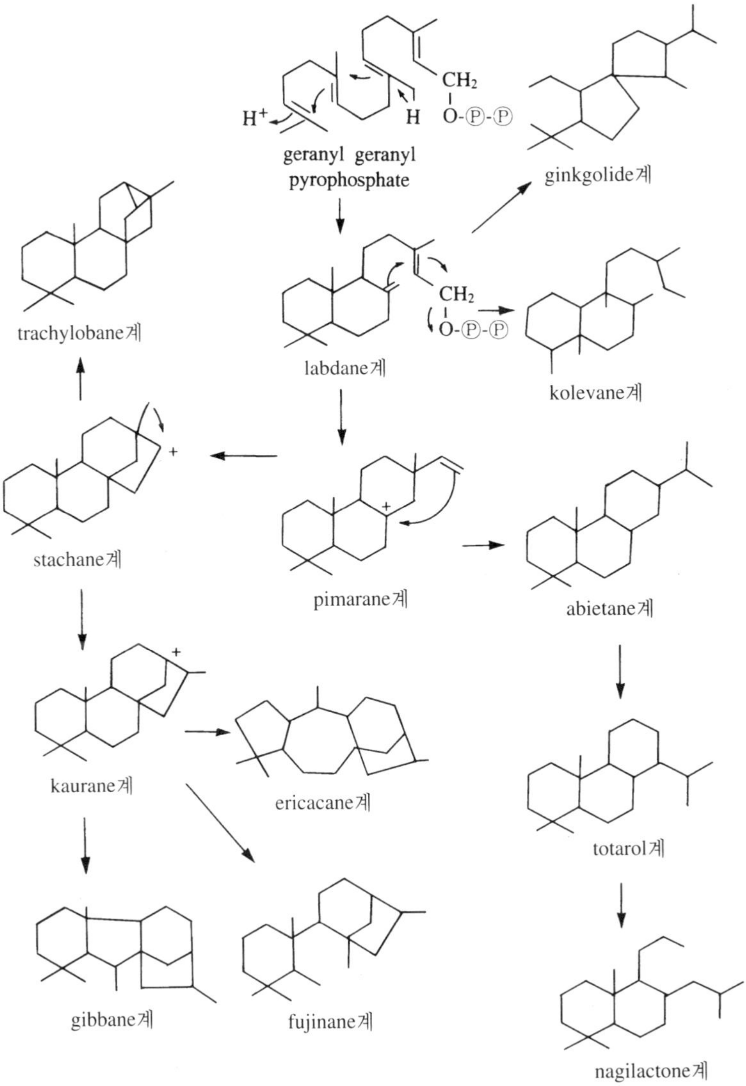

그림 3-12 6원환성 diterpene의 생합성

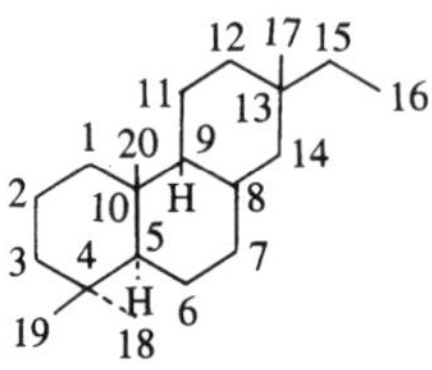

pimarane

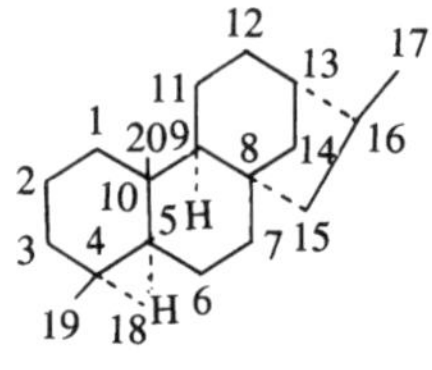

kaurane

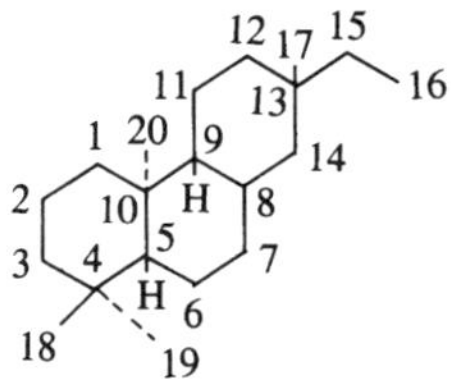

ent-pimarane

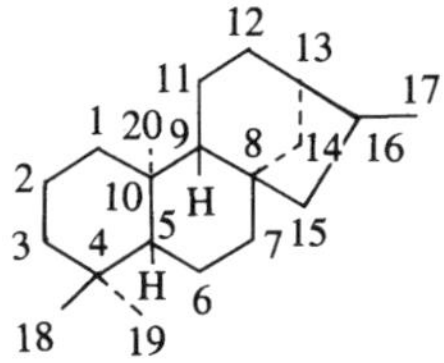

ent-kaurane

그림 3-13 Normal형과 *ent*-형

다. 죽백(*Podocarpus nagi*)의 잎에 들어 있는 nagilactone은 원격작용(allelopathy)이 있어 이 나무 근처에는 다른 식물이 성장하지 못한다.

Diterpene에 관한 최근의 정보에 대해서는 Hanson의 총설을 참고하기 바란다.[50)]

(2) Sesterterpenoid

식물에는 5개의 isoprene 단위로 된 C_{25}의 탄소골격을 가진 물질이 약간 발견되었다. 이런 화합물을 sesterterpene이라고 하는데, geranylfarnesyl pyrophosphate에서 생합성되는 것으로 생각된다.

주로 식물병원균, 곤충, 해면 등의 대사산물이며 고등식물에서 얻어진 예는 아주 드물다.

감자(*Solanum tuberosum*)의 잎에서 3,7,11,15,19-pentamethyl-2-*cis*-

50) Hanson, J.R., *Nat. Prod. Rep.*, **17**, 165(2000): **18**, 88(2001).

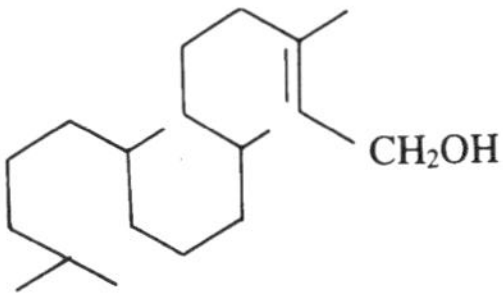

phytol

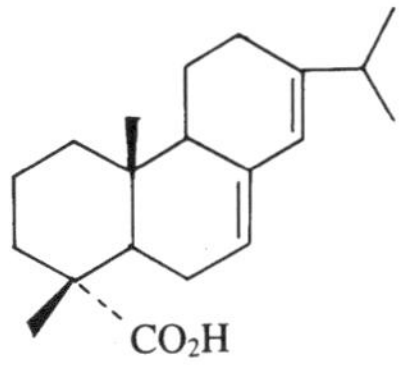

abietic acid

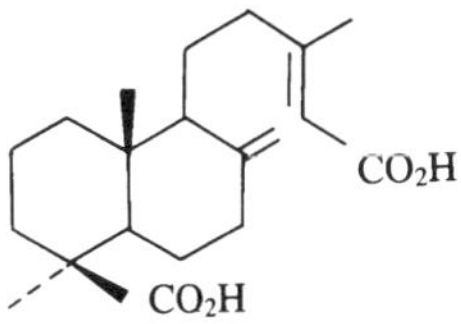

agathic acid

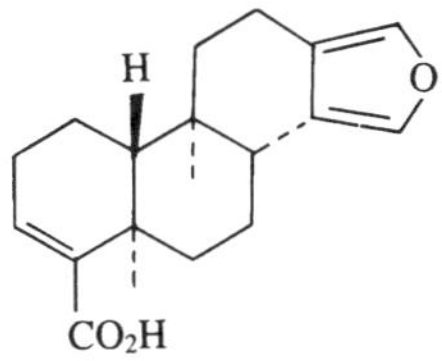

hardwickic acid

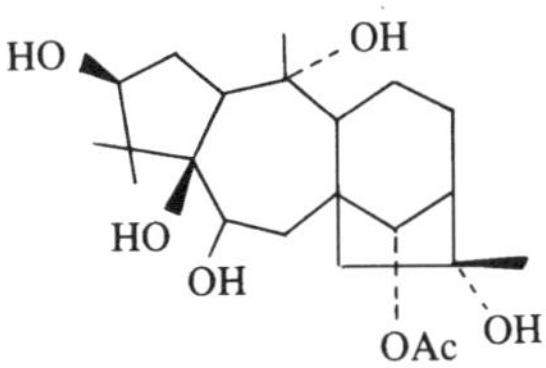

grayanotoxin 1

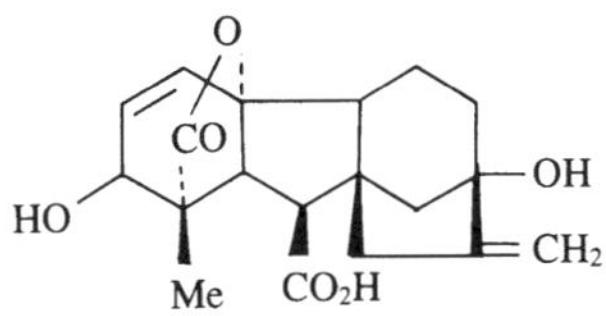

gibberellic acid

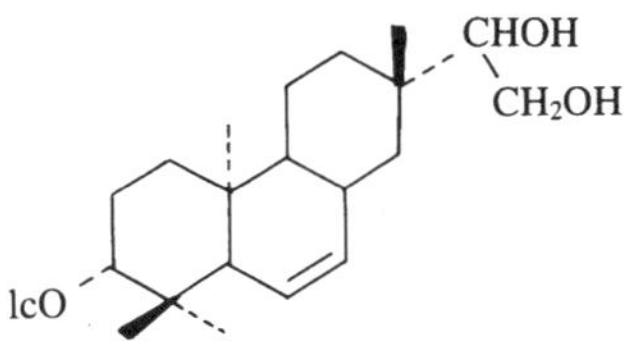

darutoside

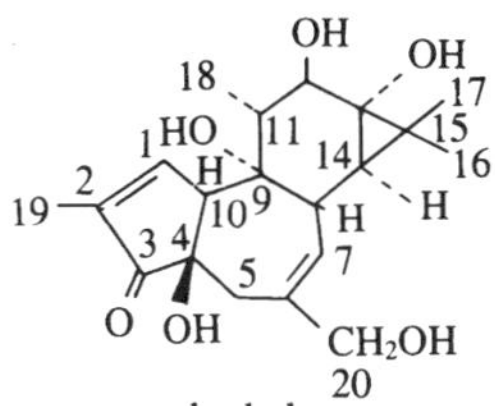

phorbol

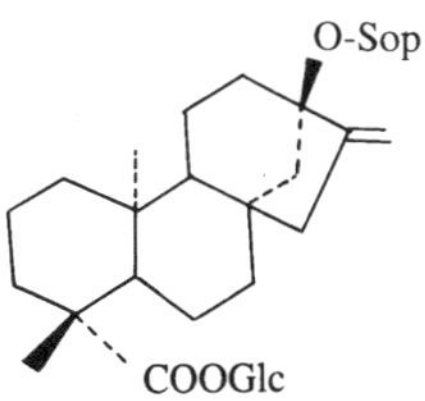

stevioside

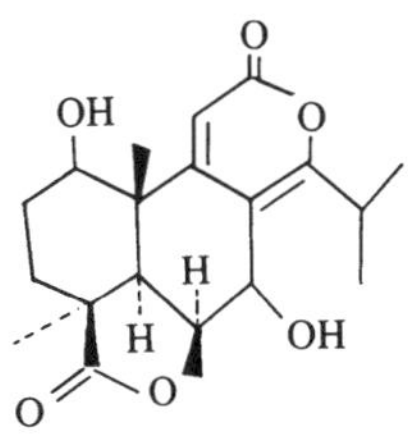

nagilactone

그림 3-14 Diterpene의 구조

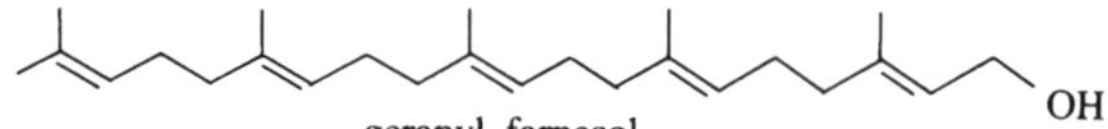

geranyl farnesol

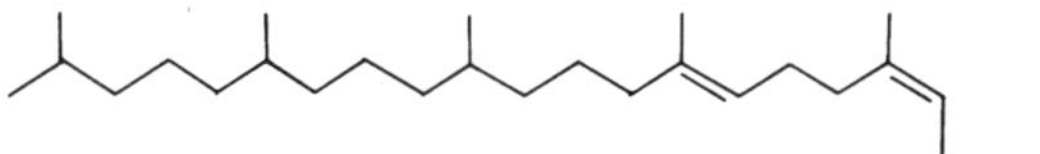

3, 7, 11, 15, 19-pentamethyl-2-*cis*-6-*trans*-eicosadien-1-ol

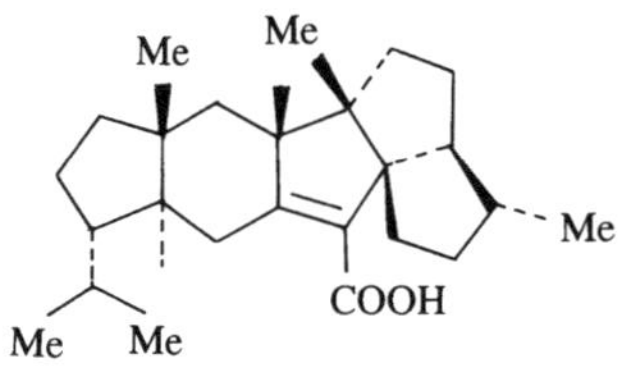

retigeranic acid

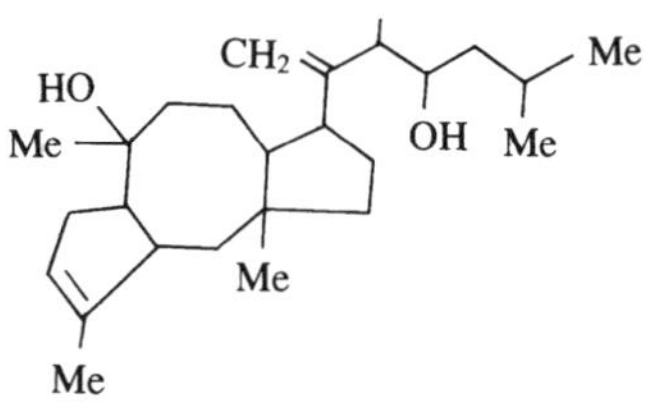

cheilarinosin

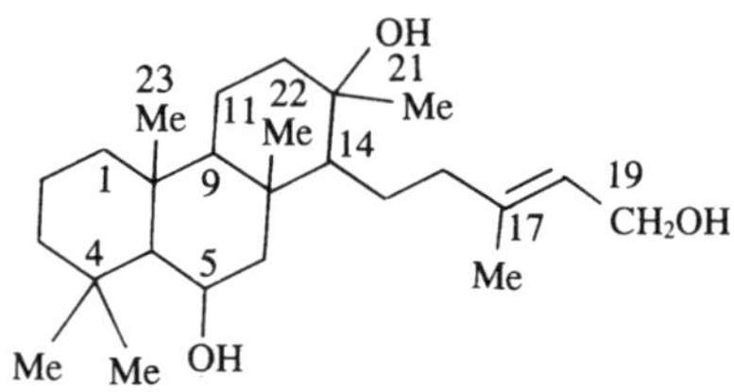

cheilanthatriol

그림 3-15 Sesterterpene의 구조

6-*trans*-eicosadien-1-ol이 분리되었다. 참고사리과의 *Cheilanthes farinosa*에서 cheilarinosin과 cheilanthatriol이, 지의류의 일종인 *Lobaria retigera*에서 retigeranic acid가 발견되었다(그림 3-15 참조).

이들에 대한 생물활성에 대해서는 거의 모르고 있다. Sesterterpene에 관한 최근의 정보에 대해서는 Hanson의 총설을 참고하기 바란다.[51)]

---

51) Hanson, J.R., *Nat. Prod. Rep.*, **9**, 481(1992): **13**, 529(1996).

2) 일반 실험방법

일반적으로 이런 화합물은 저급 terpene의 분리방법과 같이 GLC와 TLC에 의해 분리된다. 그러나 diterpene은 sesquiterpene보다도 덜 휘발성이어서 어떤 경우에는 약간 기술이 요구된다. 예를 들면 식물의 건조된 잎의 Et_2O 추출물을 석유 ether를 용출용매로 하여 alumina column chromatography한다. 용출물은 3% E 301 silicone oil로 입힌 embacel column(350cm)을 사용하여 GLC한다. 이때 diterpene hydrocarbon의 Rt치는 다음과 같다. Rimuene 16.0, cupressene 17.8, isophyllocladene 20.9, isokaurene 23.0, phyllocladene 25.0, kaurene 26.3. 이 방법은 이성체도 만족스럽게 분리할 수 있다.

Diterpene의 분리에 TLC도 잘 이용하고 있으며 $AgNO_3$를 첨가한 silica gel(10%)의 박층으로 TLC하여 좋은 결과를 얻을 수 있다.

Diterpene의 발색시약으로는 H_2SO_4, $SbCl_3$ 시액 또는 0.2% $KMnO_4$를 사용한다.

Zorbax ODS C_{18} column을 사용하고 MeOH-H_2O(9:11) 용매로 HPLC해도 잘 분리된다.[52] Semi-preparative HPLC(Chemosorb 5 Si, hexane-C_6H_6-Et_2O=5:2:0.2)[53]와 LPLC(RP-18, MeOH-H_2O=1:1)[54]에 의한 diterpene의 분리가 보고되어 있다.

---

52) Ganjian, I., Kubo, I. and Kubota, T., *J. Chromatog.*, **200**, 250(1980).

53) Gewali, M.B., Hattori, M., Tezuka, Y., Kikuchi, T. and Namba, T., *Chem. Pharm. Bull.*, **37**, 1547(1989).

54) Okano, M., Fukamiya, N., Toyota, T., Tagahara, K. and Lee, K.H., *J. Nat. Prod.*, **52**, 398(1989).

3) 실험예

(1) Gibberellin의 분리

이 물질들은 식물호르몬으로서의 중요성 때문에 식물 세포조직에서 이것들을 분리 정량하는 데 많은 노력을 하였으나 약 40가지의 gibberellin을 단순한 TLC만으로 분석할 수 있는 방법을 고안해내지 못하였다. 일반적으로 TLC에 사용하는 용매는 C_6H_6-BuOH-HOAc(70:25:5)와 C_6H_6-HOAc-H_2O(50:19:31, 상층)를 사용하나 TLC만으로 gibberellin을 확인하는 것은 믿을 만한 것이 못 된다. Silica gel G로 3.8-5V/cm에서 TLC 전기영동하여 좋은 결과를 얻을 수도 있다. Gibberellin의 검출방법은 H_2SO_4-H_2O(7:3)를 뿌리고 120°로 열을 가하면 노란색 내지 녹색의 UV 형광의 반점들이 나타난다.

GLC를 하기 위해서는 gibberellin은 먼저 methyl ester 혹은 trimethylsilyl ether로 전환시켜야 한다. 그것들은 5% SE-30, 5% SE-52 또는 5% OV-22로 입힌 DMCS처리 Chromosorb W column으로 분리할 수 있다.[55] Gibberellin의 확인은 GC-MS를 사용하면 더욱 확실하다. 이 과정은 식물호르몬을 TMS 유도체로 만들고 기체 chromatography로 분리한 후 각 성분의 MS를 즉시 자동적으로 측정하는 것으로, 이 방법은 표준품 없이도 추출물이나 불순물이 섞인 gibberellin 시료도 분석할 수 있다. 표 3-7에 각 gibberellin의 MS data를 나타내었다.

Gibberellic acid glucoside 또는 glucose ester 등은 permethylation(제4장 제5절 참조)한 후 GLC-MS하면 된다.[56]

---

55) Perez, A.T. and Lachman, W.H., *Phytochem.*, **10**, 2799(1971).

56) Rivier, L., Gaskin, P., Albone, K.S. and MacMillan, J., *Phytochem.*, **20**, 687(1981).

표 3-7 Gibberellin A_1-A_{23}(methylester trimethylsilyl ether로서)의 MS data

Name	M^+	M− 15	M− 28	M− 31/32	M− 59/60	M− 89/90	M− 90/91/92	*m/z* 207/206
A_1	506	491			447	416		+
A_2	508	493		476	449	418		
A_3	504	489		473	445	414		+
A_4	418	403		386	358	328		
A_5	416	401			357			+
A_6	432	417			373			+
A_7	416	401		384	356	326		
A_8	594	579			535	504		+
A_{10}	420	405		389	361	331		
A_{13}	492	477		460	432		400	
A_{14}	448	433		416	388	358	358	
A_{16}	506	491		475		416		
A_{17}	492	477		460	432		401	+
A_{18}	536	521		504	477	446	446	+
A_{19}	462	447	434	431	402	373	373	+
A_{20}	418	403		387	359			+
A_{21}	462	447		430	403		371	+
A_{22}	504	489		472	444	414		+
A_{23}	550	535	522	519	491	461	461	+

〈실험조작〉

① *Cassia fistula*의 꽃잎 1kg을 Me_2CO로 추출한 후 농축물을 동량의 Et_2O로 추출하고 3% NaOH 용액에 이행시킨다.

② Alkali 용액은 Et_2O로 세척 후 산성으로 하고 다시 Et_2O로 추출한다.

③ Et_2O층은 농축 후 silica gel column(50cm×2.5cm)에 건다.

④ Column을 석유 ether, 석유 ether-C_6H_6(1:1), C_6H_6, C_6H_6-$CHCl_3$(3:1), C_6H_6-$CHCl_3$(1:1), $CHCl_3$ 순으로 용출한다.

⑤ $CHCl_3$ 용출액을 농축하여 얻은 잔류물을 $CHCl_3$-석유 ether로 재결

정하면 mp 229° 의 GA_3를 얻을 수 있다. 수득량은 약 5mg이다.

⑥ TLC, IR, MS를 측정하고 표준품과 비교한다.

(2) 소나무 수지에서 abietic acid의 분리

소나무의 수지를 수증기 증류하여 유출되는 것을 turpentine이라 하는데, 이것은 주로 monoterpene으로 된 혼합물이며 pinene이 대부분이다. 휘발하지 않은 부분을 rosin이라고 하며, 주로 diterpene이고 abietic acid가 대부분이다.

〈실험조작〉

① 2*l* 플라스크에 rosin 250g, 95% EtOH 740m*l*, HCl 42m*l*를 가하고 냉각기를 달고 CO_2 기류를 도입하면서 2시간 가열한다.

② 반응액을 수증기 증류하여 EtOH와 HCl을 유거시킨다.

③ 남은 잔류물을 Et_2O 1*l*에 녹이고 Et_2O 용액을 Na_2SO_4로 탈수한 후 Et_2O를 증류하면 이성화된 rosin 245g을 얻는다.

④ 이성화된 rosin을 1*l* 플라스크에 넣고 Me_2CO 375m*l*에 가온 용해시키고 교반하면서 diamylamine 127g을 서서히 가한 후 실온에 방치해두면 결정이 석출한다. 여과 후 Me_2CO로 4회 재결정한다. 수득량은 118g이다.

⑤ 여기서 얻은 amine염을 4*l* 플라스크에 넣고 95% EtOH 1*l*에 가온 용해하고 냉각 후 HOAc 36m*l*를 가하고 교반하면서 물 900m*l*를 가하면 결정이 석출한다. 묽은 EtOH로 재결정하여 abietic acid mp 172-175°, 98g을 얻는다.

⑥ UV 및 NMR을 측정하고 표준품과 비교한다.

4. Triterpenoid 및 steroid

1) 화학 및 분포

(1) Triterpenoid

Triterpenoid는 6개의 isoprene 단위로 이루어진 화합물로서 비교적 복잡한 환상구조를 가지며, 거의 모두가 OH, CHO, COOH 등의 관능기를 갖고 있다. 무색 결정형으로 융점이 높고 광학적으로 활성이다. Liebermann-Burchard 반응(Ac_2O-H_2SO_4)에 의해서 홍색 내지는 적색을 나타낸다. 천연에는 유리형으로 또는 ester, glycoside 형태로 존재한다. 두 분자의 farnesyl pyrophosphate에서 이루어진 squalene이 모든 triterpenoid의 전구체(前驅體)가 된다. Squalene의 폐환은 squalene epoxide에 protonation됨으로써 시작되며, squalene의 입체구조에 따라 여러 가지 종류의 triterpenoid가 생성된다. 예를 들면 squalene epoxide가 chair-boat-chair-boat형으로 배치되는 경우 그림 3-16과 같이 폐환 후 수소 또는 methyl기의 1, 2전위에 의해서 lanostane계, cycloartane계 물질들이 생성되며, squalene epoxide가 chair-chair-chair-boat형으로 배치되는 경우 그림 3-17과 같이 dammarane계, oleanane계, ursane계, lupane계 물질들이 생성된다. Lanostane계에 속하는 대표적인 물질은 lanosterol이다. 양모지(羊毛脂)의 비검화부에 많이 들어 있는데, 동물체내에서 cholesterol 생합성의 중요한 중간체이다. 고등식물내의 분포는 극히 제한되어 있다. Eburicoic acid는 *Polyporus*속 또는 *Formes*속 같은 균류식물에 들어 있는 산유도체이다. 인삼 saponin의 aglycone인 20-*epi*-protopanaxadiol 및 20-*epi*-protopanaxatriol은 dammarane계 물질이다. C-20의 수산기는 산에 의하여 반전하기 쉬우므로[57] 인삼 saponin을 산 가수분해할 때 epimer인 protopanaxadiol 및 protopanaxatriol과의 혼합물을 얻게 된다. 뿐만 아니

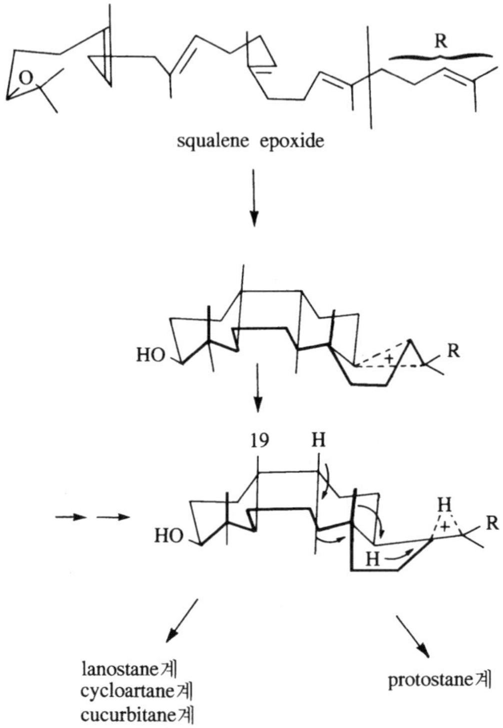

그림 3-16 Chair-boat-chair-boat형 squalene epoxide의 폐환

라 protopanaxadiol 및 -triol은 산처리로 용이하게 폐환되므로 실제로는 panaxadiol 및 -triol을 얻게 된다(그림 3-18 참조).

Oleanane계 물질은 pentacyclic triterpene 중 가장 많이 알려져 있는 물질들이다. β-Amyrin이 기본화합물이며, 여러 가지 산화체가 발견되었다. 거의 모든 화합물이 3β-OH기를 가지고 있으나 α-boswellic acid, katonic acid와 같이 3α-OH기를 가진 것도 발견되었다. Oleanane계에 이어 자연에 많은 pentacyclic triterpene은 ursane계 물질이다. α-Amyrin이 기본화

57) Nagai, M., Ando, T., Tanaka, O., Shibata, S., *Tetrahedron Lett.*, 3579(1967).

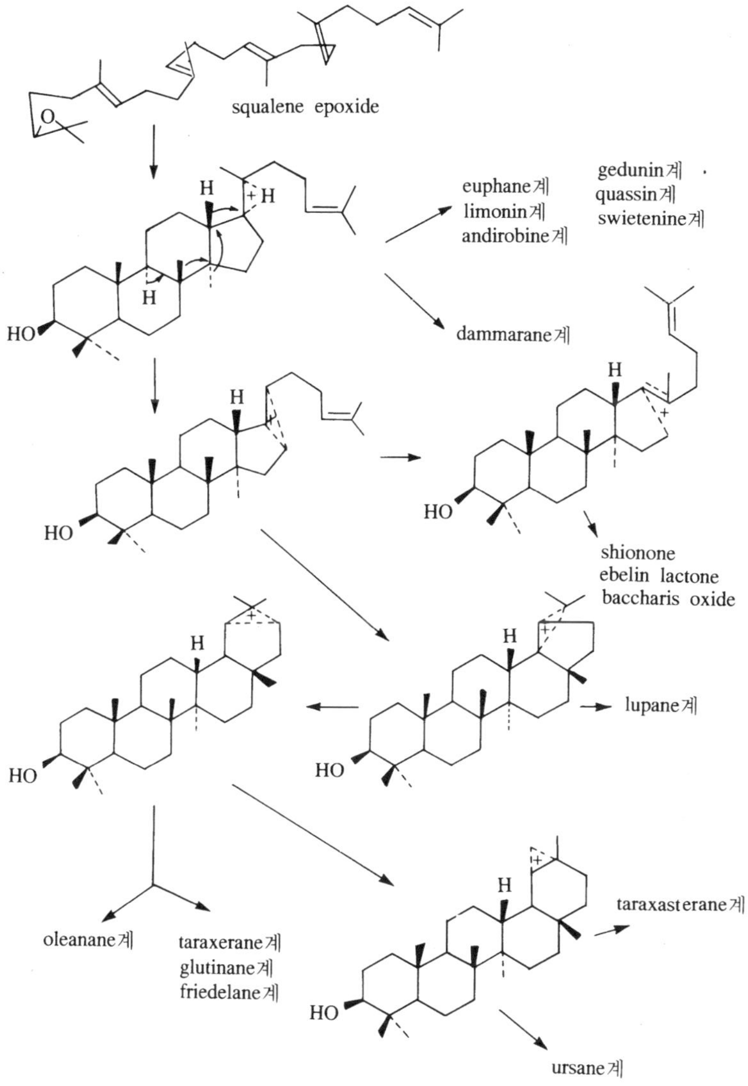

그림 3-17 Chair-chair-chair-boat형 squalene epoxide의 폐환

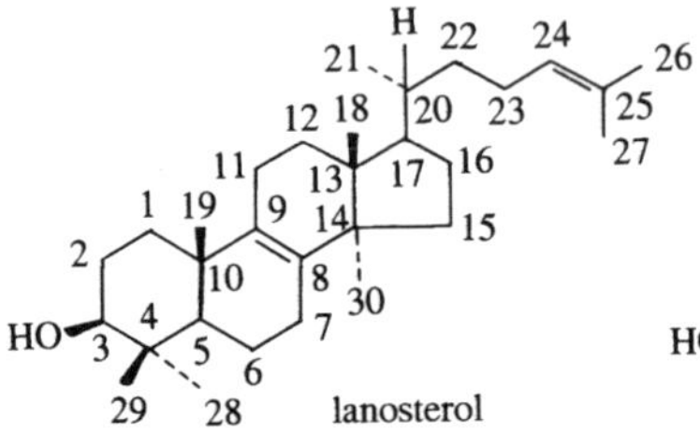

lanosterol

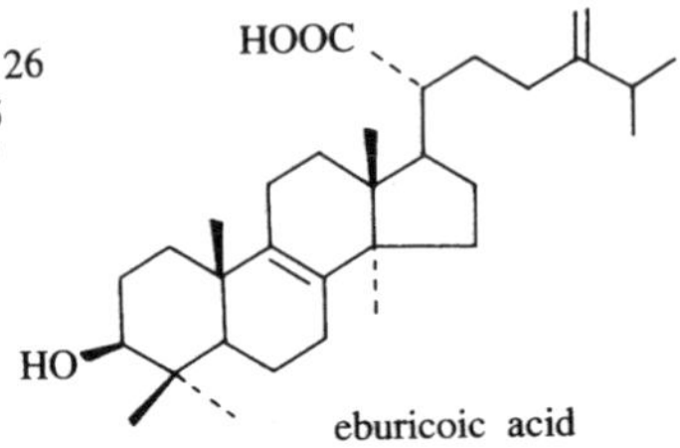

eburicoic acid

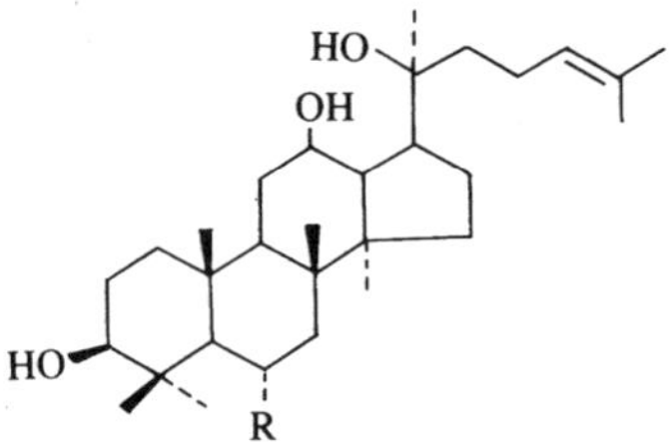

20-*epi*-protopanaxadiol R=H
20-*epi*-protopanaxatriol R=OH

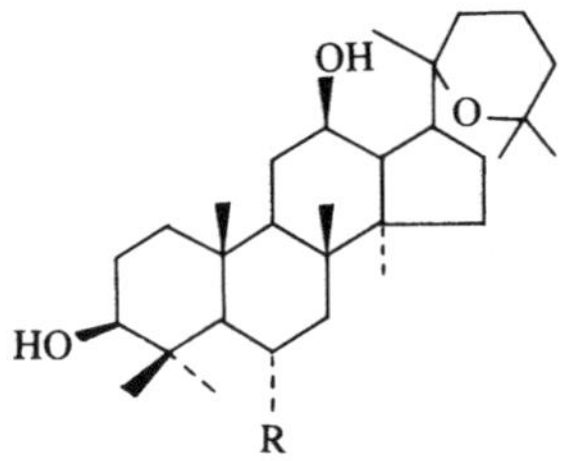

panaxadiol R=H
panaxatriol R=OH

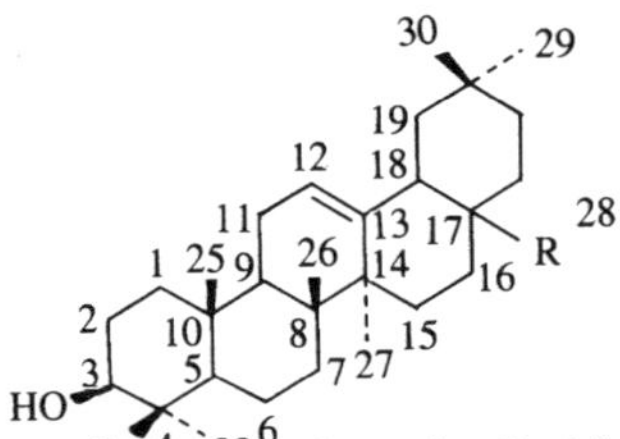

β-amyrin R=Me
oleanolic acid R=CO_2H

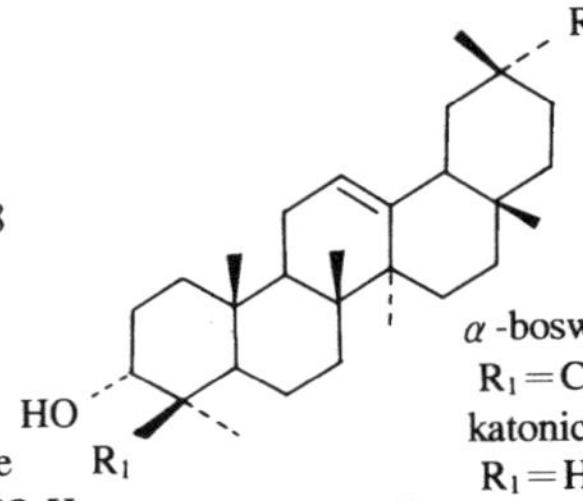

α-boswellic acid
$R_1=CO_2H$, $R_2=H$
katonic acid
$R_1=H$, $R_2=CO_2H$

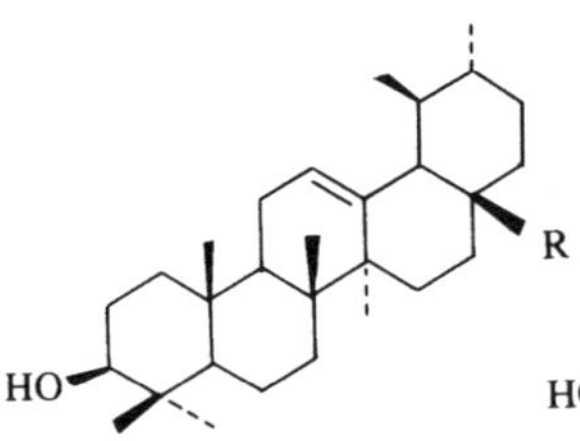

α-amyrin R=Me
ursolic acid R=CO_2H

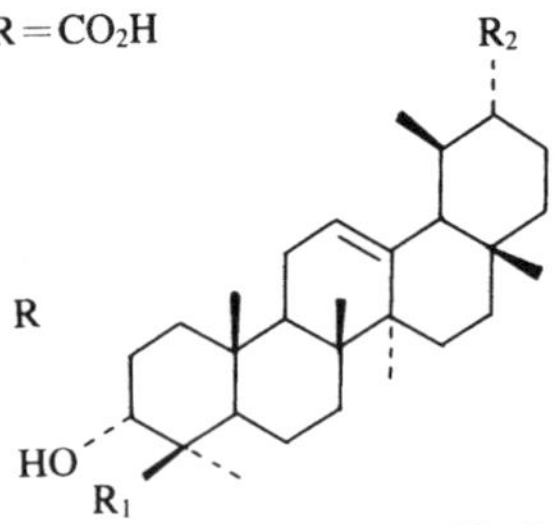

β-boswellic acid $R_1=CO_2H$, $R_2=H$
ifflaconic acid $R_1=H$, $R_2=CO_2H$

그림 3-18 Triterpenoid의 구조(1)

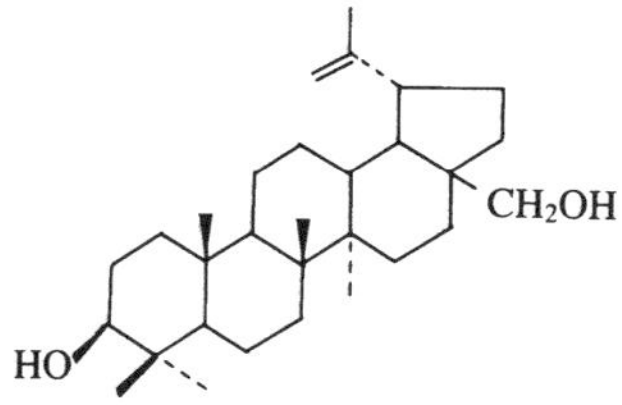

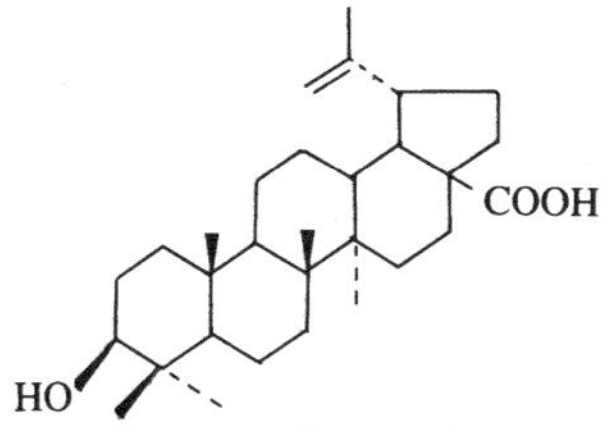

그림 3-19 Triterpenoid의 구조(2)

합물이며, 여러 산화체가 발견되었다. Ursane계에도 3α-OH기를 가진 물질이 있는데 β-boswellic acid와 ifflaconic acid를 들 수 있다. Lupane계 화합물은 oleanane계, ursane계 화합물에 이어 널리 식물계에 분포하고 있는 pentacyclic triterpene이며, lupeol이 기본화합물이다. Betulin, betulinic acid 등이 식물계에 널리 분포되어 있는 lupane계 화합물이다. Triterpenoid에 대한 최근의 정보에 대해서는 Connolly 등[58)]과 Mahato 등[59)]의 총설을 참고하기 바란다.

Triterpenoid가 식물체내에서 산화적 분해에 의해 탄소수가 감소된 것이 있다. 예를 들면 limonoid는 가상적 중간체인 *apo*-euphol이 기본골격이며, 측쇄의 4개의 탄소가 떨어져나가고 furan환이 된 cedrelone, gedunin이 대표적 물질이다. Limonoid에는 환이 열린 것도 있는데, 고미 성분인 limonin은 A환이, andirobin은 B환이 열린 것이며 mexicanolide 같은 것은(swietenine계) 재폐환된 구조를 가지고 있다. Limonoid 골격의 D환이 더욱더 산화되어 생성된 quassinoid는 소태나무과 식물의 고미성분으로 알려졌으며, quassin이 대표적인 물질이다.[60)] Simarolide는 구조상 limonoid와 quassinoid 양자의 특징을 전부 가지고 있다(그림 3-20 참조).

---

58) Connolly, J.D. and Hill, R.A., *Nat. Prod. Rep.*, **17**, 463(2000); **18**, 131(2001).

59) Mahato, S.B. and Sem, S., *Phytochem.*, **44**, 1185(1997).

60) Connolly, J.D., Overton, K.H. and Polonsky, J., *Prog. Phytochem.*, **2**, 385(1970).

Limonoid에 대한 상세한 것은 Champagne 등[61)]과 Thoma 등[62)]의 총설을 참고하기 바란다.

Triterpenoid glycoside의 수용액을 흔들면 거품이 나고, 용혈작용, 어독작용 등 saponin의 성질을 나타낸다. 근래 천연 유기화합물의 분리수단이 발달됨에 따라 많은 saponin이 분리되고 그 약리작용도 검토되어 있다.[63,64)]

Saponin에는 거담, 진해, 항염증, 중추억제, 피로방지, cholesterol 대사촉진, 핵산과 단백질의 합성촉진, 감염방어, 항암, 항균작용 등 다양한 작용이 알려져 의약품 개발에 기대가 크다. 실제로 saponin 함유 생약이 많고, 인삼(人蔘, *Panax ginseng*)을 비롯하여 시호(柴胡, *Bupleurum falcatum*), 목통(木通, *Akebia quinata*), 감초(甘草, *Glycyrrhiza unalensis*), 길경(桔梗, *Platycodon grandiflorum*), 상륙(商陸, *Phytolacca americana*), 원지(遠志, *Polygala tenuifolia*), 승마(升麻, *Cimicifuga simplex*), 지유(地楡, *Sanguisorba officinalis*), 합환피(合歡皮, *Albizzia julibrissin*), 산조인(酸棗仁, *Zizyphus jujuba*), 총목(楤木, *Aralia elata*), 위령선(威靈仙, *Clematis chinensis*), 연명피(延命皮, *Sapindus mukurossi*), 왕불유행(王不留行, *Melandrium firmu*m), 패장초(敗醬草, *Patrinia scabiosaebolia*) 등이 있다.

61) Champagne, D.E., Koul, O., Isman, M.B., Scudder, G.G.E. and Towers, G.H.N., *Phytochem.*, **31**, 377(1992).

62) Thoma, A.F. and Bessiere, Y., *Nat. Prod. Rep.*, **6**, 291(1989).

63) Hostettman, K. and Marston, A., *Sapomins*, Cambridge Univ. Press, Cambridge(1995).

64) 강삼식, 트리테르페노이드사포닌, 서울대출판부, 서울(1996).

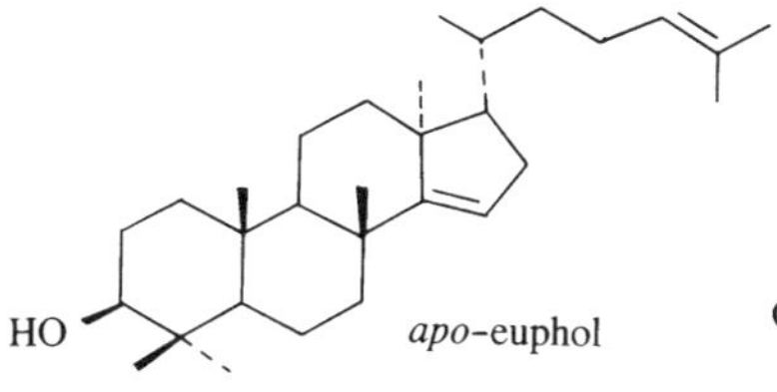

apo-euphol

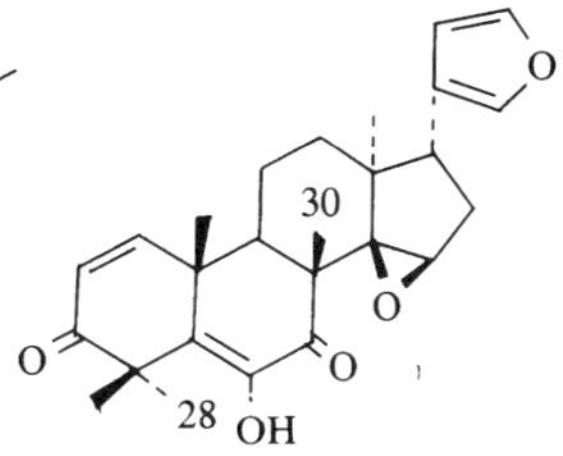

cedrelone

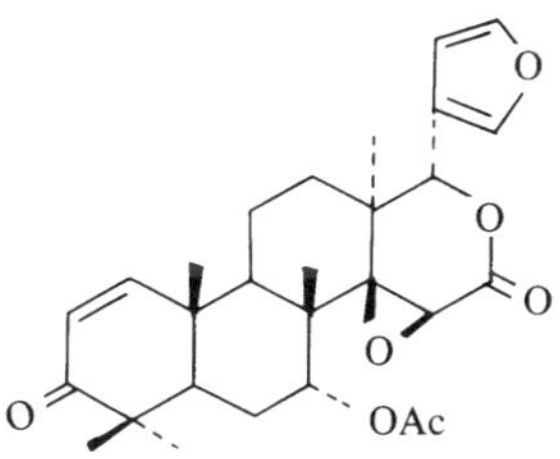

gedunin

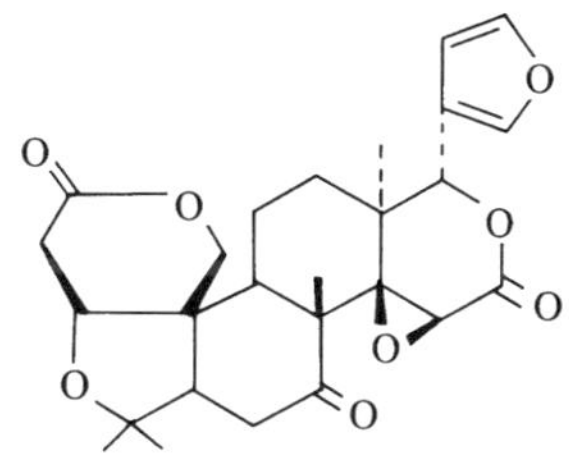

limonin

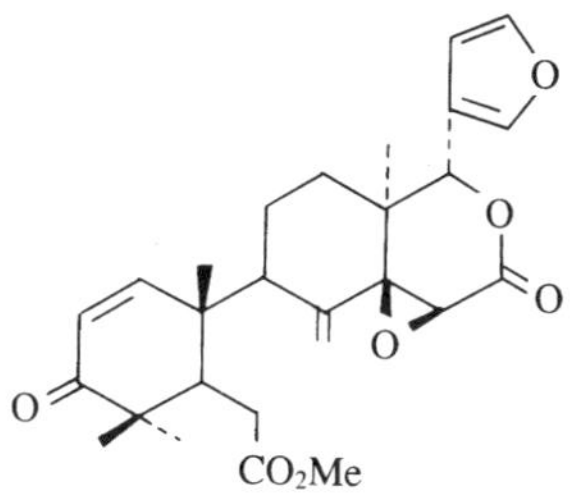

andirobin

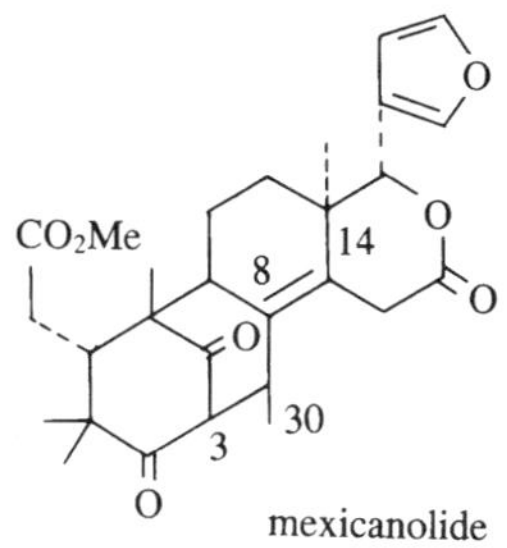

mexicanolide

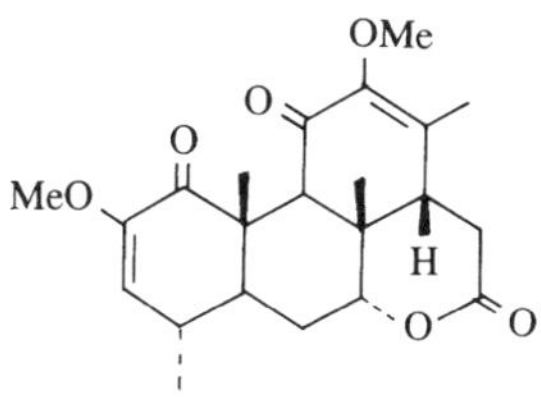

quassin

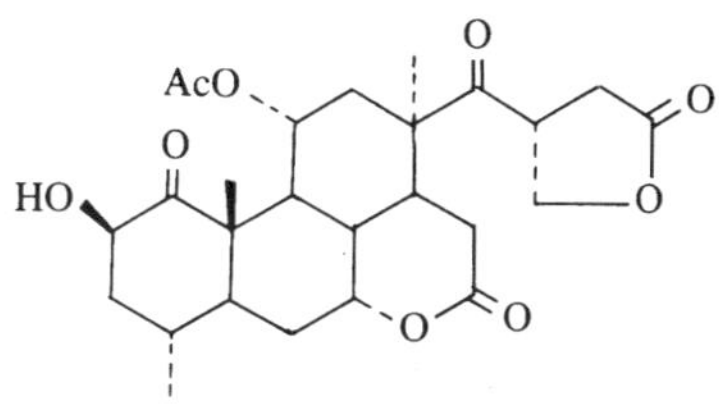

simarolide

그림 3-20 Limonoid와 quassinoid의 구조

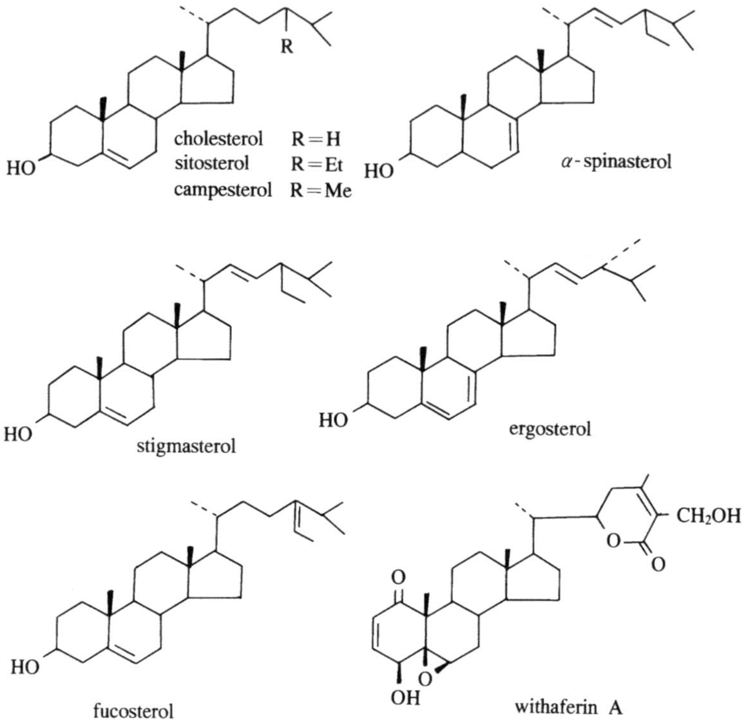

그림 3-21 Sterol의 구조

(2) Steroid

Steroid는 cyclopentanoperhydrophenanthrene(steroid 핵) 골격을 가진 화합물의 총칭이다. Steroid는 triterpenoid 특히 lanostane계 또는 cycloartane계 물질에서부터 생합성된다. Steroid계 화합물은 천연에 광범위하게 존재하는데, 고등동물의 성호르몬, 곤충의 변태호르몬, phytoalexin 등 미생물 · 동식물의 생존, 공존에 큰 역할을 하며, 생태학적으로 중요한 의미를 갖는 것이 많다. 강심, 이뇨, 담즙 분비촉진, 혈압강하, 항암 등 여러 작용이 알려져 있어서 의약품으로서의 이용가치가 크다. 이

른바 말하는 phytosterol은 고등식물의 어디에나 존재하는데 β-sitosterol, stigmasterol 및 campesterol 등이 대부분이다. 이들 sterol은 보통 유리상태로 존재하기도 하고, glucoside 결합 또는 지방산과 ester 결합하여 존재하기도 한다.[65)]

Steroid hormone 합성원료로 주목받고 있다. Stigmasterol의 이성체인 α-spinasterol은(그림 3-21 참조) 그 분포가 한정되어 있으며, 시금치, 도라지, 자주개나리(*Medicago sativa*), 시호(*Bupleurum falcatum*), 자리공(*Phytolacca esculenta*) 등에서 발견된다.[66)]

Fucosterol은 갈조류에 많이 들어 있는 sterol이나 고등식물(야자열매)에서도 검출된다. 동물에 많이 들어 있는 cholesterol도 고등식물(*Phoenix dactylifera*)에서 발견되며 여러 홍조류에도 미량 들어 있다.[67)]

Ergostane은 24-methylcholestane이며, 24S-campestane계 물질이다. 하등식물 그 예로 효모 및 여러 균류에 ergosterol이 들어 있다.

Withanolide는 ergostane 골격을 갖고 있으며, C-22와 C-26 사이에서 δ-lactone환을 형성하고 있다. 고도로 산소화되어 있는데, 2-en-1-one과 5,6-epoxide기를 가진 것이 많다(예; withaferin A, 그림 3-21 참조). *Datura*속, *Lycium*속, *Physalis*속, *Withania*속 같은 가지과 식물에 널리 분포되어 있다.[68)]

Brassinosteroid는 일종의 식물호르몬으로서 식물성장 촉진작용이 있다. 6-Oxosteroid형과 B환에 산소 원자가 하나 들어가서 ε-lactone을 이룬 B-homo-7-oxolactone형 2종류가 있다. Brassicasterol(=24-methylenecholesterol)에서 생합성되어 2α, 3α, 22R, 23R-tetrol 구조를

---

65) Dyas, L. and Goad, L.J., *Phytochem.*, **34**, 17(1993).

66) Woo, W.S. and Kang, S.S., *Yakhak Hoeji.*, **18**, 217(1974).

67) Gibbons, G.F., Good, C.J. and Goodwin, T.W. *Phytochem.*, **6**, 677(1967).

68) Glotter, E., *Nat. Prod. Rep.*, **8**, 415(1991).

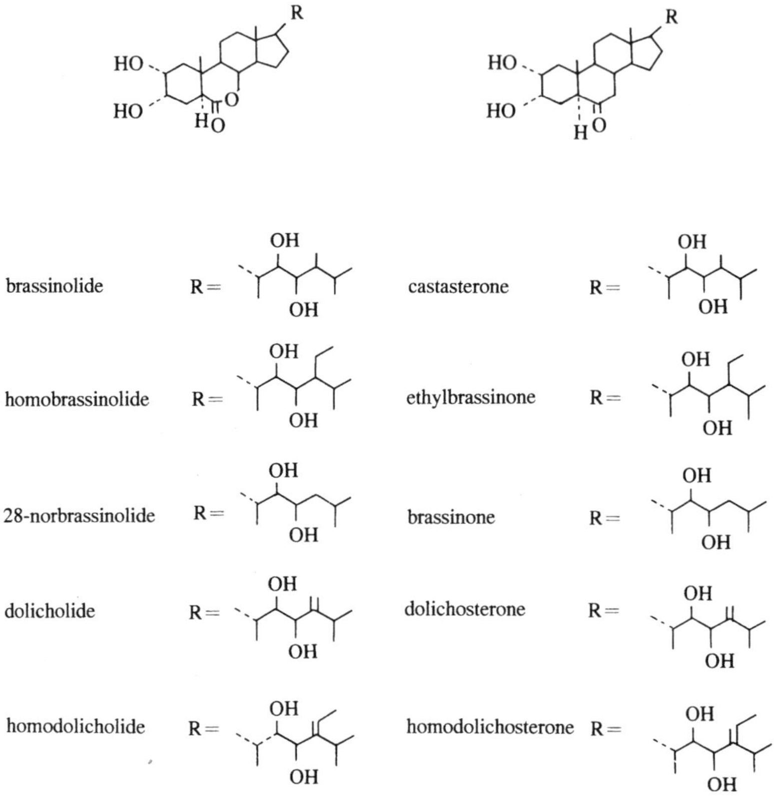

그림 3-22 Brassinosteroid의 구조

갖고 있다(그림 3-22 참조). 쌀, 배추, 콩, 포도, 차나무 등 농산물의 종자, 꼬투리, 잎, 꽃봉오리, 꽃가루, 충영(蟲瘿) 등에 고농도로 들어 있다.[69]

곤충 변태호르몬인 ecdysone이 식물에 들어 있다. Ecdysone은 2β, 3β, 14α-trihydroxy-7-en-6-one의 기본구조를 갖는 cholestane계 물질인데, 고등식물(예; 우슬, 牛膝, *Achyranthes bidentata*), 양치류(예; 고사리,

69) Khripach, V.A., Zhabinskii, V.N. and De Groot, A.E., *Brassinosteroids-A New Class of Plant Hormones*, Academic Press, San Diego(1999).

Pteridium aquilinum)에 고농도로 들어 있다. Ecdysterone이 대표적 물질이며, cholesterol로부터 생합성되는 것으로 믿고 있다.

Steroid핵의 17 위치의 측쇄가 spiro형 함유산소로 된 spirostane계 물질이 식물에 널리 분포되어 있다. 주로 백합과, 마과, 수선화과, 현삼과, 콩과, 가지과, 남가세과, 앵초과, 벼과 식물에 들어 있다. Spirostane계 화합물의 glycoside를 특히 steroid saponin이라고 하고, spirostane 유도체를 steroid sapogenin이라고도 한다. Steroid sapogenin 중에는 각종 steroid hormone의 합성원료로 쓰이는 것도 있다. Diosgenin, hecogenin이 가장 중요한 원료물질로 알려져 있다. 자세한 것은 Mahato 등의 총설을 참고하기 바란다.[70)]

Steroid saponin 함유 생약으로는 토복령(土茯苓, *Smilax glabra*), 지모(知母, *Anemarrhema asphodeloides*), 맥문동(麥門冬, *Ophiopogon japanicus*) 등이 있다.

현삼과의 *Digitalis*속, 협죽도과의 *Nerium*속, 박주가리과의 *Asclepias*속 식물에는 강심배당체(cardenolide)가 들어 있다. Aglycone은 모두 steroid 17 위치에 butenolactone을 가지고 있는데 digitoxigenin이 기본화합물이다. A/B환과 C/D환 결합은 *cis*형으로서 다른 steroid와 다른 점이다(그림 3-23 참조). Cardenolide와는 달리 17 위치에 측쇄가 α-pyrone으로 된 bufadienolide가 동식물에 있다. 대표적 화합물은 scillarenin인데 해총(海葱, *Scilla maritima*)의 인경(鱗莖)에 들어 있다. 일반적으로 14 위치에 OH기(β-배치)가 있으며, C-20, C-22위가 불포화되어 있다. 강심작용이 있으며 proscillaridin A(=scillarenin 3-O-rhamnoside)는 임상에서 사용되고 있다. 두꺼비의 이하선에서 분비되는 독성분의 하나인 hellebrigenin이 3-O-glucorhamnoside 형태로 *Helleborus niger*(미나리아재비과)에 들

70) Mahato, S.B., Ganguly, A.N. and Sahu, N.P., *Phytochem.*, **21**, 959(1982).

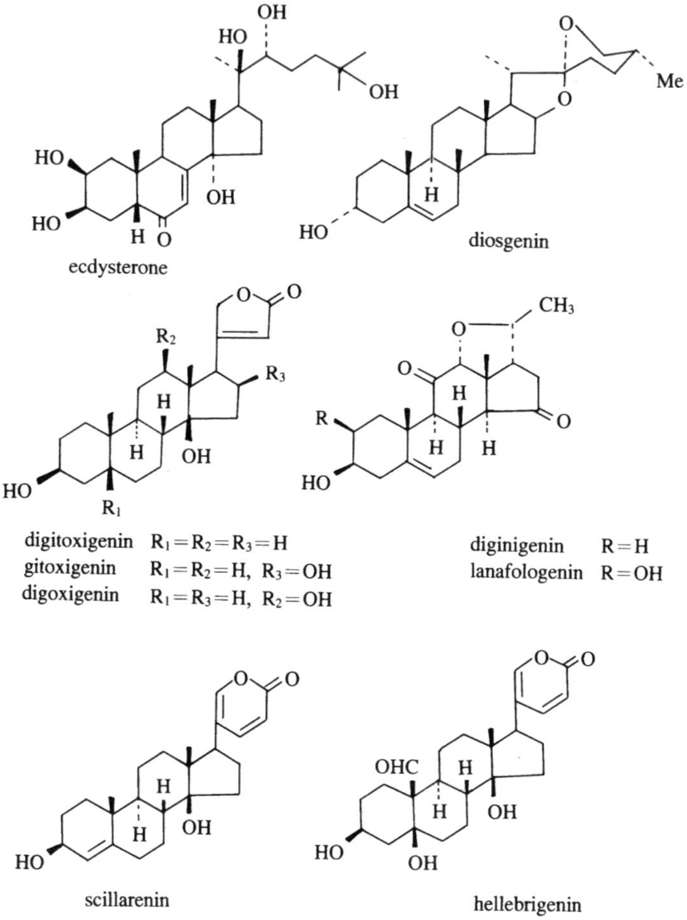

그림 3-23 Ecdysone, cardenolide, bufadienolide 및 sapogenin의 구조

어 있다. Bufadienolide에 대한 상세한 것은 Krenn 등[71] 및 Steyn 등[72]의 총설을 참고하기 바란다.

---

71) Krenn, L. and Kopp, B., *Phytochem.*, **48**, 1(1998).

72) Steyn, P.S. and Van Heerden, F.R., *Nat. Prod. Rep.*, **15**, 397(1998).

C_{21}-Steroid는 동물계에서는 황체호르몬, 부신피질호르몬을 들 수 있으나 식물계에서는 digitanol(digitenolide)이라고 불리는 C_{21}-steroid가 있다. A/B환과 B/C환은 *trans* 결합, C/D환은 C-14에 OH기가 있으면 *cis* 결합을 하고, C-14에 H가 있으면 *trans* 결합을 하고 있다.

Diginigenin, lanafologenin은 현삼과, 박주가리과, 협죽도과 식물에 들어 있으며, 당과 결합하거나 또는 유기산과 ester 결합을 하고 있다. 구조적으로 강심배당체와 유사한 점이 많고, 양자가 공존할 때가 많다. 강심배당체가 들어 있는 식물에는 pregnane 배당체가 공존하는데, 생합성에 밀접한 관계가 있는 것 같다. Progesterone, pregnenolone 등 동물 steroid도 식물에서 발견된다.[73)]

석류나무(*Punica granatum*)에서 kg당 8.7μg의 estrone이 검출되었다.

2) 일반 실험방법

(1) 개 요

Triterpenoid 및 steroid는 TLC와 PC를 이용하여 분리하고 융점, 선광도, GC-MS, IR, NMR 등에 의해 확인한다. 실제로는 silica gel 박층을 사용하여 TLC한다. 그러나, 2중결합의 수만 다르고 같은 골격을 가진 sterol은 보통 방법으로는 분리되지 않는다. 이러한 경우에 $AgNO_3$를 silica gel에 첨가하여 TLC하면 분리할 수 있다. Triterpenoid 검색에 가장 많이 쓰이는 발색시약은 20% $SbCl_3$-$CHCl_3$ 용액(Carr-Price 시약)이다. 이 시약을 뿌린 후 10분간 가열하면 발색한다. Liebermann-Burchard 반응도 triterpenoid 검색에 많이 사용하고 있다. 즉 H_2SO_4 1m*l*, Ac_2O 20m*l* 및 $CHCl_3$ 50m*l*의 혼합액을 판에 뿌리고 85-90° 에서 15분간 가열하여 발색

73) Deepak, D., Khare, A. and Khare, M.P., *Phytochem.*, **28**, 3255(1989).

시킨다. Triterpenoid 종류가 다름에 따라 변색도 달라지는데 이것의 감도는 매우 좋다(2-5μg). 보통 사용되고 있는 또 다른 시약으로는 묽은 H_2SO_4 용액으로 triterpenoid를 검출할 수 있다. TLC판에 물만 뿌려도 물질의 존재를 감식할 수 있을 때가 있다. 이러한 경우 PTLC할 때 대단히 편리하다.

(2) Triterpene

식물에서 triterpene을 조사하기 위해서는 먼저 건조시킨 조직을 Et_2O로 탈지시키고 MeOH로 추출한다. 농축한 MeOH 엑기스에 대하여 바로 triterpenoid를 검색한다. 배당체로 존재하면 산으로 가수분해하여 aglycone을 유리시킨 후 조사한다. TLC에는 silica gel박층이 사용되며, 용매는 hexane-EtOAc(1:1) 및 $CHCl_3$-MeOH(10:1)를 사용하고, Carr-Price 시약으로 발색한다. 몇몇 triterpene 혼합물, 예를 들면 α- 및 β-amyrin은 이와 같은 조작에 의해 쉽게 분리되지는 않는다. 이런 경우 BuOH-2M NH_4OH(1:1)로 잘 분리된다.

Betulinic acid, oleanolic acid 및 ursolic acid는 석유 ether(bp: 100-130°)-CH_2Cl_2-HOAc(50:50:0.7)(Rf치 0.75, 0.50 및 0.20) 또는 석유 ether-ethylformate-HCOOH(93:7:0.7)(Rf치 0.87, 0.70, 0.20) 등으로 분리될 수 있다. Triterpene의 GLC 분리에 있어서 액체고정상으로 SE-30, OV-1, QF-1 및 DEGS 등을 사용한다. 이때 비교적 높은 온도(220-250°)가 필요한데 기체의 유속은 50-100ml/min로 한다.

대표적인 triterpene에 대한 상대적인 Rt치를 표 3-8에 나타내었다. 여기서 trihydroxy triterpene(예; primulagenin)은 trimethylsilyl ether 유도체로 적용할 때에만 만족스럽게 분리된다. SE-30 column에서 잘 분리되지 않는 몇 가지 triterpene, 즉 α- 및 β-amyrin과 taraxerol은 TMS화하여 2% XE 60(nitrile silicone) column을 사용하면 잘 분리된다.

표 3-8 Triterpenoid의 GLC

Triterpene	RRt
Cholestane	1.00
Taraxerol	3.14
β-Amyrin	3.23
α-Amyrin	3.65
α-Amyrin acetate	4.75
Oleanolic acid methyl ester	4.80
Ursolic acid methyl ester	5.25
Taraxasterol	5.75
Primulagenin as the trimethylsilyl ether	6.75

1.5% SE-30-Gas Chrom P(80-100 mesh) 150cm×4mm column(240°).

(3) Phytosterol

Phytosterol의 TLC와 GLC의 조작은 triterpene에서의 조작과 아주 유사하다. 그러나 유사구조를 가진 복잡한 혼합물들의 분리확인을 위해서는 정교한 조작이 필요할 때도 있다. 예를 들면 sitosterol, stigmasterol, cholesterol은 흔히 함께 존재하며, 분리하기가 쉽지 않다. 그러나 이들은 acetate로 하여 Anasil B 박층에서 hexane-Et_2O(97:3)로 2시간 동안 계속 전개시키면 분리될 수 있다. 2중결합의 수만 다른 같은 계열의 sterol 혼합물(예; sitostanol과 sitosterol)을 분리하기 위해서는 $AgNO_3$로 전처리한 silica gel박층을 사용한다. 즉 농후한 methanol성 $AgNO_3$ 용액을 silica gel박층에 뿌리고 120°에서 30분간 활성화시킨 후 사용한다. $CHCl_3$로 전개하고 발색은 H_2SO_4-H_2O(1:1)로 한다. Sterol은 GLC에서도 잘 분리되는데 대표적 sterol의 상대적인 Rt치를 표 3-9에 나타내었다.

(4) Steroidal saponin과 sapogenin

식물을 추출하는 동안 또는 식물 추출물을 농축하는 동안 지속적인 거품

표 3-9 Sterol의 GLC

Sterols	RRt
Cholestane	1.00
Campesterol	2.97
Stigmasterol	3.22
Sitosterol	3.63
Cycloeucalenol	3.98
Cycloartenol	4.47
24-Methylenecycloartanol	4.90

3% OV-17-Gas Chrom. Q(100-120 mesh)(255°).

을 내는 것은 saponin이 존재한다는 증거가 된다. Saponin에 대한 가장 간단한 실험은 식물의 물 추출물을 시험관에 넣고 진탕하여 액표면에 지속성 거품이 형성되는가의 여부를 조사하는 것이다. 또한 saponin은 용혈현상을 일으키므로 이것을 이용하여 실험할 수도 있다. 그러나 일반적으로 TLC 같은 간단한 실험으로 확인하는 것이 바람직하다.

Sapogenin 검색을 위해서는 건조조직을 2-6시간 동안 1M HCl로 가수분해 후 중화시켜 얻은 고체물질을 건조시켜 석유 ether로 추출한다. 이 추출물을 건조시키고 잔사는 IR spectrum을 측정한다. 한편 Me_2CO-hexane(4:1), $CHCl_3$-CCl_4-Me_2CO(2:2:1) 또는 표 3-10에 표시한 용매를 사용하여 silica gel 박층에서 TLC한다. Sapogenin은 $SbCl_3$-HCl 용액을 뿌리고 10분 동안 110°에서 가열하면 분홍-자주색을 띤다. 어떤 sapogenin은 이와 같은 TLC로 쉽게 분리되지 않는다(표 3-10 참조).

Yamogenin과 diosgenin은 8시간 동안 CH_2Cl_2-Et_2O(4:1)로 계속 전개시켜야 분리될 수 있다.

Saponin은 당이 붙어 있어서 sapogenin보다 극성이 크며, PC 또는 cellulose TLC에 의해 보다 쉽게 분리된다. 또 수포화 BuOH 또는 $CHCl_3$-MeOH-H_2O(13:7:2)와 같은 용매를 사용하여 silica gel TLC해도

표 3-10 Sapogenin의 Rf치(silica gel TLC)

화합물	Rf(×100)		
	1	2	3
Diosgenin	55	55	34
Tigogenin	56	55	29
Smilagenin	62	61	—
Yamogenin	55	55	—
Hecogenin	41	32	19
Gitogenin	16	21	11

용매: 1. $CHCl_3$-Me_2CO(4:1); 2. $CHCl_3$-EtOAc(1:1); 3. hexane-Me_2CO(4:1).

성공적으로 분리된다.

(5) 강심배당체

강심배당체 혼합물의 분리는 그 구조에 따라서 다르다. *Strophanthus*의 강심배당체는 EtOAc-C_5H_5N-H_2O(5:1:4, 상층)로 1차 전개하여 능히 분리할 수 있으나 *Digitalis*의 강심배당체는 EtOAc-MeOH-H_2O(16:1:1)와 $CHCl_3$-C_5H_5N(6:1)으로 2차 전개함으로써 분리할 수 있다.

Nerium olerander 또는 *Scilla maritima*의 강심배당체는 MeCOEt-toluene-H_2O-MeOH-HOAc(40:5:3:2.5:1) 용매로 분리가 가능하다. EtOAc-MeOH(97:3)로 2회 또는 $CHCl_3$-MeOH-formamide(90:60:1)로 4회 전개해도 잘 분리된다.

(6) 배당체 말단당의 동정

일반적으로 saponin에는 종류가 다른 당으로 구성된 oligosaccharide가 genin에 결합되어 있다. 말단당의 동정은 구조결정에 큰 도움이 된다. 말단당의 동정은 permethylation한 후 가수분해하여 말단기 분석(제4장 제5절 참조)을 하거나 또는 약하게 부분 가수분해하여(예; 0.5% HCl, 30분)

말단당만을 유리시켜 동정할 수 있다.

더 신속하고 간편한 방법으로 TLC상에서 산 분해하고 적당한 용매로 전개하여 말단당을 동정할 수 있다.[74] Silica gel TLC판 출발선상에 시료의 반점를 찍고 TLC판을 실온에서 1시간 동안 농 HCl 증기 속에 방치해 둔다. 열풍으로 TLC판에서 HCl 증기를 제거한 후 대조하기 위하여 당 표준품의 반점을 시료를 찍은 옆에 나란히 찍고 $CHCl_3$-MeOH-H_2O(8:5:1)로 전개하고 aniline phthalate 시액으로 발색시켜 말단당을 예측할 수 있다.

(7) 가압액체 chromatography

Triterpenoid 및 steroid에 대한 HPLC 분석은 표 3-11 및 표 3-12에 표시한 바와 같이 여러 가지 column을 사용하여 분리에 성공하고 있다.[75]

LPLC에 의한 limonoid(RP-18, MeOH-H_2O gradient),[76] triterpene (RP-8, MeOH-H_2O=4:1),[77] steroid glycoside(RP-8, MeOH-H_2O=9:1)[78] 등의 분리가 보고되어 있으며, semi-preparative HPLC에 의한 limonoid(Phenyl, MeCN-H_2O=7:13),[79] quassinoid(Capcell Pak RP-

---

74) Woo, E.H., Woo, W.S., Chmurny, G.N. and Hilton, B.D., *J. Nat. Prod.*, **55**, 786(1992).

75) Kingston, D.G., *J. Nat. Prod.*, **42**, 237(1979).

76) Kubo, I., Matsumoto, A., Matsumoto, T. and Klocke, J.A., *Tertrahedron*, **42**, 489(1986).

77) Pei-Wu, G., Fukuyama, Y., Yamada, T., Rei, W., Jinxian, B. and Nakagawa, K., *Phytochem.*, **27**, 1161(1988).

78) Pant, G., Sati, O.P., Miyahara, K. and Kawasaki, T., *Phytochem.*, **25**, 1491(1986).

79) Lee, S.M., Olsen, J., Schweizer, M.P. and Klocke, J.A., *Phytochem.*, 27, 2778(1988).

80) Ohmoto, T., Koile, K., Mitsunaga, L., Fukuda, H. and Kagei, K., *Chem. Pharm.*

표 3-11 Triterpenoid의 HPLC

화합물명	Column	용 매
Limonin	μPorasil	Chloroform-acetonitrile(95:5)
	μBondapak CN	Methanol-water(35:65, 40:60)
Triterpene	Silica gel	
	μPorasil	Chloroform-methanol-water(190:11:1)
		Hexane-ether, 50% water saturated(85:15)
Ginsenoside	Porasil A	Chloroform-methanol-ethyl acetate-water(2:2:4:1, lower phase)
Glycyrrhizin	Permaphase AAX	Isopropanol-pH 5.2 phosphate buffer(30:70)
		Ethanol-pH 5.2 phosphate buffer with 0.005M sodium perchlorate(1:1)

18, MeOH-H_2O=2:3),[80] triterpene glycoside(TSK-gel ODS-120T, MeOH-H_2O=73:27),[81] steroid saponin(μBondapak C_{18}, MeOH:H_2O=62:38),[82] ecdysteroid(Partisil ODS-2, MeCN-H_2O=1:4),[83] cardenolide(silica gel, hexane-*i*-PrOH=5:1, 3:1),[84] acylglucosylsterol (silica gel, hexane-THF=60:40)[85] 등의 분리도 보고되어 있다.

Bull., **37**, 2991(1989).

81) Mizui, F., Kasai, R., Ohtani, K. and Tanaka, O., *Chem. Pharm, Bull.*, **36**, 1415(1988).

82) Aquino, R., Behar, I., De Simone, F., D'Agosino, M. and Pizza, C., *J. Nat. Prod.*, **49**, 1096(1986).

83) Miller, R.W., Clardy, J., Kozlowski, J., Mikolajczak, K.L., Plattner, R.D., Powell, R.G., Smith, C.R., Weisleder, D. and Qi-Tai, Z., *Planta Med.*, **40**(1985).

84) Cheung, H.T.A. and Nelson, C.J., *J. Chem. Soc., Perkin Trans. I*, 1563(1989).

85) Guevara, A.P., Lim-Sylianco, C.Y., Dayritt, F.M. and Finch, P., *Phytochem.*, **28**, 1721(1989).

표 3-12 Sterol의 HPLC

화합물명	Column	용 매
Sterol	Bondapak C_{18} Porasil B	Haxane-isopropanol(99.5:0.5)
	μBondapak C_{18}	Methanol-chloroform-water (71:12:17, 71:16:13)
	μPorasil	Hexane-ethyl acetate(97.5:2.5)
	Spherisorb ODS	Methanol-water(115:95)
	Hypersil ODS	Methanol-pH 5 buffer(45:55)
	Sil-X-1	Isooctane-ethyl acetate(37:3)
Ecdysone	Bondapak phenyl Corasil	Water→water-ethanol(80:20)
	Corasil H	Chloroform-ethanol(8:1)
		Chloroform-ethanol(4:1, 9:1, 14:1)
Digitalis glycoside와 aglycone	Zipax SCX	Amyl alcohol-water(4:96)
	μBondapak C_{18}	Acetonitrile-water(25:75, 25:75→40:60, 0:100→30:70)
	LiChrosorb Sl-60	*n*-Pentanol-acetonitrile-isooctane-water(175:60:620:10)
		t-Butanol-acetonitrile-heptane-water(204:93:712:10.4)
	Silica gel	Cyclohexane-ethanol-acetic acid(60:9:1)
	Nucleosil C_{18}	Acetonitrile-water(37:63)
		Dioxan-water(45:55)
		Acetonitrile-dioxan-water(20:20:60)

3) 실험예

(1) 상륙(商陸) 뿌리에서 triterpenoid의 추출 및 분리

〈실험조작〉

① 상륙 뿌리를 세절하여 바람에 말린 다음 MeOH로 4회 온침한 후 농축하여 물을 가해 석출하는 침전을 여과한다. 여액의 색깔이 더이상 나타나지 않을 때까지 이 조작을 반복한 후 sterol 성분을 Et_2O로 추출하여 조

(粗) saponin을 얻는다.

② 조 saponin을 MeOH에 용해하고 여기에 HCl을 가하여 5% HCl-MeOH 용액으로 한 후 수욕상에서 가온한 다음(3-5시간), 용액의 1/2을 농축하고 여기에 물을 가하여 석출하는 침전을 여과한다.

③ 침전을 건조한 후 silica gel column chromatography에 걸고 $CHCl_3$-MeOH 용액(gradient)으로 용출하면 phytolaccagenin, phytolaccagenic acid, esculentic acid 및 jaligonic acid의 순으로 sapogenin을 얻는다.

④ 가수분해 조건이 강하면 phytolaccagenin이 일부 분해되어 3-oxo-30-carbomethoxy-24-norolean-12-en-28-oic acid가 된다.[86)]

(2) 인삼 saponin의 분리

〈실험조작〉

① 백삼 분말 1kg을 MeOH 2*l*로 5회 온침한 후 농축하여 얻은 MeOH 엑기스(170g)를 물에 현탁시키고 BuOH로 추출(5회), BuOH층을 감압하에서 농축하여 조 saponin 34g을 얻는다.

② 조 saponin은 MeOH 250m*l*에 녹이고 silica gel 60g을 가한 후 MeOH를 유거하고 건조시킨다.

③ 이를 silica gel column(1kg)에 주입하고 $CHCl_3$-MeOH-H_2O (65:35:10, 하층)로 유출시킨다. 유출액은 250m*l*씩 받고 같은 용매로 TLC하여 TLC 양상이 같은 것을 합쳐서 5개의 분획으로 나눈다. 1번 분획(0.5g, ginsenoside Ro, Rf=0.08 함유), 2번 분획(4g, Ra+Rb_1, Rf=0.23 함유), 3번 분획(4g, Rb_2+Rc, Rf=0.31 함유), 4번 분획(1.5g Rd, Rf=0.5, Re, Rf=0.45 함유), 5번 분획(5.5g, Rf_1, Rf=0.58, Rg_1, Rf=0.63, Rg_2, Rf=0.7 함유).

86) Yang, K.S., Woo, W.S. and Kang, S.S., *J. Pharm. Soc. Korea*, **19**, 9(1975).

④ 1번 분획은 CH_3Cl-MeOH-H_2O(65:35:10, 하층) 용매를 사용하여 silica gel column을 시행하면 순수한 ginsenoside Ro, mp 239-241°를 얻을 수 있다.

⑤ 2번 분획 및 3번 분획은 각각 BuOH-EtOAc-H_2O(4:1:2, 상층) 용매를 사용하여 silica gel column을 시행하면 순수한 ginsenoside Rb_1, mp 197-198°, Rb_2, mp 200-203°, Rc, mp 199-201°를 얻을 수 있다.

⑥ 4번 분획 및 5번 분획은 각각 $CHCl_3$-MeOH-EtOAc-H_2O(2:2:4:1, 하층) 용매를 사용하여 silica gel column을 시행하면 순수한 ginsenoside Rd, mp 200-209°, Re, mp 201-203°, Rf, mp 197-198°, Rg_1, mp 194-196.5°, Rg_2, mp 187-189°를 얻을 수 있다.

(3) 콩기름에서 stigmasterol의 분리

〈실험조작〉

① 콩기름 165g에 95% EtOH 800m*l*와 KOH 150g을 최소량의 물에 녹여서 가한다. 이 혼합물을 수욕상에서 2시간 가열하여 검화시킨다. 검화 후 물 800m*l*를 가하고 Et_2O 300m*l*로 5회 추출한다. Et_2O 추출물은 물로 세척하고 농축하여 얻어진 불검화물을 석유 ether에서 재결정한다. 무색결정 mp 138-144° 1g을 얻는다.

② 여기서 얻은 sterol 혼합물을 pyridine 40m*l*에 용매하고 Ac_2O 20m*l*를 가한 후 한 시간 반 가열 반응하고 반응액을 물에 가하여 석출하는 침전을 여과한다.

③ Acetate를 Et_2O 10m*l*에 녹이고 이 용액이 Br_2-HOAc 용액(HOAc 100m*l*에 Br_2 5g를 가한다) 12m*l*를 가하여 방치하면 stigmasteryl acetate tetrabromide가 석출한다. $CHCl_3$-MeOH에서 재결정하면 mp 194-196°의 tetrabromide 300mg을 얻는다.

④ Terabromide를 HOAc 4m*l*에 녹이고 Zn 분말 300mg을 가한다. 한

시간 가열하고 열시(熱時) 여과, 물 10m*l*를 가한 후 Et_2O로 추출한다. Et_2O 용액은 $Na_2S_2O_3$ 용액 및 물로 세척하고 농축한다. 잔사를 EtOH로 재결정하고 다시 $CHCl_3$-MeOH로 재결정하면 mp 139-140°의 stigmasteryl acetate 100mg을 얻는다.

⑤ Acetate를 10% KOH-EtOH 10m*l*에 녹이고 한 시간 가열 분해한 후 물을 가하고 sterol을 Et_2O로 추출한다. Et_2O 용액을 $NaHCO_3$ 용액과 물로 세척한 후 농축하고 stigmasterol의 결정 mp 168-169° 약 3mg을 얻는다.

(4) 용설란속(*Agave*) 식물에서 hecogenin의 분리

〈실험조작〉

① 용설란 1kg을 100°에서 95% EtOH 1*l*로 12시간 추출한다. 열시 여과한 후 감압하에서 용매를 제거하고 잔사를 1M HCl MeOH(300m*l*)로 2시간 동안 가수분해시킨다. 이 반응 혼합물을 여과하고 Et_2O 500m*l*를 가한다. 이 용액을 물과 5% NaOH로 씻어내고 다시 물로 씻어 낸 뒤 증발시킨다.

② 잔사는 다시 30분간 10% KOH-MeOH로 가수분해시키고(지방산 ester를 가수분해함) hecogenin을 Et_2O로 추출 증발건고한다. 잔류물은 Me_2CO에 녹여 활성탄으로 탈색 정제한다. mp 250-260°, 2,4-dinitrophenylhydrazone, 오렌지색 침상결정, mp 281-282°.

5. Carotenoid 및 polyisoprenoid

1) 화학 및 분포

(1) Carotenoid

Carotenoid는 탄소 20개로 된 tetraterpenoid로서 단세포 박테리아로부터 황색 꽃 국화과 식물에 이르기까지 모든 식물에 들어 있는 지용성 색소이다.[87] 동물에 있어서는 carotenoid 특히 β-carotene은 vitamin A의 전구물질이므로 음식에 필수적으로 들어 있어야 한다. 플라밍고, 불가사리, 바다가재, 성게와 같은 동물의 아름다운 색깔은 음식물을 통해 흡수한 carotenoid의 색에 기인한다. 식물에 있어서는 꽃과 과일의 색의 주원인이 된다. 나팔수선화, 팬지, 금잔화 같은 꽃의 노란색과 토마토, 고추 등의 적색은 모두 cartotenoid의 색에 기인한다. 현재 300종 이상의 carotenoid가 알려져 있으나 고등식물에 들어 있는 일반 carotenoid는 몇 종 되지 않는다.

불포화 탄화수소를 carotene이라 하고, 산화유도체를 xanthophyll이라고 한다. 가장 잘 알려진 carotene은 lycopene(그림 3-24 참조)인데, lycopene의 한쪽 끝이 환으로 된 것은 γ-carotene이고, 양쪽 끝이 모두 환으로 된 것은 β-carotene이다. α-Carotene과 ε-carotene은 환내의 2중결합 위치가 다를 뿐이다. 흔히 볼 수 있는 xanthophyll로서는 lutein, rubixanthin(monohydroxy 유도체), zeaxanthin(dihydroxy 유도체) 또는 violaxanthin(dihydroxyepoxy 유도체) 등이 있다.

대부분의 희귀한 carotenoid는 더욱더 산화된 것(keto group), 더욱더

87) Goodwin, T.W., "Distribution and Analysis of Carotenoid", In: *Plant Pigmets*(Ed. Goodwin, T.W.), Academic, N.Y., 61-132(1988).

불포화된 것(allenic 또는 acetylenic), isoprene기가 더 많이 연결되어 있는 것(C_{45} 또는 C_{50} carotenoid)들이 있다. *Streptomyces*에서 발견된 3,3′-dihydroxy isorenieratene(그림 3-24 참조)은 phenol성 물질이다. *β*-Carotene은 거의 모든 식물에서 검출되는데, lutein, violaxanthin, neoxanthin 등도 고등식물의 잎에서 *β*-carotene과 함께 존재한다. *α*-Carotene, cryptoxanthin, zeaxanthin도 흔적이나마 잎에서 발견된다. 꽃에도 역시 carotenoid의 혼합물이 들어 있는데, 대개 epoxide 상태로 산화된 것이 많고, carotene 자체는 극히 드물게 존재한다. 그러나 산화된 정도는 종(種)에 따라 각기 다르다. 어떤 *Narcissus*속 식물의 화관(花冠)의 적색은 거의가 *β*-carotene이 많이 들어 있기 때문이다(건조량의 15%). 과실에는 특수한 carotenoid 색소가 들어 있는 경우가 있다. 예를 들면 토마토의 lycopene, *Rosa*속에서의 rubixanthin, *Capsicum*속의 capsanthin 등이다.

Xanthophyll은 일반적으로 palmitic acid, linoleic acid 같은 지방산과 ester 결합을 하고 있다. 배당체 형태로도 드물게 발견되었다. 고등식물에서는 사프란(*Crocus sativus*)의 황색색소인 crocin이 알려져 있다. 이것은 탄소 수가 20개인 crocetin의 gentiobioside이며, 수용성이다. 해초에서도 발견되었는데 myxol의 rhamnoside, oscillol의 rhamnoisde 등이 알려졌다.[88] Carotenoid에 대한 자세한 것은 Britton 등의 저서[89]를 참고하기 바란다.

(2) Polyisoprenoid

식물에는 8-13개의 isoprene 단위가 head-to-tail로 연결되어진 직쇄 일

88) Hertzberg, S. and Liaaen-Jensen, S., *Phytochem.*, **10**, 3121(1971).

89) Britton, G., Liaaen-Jensen, S. and Pfander, H., *Carotenoid,* Vol. 1A, *Isolation and Analysis,* Vol. 1B, *Spectroscopy*, Birkhauser-Verlag, Basel(1995)..

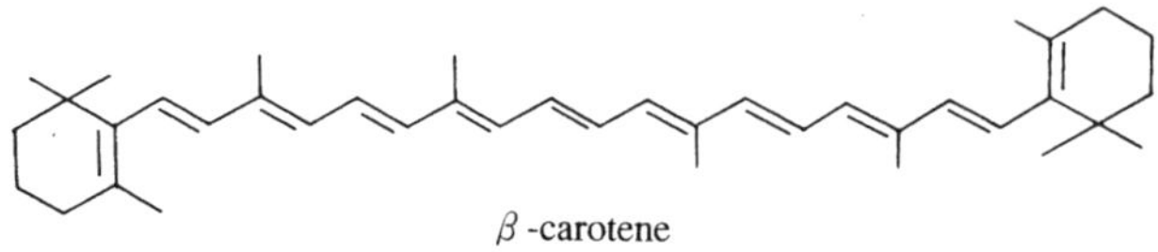

β-carotene

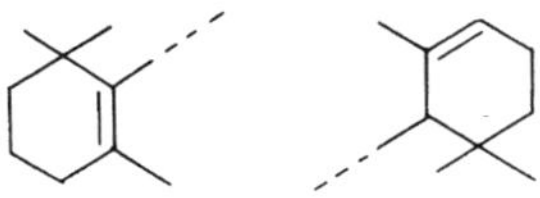

α-carotene

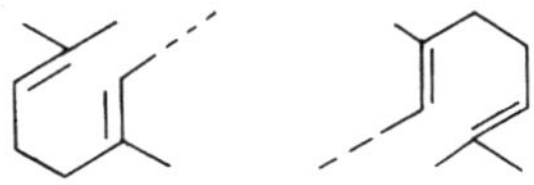

lycopene

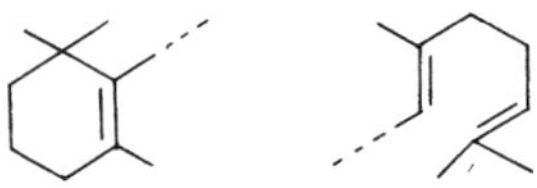

γ-carotene

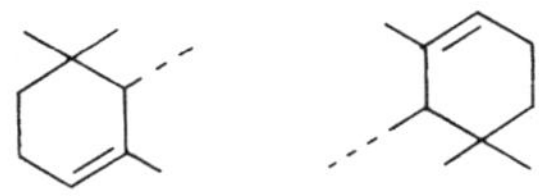

ε-carotene

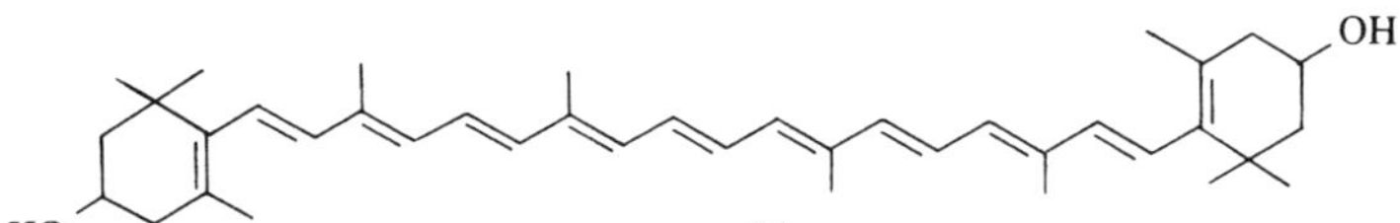

zeaxanthin

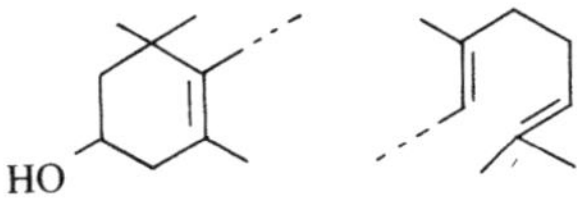

rubixanthin

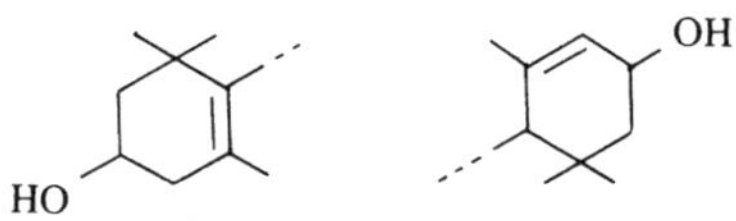

lutein

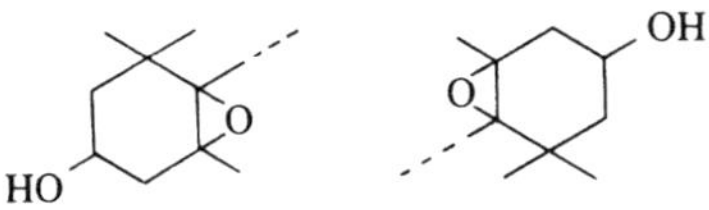

violaxanthin

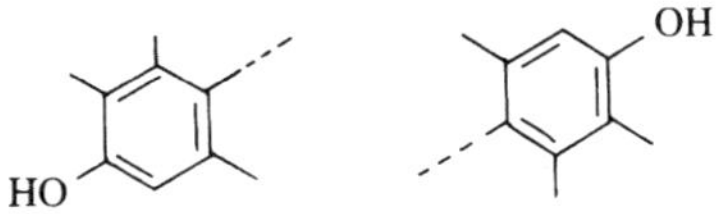

3,3′-dihydroxyisorenieratene

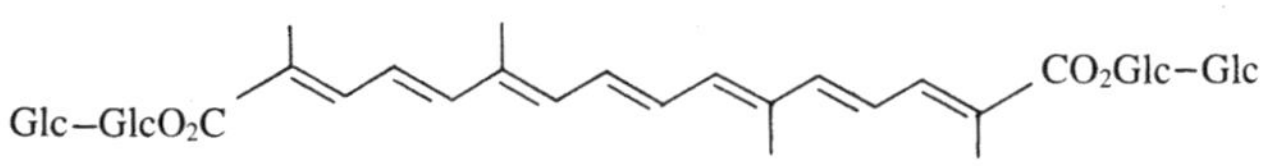

crocin

그림 3-24 Carotenoid의 구조

급 알코올이 있는데 polyprenol이라고 총칭한다(squalene과 carotene은 C_{15} 또는 C_{20}로 된 isoprenoid 두 분자가 head-to-head로 연결되어 있다). Polyprenol의 2중결합의 입체배치는 잘 알려져 있지 않으나 *Betula*속 식물에서 분리된 beturaprenol은 isoprene 단위가 6-13으로 되어 있으며, *ω-trans-trans*, 나머지는 *cis*형 구조를 취하고 있다. Polyprenol의 α,β-dihydro 유도체를 dolichol이라고 총칭한다. Dolichol 20(n=19)은 동식물 조직의 불검화물에 상당량이 들어 있으며, 소포체(endoplasmic reticulum)에서 glycoprotein이 생합성될 때 cofactor의 역할을 하고 있으므로 주목을 받고 있다.[90] Polyprenylacetate가 소나무과, 은행과,[91] 운형과[92] 식물에서 분리되었다.

2) 일반 실험방법

(1) 추출 및 정제

Carotenoid는 불안정한 색소이다. 이것들은 쉽게 산화되며 특히 TLC 도중 공기 속에 노출되었을 때 더욱 산화되기 쉽다. 또 취급하는 도중에 *cis-trans* 이성화가 일어나는 경우도 있다. 따라서 carotenoid 용액은 가능

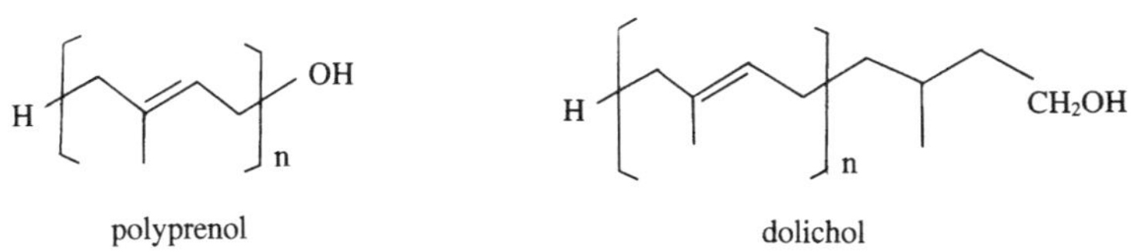

그림 3-25 Polyisoprenoid의 구조

90) Waechter, C.J. and Lennarz, W.J., *Ann. Rev. Biol. Chem.*, **45**, 95(1976).

91) Ibata, K., Mizuno, M., Tanaka, Y. and Kageyu, A., *Phytochem.*, **23**, 783(1984).

92) Desoky, E.K., *Phytochem.*, **39**, 1383(1995).

한 한 어두운 곳에 보관해야 하며, 질소기류 중에서 낮은 온도에서 보관되어져야 한다. 그리고 peroxide가 없는 용매를 사용하도록 하여야 한다. 신선한 식물조직을 Et_2O-MeOH 또는 Me_2CO로 추출한 뒤 여과하고 이 추출물은 Et_2O와 물로 분배하여 carotenoid를 Et_2O층에 이행시키고 Et_2O 추출물은 건조한 후 질소기류 중에서 감압 증발시킨다. Ester 상태로 존재하는 carotenoid는 검화시켜야 한다. 추출물을 최소량의 EtOH에 녹인 뒤 6% KOH를 EtOH 용액 10m*l*당 1m*l*씩 가하고 질소기류 중에서 5-10분간 끓이거나 실내온도에서 하룻밤을 방치한다. 물로 희석한 뒤에 carotenoid는 Et_2O로 추출하고, Et_2O 추출물은 물로 세척 후 탈수시켜 농축한다. 간혹 sterol이 공존하지만 이때에는 농축물을 석유 ether에 녹이고 $-10°$에서 하룻밤 동안 방치하면 sterol이 석출하므로 원심분리에 의해 쉽게 제거할 수 있다. Carotenoid는 이 단계에서 TLC 또는 PC에 의해 직접 분석할 수 있으나 미리 상분리하여 carotene과 xanthophyll을 가른다. 즉 석유 ehter와 동량의 90% MeOH를 넣어 흔들면 dihydroxycarotene은 MeOH층에 이행하고 monohydroxycarotene과 carotene은 석유 ether층에 남는다. 위층을 다시 한번 더 90% MeOH로 처리하면 monohydroxycarotene이 MeOH층에 이행된다. 2개의 MeOH층에 들어가는 색소는 Et_2O에 다시 이행시킨다.

Carotenoid는 chromatography에 의해 분리할 수도 있다. Sucrose를 흡착제로 사용하고 PrOH-석유 ether(1:100)로 용출한다.

(2) 분 리

Carotenoid의 분리에는 TLC 또는 PC를 사용하는데 모든 carotenoid에 적용할 수 있는 담체와 용매는 없다. 용매의 선택은 분리할 물질의 상대적 극성에 크게 좌우되므로 상기한 바와 같이 TLC하기 전에 상분리 전처리를 하는 것이 좋다. 표 3-13에 흔히 자연에 존재하는 carotenoid 분리에 일반

표 3-13 Carotene과 xanthophyll의 TLC 비교

색 소	Rf(×100)			색 소	Rf(×100)		
	1	2	3		4	5	6
Carotene				*Xanthophyll*			
α-Carotene	66	80	88	Lutein	10	35	56
β-Carotene	49	74	84	Zeaxanthin	05	24	55
γ-Carotene	11	41	45	Violaxanthin	05	21	84
ε-Carotene	70	84	—	Cryptoxanthin	54	75	07
Lycopene	01	13	15	Capsanthin	06	16	—
				Neoxanthin	—	—	95

1. Activated MgO, 석유 ether(b.p. 90-110°)–C_6H_6(1:1).
2. Activated MgO, 석유 ether(b.p. 90-110°)–C_6H_6(1:9).
3. Silica gel-$Ca(OH)_2$(1:6), 석유 ether–C_6H_6(49:1).
4. sec-Magnesium phosphate, 석유 ether(b.p. 40-60°)–C_6H_6(9:1).
5. Silica gel, CH_2Cl_2–EtOAc(4:1).
6. Kieselguhr G impregnated with 8% solution of triglyceride, acetone-MeOH-H_2O(3:15:2).

적으로 사용하는 용매계를 나타내었다.

TLC박층에서 carotenoid의 검출은 그 물질 자체가 색을 띠므로 별 문제는 없다. 그러나 이 색은 시간의 경과에 따라 퇴색하므로 조심해야 한다. Phytofluene과 같은 색이 없는 carotenoid가 존재하는 것이 예상되면 UV로 검사한다. 더 자세한 것은 Davies[93]의 총설을 참고하기 바란다.

Carotenoid는 Woelm B18 alumina column[94](전개용매 C_6H_6–hexane =3:5) 또는 Permaphase ODS column[95](전개용매 MeOH–H_2O=19:1)을 사용하는 HPLC로 성공적으로 분리하고 있다.

93) Davies, B.H., "Carotenoids", In *Chemistry and Biochemistry of Plant Pigments*(Ed, Goodwin, T.W.), Academic, N.Y., Vol. 2, 38-165(1976).

94) Reeder, S.K. and Pask, G.L., *J. Assoc. Off. Anal. Chem.*, **58**, 595(1975).

95) Puglisi, C.V. and Desilva, J.A.F., *J. Chromatogr.*, **120**, 457(1976).

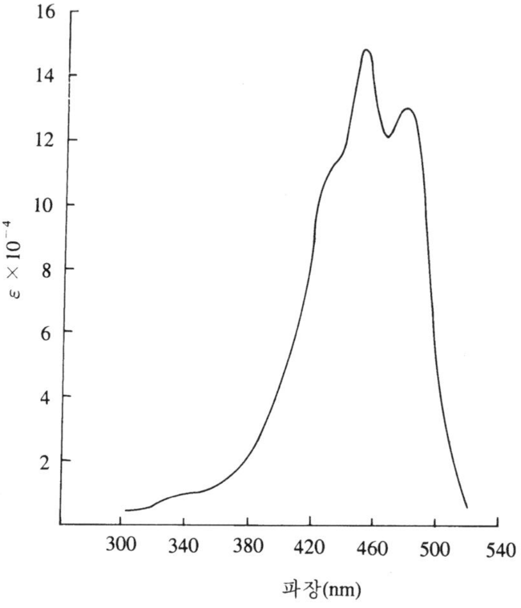

그림 3-26 β-Carotene의 가시부 Spectrum

(3) 확 인

Carotenoid는 적어도 2개의 용매로 표준물질과 동시에 chromatography 하여 비교하고 다시 적어도 2개의 용매에 의한 UV 흡수를 비교하여 확인한다.

Carotenoid의 흡수곡선은 400-500nm에서 매우 특징적인데, 450nm 근처에서 큰 흡수대가 나타나고, 그 양쪽에 2개의 작은 흡수대가 나타난다(그림 3-26 참조). 3개의 흡수극대의 위치는 물질에 따라 서로 다르므로 각 carotenoid를 확인할 수 있다. 또한 사용한 용매에 따라서 흡수극대의 위치가 변한다(표 3-14 참조).

Violaxanthin과 같이 5,6-epoxide기를 가진 화합물은 EtOH 용액에 0.1M HCl을 첨가하면 3분쯤 뒤에 흡수극대는 18-40nm 단파장 쪽으로 이

표 3-14 Carotenoid의 흡수극대치

색 소	흡수극대(nm)	
	hexane	chloroform
Hydrocarbon		
α-Carotene	422, 444, 473	—, 454, 485
β-Carotene	425*, 451, 482	—, 466, 497
γ-Carotene	437, 462, 494	447, 475, 508
ε-Carotene	419, 444, 475	418, 442, 471**
Lycopene	446, 472, 505	456, 485, 520
Xanthophyll		
Lutein	420, 447, 477	428, 456, 487
Violaxanthin	—, 443, 472	424, 452, 482
Zeaxanthin	423, 451, 483	429, 462, 494
Neoxanthin	415, 437, 466	421, 447, 477
Rubixanthin	432, 462, 494	439, 474, 509
Fucoxanthin	425, 450, 478	—, 457, 492
Cryptoxanthin	425, 451, 483	433, 463, 497

*변곡점 **EtOH 용액에서 측정.

동되어 나타난다.

IR은 대부분 carotenoid 확인에는 사용하지 않으나 비교적 드물게 존재하는 keto 또는 acetylene기를 갖는 물질의 확인에 사용한다. NMR과 MS는 새로운 물질의 구조결정에 매우 중요하다.[96] 그러나 carotenoid는 휘발성이 낮으며 쉽게 분해되기 때문에 MS 측정으로 정확한 분자량을 결정하기는 어렵다.

(4) Carotenoid glycoside

Crocin은 glycoside이며 수용성이므로 추출 분배하는 동안 Et_2O층에 이

96) Moss, G.P. and Weedon, B.C.L., "Chemistry of the Carotenoids", In: *Chemistry & Biochemistry of Plant Pigments*(Ed. Goodwin, T.W.), Vol. 1, 149-224(1976).

행되지 않는다. Crocin은 PC에서 BuOH-HOAc-H_2O(Rf치 0.27)와 H_2O (Rf치 0.36)로 전개되므로 황색 flavonoid로 오인될 수도 있다. 그러나 UV는 carotenoid의 전형적인 흡수곡선을 나타낸다(흡수극대가 EtOH 용액에서 411, 437, 458nm). 100°에서 30분 동안 2M HCl로 가수분해하면 glucose와 crocetin(EtOH 용액에서 흡수극대가 403, 427, 452, $CHCl_3$ 용액에서 흡수극대가 415, 433, 462nm)이 된다.

Crocetin은 silica gel TLC에서 HOAc-$CHCl_3$(1:4) 용매로 Rf치가 0.9이며(β-carotene은 1.0), toluene-ethylformate-HCOOH(5:4:1) 용매에서 0.54이다(β-carotene은 0.85).

(5) 표준물질

β-Carotene, canthaxanthin, crocin(샤프론으로부터)은 식품 첨가색소로 쓰이며, 시판되고 있다. Lutein, violaxanthin, neoxanthin은 고등식물의 잎에서 분리할 수 있다. Lycopene은 토마토로부터, capsanthin은 고추에서 쉽게 얻을 수 있다.

3) 실험예

(1) 잎에서 carotenoid의 분리

잎조직에는 주로 4개의 carotenoid가 존재하는데, 이미 앞에서 언급한 바와 같이 분리 확인할 수 있다.

〈실험조작〉

① 신선한 잎(0.25-0.5g)을 Me_2CO(1m*l*)와 석유 ether(bp 60-80°, 2m*l*)를 가하고 여기에 모래와 $MgCO_3$를 넣고 간다.

② 추출물을 cellulose-silica gel G(2:1)의 TLC판 한쪽에 한 줄로 바르고, C_6H_6-석유 ether-EtOH-H_2O(10:10:2:1)의 용매로 전개한다. β-

Carotene은 선단까지 전개되며, chlorophyll은 Rf치가 0.49-0.53, xanthophyll은 0.24-0.40이다.

③ TLC판이 완전히 마르기 전에 두 개의 carotenoid 부분을 긁어내고 Et_2O로 각각 용출한다.

④ β-Carotene은 silica gel G에서 C_6H_6-석유 ether(bp 90-110°)(1:1)로 다시 전개하면 Rf치 0.82에 나타난다. β-Carotene을 용출하고 UV 흡수곡선을 측정하여 확인한다(표 3-14 참조).

⑤ Xanthophyll은 silica gel G에서 CH_2Cl_2-EtOAc(4:1)로 다시 전개시키면 Rf치가 감소하는 순서로 lutein, violaxanthin, neoxanthin이 분리된다. 이들을 Et_2O로 용출하고 흡수곡선을 측정하여 확인한다.

(2) 당근 뿌리에서 carotene의 분리

〈실험조작〉

① 당근 뿌리를 균일하게 갈고 40-60°에서 건조하고 2배량의 석유 ether에 담가둔다.

② 석유 ehter 침출액을 감압 농축하고 동량의 CS_2를 가한 후 무수 EtOH를 적가하면 wax가 석출하기 시작한다.

③ 석출한 wax를 여과하고 여액에 무수 EtOH를 3배량 가하고 냉소에 방치해두면 carotene이 석출한다.

④ 여기서 얻은 carotene을 석유 ether에 녹이고 활성 MgO-규조토(1:1) column에 주입하고 석유 ether로 용출하면 α-carotene이 유출된다. mp 184°.

⑤ 다음 석유 ether-EtOH로 용출하면 β-carotene이 유출된다. mp 178°.

제4장 당 질

1. 서 론

당질이라 함은 단당류 또는 그 유도체로 구성된 물질의 총칭이다. 당질은 동 · 식물계에 널리 분포되어 있는데, 특히 식물계에 많이 함유되어 있다. 당질은 식물체내에서 가장 간단한 무기물질인 CO_2, H_2O와 태양광선 에너지로써 만들어진다. 꽃, 과실 등에는 간단한 유리당으로 존재하지만 대부분은 cellulose 같은 것으로 되어 식물체의 골격을 형성하며, 에너지 저장물질인 전분으로 되고, 배당체 및 단백질의 일부로 되어진다. 당질은 분자량 크기에 따라 다음과 같이 편의상 3종류로 분류된다.

① 단당류(monosaccharide)(예; glucose, fructose)와 그 유도체.

② 둘 또는 그 이상의 단당류의 축합으로 이루어진 저분자의 소당류(oligosaccharide)(예; sucrose).

③ 수많은 단당류가 축합하여 긴 사슬을 구성하는 고분자의 다당류(polysaccharide)(예; 전분, cellulose).

첫 두 가지 종류는 합하여 단지 당(糖, sugar)이라고 한다. 저분자량의 당류는 일반적으로 여러 가지 화학적 특성을 가지는데 광학적으로 활성을 갖는 지방족 다가알코올로서 보통 물에 매우 잘 용해된다. 이들은 순수하더라도 간혹 결정화시키기 어려우므로 흔히 유도체로서 분리시킨다(예; phenylhydrazine과의 반응에 의한 osazone). 당은 비교적 불안정하여 쉽게 이성화한다. 그러므로 이들을 분리할 때 극단의 열이나 pH는 주의해야 한다. 당은 무색물질이므로 극소량이 존재할 때에는 적당한 발색제와 반응시켜 검출해야 한다. 환원당은 Fehling 용액에 의해 황적색 침전으로 검출될 뿐만 아니라 phenol 혹은 아민시약(예; resorcinol-H_2SO_4 또는 aniline hydrogen phthalate)를 사용하여 chromatogram상에서 쉽게 검출된다. 비환원성 당류는 이들 시약에 반응되지 않으므로 보통 periodate 또는 lead tetraacetate에 의한 신속한 산화 여부로 검출한다.

모든 당은 alkali성 $AgNO_3$와 반응하지만 phenol과 같은 다른 식물성분도 이 반응을 하기 때문에 당의 특이반응은 아니다.

2. 단당류

1) 화학 및 분포

식물 중 주요 유리당은 glucose, fructose, xylose, rhamnose, galactose 등 단당류와 2당류(disaccharide)인 sucrose이다. 대사에 관련되는 당 phosphate는 극미량 존재하는데, 이들은 매우 쉽게 가수분해되므로 이것들을 검출하는 데는 특수한 조작이 필요하다.

식물체에서는 탄수화물이 대부분 소당류 또는 다당류 형태로 들어 있거나 또는 배당체처럼 다른 비당체와 결합되어 있다. 고등식물에 있어서는 유리당의 분포는 비교적 일정하므로 단당류의 분석이란 식물배당체, 소당

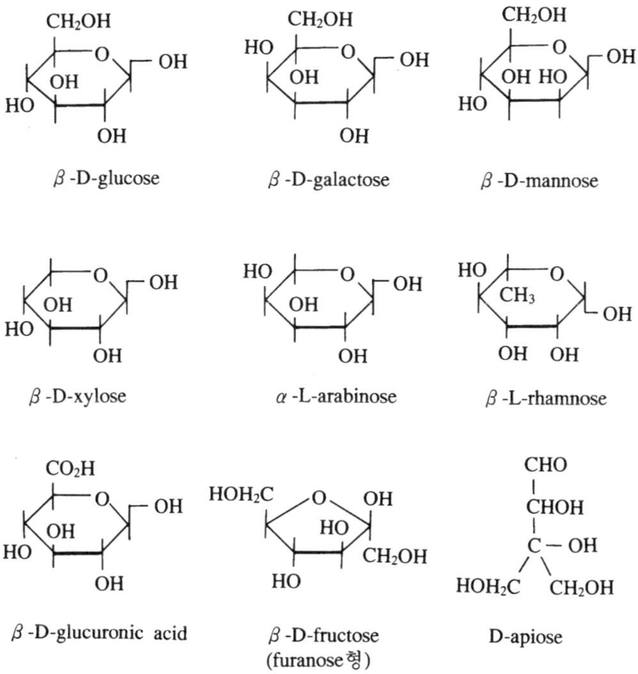

그림 4-1 단당류의 구조

류 또는 다당류의 가수분해 산물에서의 당 확인에 있다. 일반적으로 5개의 당(두 개의 hexose; glucose와 galactose, 두 개의 pentose; xylose와 arabinose, 하나의 methylpentose; rhamnose)이 배당체 및 다당류의 성분으로 되어 있으므로 대부분의 당 분석은 이들의 분리 확인에 관계된다. 다당류에는 uronic acid인 glucuronic acid 및 galacturonic acid, hexose인 mannose도 비교적 흔히 들어 있다. Pentose인 ribose와 deoxyribose는 RNA 및 DNA의 성분이나 다른 형태로 결합된 예는 거의 없다. Keto sugar인 fructose는 식물배당체에는 존재하지 않으나 소당류(sucrose) 및 다당류(fructan)에 들어 있다.

식물배당체 중에는 희귀한 당류가 발견된다. 예를 들면 파슬리의 씨에 들어 있는 flavone glycoside인 apiin에는 5개의 탄소로 된 가지가 달린 당 apiose가 있다(그림 4-1 참조).

그 외에 hexose인 allose, methylpentose인 fucose, chinovose, boivinose(flavone glycoside의 구성당), digitoxose(cardenolide의 구성당) 등이 식물에 있다. 단순한 식물 당에 대해 더 자세한 것을 알려면 유기화학이나 생화학 교과서에서 찾아보기 바란다.

2) 일반 실험방법

(1) 시료의 조제

잎이나 다른 식물조직에서의 유리당의 분석은 보통 신선한 조직을 95% EtOH(또는 MeOH)로 추출한다. 추출물은 농축하여 모든 알코올을 제거하고, 침전물이 생기면 celite를 통해 여과한다. 지용성 물질이 들어 있을 때는 석유 ether로 추출하여 제거하면 된다. 그렇게 해서 얻어진 수용성 추출물은 직접 chromatography용 시료로 사용할 수 있다.

다당류나 식물배당체의 가수분해 산물에서의 당 분석에서는 가수분해에 사용된 광산의 제거가 우선 필요하고, 식물배당체의 경우에는 aglycone을 Et_2O나 EtOAc로 추출 제거해야 한다. 1M H_2SO_4로 가수분해했을 때는 $BaCO_3$ 용액을 가해 $BaSO_4$로 산을 제거할 수 있다. 1M HCl로 가수분해했을 때는 우선 대부분의 HCl을 40° 이하에서 수류 펌프를 사용하여 감압 제거하고 나머지는 Ag_2CO_3를 가하여 AgCl로 제거하거나 또는 10% di-*n*-octylmethylamine $CHCl_3$ 용액으로 반복 세척하여 제거한다. 이온 교환수지에 통과시켜 산을 제거할 수도 있다.

(2) 여지 chromatography

당추출물은 glucose, galactose, arabinose, xylose, rhamnose를 함유하

표 4-1 단당류의 Rf치(PC)와 발색상

당	Rf(×100)				aniline hydrogen phthalate*
	BAW	BEW	BBPW	PhOH	
Glucose	12	16	24	34	갈 색
Galactose	12	16	21	38	갈 색
Allose	15	16	25	44	갈 색
Arabinose	18	22	29	52	적 색
Xylose	20	26	35	43	적 색
Rhamnose	32	37	47	60	황갈색
Glucuronic acid	16	21	03	13	주황색
	30	33	52	55	주황색
Galacturonic acid	15	19	03	15	주황색
Ribose	27	36	45	62	적 색
Fructose	19	21	29	54	노란색
Apiose	22	24	54	59	연분홍
Mannose	17	23	29	44	갈 색

BAW=BuOH-HOAc-H_2O(4:1:5, 상층) BEW=BuOH-EtOH-H_2O(4:1:2.2).
BBPW=BuOH-G_6H_6-C_5H_5N-H_2O(5:1:3:3) PhOH=H_2O포화 PhOH.
*aniline(9.2m*l*)과 phthalic acid(16g)를 BuOH(490m*l*), Et_2O(490m*l*), H_2O(20m*l*) 혼합액에 녹인 후 사용.

는 표준 혼합액과 함께 Whatman No. 1 여지상에서 4개의 용매로 각각 하강법으로 1차원 전개한다(표 4-1 참조).

표준 혼합액은 10% *i*-PrOH(세균오염을 막는다)에 각 당을 0.5% 농도로 녹인다. 약 3-5μl의 용액을 여지 원점에 반점을 찍는다. 시료에 들어 있는 당의 양이 미지일 때는 여러 가지 상이한 농도로 반점을 찍어야 한다(예; 같은 자리에 한 번, 2번 또는 5번 찍음).

일반 당은 18-24시간 전개하면 잘 분리되나 가장 좋은 결과를 얻으려면 여지에 적용시킬 용매를 고려하여 36시간을 방치해두는 것이 좋다. 여지를 건조시키고 anilin hydrogen phthalate 용액 중에 담근 다음 다시 건조시킨다. 최종적으로 여지를 105°에서 5분간 가열하면 독특한 색의 반점이 나타난다(표 4-1 참조). 여지를 UV하에서 관찰하면 예민하게 검출된다. Chromatogram상에서 glucose와 galactose는 구별하기 어려우나 24시간 전개하면 잘 분리된다. 최적의 용매는 BBPW와 phenol이나 이 두 당의 상대적인 위치가 거꾸로 된다는 점을 주의해야 한다. Glucose와 fructose는 잘 분리되나 sucrose가 공존할 때에는 특수한 용매를 사용해야 한다(花蜜분석 참조). Glucuronic acid와 galacturonic acid는 이동속도가 거의 같으나 glucuronic acid는 쉽게 구별된다. 왜냐하면 chromatography하는 동안 그 일부가 glucuronolactone으로 변하여 더 높은 위치에 같은 크기의 제2의 반점이 나타나기 때문이다.

Glucose와 C-3에서 epimer인 allose는 phenol 용매에서만 뚜렷하게 분리된다.

(3) 확 인

당은 resorcinol H_2SO_4 또는 aniline hydrogen phthalate와 반응하여 유색물질이 된다. 이것의 흡수곡선을 측정함으로써 당을 확인할 수 있다. 예를 들면 rhamnose를 resorcinol-H_2SO_4로 처리할 때 412, 488, 545nm(그림 4-2 참조)에 흡수대가 나타나나 glucose는 489, 555nm에서 흡수극대가 있으며, 430nm에 변곡부분이 있고, galactose는 422, 495nm에 흡수극대가 있으며, 550nm에 굴절부분이 있다.

Glucose와 galactose는 효소적으로 glucose oxidase 또는 galactose oxidase를 써서 각각 동정할 수 있다. 소량의 catalase와 함께 당의 oxidase 용액을 당용액에 가하거나 또는 chromatogram에 뿌린 후 aniline hydrogen phthalate로 처리한다. 효소작용을 받은 당은 반응하지 않는다.

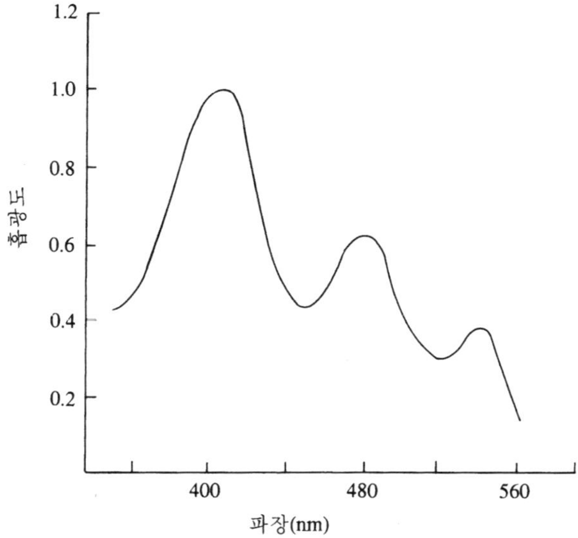

그림 4-2 Rhamnose와 resorcinol-H_2SO_4가 반응해서 생긴 유색물질의 가시부 흡수 spectrum(rhamnose 50mg과 resorcinol 5mg 수용액 2m*l*에 H_2SO_4 5.5m*l*를 혼합하고 45분 방치)

(4) 정량분석

식물 추출물이나 식물 배당체의 가수분해 산물에 존재하는 단당류의 양을 가끔 측정하게 된다. 여지에 출발선을 따라 micropipette를 사용하여 당 용액의 일정 용량을 바르고 여지를 건조시킨 후 전개시킨다(표 4-1의 용매 어느 것이나 좋다). Aniline hydrogen phthalate 시약에 담가 발색시키고 건조시킨 후 105°에서 5분간 가열하여 착색된 부위를 잘라내고 1% $SnCl_2$ MeOH 3m*l*로 용출하여 spectrophotometer로 흡광도를 측정한다(glucose는 397nm, rhamnose는 375nm). 이 조작을 3회 실시하고 평균치를 계산한다.

(5) 표준물질

위에서 언급한 대부분의 당류는 시판되고 있다. Apiose는 다음과 같이 쉽게 파슬리의 씨로부터 얻을 수 있다. 분말로 한 종자를 뜨거운 알코올로 추출하고 추출물을 산 가수분해하여 얻은 당류 혼합물을 Whatman No. 3 여지상에서 chromatography하여 얻을 수 있다.

3) 다른 방법

(1) 박층 chromatography

PC에서 사용한 용매를 써서 cellulose TLC를 시행할 수 있다. 또 silica gel은 적당한 완충제(인산 또는 붕산완충제)로 전처리하여 사용한다. 용매는 BuOH-HOAc-Et_2O-H_2O(9:6:3:1) 혼합용액을 쓴다. 전개시간은 4시간이 걸린다. Aniline hydrogen phthalate로 당을 검출한다. 또 다른 발색제로는 10% 인산을 함유하는 BuOH에 0.2% naphthoresorcinol을 녹인 용액을 사용한다. TLC판을 100°에서 10분간 가열하면 ketose는 홍색, pentose는 녹색, hexose는 청색을 띤다. Anisaldehyde 시액(EtOH 9m*l*에 농 H_2SO_4 0.5m*l*, HOAc 0.1m*l*, anisaldehyde 0.5m*l*를 첨가)도 당 발색용으로 흔히 사용한다. 이 용매에서의 Rf치와 anisaldehyde 시액에 의한 발

표 4-2 당의 Rf치(silica gel TLC)와 발색상

당	Rf(×100)	Anisaldehyde
Sucrose	9	자 색
Glucose	22	청 색
Fructose	27	자 색
Xylose	40	회 색
Ribose	47	청 색
Rhamnose	55	녹 색

용매: BuOH-HOAc-Et_2O-H_2O(9:6:3:1).

색은 표 4-2와 같다.

(2) 기체 chromatography

당의 GLC는 PC보다는 명확하지는 않지만 예민하다는 이점이 있다. PC의 검출한계는 5μg이나 GLC에서는 0.5μg이나 된다. 그러나 당류는 GLC할 때 trimethylsilyl ether 형태로 해야 하며, TMS 유도체를 만들기 위해 모든 시료는 수분을 완전히 제거해야 한다. μg양의 시료에 hexamethyldisilazane 0.2m*l*, trimethyl chlorosilane 0.1m*l*를 함유한 건조 pyridine 0.5m*l*로 처리한다. 과량의 시약은 감압하에 제거시키고 잔사를 소량의 pyridine에 녹여서 GC 장치에 주입한다. Column 온도 180°에서 3% SE 52로 입혀진 silane화된 Chromosorb W column을 사용하여 GLC 한다. 이런 조건에서 α- 및 β-rhamnose의 Rt치는 4분과 5.5분, α- 및 β-glucose의 Rt치는 12분과 18분이다. 더 자세한 당류의 GLC에 대해서는 Churms의 총설을 참고하기 바란다.[1)]

(3) 여지 전기영동법

이 방법은 당 분리에도 종종 사용하고 있으나 단당류에서보다는 소당류나 단당류 유도체에서 더욱 유용하다. 중성당은 pH 5인 초산 완충액에서는 이동하지 않으므로 glucuronic acid, sugar phosphate, amino sugar 등 산성 또는 염기성 물질과 구별하기 위한 방법으로 사용될 수 있다. 중성당은 molybdate, borate 또는 germanate 존재하에서는 이들과 하전된 복합체를 형성하여 이동한다. 따라서 일반 당의 전기영동법에서는 보통 0.05M sodium borate buffer(pH 9–10)를 사용하여 25–30V/cm에서 90분간 영동

---

1) Churms, S.C., "Carbohydrate", In: *Chromatography, Fundamentals and Applications*(Ed. Heftmann, E.), Elsevier, Amsterdam, B229-B292(1992).

시킨다. 이런 조건에서 glucose와 xylose는 같은 속도로 이동한다. 다른 당은 glucose에 비해 이동률이 낮다(galactose 0.93, arabinose 0.96, rhamnose 0.52). 더 자세한 것은 Percheron의 총설을 참고하기 바란다.[2)]

(4) 고속액체 chromatography

Bondapak, Partisil-10 PAC, Spherisorb $S5NH_2$ 같은 column으로 CH_3CN-H_2O gradient하면 분리 가능[3)]하나 당은 UV로 검출할 수 없어서 탁도로 검출하게 되므로 GLC보다 감도가 낮다.

(5) 당 phosphate

식물 추출물에서 당 phosphate를 검출하는 데에는 특별한 방법이 요구된다. 식물을 trichloroacetic acid로 추출하고, 추출물은 우선 이온 교환수지(Dowex 1)를 통과시킨다. 그리고 i-C_3H_7COOH-1M NH_4OH-0.1M EDTA(100:60:1.6) 또는 EtOH-1M NH_4Ac(3:7) 용매로 cellulose TLC 하면 된다.[4)]

4) 실험예

(1) 화밀(花蜜)의 분석

피자나무의 화밀은 수분(授紛)하는 곤충, 벌새, 기타 다른 동물들을 끌어들이기 위한 생태학적으로 중요한 역할을 한다. 화밀은 거의 순수한 당 수용액으로서 주로 glucose, fructose, sucrose가 들어 있다. Raffinose,

---

2) Percheron, F., "Chromatography of Carbohydrates and Related Compounds", In: *Chromatography*(Ed. Heftmann, E.), Reinhold, N.Y., 573-605(1967).

3) McBee, G.G. and Maness, N.O., *J. Chromatog.*, **264**, 474(1983).

4) Isherwood, F.A. and Selvendran, R.R., *Phytochem.*, **9**, 2265(1970).

maltose, melibiose와 같은 소당류도 미량 들어 있다. 화밀에 들어 있는 당의 함량은 식물마다 다른데 *Berberis*속 식물의 것은 sucrose의 양이 많으나 십자화과 식물은 fructose와 glucose의 양이 많다.

〈실험조작〉

① 모세관을 이용하여 여러 꽃에서 화밀을 수집한다. 대부분의 경우 화관을 조심스럽게 제거하면 꽃받침조각(악편, 萼片)에 있는 화밀방울을 볼 수 있다.

② 동량, 2배량, 그리고 4배량의 증류수를 가해 세 가지 화밀의 희석액을 만든다.

③ 여지의 출발선을 따라 2.5cm 간격으로 각각의 화밀 수용액과 glucose, fructose, sucrose의 표준시액의 반점을 찍는다.

④ BuOH-Me_2CO-H_2O(4:5:1)로 18시간 하강법으로 전개시킨다.

⑤ 건조시킨 여지를 aniline hydrogen phthalate 시액에 담근다. 다시 건조시켜 100°에서 10분간 가열한다.

⑥ 각 화밀에서의 당농도와 Rf치를 기록한다.

⑦ 다른 용매, 즉 EtOAc-HOAc-HCOOH-H_2O(18:3:1:4) 또는 EtOAc-C_5H_5N-H_2O(8:2:1)로 전개하여 확증한다.

⑧ 따로 당 1mg에 상당하는 시료를 증발 건고시키고 무수 pyridine 1m*l*에 녹인다.

⑨ Pyridine 용액에 hexamethyldisilazane 0.2m*l*와 trimethylchlorosilane 0.1m*l*를 가하고 약 30초간 강하게 흔들고 실온에서 5분간 방치해둔다.

⑩ TMS화한 시료를 2% E 301 column을 사용하여 GLC한다. Injector의 온도는 265°, column은 처음 온도를 140° 매분 10씩 상승하여 290°까지 올린다.

3. 당 알코올 및 cyclitol

1) 화학 및 분포

Hexose와 pentose의 aldehyde기는 쉽게 sodium borohydride나 유사한 환원제에 의해 alcohol로 환원된다. 이들은 용해도가 단당류와 유사하며 Rf치도 비슷하나 일반 당 발색시약으로는 반응하지 않는다. 따라서 식물에서 검색할 때 알아채지 못할 때가 있다. Glycerol은 가장 간단하고 잘 알려진 당 알코올인데, 이는 지질의 구성단위를 이루고 있다. Mannose의 환원체인 mannitol은 고등식물뿐만 아니라 균류, 조류, 지의류 등에 매우 일반적인 성분이다. Sorbitol(glucose의 환원체, glucitol과 같다)과 dulcitol (galactose의 환원체)도 비교적 널리 분포되어 있는 당 알코올이다. Sorbitol은 장미과에 널리 분포되어 있으며, dulcitol은 노박덩굴과 식물에서 흔히 발견된다. 쪽동백나무(*Styrax obassia*)에서 분리한 styracitol은 1,5-anhydromannitol이고, 애기풀(*Polygala japonica*)에서 분리한 polygalitol은 1,5-anhydroglucitol이다. 당 알코올의 주기능은 energy 저장에 있으나 삼투 조절기능 또는 식물의 건조 및 서리로부터의 피해를 보

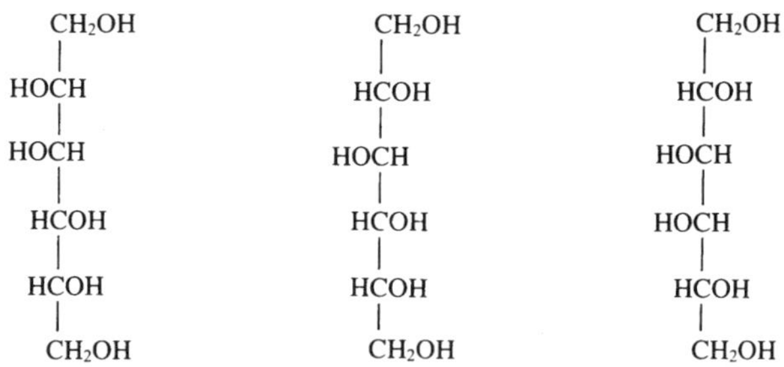

mannitol　　sorbitol　　dulcitol

그림 4-3　당 알코올의 구조

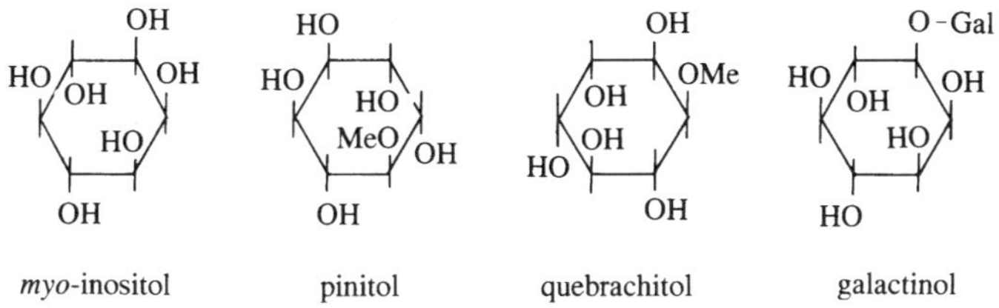

그림 4-4 Cyclitol의 구조

호하는 것 같다. 당 알코올의 구조는 다음과 같다(그림 4-3 참조).

당 알코올과 구조적으로 관련이 있는 식물 알코올로는 cyclitol을 들 수 있다. 이들은 cyclohexane에 보통 6개의 수산기를 가지고 있는데, 그 중의 하나 또는 그 이상이 methyl화된 것이 있다(그림 4-4 참조).

입체적으로 여러 가지 이성체가 있을 수 있으나 *myo*-inositol(또는 *meso*-inositol), L-inositol, D-inositol, scyllitol(또는 *scyllo*-inositol)의 4개의 이성체가 식물에서 발견되었다.

Myo-inositol은 phytic acid로서 종자에 또는 phospholipid로서 모든 식물조직에 들어 있다. Pinitol(D-inositol의 3-methylether)과 quebrachitol(L-inositol의 2-methylether)는 피자식물에서 발견된다. 좀더 드문 inositol로 sequoyitol(myo-inositol의 5-methylether)은 유일하게 나자식물에서 발견된다. 그리고 mytilitol(2-C-methylscyllitol)은 홍조류에서만 유일하게 발견된다. Cyclitol의 자연 분포에 대해서는 Hudlicky와 Cebulak의 저서를 참고하기 바란다.[5)]

여러 식물에서 발견되는 galactinol은 myoinositol의 galactoside인데 verbascose 또는 stachyose와 같은 저장 소당류의 생합성에서 galactose의 전달을 위한 중간체가 되는 것 같다.

---

5) Hudlicky, T. and Cebulak, M., *Cyclitols and Their Derivatives*, VCH, N.Y.(1993).

2) 일반 실험방법

당 알코올

(1) 시료의 조제

신선한 식물조직을 80% EtOH로 3회 추출한다. 감압하에서 용매를 제거하고 잔사를 물에 녹인 후 여과하여 고형물을 제거한다. 필요하다면 단백질을 제거한 후 최종적으로 양·음이온 교환수지를 통과시켜 무기이온을 제거시킨다.

(2) 여지 chromatography

일반당을 분리하는 용매는 당 알코올 분리에는 적합하지 못하다(BBPW에서 모든 당 알코올의 Rf치는 약 0.21임). 일반적으로 사용되는 용매는 PrOH-EtOAc-H_2O(7:1:2)이다.

당 알코올은 alkali성 $AgNO_3$나 bromocresol purple로 검출한다. 포화 $AgNO_3$ 수용액을 1:200 비율로 acetone과 혼합하고, 이 용액에 여지를 담근 다음 건조하고 다시 0.5% NaOH-EtOH 용액에 담근다. 실온에서 10분 이내에 백색 배경 위에 갈색 반점이 나타난다. 2M NH_4OH로 여지를 세척 건조해두면 배경을 오랫동안 백색으로 유지시킬 수 있다. MeCOEt-HOAc-H_3BO_3 포화 H_2O(9:1:1)도 사용할 수 있다.

반점을 검색하기 위해서는 우선 용매 중의 붕산과 당 알코올간에 형성된 붕산복합물을 깨뜨리는 것이 필요하다. 이것은 40% hydrofluoric acid를 Me_2CO에 1:40으로 녹인 용액 중에 여지를 담금으로써 깨뜨려진다. 여지는 실온에서 5-10분간 건조하고 암모니아성 $AgNO_3$를 뿌리면 당 알코올은 백색 바탕에 갈색에서 흑색 반점으로 나타난다. 상기 용매에서 당 알코올은 대개의 일반 당류보다 Rf치가 크다. Mannitol의 Rf치를 100으로 할 때 일반 당류는 sucrose 12, glucose와 galactose 39, fructose 65, arabinose 79, xylose 106이며, 당 알코올은 dulcitol 96, sorbitol 116, arabitol 152, xylitol 156이다.

(3) 여지 전기영동법

PC의 결과를 저전압 전기영동법으로 확인하는 것도 좋다. 염기성 초산납(5.8%) 용액에서 실시할 때 ribose의 이동도를 100으로 하면 dulcitol 32, sorbitol 47, mannitol이 23이다. 전기영동 후 Cr_2O_3-$KMnO_4$-1M H_2SO_4 혼액[6]을 뿌리면 당 알코올은 홍색 배경에 황록색 반점으로 검색된다. 붕산완충액(0.05M, pH 10)을 사용해도 좋다. 이때 glucose의 이동도를 100으로 할 때 dulcitol 97, sorbitol 83, mannitol이 91이다. 발색하기 전에 여지를 HF로 전처리해야 한다.

Cyclitol

(1) 시료의 조제

건조식물 1g(또는 신선한 것은 10g)에 C_6H_6 30m*l*를 가하고 혼합기내에서 잘 갈고 원심분리한다. 잔사는 끓는 물 50m*l*와 10분간 간 다음 활성탄 100mg, celite 100mg, 양 · 음이온 교환수지 각 10m*l*를 가하고 10분간 흔든 후 원심분리한다. 상등액을 감압 농축시킨다. 시료에 glucose가 과량 들어 있으면 미리 catalase와 glucose oxidase로 glucose를 산화시켜 난용성인 D-gluconic acid로 산화하여 제거한다.

(2) 여지 chromatography

Cyclitol은 PC와 여지 전기영동법으로 분리 확인한다(표 4-3 참조).

Cyclitol은 당 알코올에서와 같은 발색시약을 써서 검색할 수 있다. 그

6) Frahn, J.L. and Mills, J.A., *Aust. J. Chem.*, **12**, 65(1959).

표 4-3 Cyclitol의 Rg치(PC)와 Mg치

Cyclitol	Rg		Mg*	
	AW	BPW	Germanate	Borate
Scyllitol	36	29	20	5
myo-Inositol	39	30	70	53
D-Inositol	58	48	100	63
epi-Inositol	44	—	180	73
Methyl Ether				
Sequoyitol	77	66	50	18
Pinitol	106	98	100	66
Mytilitol	—	—	20	20
Quebrachitol	98	92	—	—

Rg=glucose를 100으로 할 때의 상대적 Rf치(PC).
Mg=glucose를 100으로 할 때의 상대적 이동도.
AW=acetone-water(17:3); BPW=butanol-pyridine-water(10:3:3).
*25-30V/cm에서 90분.

중 alkali성 $AgNO_3$가 가장 널리 사용된다.

Galactinol은 *myo*-inositol보다 모든 용매에서 이동성이 느리다. 예를 들어 BuOH-EtOAc-HOAc-H_2O(8:6:5:8)에서의 Rg치는 25와 31, EtOAc-C_5H_5N-H_2O(10:6:5)에서의 Rg치는 18과 24이다.

3) 다른 방법

당 알코올과 cyclitol 분리에 PC 대신 TLC를 사용할 수 있다. Cellulose 박층을 써서 AW, BPW를 사용하여 2차 전개한다.

Mannitol, sorbitol, dulcitol은 BuOH-HOAc-Et_2O-H_2O(9:6:3:1)에서 silica gel박층을 사용하여 분리할 수도 있다. 흔히 BuOH-C_5H_5N-H_2O(10:3:1)도 사용한다. TLC판에 1% $Pb(OAc)_4$-EtOH 용액을 뿌리고

100°에서 2-3분 가열하면 cyclitol은 갈색 배경에 백색 반점으로 나타난다. 당 알코올과 cyclitol 모두가 GLC에 의해 단당류에서와 같은 방법으로 TMS ether로서 분리될 수 있다.

4) 실험예

(1) 수수꽃다리(*Gyringa oblata* var. *dilata*)에서 mannitol의 분리

〈실험조작〉

① 생잎 1kg을 열탕으로 3회 추출한 다음 여액을 합하여 약 500m*l*로 감압 농축한다.

② 농축액에 10% $Pb(OAc)_2$ 용액을 침전이 생기지 않을 때까지 가하고 여과한다.

③ 여액에 H_2S 가스를 통과시켜 생성된 PbS를 제거하고 농축한다.

④ 농축물을 열 알코올로 수회 추출하고 감압 농축한 후 필요하면 여과하고 냉장고에 방치해 두면 결정이 석출한다.

⑤ 소량의 활성탄을 가하고 열 알코올로 재결정한다. 무색 침상결정, 수득량 4.7g, mp 166°.

4. 소당류

1) 화학 및 분포

대부분 일반 식물에 있는 소당류는 2개(예; sucrose, maltose)로부터 5개(예; verbascose)의 단당류로 되어 있다. 단당류끼리는 glycoside 결합으로 연결되는데, 결합에 관여한 수산기의 위치에 따라 여러 이성체가 있

을 수 있다.

두 개의 glucose로 된 이당류의 경우에 있어서는 8개의 이성체가 가능하며, 모두 알려져 있다. 이들 이성체는 적당한 PC법으로 서로를 구별할 수 있다(표 4-4 참조). 그러나 식물에 들어 있는 소당류의 수는 적다.

Sucrose(α-glucosyl-β-fructose)는 보편적으로 모든 식물에 들어 있다. Trehalose(α-glucosyl-α-glucose), raffinose(6^G-α-galactosylsucrose),

표 4-4 소당류의 Rg치(PC)와 Mg치

Sugar	Rg			Mg
	BAW*	BEW*	BBPW*	Borate†
Disaccharides				
Sophorose	58	71	61	25
Laminaribiose	69	74	71	58
Cellobiose	50	58	51	16
Gentiobiose	42	50	38	63
Maltose	54	67	60	29
Kojibiose	—	—	—	30
Nigerose	—	—	—	58
Isomaltose	45	58	45	—
Sambubiose	65	76	60	25
Lathyrose	64	65	54	—
Rutinose	74	78	77	51
Neohesperidose	87	86	91	16
Robinobiose	70	73	64	31
Melibiose	35	55	34	—
Trisaccharides				
Umbelliferose	64	70	62	—
2^G-Glucosylrutinose	46	53	42	—
2^G-Xylosylrutinose	55	61	57	—
Tetrasaccharide				
Stachyose	11	25	09	—

*표 4-1 참조. †15V/cm에서 Borate buffer(pH 10).

stachyose(6^G-α-digalactosylsucrose), verbascose(6^G-α-trigalactosylsucrose) 등도 식물에 상당히 많이 분포되어 있다. 그러나 umbelliferose (2^G-α-galactosylsucrose) 같은 소당류는 산형과식물에서만 발견된다.

유리상태로는 존재하지 않는 수많은 소당류가 배당체 형태로 다른 유기분자에 결합되어 있다. 예를 들면 flavonoid glycoside에서(제2장 참조) 다음과 같은 소당류가 자주 발견된다. Rutinose(6-α-rhamnosylglucose), neohesperidose(2-α-rhamnosylglucose), sophorose(2-β-glucosylglucose), sambubiose(2-α-xylosylglucose) 그리고 robinobiose(2-α-rhamnosylgalactose).

여러 가지 소당류가 saponin, glycoalkaloid에서도 발견된다. 몇 가지 소

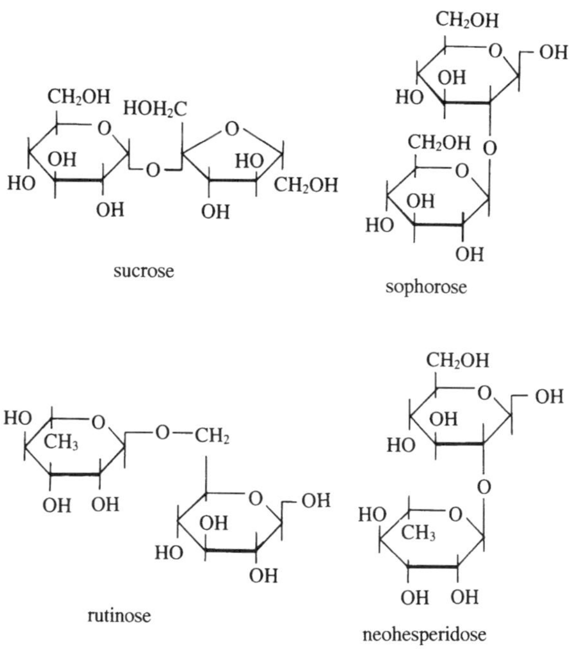

그림 4-5 소당류의 구조

당류의 구조를 그림 4-5에 나타내었다. 소당류는 그 화학적 특성이 단당류와 유사하므로 그 분리법도 거의 같다.

2) 일반 실험방법

(1) 여지 chromatography

PC에 의한 소당류의 분리는 단당류보다 더욱 어렵다. 왜냐하면 보통 용매로는 매우 이동성이 적기 때문이다. 이런 난점을 극복하기 위해 여지 끝에서 용매가 떨어지게 하면서 오랜 시간(48-92시간) 하강 전개시키면 된다. 이런 조건에서는 Rf치를 측정하지 못하기 때문에 당의 이동을 glucose의 이동과의 상대적인 값인 Rg치로 표시한다(표 4-4 참조). 거의 유사한 소당류를 확실히 분리하기 위해 PC와 더불어 1차원 여지 전기영동법을 실시하면 좋다. 낮은 전압(15V/cm)에서 2-14시간 동안 붕산완충액(pH 10)을 사용하여 전기영동한다(표 4-4 참조).

(2) 확 인

소당류는 전개 후 특수한 발색시약을 써서 여러 가지 정색반응을 실시하여 확인할 수 있다. 예를 들면 triphenyltetrazolium chloride(4% MeOH 용액에 동량의 1M NaOH를 가한다)는 β1-4 결합 또는 β1-6 결합한 환원성 소당류에 작용하여 적색을 나타낸다.

Orcinol 1M HCl은 ketose를 가지는 소당류(sucrose, raffinose)와 특이적으로 반응하여 적색을 정한다. 소당류는 또한 β-결합인지 α-결합인지 알기 위해 β-glucosidase와 maltase를 사용하여 가수분해 시험을 할 수도 있다.

(3) 표준물질

Gentiobiose, maltose, sucrose, laminaribiose, trehalose 같은 이당류는 시판되고 있다. 다른 것은 glycoside 또는 다당류로부터 산 가수분해하여 얻을 수 있다.

3) 실험예

(1) Rutinose 및 neohesperidose의 분리

감귤류 열매의 수용성 고미 성분은 껍질 속에 존재하는 flavanone glycoside이다. 모든 flavanone glycoside가 쓴맛이 있는 것은 아니다. 예를 들면 hesperitin-7-rutinoside는 쓴맛이 없으나 neohesperidose가 들어 있는 flavanone glycoside는 쓴맛이 있다.

Naringin(naringenin-7-neohesperidoside)과 neohesperidin (hesperitin-7-neohesperidoside)은 quinine의 1/5에서 1/50만큼의 고미를 갖는다. 쓴맛은 flavanone 부분을 화학적으로 처리하여 역전시킬 수 있다. 즉 flavanone glycoside를 알칼리로 처리하여 개환시킨 다음 sodium-amalgam으로 2중결합을 환원하면 dihydrochalcone glycoside가 생성된다. 이 물질은 강한 단맛을 낸다.

Naringin으로부터 유도한 화합물은 saccharin과 같은 강도의 감미가 있다. 그 반면에 neohesperidose 대신에 rutinose가 들어 있는 dihydrochalcone glycoside는 맛이 없다. 이와 같이 rutinose와 neohesperidose는 flavanone glycoside의 감각에 미치는 작용에 지대한 역할을 한다. 이 두 이성체는 간단한 chromatography에 의하여 명백하게 분리할 수 있다.

〈실험조작〉

① Rutin과 naringin 2-3mg을 각각 0.1M NH_4OH 1ml에 용해시키고

각 용액에 H_2O_2 2방울을 가한다. 실온에서 4시간 방치 산화가 일어나는 동안 flavonoid핵의 산화 때문에 flavonoid의 색이 없어진다.

② 이들 두 용액을 여지 출발선상에 반점을 찍고(3개의 상이한 농도로 한다), 표준 대조물질로 glucose를 사용하여 BAW와 BBPW로 48시간 전개하고 건조 후 aniline hydrogen phthalate 시액에 담근 다음 발색시킨다.

③ Whatman No. 3 여지와 붕산완충액(pH 10)을 사용하고 10V/cm에서 4시간 전기영동한다. 두 개의 당은 아주 명백히 분리된다.

5. 다당류

1) 화학 및 분포

다당류는 식물체내에 널리 분포되어 있으나 생리적 의의, 물리적 성질이 아주 다르다. 예를 들면 전분은 영양적으로 절대 필요한 당의 저장역할을 하나 cellulose는 지주역할을 한다. 전자는 뜨거운 물에 분산되어 colloid 용액을 이루며, 효소에 의하여 분해되어 에너지원으로 되나 후자는 거의 불용이며, 에너지원으로 되지 못한다. 다당류에는 산으로 가수분해하여 한 종류의 단당류가 생기는 것(homoglycan)과 수종의 당 또는 uronic acid가 생기는 것(heteroglycan)이 있다.

Cellulose와 전분은 glucose만으로 된 중합체이다. 다당류가 화학구조상 복잡한 것은 당끼리 여러 방법으로 glycoside 결합을 할 수 있다는 사실에 기인되는 것이다. 한쪽 당의 glycoside 수산기가 다음 당의 알코올성 수산기 중 어느 것과 결합하느냐에 따라 여러 가지 다른 종류의 다당류가 형성될 것이며, 한 당에 두 개의 당이 결합하는 경우 분지 사슬을 가진 다당류가 될 것이고, glycoside 수산기의 입체배위(α형 또는 β형)에 따라 또 다른 다당류가 생성될 것이다. 몇 개의 다당류(예; cellulose)는 직선구조의 단순한 중합체를 형성하지만, 대부분의 다당류는 가지를 갖는 구조를 하고 있다. 이러한 가지를 갖는 다당류의 결합순서를 완전히 결정하는 것은 현재로선 매우 어려우나 다당류의 구조를 소당류가 단위가 되어 반복된 것이라고 표현할 수는 있다(그림 4-6 참조).

Cellulose는 고등식물의 세포막 주성분으로 되어 있는 다당류인데, 식물의 골격 성분으로 중요할 뿐만 아니라 의류 등 공업제품 원료로도 많이 이용되고 있다. Cellulose는 단독으로 존재하지 않고 hemicellulose, lignin 등과 공존하고 있다. 목질부에는 50%, 목화에서는 90% 이상이 cellulose이다. 화학적으로 cellulose는 β-glucan이며, glucose가 $\beta 1 \rightarrow 4$ 결합된 긴 사슬로 이루어져 있는데, 분자량은 100,000-200,000이다. Cellulose는 식물세포에서 결정 격자로 존재하는데, 이것은 개개의 cellulose 분자가 수소결합에 의해 차례로 결합하여 긴 섬유상을 이루고 있다.

전분은 amylose와 amylopectin의 두 성분으로 되어 있는데, 이것은 서로 분리될 수 있다. Amylose(20%)는 약 300개의 glucose가 $\alpha 1 \rightarrow 4$ 결합된 중합체이며, α-나선을 형성하고 있다. Amylopectin(80%)도 $\alpha 1 \rightarrow 4$ 결합을 갖고 있으나 2차적으로 $\alpha 1 \rightarrow 6$ 결합에 의하여 분기된 구조를 갖고 있다(그림 4-6 참조). 전분의 두 형태는 쉽게 I_2 반응에 의해 구별할 수 있다. Amylose는 청색, amylopectin은 적자색을 나타낸다. Amylose는 수소결합을 이룰 수 있는 극성 유기화합물과 난용성 복합물을 이루므로 이 성질을 이용하여 amylopectin과 분리할 수 있다. BuOH, thymol, nitropropane, chloral hydrate 등을 분리제로 사용한다.

전분 및 cellulose와는 달리 대부분의 식물 다당류는 여러 당으로 구성된 heteroglycan이다(표 4-5 참조). 이들의 구조는 아주 복잡하며, 일정한 결합순서를 갖고 있는 것이 아니라 임의로 가지가 달린 아주 유사한 중합체들의 혼합물인 것이다. 그러나 이들 식물 다당류는 산 가수분해하여 얻은

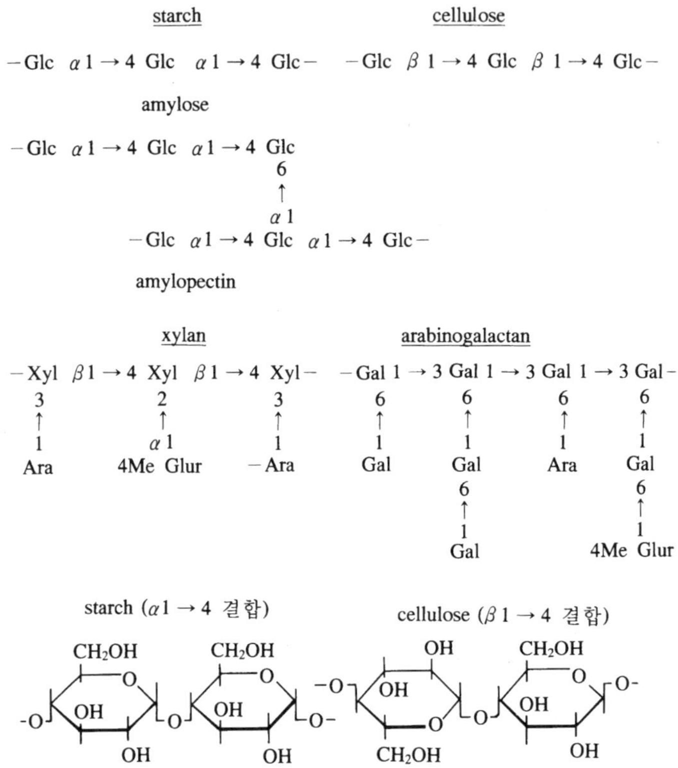

그림 4-6 다당류의 결합순서

Glc = glucose, Gal = galactose, Ara = arabinose,
Xyl = xylose, 4Me Glur = 4-methylglucuronic acid

각 당의 양과 분자량을 측정함으로써 그 특성을 알 수 있게 된다.

다당류를 methylation한 후 산 가수분해하여 생성된, 부분적으로 methyl 화된 당을 분석함으로써 분기된 정도와 사슬의 길이를 알 수 있다. 또한 다당류를 산 또는 효소로 부분 가수분해해서 생성된 소당류를 분석함으로써 반복되는 일정한 소단위를 밝혀낼 수 있다. 표 4-5에 중요한 다당류를 나타내었다.

표 4-5 고등식물 · 해조류와 진균류의 다당류

다당류	구성당	결 합	분 포
고등식물			
Cellulose	glucose	$\beta1\rightarrow4$	세포벽
Starch-amylose	glucose	$\alpha1\rightarrow4$	저장물질
Starch-amylopectin	glucose	$\alpha1\rightarrow4$, $\alpha1\rightarrow6$	
Fructan	fructose(some glucose)	$\beta2\rightarrow1$	양엉경퀴식물
Xylan	xylose(some arabinose & uronic acid)	$\beta1\rightarrow4$	보편적으로 분포 특히 목초
Glucomannan	glucose, mannose	$\beta1\rightarrow4$	보편적으로 분포 특히 침엽수목재
Arabinogalactan	arabinose, galactose	$1\rightarrow3$, $1\rightarrow6$	
Pectin	galacturonic acid (some others)	$\alpha1\rightarrow4$	보편적으로 분포
Galactomannan	mannose, galactose	$\beta1\rightarrow4$, $\alpha1\rightarrow6$	*Acacia*속과 *Prunus* 속의 씨점액질
Gum	arabinose, rhamnose, galactose, glucuronic acid	highly branched	
해조류			
Laminaran	glucose	$\beta1\rightarrow3$	갈조식물
Polysaccharide sulphate	fucose(& others)	—	
Alginic acid	mannuronic and guluronic acids	$1\rightarrow4$	
Amylopectin	glucose	$\alpha1\rightarrow4$, $1\rightarrow6$	홍조식물
Galactan	galactose	$1\rightarrow3$, $1\rightarrow4$	
Starch	glucose	$\alpha1\rightarrow4$, $\alpha1\rightarrow6$	녹조식물
Polysaccharide sulphate	rhamnose, xylose, glucuronic acid	—	
진균류			
Chitin	N-acetylglucosamine	$\beta1\rightarrow4$	보편적으로 분포
Chitosan	glucosamine	$\beta1\rightarrow4$	집합균류
β-Glucan	glucose	$\beta1\rightarrow3$, $\beta1\rightarrow6$	보편적으로 분포
α-Glucan	glucose	$\alpha1\rightarrow3$, $1\rightarrow4$	보편적으로 분포
Mannan	mannose	$\alpha1\rightarrow2$, $1\rightarrow6$, $1\rightarrow3$	자낭균류

Inulin은 주로 국화과 식물의 뿌리에 전분 대신 당 저장물질로 들어 있으며, 달리아(*Dahlia variabilis*), 민들레(*Taraxacum platycarpum*), 우엉(牛蒡; *Arctium lappa*), 치커리(*Cichorium intybus*), 뚱딴지(*Helianthus tuberosus*), 목향(*Inula helenium*) 등에 많다. 그러나 *Iris xiphium*에는 inulin과 전분이 공존하고 있다. Inulin은 fructose가 furanose형으로 $\beta 1 \rightarrow 2$ 결합을 한 중합체이나 말단에 glucose가 sucrose형으로 결합되어 있다. 그러므로 inulin은 엄밀하게 말하면 glucofructan이다.

식물세포막 구성성분 중 cellulose를 제외한 다당류를 hemicellulose라고 총칭한다. Xylan, glucomannan 및 arabinogalactan 등이 이에 속한다. 목질의 건조품에 대하여 cellulose 40-50%, hemicellulose 10-30%, lignin 20-30%이다. 식물조직 특히 과실 또는 뿌리의 유조직(parenchyma)의 세포벽과 세포 사이에 들어 있는 pectin은 galacturonic acid의 중합체인데, 10% 내외의 arabinose, galactose를 함유한 다당류로서 수용성이다. 식물체가 다름에 따라 세포벽에 존재하는 다당류의 종류도 역시 다르다. 그러므로 진균류에서는 세포벽에 들어 있는 성분의 차이로 강(綱)을 구별할 수 있다(표 4-5 참조). 일반적으로 양치류 및 나자식물의 세포벽에 있는 다당류는 피자식물 등과는 달리 mannose의 함유량이 상당히 많다.[7] 피자식물간의 구별을 다당류 성분 차이로 할 수는 없지만 풀에 들어 있는 hemicellulose에는 xylose는 많지만 arabinose, galactose, uronic acid의 양은 적다. 이와 반대로 콩과 식물에 들어 있는 다당류에는 uronic acid, galactose, arabinose는 많지만 xylose는 아주 적다. 해조 사이에서의 다당류의 조성은 커다란 차이가 있다. 즉 갈색, 적색, 녹색 해조가 명백히 구별된다.

식물 gum과 점액은 명백히 구별할 수가 없다. Pectin이나 hemicellulose

---

7) Bailey, R.W. and Pain, V., *Phytochem.*, **10**, 1065(1971).

와 다른 점은 gum은 식물에 상처를 주었을 때 흘러나오는 분비물이며, 점액은 종자에서 물 또는 알칼리로 추출되어 얻는 것이라는 점이다. Gum은 물에 투명하게 용해되나 점액은 팽창하고 점도 있는 액체가 된다. 대표적인 식물 gum은 *Acacia*속 식물에서 얻어지는 gum arabic이다. 이것은 glucuronic acid와 galactose가 1:3의 비율로 1→3 결합과 1→6 결합으로 연결되어 있으며, 소량의 arabinose와 rhamnose가 들어 있는 다당류(이것을 arabic acid라고 함)의 Ca, Mg, K 등의 염이다.

Gum tragacanth(*Astragalus*속)도 같은 구조이나 galacturonic acid가 들어 있다. *Leucaena glanca*의 종자에는 galactomannan이 대단히 많다. Mannose가 1→4 결합한 것인데, 비환원성 말단에 galactose가 1→6 결합으로 붙어 있다. 여러 해조에서 추출되는 algin은 β-D-mannuronic acid와 α-L-guluronic acid가 1→4 결합한 다당류(alginic acid)의 무기염이다.

다당류 중에는 항암작용, 면역 증강작용, 소염작용, 항바이러스작용, 혈당 강하작용, 항응고작용, 항보체작용 등의 생물활성을 갖는 것이 있다. 다당류의 분리, 정제, 구조결정, 생물활성 등에 대해서는 Srivastava와 Kulshreshtha의 총설이 있다.[8)]

2) 일반 실험방법

(1) 일반 추출조작

다당류 분리에 일반적으로 사용되는 조작은 다음과 같다. 처음에 저분자 물질을 열 EtOH로 추출하여 제거한다. 만일 조직에 지질이 많이 들어 있으면(예; 종자) 우선 Me_2CO 그리고 뒤이어 Et_2O-C_6H_6(1:1)로 추출하여 지질을 제거해야 한다. 다음 1% NaCl 또는 뜨거운 물로 추출하면 중성 수

8) Srivastava, R. and Kulshreshtha, D.K., *Phytochem.*, **28**, 2877(1989).

용성 다당류가 용출되어 나온다. 이 추출물을 몇 배 용량의 EtOH에 부으면 다당류가 침전으로 떨어진다. 그 다음에 0.5% $(NH_4)_2C_2O_4$로 추출함으로써 pectin을 얻게 되며 산성화한 후 EtOH에 부어서 침전시킨다. Lignin을 다음 단계에서 추출한다. 1시간 동안 70°에서 1% $NaClO_2$로 추출하면 lignin이 제거된다. 만일 조직에 lignin이 많이 들어 있으면 추출조작을 몇 회 반복해야만 한다. Lignin의 제거는 chloramine T(sodium *p*-toluene sulphonchloramide)와 ethanolamine으로 추출해도 된다. 다음 24시간 동안 실온에서 질소기류 중 7-12% NaOH로 추출하면 hemicellulose가 용출된다. 이 hemicellulose 추출액을 초산으로 산성화한 후 EtOH에 가하여 침전시킨다. 나머지 잔사를 완전히 세척 건조하면 순수한 cellulose를 얻을 수 있다. 이렇게 하여 얻은 여러 다당류 분획은 여러 조작을 거쳐 더 순수하게 정제할 수 있다. 직쇄(直鎖)로 된 다당류와 분지된 다당류는 I_2로 처리함으로써 분리할 수 있으며, 이온교환 또는 Sephadex chromatography를 시행하여 다당류를 분리할 수도 있다. 때로는 식물 다당류는 자연적으로 비교적 순수한 형태로 얻는 경우도 있다. 이것은 나무껍질로부터 흘러나온 gum, 종자 및 과실로부터 얻어지는 점액 등이다. 이러한 다당류는 단지 물에 용해시키고 투석하여 저분자량 성분을 제거한 후 EtOH에 부어서 침전시키고 건조함으로써 간단히 순수하게 할 수 있다.

(2) 다른 분리방법

다당류의 분리에 전기영동을 이용할 수도 있다. Cellulose acetate film을 사용하고 pH 8.9인 0.1M $(NH_4)_2CO_3$ 완충액이나 pH 4.7의 0.1M acetate 완충액을 사용해서 2-4시간 동안 15-20V/cm에서 전기영동한다.

다당류는 periodate로 산화한 후 rosaniline hydrochloride로 염색하여 확인한다. 다당류는 Sepharose-4B column 또는 DEAE-cellulose column으로 전개하여 정제할 수도 있다.

(3) 다당류의 분석

가장 중요하고 가장 쉽게 할 수 있는 분석은 가수분해하여 구성성분의 당을 조사하는 것이다. 가수분해는 100°에서 4시간 동안 1M H_2SO_4 용액에서 행하며, 용액은 $BaCO_3$로 중화한다. 여과하고 여액을 PC 또는 GLC로 간단히 당의 농도를 측정할 수도 있다. 다당류의 특성을 상세히 알기 위해서는 우선 완전히 methylation시킨다. 즉 다당류를 알칼리에서 $(CH_3)_2SO_4$로 처리한다. 완전히 되지 않으면 CH_3I와 Ag_2O로 더 처리한다. Methylation 조작을 보다 빨리 진행시키기 위해서는 $HCON(CH_3)_2$[9] 또는 DMSO[10]를 용매로 하고 NaH를 미리 가해 준다. 완전히 methyl화된 탄수화물은 산으로 가수분해하고 생성된, 부분적으로 methyl화된 여러 종류의 단당류를 PC 또는 GLC에 의해 분리 분석한다. 구조연구를 위해 부분적 산 가수분해(0.1M H_2SO_4 용액에서 3시간 100°에서 분해) 또는 효소 가수분해 및 periodate 산화도 흔히 많이 사용한다.

3) 실험예

(1) 다당류 구성당의 정량

식물 다당류에 관한 정보를 얻기 위해서는 우선 산 가수분해로 얻어진 단당류의 수와 양을 결정해야 한다. 전술한 바와 같이 식물에 따라 세포벽 다당류(cellulose+hemicellulose)의 구성 다당류의 조성이 다르므로 조직을 열 EtOH로 추출하여 저분자 물질을 완전히 제거한 후 직접 총 다당류의 구성당을 정량함으로써 식물을 구별할 수 있다.

---

9) Brimacombe, J.S., Jones, B.D., Stacey, M. and Willard, J.J., *Carbohydrate Res.*, **2**, 167(1966).

10) Hakomori, S., *J. Biochem.*, **55**, 205(1964).

〈실험조작〉

① 잎 조직을 잘라 열 EtOH에 넣은 뒤 5분간 혼합기에서 균일하게 간다. EtOH 추출은 chlorphyll이 제거될 때까지 반복한다. 이때 최종 산물은 희고 부드러운 분말이 된다. 이것을 열수, 열 1% NaCl 및 열 0.5% $(NH_4)_2C_2O_4$로 순차적으로 가용성 다당류를 제거한다(일반 추출조작 참조). 불용성 잔사는 세척 건조한다.

② 분말을 8-16시간 동안 1M H_2SO_4에서 100°로 가열하고 여과 냉각 후 $BaCO_3$로 중화하고 원심분리하여 $BaSO_4$를 제거한다. 산과 알칼리 이온 교환수지를 소량 가하여 마지막으로 무기이온을 완전 제거한다. 여과 후 투명한 용액을 감압 농축한다.

③ 여기서 얻은 시료 일정량과 여러 농도의 표준당 일정량을 같이 PC한다. 여지를 aniline hydrogen phthalate 시액으로 발색시켜 반점의 크기에 따라서 단당류의 농도를 5등급으로 표시한다. 반점을 잘라내어 1% $SnCl_2$ MeOH로 추출, 흡광도를 측정하면 더욱 정확히 분석할 수 있다(2절 단당류 참조).

표 4-6에 몇 가지 식물 잎에 대한 실험 결과를 나타내었다. 대체적으로 잎 세포벽 다당류의 구성당은 galactose, glucose, arabinose, xylose 및 uronic acid(주로 galacturonic)이며 mannose와 rhamnose가 미량으로 들어 있다는 것을 알 수 있다(때로는 미량성분으로 apiose, fucose 및 당의 monomethyl 유도체가 들어 있는 식물이 있다). Hexose(glucose+galactose)와 pentose(arabinose+xylose)의 비는 상당히 변화가 크다. 예를 들면 참나무에서는 1:2, 소나무에서는 1:1, 밤나무에서는 거의 2:1이다.

(2) 감자로부터 전분의 분리

〈실험조작〉

① 껍질을 벗긴 감자(2kg)를 1% NaCl 1.5*l*와 균일하게 갈고 미세한 헝

표 4-6 식물잎 다당류의 구성당

식물명	일반명	당의 양						
		Gal	Glc	Man	Ara	Xyl	Rha	Uronic
Taxus baccata	주목	2	2	tr	4	tr	—	2
Pinus sylvestris	소나무	3	4	4	4	2	tr	1
Cedrus atlantica	히말라야상목	tr	5	tr	2	tr	—	2
Fagus sylvatica	너도밤나무	2	2	tr	2	5	—	1
Quercus pedunculata	오크나무	2	2	—	4	4	—	2
Pyrus malus	사과나무	2	4	tr	4	3	tr	2
Ilex aquifolium	서양감탕나무	4	2	—	5	5	tr	4
Aesculus hippocastanum	마로니에	2	5	—	2	2	tr	2
Hedera heiix	아이비	2	4	tr	2	2	tr	2

Gal＝galactose, Glc＝glucose, Man＝mannose, Ara＝arabinose, Xyl＝xylose,
Rha＝rhamnose, Uronic＝uronic acid, —＝absent, tr＝미량, 1-5＝함량표시.

겊으로 여과한다. 찌꺼기는 1% NaCl 300m*l*로 재추출하고 여과하여 첫번째 여과액과 합친다. 이것을 방치하면 전분 분말입자가 가라앉게 된다.

② 상등액을 버리고 젖은 전분을 1% NaCl로 세 번 세척하고 0.01M NaOH로 한 번, 그리고 물로 한 번 세척한 뒤 탈수, 건조한다(수득량 약 40g).

③ 새로 만든 감자 전분 40g을 물 260m*l*에 현탁시키고 이것을 0.157N KOH 3.3*l*에 가한다. 유리봉으로 잘 젓고 방치한 다음 5% NaCl 용액 915m*l*를 가한다. 여기에 1N HCl을 가하여 pH 6.5-7.5로 중화시키고 하루 방치하면 전분 겔(amylopectin)이 가라앉는다.

④ 상등액(amylose)은 siphon으로 분리하고 일단 여과 후 BuOH를 가하여 포화시킨다. 그러면 2-3시간내에 amylose-BuOH 복합물이 가라앉는다. 상등액을 버리고 원심분리하여 고형물을 모으고 BuOH 포화물 125m*l*로 세척한다. 이것을 수욕상에서 가열하면서 질소기류를 통하면 BuOH를 제거시킬 수 있다. Amylose의 수득량은 1.5-1.8g이다.

⑤ Amylopectin gel은 원심분리하여 상등액은 버리고 1% NaCl로 세척한다. 수득량은 약 6g이다.

(3) 사과로부터 pectin의 분리

〈실험조작〉

① 얇은 사과 절편 300g을 5분간 열 EtOH로 추출하고 EtOH 추출액은 버린다.

② 남은 조직은 얇게 썰어 뜨거운 물 200m*l*로 추출한다.

③ 추출물을 1M NH_4OH로 중화(pH 6.5)한 후 150m*l*까지 감압 증류한다. 이것을 EtOH 600m*l*에 가하면 pectin이 침전된다.

④ 침전물은 뜨거운 물(20m*l*)에 용해한 후 여과, EtOH로 침전시키는 과정을 반복하면 정제할 수 있다.

(4) 밀짚으로부터 xylan의 분리

〈실험조작〉

① 분말로 한 밀짚(30g)을 열 3% Na_2SO_3(1*l*)로 추출한 후 실온에서 먼저 5% NaOCl로 추출하고 다음 1% H_2SO_4를 함유하는 5% NaOCl로 다시 추출한다(통풍실에서 실험한다).

② 잔류물은 물로 세척한 후 100°에서 45분간 6% NaOH 400m*l*로 추출하고 여과한다. 여액을 Fehling 용액으로 처리하면 xylan은 Cu 화합물로 침전되며 이것을 여과, 80% EtOH로 세척한다.

③ Cu 화합물은 96% EtOH에 현탁시키고 0°에서 HCl gas를 통과시키면 분해된다. Xylan은 원심분리에 의해 수거, 80% EtOH로 세척 건조한다.

(5) 다당류의 말단기분석

다당류의 구조를 결정하기 위하여 말단기분석(末端基分析)을 시행한다. 즉 permethylation한 다음 가수분해하여 생성되는, 부분적으로 methyl화된 단당류를 정량함으로써 다당류의 구조를 추정할 수 있다.

〈실험조작〉

① 다당류 200mg을 DMSO 5m*l*에 녹인다.

② NaH 200mg을 DMSO 5m*l*에 가하고 질소기류 중에서 70°에서 45분간 교반한 다음 여기에 다당류 용액을 가한 후 30분간 교반한다.

③ 상기 용액에 CH_3I 5m*l*를 가하고 하룻밤 동안 실온에서 교반한다.

④ 반응액에 물을 가하고 생성물을 $CHCl_3$로 추출한 후 물로 세척, 건조, 농축한다.

⑤ 생성물의 IR을 측정하고 수산기에 의한 흡수대(3,200-3,500cm^{-1})의 유무를 검사한다. 완전히 methylation이 되지 않았으면 같은 방법을 되풀이한다.

⑥ Permethylation된 다당류 50mg에 3% HCl MeOH 15m*l*를 가하고 5시간 가열 후 반응액에 다량의 물을 가하고 $CHCl_3$로 추출한다. $CHCl_3$ 용액은 $NaHCO_3$ 용액과 물로 세척한 후 농축시키고 GLC하여 정량한다. 5% NPGS column을 사용하고, column 온도는 170°에서 시행한다.

Amylose에서는 2,3,6-trimethylglucose(99.5%)와 2,3,4,6-tetramethylglucose(0.5%)가 생성하나, amylopectin에서는 2,3,6-trimethylglucose(91%), 2,3,4,6-tetramethylglucose(4%) 및 2,3-dimethylglucose(5%)가 생성된다. 따라서 amylose는 약 200개의 glucose가 1→4 결합으로 된 직쇄화합물인 것을 알 수 있으며 amylopectin은 glucose가 1-4 결합을 하고 있으나 약 20개마다 1→6 결합에 의하여 분기되어 있다는 것을 알 수 있다. 쌀의 amylopectin의 분자량은 약 50만이며, 분기점은 약 80개소나 된다.

제 5 장 식물산, 지방산 및 관련물질

1. 서 론

식물성분 중에는 초산을 원료로 하여 생합성되는 것이 많다. 생합성에 있어서 초산 자체가 직접 생합성에 관여하는 것이 아니라 acetyl CoA가 원료로 된다. Acetyl CoA는 당의 해당작용(glycolysis)에 의하여 생성되며, TCA cycle에 들어가서 유기산이 될 뿐만 아니라 CO_2가 고정되어 malonyl CoA가 된 후 지방산 합성의 원료가 된다. 포화지방산은 탈수소반응에 의해서 불포화지방산, polyacetylene이 되며, 탈탄산반응에 의해서 hydrocarbon이 된다. 포유동물에서는 합성되지 못하는 linoleic acid, linolenic acid 같은 필수지방산이 식물 식용유에 많이 들어 있다. Acetylene 화합물은 고등식물에서 미생물에 이르기까지 광범위하게 분포되어 있다. 특히 국화과, 산형과 식물에 많다.

Acetyl CoA와 malonyl CoA가 축합되어 생성되는 방향족 polyketide에 대해서는 이미 언급한 바 있다(제2장 제2절, 제8절 참조). 천궁(川芎, *Cnidium officinale*)의 정유에 들어 있는 cnidilide, neocnidilide 같은

butylidene phthalide 유도체도 polyketide 기원물질이다.

2. 식물산

1) 화학 및 분포

식물은 동물 또는 미생물과는 달리 세포의 액포 속에 상당량의 유기산을 축척하고 있다. 예를 들면 레몬 과실에서 짜낸 과즙의 액성은 pH 2.5이다. 식물에 축적된 유기산은 주로 TCA cycle에 관련된 산과 그 이외의 산 두 가지로 분류할 수 있다(표 5-1 참조). 물론 9개의 TCA cycle 유기산은 모든 식물조직내에 극소량 들어 있으나 이들 중 citric acid 및 malic acid는 상당한 양이 식물조직내에 축적되어 있다. Citric acid는 오렌지, 레몬, 딸기, 까막까치밥나무 열매, 구즈베리 과실의 주성분이며, malic acid는 포도, 사과, 플럼, 버찌의 주성분이다. Citric acid는 부제탄소가 한 개, isocitric acid는 2개 있으므로 광학이성체가 각각 2개 또는 4개가 존재할 수 있으나 자연에는 각각 한 개만이 존재한다. TCA cycle 유기산 이외의 산은 흔하지는 않으나 어느 특정식물에 많이 들어 있다. 가장 간단한 산은 개미산(formic acid)이며 그 다음이 초산(acetic acid)이다. 초산은 지방산, 지질 그 외 여러 가지 물질의 생합성 전구물질이다. 초산은 여러 식물 중의 정유에 유리상태 또는 결합상태로 존재한다. 초산은 또한 배당체의 당 부분에 결합되어 자연에 존재한다.

남아프리카 식물인 *Dichapetatum cymosum*에는 monofluoroacetic acid가 함유되어 있다. 이 물질은 저농도로 TCA cycle을 억제하므로 모든 생물체에 유독하다. 또 다른 유독성 식물 유기산으로 oxalic acid를 들 수 있다. 이것은 괭이밥(*Oxalis corniculata*)의 새싹, 장군풀(大黃, *Rheum*

표 5-1 식물 유기산의 종류와 분포

산의 종류	분 포	존재량*
TCA cycle 산		
Citric acid	감귤	58mg/m*l* juice
Malic acid	사과	15mEq/100g FW
Isocitric acid	검은 딸기	10mEq/100g FW
Cis-Aconitic acid	사탕수수즙	1.5% DW
Succinic acid	자주개나리	
Fumaric acid	해바라기 줄기, *Fumaria*속 식물	40mg/100g FW
Oxalacetic acid α-Ketoglutaric acid Lactic acid	보리	
기타 유기산		
Formic acid	쐐기풀	
Acetic acid	식물의 휘발성 성분 중에 유리상태 또는 ester화되어 있다.	
Monofluoroacetic acid	*Dichapetalum cymosum*	
Oxalic acid	대황	11mEq/100g FW
(as calcium salt)	시금치 잎	300mEq/100g DW
Tartaric acid	포도	11mEq/100ml juice
Malonic acid	콩과 식물과 산형과 식물의 잎	
Shikimic acid Quinic acid	보편적으로 분포(특히 목본식물)	
Ascorbic acid (as lactone)	보편적으로 분포(Vitamin C)	

*FW=건조 전 무게, DW=건조 후 무게, mEq=milliequivalents.

coreanum)의 엽병, 시금치의 잎에 많이 들어 있다. 그러나 oxalic acid는 식물체에서 난용성인 calcium염으로 존재하기 때문에 이들 식물은 먹어도 유독하지 않다. 실제로는 많은 식물세포의 액포내에 calcium oxalate가 결정으로 석출되어 있으므로 해부분류학적 측면에서 중요시하고 있다.

Ascorbic acid, shikimic acid, quinic acid 등은 식물에 광범위하게 존재

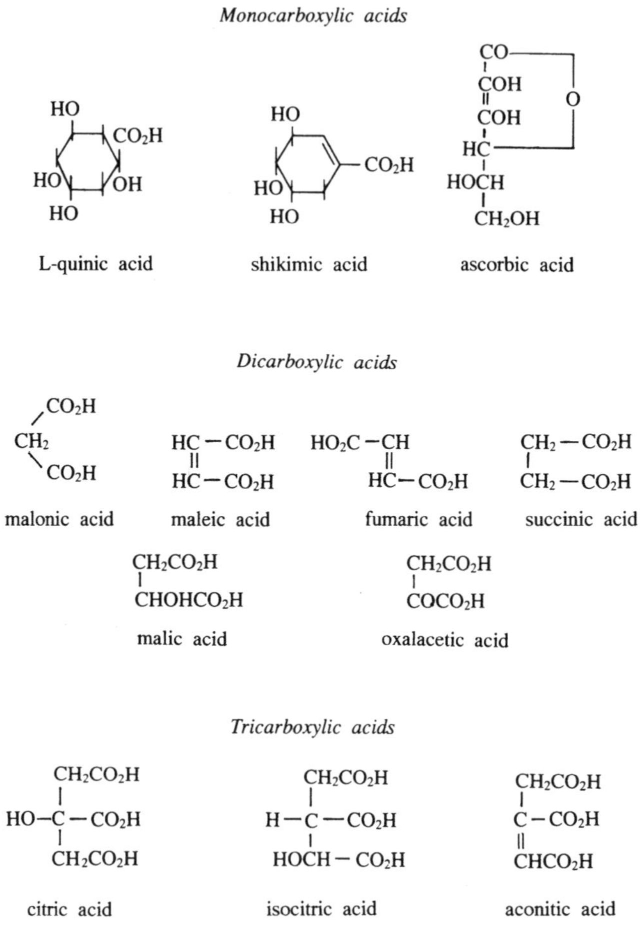

그림 5-1 식물산의 구조

하고 있다. *l*-Ascorbic acid는 인간에 필수적인 유기산인데, 다행히 식용식물 중에 널리 분포되어 있다. 함량은 조직에 따라 다양하나 과실에 많다. Shikimic acid와 quinic acid는 cyclohexane carboxylic acid로서 식물체내의 방향족 유기산의 생합성 전구물질이다(제2장 참조). Shikimic acid가 식물에 들어 있는 양은 대단히 적다. 이에 반하여 quinic acid는 많이 들어 있는데, 적어도 shikimic acid보다 10배나 많다. 특히 미숙한 사과나 기타 과실에 많으며 산도에 영향을 끼친다.

Isovalaeric acid($(CH_3)_2CHCH_2CO_2H$)는 *Valeriana*속 식물에 들어 있는데, butter의 산패성분이기도 하다. Malonic acid는 dicarboxylic acid 중 가장 간단한 산이며, maleic acid는 *cis*형이다(그림 5-1 참조). Dihydroxysuccinic acid인 tartaric acid도 식물에 많다.

식물산은 수용성이며, 무색의 액체 또는 비교적 낮은 융점을 가지고 있는 고체이다. 간단한 monocarboxylic acid 이외는 대부분 비휘발성이다. α-Keto acid는 쉽게 탈탄산되나 다른 산은 대개 화학적으로 안정하다. 산은 대부분 bromcresol green 또는 bromothymol blue와 같은 산염기 지시약으로 그들의 존재를 검색한다.

2) 일반 실험방법

(1) 정제법

〈예비실험〉

식물의 알코올 열탕 침출액을 농축 여과한 다음 직접 PC로 산을 조사한다. 만약 oxalic acid가 과량 존재할 경우 여지 위에서 여러 산들의 분리를 방해하므로 시료에 $Ca(OH)_2$ 용액을 가하여 대부분의 oxalic acid를 침전시키고 원심분리하여 제거한다.

〈본실험〉

식물 침출액을 분획한다. 즉, 우선 양이온과 아미노산을 제거하기 위해 농축된 수침액을 양이온 교환수지에 통과시킨다. 다음 수산기형으로 된 약염기성 이온 교환수지를 통과시키면 식물산들이 흡착된다. 세척 후 식물산은 0.1M HCl로 유리시킨다. 강염기성 이온 교환수지는 피하는 것이 좋다.

표 5-2 식물산의 Rf치(PC)

식물산	Rf(×100)	
	1	2
Malic acid	45	06
Tartaric acid	22	03
Citric acid	37	00
Succinic acid	74	13
Fumaric acid	89	11
Malonic acid	63	09
Lactic acid	67	40

1: BuOH-HCOOH-H_2O(4:1:5, 상층).
2: PrOH-1M NH_4OH(7:3).

그 이유는 식물 침출액에 존재하는 당분이 수지와 반응하여 lactic acid나 glyceric acid와 같은 산이 되기 때문이다.

(2) 여지 chromatography

보통 식물산 혼합물을 분석하기 위해서 PC를 사용한다. 2차원 PC에 사용하는 전개제로는 PrOH-1MNH_4OH(7:3 또는 3:2)와 BuOH-HCOOH-H_2O(10:3:10) 또는 95% EtOH-1M NH_4OH(19:1)와 BuOH-HCOOH-H_2O(4:1:5)를 들 수 있다. 전개 후 여지는 HCOOH를 제거시키기 위해 완전히 건조해야 한다. 발색제로서는 bromothymol blue(0.04g/100m*l* 0.01M NaOH)를 사용한다. 산은 노란색 바탕에 푸른색으로 발색된다. 암모니아 증기에 쐬면 발색이 더욱 명확해진다. 반점의 색은 퇴색하므로 곧 노트에 기록해야 한다. 대표적인 산의 Rf치를 표 5-2에 나타내었다. 특수한 식물산의 혼합물을 분리할 목적으로 여러 전개용매가 제시되어 있으며, 산에 따라 특수한 발색제를 사용할 수 있다.

Tricarboxylic acid를 C_5H_5N-Ac_2O(7:3)로 발색시키면 citric acid와

isocitric acid는 노란색을 띠고, aconitic acid는 황갈색을 띤다. Fumaric acid는 갈색이다. 식물산은 1차원 전개로 분리할 수도 있다. 용매로서는 butylformate-HCOOH-H_2O(10:4:1)를 사용한다.

Sodium formate(0.05% w/v)와 bromophenol blue(0.02% w/v)를 전개용매에 가해 두면 전개되는 동안 식물산의 반점을 관찰할 수 있다. 분리시간은 4시간 정도이다. Rf치는 tartaric acid 0.21, citric acid 0.24, oxalic acid 0.40, succinic acid 0.56, lactic acid 0.64이다.

Quinic acid와 shikimic acid는 BuOH-HCOOH-H_2O(4:1:5)로 잘 분리된다. Rf치는 각각 0.22와 0.46이다. 그러나 quinic acid와 keto acid인 dehydroquinic acid는 PC로 잘 분리되지 않는다. 그때는 trimethylsilyl ether 유도체로 4% QF-1 column을 사용하여 GLC하면 된다. 일반적으로 keto acid는 불안정하므로 보통 chromatography로 분리하기 전에 더 안정한 2,4-dinitrophenylhydrazone으로 바꾼다. 이 화합물에는 *cis*, *trans* 이성체가 존재하기 때문에 대부분의 산의 2,4-DNP 유도체는 2개의 반점을 나타낸다. 2,4-DNP 유도체는 환원하면 amino acid가 된다. 이것을 이용하여 keto acid의 확인에 이용하고 있다.

(3) 박층 chromatogrphy

Cellulose 박층을 사용하는 TLC는 PC와 같은 용매를 사용하면 된다. Silica gel 박층은 MeOH-5M NH_4OH(4:1) 또는 C_6H_6-MeOH-HOAc(79:14:7)와 같은 용매로 전개시킨다. 후자의 용매로 maleic acid(Rf치, 0.07)와 fumaric acid(Rf치, 0.23)가 잘 분리된다.

Polyamide 박층은 TCA cycle의 산을 분리하는 데 사용된다. Diisopropyl ether-석유 ether-CCl_4-HCOOH-H_2O(5:2:20:8:1)를 전개제로 사용한다. 산으로 처리한 silica gel 박층은(slurry를 조제할 때 물 60m*l* 당 propionic acid 5m*l*를 첨가함) keto acid의 2,4-DNP 유도체 분리에 이

용된다. 용매는 석유 ether–ethyl formate(13:7)를 사용한다. 이 화합물들은 C_6H_6–HOAc(19:1) 혹은 BuOH–EtOH–1% NH_4OH(6:1:3) 용매를 사용하여 보통 silica gel TLC로도 분리된다.

(4) 기체 chromatography

식물산은 TMS화(제4장 제2절 참조)하여 160°에서 0.3% OV-17 column(60–80 mesh Chromosorb G)으로 분리할 수 있다. Methyl ester화(제3절 참조)하여 120–200°에서 20% butanediol succinate column (silanized 60–80 mesh Chromosorb W)으로도 잘 분리된다.

3) 실험예

(1) 식물조직에서 유기산의 분리

〈실험조작〉

① 건조중량 5g에 상당하는 식물조직에 5배량의 물을 가하고 혼합기내에서 잘 갈은 후 원심분리한다.

② 잔사는 5배량의 물로 2–3회 추출한다.

③ Amberlite IRA–400(탄산염형) 5g을 직경 0.8cm의 column에 충전하고 상기 추출액을 통과시킨다(유속, 분당 1–1.5m*l*).

④ 물 10m*l*로 column을 세척하고 column에 흡착되어 있는 유기산의 Na염을 1N Na_2CO_3 25m*l*로 용출한다.

⑤ 여기서 얻은 유출액은 Amberlite IR 120(H ion형) column을 통과시킨다(전과 같은 조건). Na ion은 column에 흡착되고 CO_2가 발생하면서 유기산만 유출된다.

(2) Ascorbic acid의 분리 · 정량

이 수용성 vitamin은 PC 또는 silica gel TLC로 만족스럽게 분리할 수 있다. PC의 경우 여지 중에 극소량 존재하는 Cu에 의하여 ascorbic acid가 산화됨을 방지하기 위해 용매에 KCN을 극소량 가하는 것이 좋다. BuOH-HOAc-H_2O(4:1:5) 혹은 PhOH-1% HOAc를 전개용매로 사용할 때 Rf치는 각각 0.37과 0.35를 나타낸다. 여지에 암모니아성 $AgNO_3$를 뿌리면 검은색을 띤다. Ascorbic acid 산화물인 dehydroascorbic acid는 위의 용매로 Rf치가 0.27을 나타내고 암모니아성 $AgNO_3$로 갈색을 띤다. Silica gel G 혹은 GF_{254}를 사용한 TLC는 용매를 물로 사용한 경우 Rf치가 0.96이고, EtOH를 사용한 경우 Rf치는 0.22이다. EtOH-10% HOAc(9:1)를 사용하면 ascorbic acid(Rf치, 0.50)를 dehydroascorbic acid(Rf치, 0.73) 및 isoascorbic acid(Rf치, 0.54)와 분리할 수 있다. Ascorbic acid는 silica gel GF_{254}판을 254nm의 UV로 쬐면 검은색 반점으로 나타난다. 검출한계는 3μg이다.

직접 식물 추출물에 들어 있는 ascorbic acid를 정량할 경우 처음에 ascorbic acid를 2,6-dichlorophenol-indophenol로 처리하여 dehydroascorbic acid로 산화한 다음 그것을 HCl 수용액 중에서 2,4-dinitrophenyl hydrazine과 반응하여 생성된 2,4-DNP 유도체를 $CHCl_3$-EtOAc-HOAc(60:35:5) 용매로 silica gel TLC에 의해서 정제한 후 2,4-dinitrophenyl hydrazone의 농도를 분광광도계로 측정한다.

Ascorbic acid는 HPLC로 간단하게 정량할 수도 있다.[1)]

〈실험조작〉

① 시료 100g을 6% HPO_3 100ml와 균일하게 갈고 용매를 더 가하여 ascorbic acid의 농도가 1-7mg/100ml가 되도록 희석한다.

1) Sood, S.P., Sartori, L.E., Wittmer, D.P. and Haney, W.G., *Anal. Chem.*, **48**, 796 (1976).

② 이 용액 일정량(20μl)을 취하여 HPLC에 주입한다. Column은 μBondapak C_{18}(30cm×4mm)을 사용하고 tetrabutyl ammonium hydroxide 1×10^{-3}M가 들어 있는 MeOH-H_2O(1:1) 용액(HCOOH를 가하여 pH 5로 조절)으로 전개한다(유출속도는 2.5ml/min).

③ 나타난 peak의 면적을 구한 다음 검량선과 대조하여 ascorbic acid의 농도를 구한다.

(3) Monofluoroacetic acid의 검출

이 산은 강한 독성이 있으며 여러 식물에 존재한다.

콩에는 원래 monofluoroacetic acid가 없으나 F가 많이 들어 있는 토지에서 자란 식물은 monofluoroacetic acid가 들어 있다.

〈실험조작〉

① 식물조직을 1시간 동안 90° 수용액 속에서 가열시킨 후 추출액을 여과하고 알칼리성으로 한 다음 약 10ml까지 농축한다.

② 묽은 황산으로 산성화하고 약 1ml까지 증류한다.

③ 증류액(약 1mg/ml monofluoroacetic acid를 함유한 용액) 40μl를 여지 원점에다 찍고 EtOH-NH_4OH-C_5H_5N-H_2O(95:3:3:1) 용매로 상승 전개시킨다. Monofluoroacetic acid는 여지에 Nile blue 시약을 뿌릴 경우 갈색 바탕에 청색 반점을 나타낸다(Rf치, 0.65: 28°에서). Nile blue 시약은 색소 0.4g을 100ml의 EtOH에 녹이고 자주색이 될 때까지 triethanolamine을 가한 다음 EtOH 100ml로 희석하여 만든다.[2)]

---

2) Vickery, B., Vickery, M.L. and Ashu, J.T., *Phytochem.*, **12**, 145(1973).

3. 지방산 및 지질

1) 화학 및 분포

지방산은 주로 glycerol과 ester화되어 지질형태로 식물 중에 존재한다. 고등식물의 나뭇잎에는 건조중량의 7%까지 지질이 함유되어 있다. 지질은 엽록체나 mitochondria의 중요한 막 구성인자로서 종자나 과실에 상당량 존재하며, 발아할 때 필요한 에너지를 제공한다. 올리브, 야자, 카카오, 땅콩 같은 식물종자유는 식용유 또는 paint 산업, 비누제조업에 사용된다.

동물기름과는 달리 식물유는 불포화지방산이 많다. 지질은 식물조직을 Et_2O 또는 EtOH로 추출하여 얻을 수 있다. 이때 alkane, steroid도 함께 용출되나 식물조직의 모든 수용성 구성인자는 남겨진다. 식물지질의 일반 분자식을 그림 5-2에 나타내었다. 똑같은 지방산으로 이루어진 triglyceride를 simple triglyceride라고 하고(예; triolein은 3가지 oleic acid 잔기를 가진 triglyceride이다) 구성지방산이 다른 것을 mixed triglyceride라 하는데, 자연에 보편적으로 많이 존재한다.

인지질은 인산기가 있으며 염기성 치환기를 함유하고 있는 것도 있다. 이 염기성 잔기로는 choline, ethanolamine, serine 등이 있다. 유기염기 대신 glycerol 잔기를 함유하거나 inositol을 함유한 인지질도 있다. 식물에는 여러 형태의 인지질이 있으나 당지질은 그 종류가 적다. 엽록체에 monogalactosyl 또는 digalactosyl diglyceride가 들어 있다. 엽록체의 또 하나 중요한 성분으로서 sulfolipid가 있다. 이것은 6-sulfoquinovose가 결합된 diglyceride이다.

지질의 확인은 주로 그 지방산의 파악에 있다. 오늘날 식물 중에 많은 지방산이 알려졌으나 대부분의 지질은 몇 종류 되지 않은 똑같은 지방산 잔기를 가지고 있기 때문에 쉽게 지질을 확인할 수 있다. 흔히 자연에 있는

Triglyceride

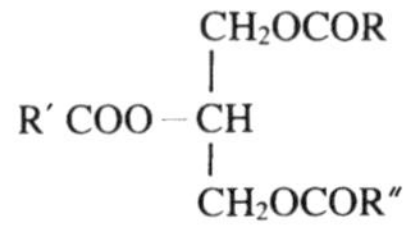

Phospholipid

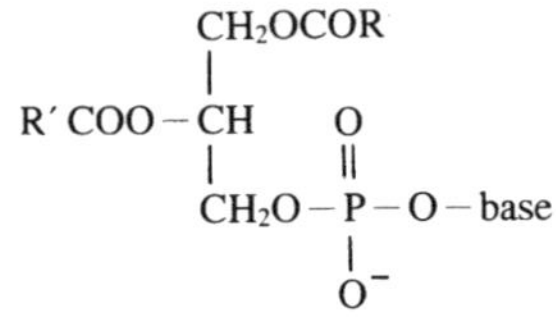

base = choline, $-CH_2CH_2N^+Me_3$
ethanolamine, $-CH_2CH_2NH_2$
serine, $-CH_2CH(NH_2)CO_2H$

Glycolipid

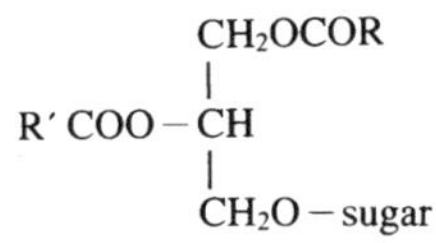

sugar = galactose
galactosylgalactose
quinovose

그림 5-2 식물지질의 일반적인 구조

R, R′, R″ = 여러 가지 지방산의 탄화수소 사슬부위

지방산은 탄소 길이가 C_{12}에서부터 C_{22}까지인 직쇄 화합물이며, 탄소 수는 짝수이다(표 5-3 참조).

Palmitic acid(C_{16} acid)는 포화된 산으로 주로 잎의 지질에 있으며, 상당한 양이 종자유(예; 낙화생유)에도 들어 있다. Stearic acid(C_{18})는 잎지질에는 별로 들어 있지 않으나 종자지방에 비교적 많이 들어 있다. 식물에는 탄소 수가 홀수인 것(예; nonadecanoic acid, *Ulex europaeus*)과 사슬이 분지로 된 것(예; isopalmitic acid, tall oil)도 있다. 2중결합이 하나인 경우 그 위치는 Δ^9(예; oleic acid) 또는 n–9(예; erucic acid, 배추씨, 독성

표 5-3 지방산의 구조

탄소수	일반명	실험식
	Saturated acid	
C_{14}	myristic acid	$CH_3(CH_2)_{12}COOH$
C_{16}	palmitic acid	$CH_3(CH_2)_{14}COOH$
	isopalmitic acid	$(CH_3)_2CH(CH_2)_{12}COOH$
C_{18}	stearic acid	$CH_3(CH_2)_{16}COOH$
C_{19}	nonadecanoic acid	$CH_3(CH_2)_{17}COOH$
C_{20}	arachidic acid	$CH_3(CH_2)_{18}COOH$
	Unsaturated acid	
C_{16}	palmitoleic acid	$CH_3(CH_2)_5CH=CH(CH_2)_7COOH$
C_{18}	oleic acid	$CH_3(CH_2)_7CH=CH(CH_2)_7COOH$
	linoleic acid	$CH_3(CH_2)_4CH=CHCH_2CH=CH(CH_2)_7COOH$
	linolenic acid	$CH_3CH_2CH=CHCH_2CH=CHCH_2CH=CH(CH_2)_7COOH$
	tariric acid	$CH_3(CH_2)_{10}C\equiv C(CH_2)_4COOH$
	Unusual acid	
C_{18}	petroselinic acid	$CH_3(CH_2)_{10}CH=CH(CH_2)_4COOH$
C_{22}	erucic acid	$CH_3(CH_2)_7CH=CH(CH_2)_{11}COOH$
C_{19}	sterculic acid	$CH_3(CH_2)_7C=C(CH_2)_7COOH$ (C=C 두 탄소가 CH_2로 연결) CH_2
	Cutin acid	
C_{24}	lignoceric acid	$CH_3(CH_2)_{22}COOH$
C_{26}	cerotic acid	$CH_3(CH_2)_{24}COOH$
C_{16}	10,16-dihydroxy-palmitic acid	$HO(CH_2)_6CHOH(CH_2)_8COOH$

이 있다)에 있는 것이 많으나 다른 곳에 있는 것도 있다(예; petroselinic acid, 파슬리의 종자). *Picramia*속 식물에서 분리된 tariric acid는 monoacetylenic acid이다(제5절 참조).

자연에 있는 고급 불포화지방산은 대부분 2중결합 사이에 methylene기가 있는 구조이며 *cis*형이다. 즉 1,4-불포화구조를 가지고 있는데, isoprenoid 같은 1,3- 또는 1,5-불포화구조를 갖는 것과 비교가 된다. C_{16},

C_{18}의 불포화지방산은 식물유에 널리 분포되어 있다. Oleic acid는 올리브유에 많이 들어 있는데, 총지방산 양의 80%나 되고, 낙화생유에는 59%나 된다. Linoleic acid 및 linolenic acid도 식물유에 많다. 아마인유에는 총지방산의 52%가 linolenic acid, 15%가 linoleic acid, 15%가 oleic acid이다.

고등동물에서는 생화학적으로 깊은 관계가 있는 n-6 계열 고급 불포화지방산 arachidonic acid[20:4(n-6)]가 linoleic acid에서부터 생합성되며 n-3 계열 고급 불포화지방산 eicosapentaenoic acid(EPA), docosahexaenoic acid(DHA)는 α-linolenic acid(아마인유에 많음)에서부터 생합성된다(그림 5-3 참조).

흔하지는 않지만 2중결합이 *trans*형으로 된 것도 있다[예; eleostearic acid, 18:3(9Z, 11E, 13E), *Momordica charantia*의 종자; calendic acid, 18:3(8E, 10E, 12Z), *Calendula officinalis*의 종자; parinaric acid, 18:4(9Z, 11E, 13E, 15Z), *Parinarium laurinum*의 종자].

Fluoro, hydroxy, keto, epoxy fatty acid도 자연에 있다. 12-hydroxyoleic acid는 ricinoleic acid(피마자유)이며, *cis*-12,13-epoxyoleic acid는 vernolic acid(*Vernonia anthelmintica*)이다. 분자 중앙에 cyclopropene환을 가지고 있는 sterculic acid는 벽오동과 또는 아욱과 식물에서 발견된다. 지질에 대한 더 자세한 내용은 Gunstone[3)]의 저서를 참고하기 바라며, 최근정보에 대해서는 Lie Ken Jie 등[4)] 및 Christie[5)]의 총설을 참고하기 바란다.

잎의 cutin질에 존재하는 cutin산은 일반 지방성분인 palmitic acid나

3) Gunstone, F.D., *Fatty Acid and Lipid Chemstry*, Chapman and Hall, London (1995).

4) Lie Ken Jie, M.S.F. and Pasha, M.K., *Nat. Prod. Rep.*, **15**, 607(1998).

5) Christie, W.W., *Nat, Prod. Rep.*, **4**, 113(1987).

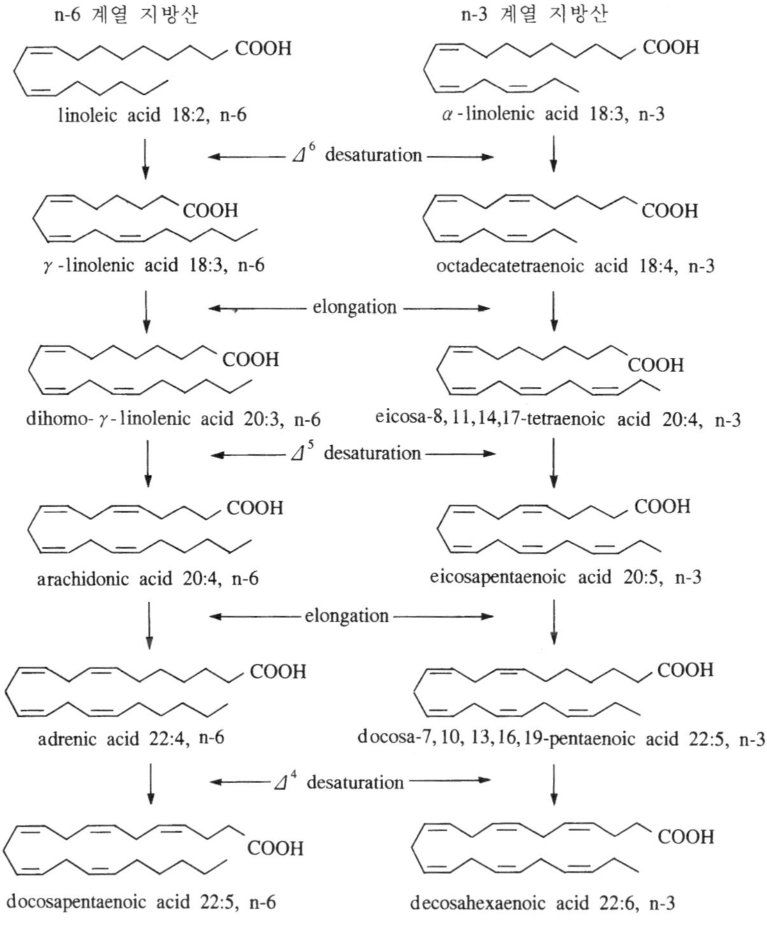

그림 5-3 고급 불포화지방산의 생합성

stearic acid보다 사슬 길이가 훨씬 길다(C_{24}–C_{32}). 또한 Cutin질에는 수산기가 들어 있는 지방산 유도체가 있다. 예를 들어 10,16-dihydroxy-palmitic acid는 대부분 식물 cutin의 주요성분이다.

나자식물에는 9,16-dihydroxypalmitic acid가 존재하고, 양치식물이나

석송과 식물에는 16-monohydroxy palmitic acid가 존재한다.[6)]

Cutin에 대하여 더 자세한 것은 Holloway의 총설을 참고하기 바란다.[7)]

Cork은 suberin(39%), lignin(22%), polysaccharide(18%), wax (15%), 회분(1%) 등으로 구성되어 있다.[8)] Suberin은 방향족 부분과 지방족 부분으로 이루어져 있으며 방향족 부분은 주로 ferulic acid와 N-feruloyltyramine으로 구성되어 있고 지방족 부분은 주로 탄소수가 큰(20개 이상) ω-hydroxy acid와 α,ω-dioic acid로 구성돼 있다.

고등동물에는 5원환을 가진 불포화지방산으로 prostaglandin이라고 불리는 일련의 생리 활성물질이 있다. Arachidonic acid 같은 고도로 불포화된 탄소 수 20개의 지방산에서부터 생합성되며(그림 5-4 참조), 자궁수축, 위액 분비억제, 혈압강하, 기관지 확장 등 다양한 생리작용이 있는 autacoid이다.

Prostagrandin은 식물계에서도 발견된다.[9)] 나팔꽃(*Pharbitis nil*), 상추(*Lactuca sativa*), 달맞이꽃(*Oeothera stricta*)의 씨,[10)] 녹조류,[11)] 효모,[12)] 홍조류[13)] 등에서 $PGF_{2\alpha}$의 존재가 확인되었다. 또, prostaglandin은 산호

---

6) Hunneman, D.H. and Eglinton, G., *Phytochem.*, **11**, 1989(1972).

7) Holloway, P.J., "The chemical constitution of plant cutins", In: *The Plant Cuticle* (Eds. Cutler, D.F., Alvin, L.K. and Price, C.E.), Academic Press, Lodon, 1-32(1982).

8) Grace, J. and Pereira, H., *Phytochem. Anal.*, **11**, 45(2000).

9) Groenewald, E.G., Van der Westhuizen, A.J. and Bortes, P., *Planta Med.*, **60**, 84 (1994).

10) Groenewald, E.G., Krüger, G.H.J., De Wet, H., Botes, P.J. and Van der Westhuizen, A.J., *S. Afr. J. Sci.*, **86**, 152(1990).

11) Krüger, G.H.J., Groenewald, E.G., De Wet, H., Botes, P.J., *S. Afr. J. Bot.*, **56**, 150 (1990).

12) Kock, J.L.F., Coetzee, D.J., Van Wyk, M.S., Truscott, M., Cloete, F.C., Van Wyk, V., Augustyn, O.P.H., *S. Afr. J. Sci.*, **87**, 73(1991).

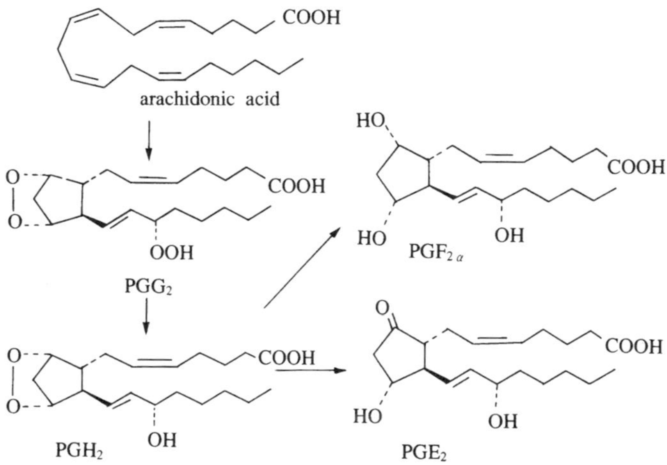

그림 5-4 Prostaglandin의 생합성

같은 하등동물(예; *Plexaura homomalla*)에서도 발견된다. PGA_2의 함량이 많으나 15번 탄소는 R배치가 되어 있어 생리적으로 불활성형이다. *Lobophylon deppessum*(산호의 일종)에서는 18-acetoxy $PGF_{2\alpha}$가 분리되었다.[14]

Hawaii 해변에 서식하는 산호(*Telesto riisei*)에서 분리한 일련의 prostaglandin계 화합물은 C-10에 Cl이 붙어 있고 C-5, C-6, C-7 또는 C-12가 산소화되어 있는데, 이를 punaglandin이라고 한다. Punaglandin에는 소염작용, 항암작용이 있다.[15]

국화과 식물 *Chromolaena morii*에서 분리된 chromomoric acid의 구조는 prostaglandin과 유사하여 주목을 끌고 있다(그림 5-5 참조). Linolenic

13) Gregson, R.P., Marwood, J.F. and Quinn, R.J., *Tetrahedron Lett.*, 4505(1979).

14) Carmely, S., Kashman, Y., Leya, Y. and Benayabu, Y., *Tetrahedron Lett.*, **21**, 875 (1980).

15) Baker, B.J. and Scheuer, P.J., *J. Nat. Prod.*, **57**, 1346(1994).

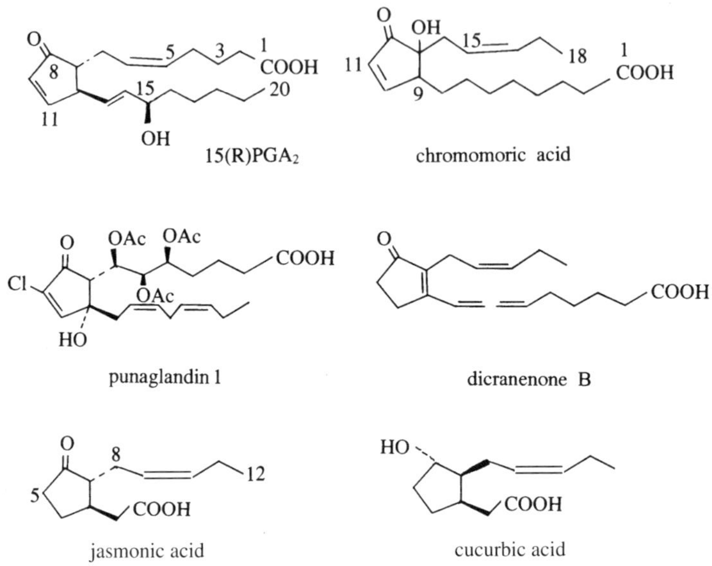

그림 5-5 Prostaglandin 관련물질의 구조

acid에서부터 생합성되는 것으로 믿고 있다.[16)]

고등식물뿐만 아니라 진균류에 cyclopentanoidal C_{21}-acid 유도체가 널리 분포되어 있다.

Jasmonic acid는 3-oxo-2-(2*Z*-pentenyl)-cyclopentane-1-acetic acid이며 cucurbic acid는 C-6에 OH기가 있다. 이런 cyclopentanoidal C_{21}-acid 유도체들은 식물의 유전자 발현 유도, phytoalexin의 산출 촉진, 병원균, 곤충의 침해에 대한 방어, 성장 억제 등 독특한 생리과정의 통제에 관여하고 있다.[17)]

---

16) Bohlmann, F., Borthakur, N., King, R. M. and Robinson, H., *Phytochem.*, **21**, 125(1982).

17) Kramell, R., Porzel, A., Miersch, O. and Schneider, G., *Phytochem. Anal.*, **10**, 82(1999).

이끼류(*Bryophytes*)에도 유사구조를 가진 물질이 있다. Dicranenone이 *Dicranum scoporium*과 *D. japonicum*에 분리되었다. 이 물질은 항균작용이 있다.[18)]

Prostaglandin과 그 관련물질 등(eicosanoid)에 대한 근래의 정보에 대해서는 Clissold와 Thickitt의 총설을 참고하기 바란다.[19)]

C_{32}(Lacceric acid)와 C_{34}(ghenoic acid)의 고급지방산에 2-propanol이 결합하여 α,β-unsaturated γ-lactone환(또는 ketolactone환)을 형성한 C_{35} 또는 C_{37}로 된 화합물이 열대식물인 Annonaceae과의 *Annona*, *Asimina*, *Goniothalamus*, *Rollinia*, *Uvaria* 및 *Xylopia*속 등의 식물로부터 분리 보고되고 있다. 분자 내에 tetrahydrofuran(THF)환이 하나, 둘 또는 셋이 있고 이중결합, OH, acetoxyl, ketone 또는 epoxide 등이 있다. Tetrahydropyran(THP)환이 있는 것, 직쇄화합물로 된 것도 있다. 이런 물질을 Annonaceous acetogenin이라고 한다(그림 5-6 참조).

Annonaceous acetogenin은 mitochondria에서 NADH:ubiquinone oxidoreductase(complex I)를 억제하여 electron transport를 저해함으로써 항암, 살충, 구충, 면역억제, 항균작용 등 다양한 생물활성을 나타낸다. Annonaceous acetogenin에 관한 것에 대해서는 Alali 등[20)] 및 Zafra-Polo 등[21)]의 총설이 있다.

18) Ichikawa, T., Namikawa, M., Yamada, K., Sakai, K. and Kondo, K., *Tetrahedron Lett.*, **24**, 3337(1983).

19) Clissold, D. and Thickitt, C., *Nat. Prod. Rep.*, **11**, 621(1994).

20) Alali, F.Q., Liu, X.X. and McLaughlin J.L., *J. Nat. Prod.* **62**, 504(1999).

21) Zafra-Polo, M.C., Figadere, B., Gallardo, T., Tormo. J.R. and Cortes, D., *Phytochem.*, **48**, 1087(1998).

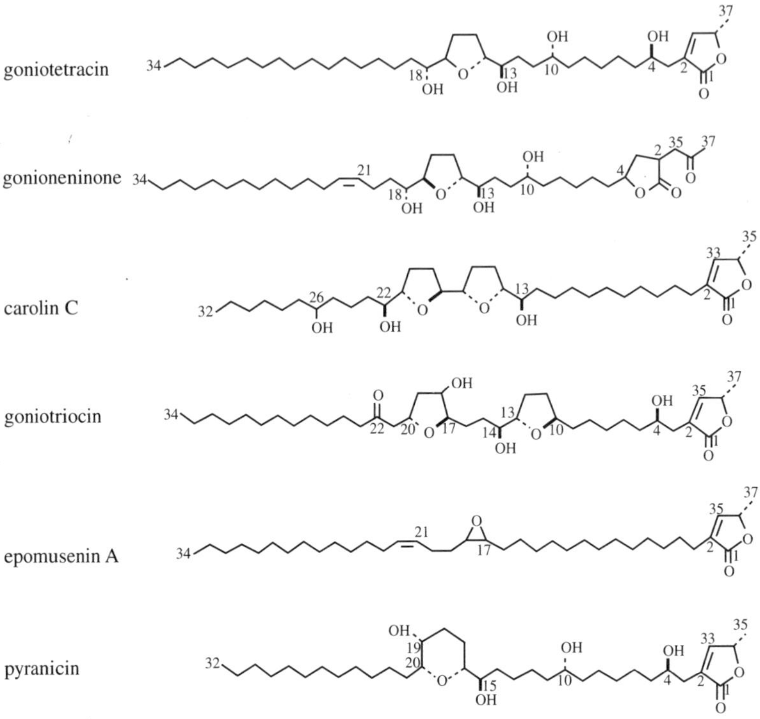

그림 5-6 Annonaceous acetogenin의 구조

2) 일반 실험방법

(1) 추 출

신선한 잎조직을 20배량의 *i*-PrOH로 냉침한 다음 $CHCl_3$-MeOH(2:1)로 재추출한다. 종자조직은 직접 $CHCl_3$-MeOH(2:1)로 추출하거나 또는 석유 ether로 추출한다. 곡물처럼 지질이 조직에 단단히 결합된 경우는 $CHCl_3$-EtOH-H_2O(200:95:5) 용매로 추출하는 것이 좋다. 추출액을 곧 처리하지 않을 경우 극소량의 항산화제(0.005% butylated hydroxytoluene: BHT)를 첨가하여 −5°에서 보관한다.

(2) 분 획

지질을 분석하기 전에 먼저 중성지질 부분과 극성지질 부분으로 분리한 후 steroid나 다른 함유물을 제거하는 조작을 하는 것이 좋다. Et_2O를 용매로 하여 silicic acid cloumn chromatography에 걸면 중성지질은 통과하고 인지질과 당지질만 흡착되어 남게 된다. 이것을 $CHCl_3$-MeOH 혼합용매로 용출시키면 된다. Silica gel을 사용하여 PTLC로 분리시킬 수도 있다. $CHCl_3$로 전개하면 극성지질은 원점에 남아 있으나 triglyceride는 중간지점까지 이동한다.

(3) 박층 chromatography

식물의 총지질은 2차원 TLC로 분석이 가능하다(그림 5-7 참조). $CHCl_3$-MeOH-HOAc-H_2O(170:25:25:4)와 $CHCl_3$-MeOH-7M NH_4OH(65:30:4)를 사용한다. TLC하는 동안 지질의 분해를 방지하기 위해서 1차용매에 BHT(5mg%)를 첨가하여 전개한 후 질소기류 중에서 50°로 TLC판을 건조시키면 좋다. 중성지질은 1차원 TLC로도 잘 분석할 수 있다. Silica gel판을 사용하여 isopropylether-HOAc(24:1)로 전개하고 다시 석유 ether-Et_2O-HOAc(90:10:1)로 전개하여 분리시킨다. 이러한 방법으로 triglyceride(Rf치, 0.70), diglyceride(Rf치, 0.5), monoglyceride(Rf치, 0.15)가 각각 분리된다. 이때 탄화수소는 상단까지 상승하고 인지질은 원점에 남아 있다. Rf치 0.7 근처에서 분리된 triglyceride는 5% $AgNO_3$-silica gel판에서 *i*-PrOH-$CHCl_3$(3:197)로 전개시키면 불포화 정도에 따라 분리된다. 이때 2중결합이 증가할수록 Rf치가 감소한다. 역상분배(reversed phase partition) chromatography법으로 분리시킬 수도 있다. Silica gel판에 silicon oil을 첨가시키고 용매로는 CH_3CN-HOAc-H_2O(14:2:5)를 사용한다. 인지질과 당지질은 Me_2CO-C_6H_6-H_2O(90:30:8) 또는 $CHCl_3$-MeOH-HOAc-H_2O(170:30:20:7) 용매를 사용하여 1차 전

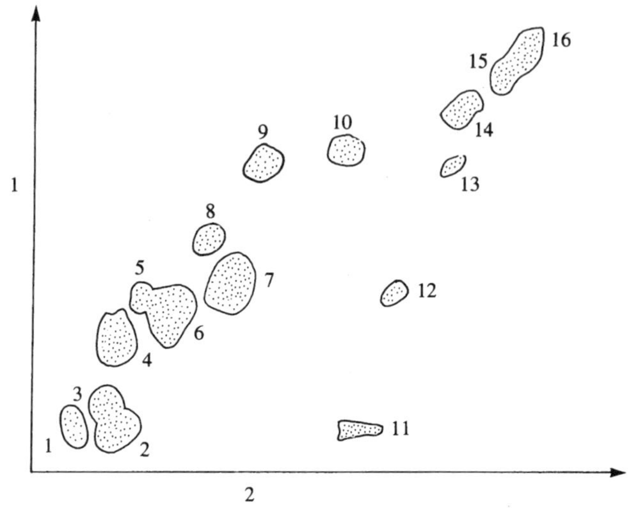

그림 5-7 지질의 2차원 TLC(silica gel)

용매 1 = $CHCl_3$-MeOH-HOAc-H_2O(170:25:25:4)

용매 2 = $CHCl_3$-MeOH-7M NH_4OH(65:30:4)

결과 = 1. 원점 2. phosphatidylserine 3. phosphatidylinositol
4. phosphatidylcholine 5. sulpholipid 6. digalactosyldiglyceride
7. phosphatidylethanolamine 8. phosphatidylglycerol
9. glucocerebroside 10. steryl glucoside
11. phosphatidic acid 12. unidentified galactolipid
13. diphosphatidylglycerol 14. monogalactosyl diglyceride
15. steryl glycoside 16. neutral lipids(triglycerides)

개로 분리시킬 수 있다(표 5-4 참조).

(4) 검 출

지질은 TLC판에 fluorescent 시약을 뿌리고 검출한다. 0.2% 2′,7′-dichlorofluorescien 알코올 용액을 사용하면 UV하에서 자색 바탕에 연두색 형광 반점이 나타난다. 0.5% Rhodamine B 알코올 용액 또는 6G 알코

표 5-4　식물지질의 Rf치(silica gel TLC)

지　질	Rf(×100)	
	1	2
Triacetylglycerol	93	92
Diacylgalactosylglycerol	90	82
Diacyldigalactosylglycerol	42	35
Diacylsulfoquinovosylglycerol	25	30
Phosphatidylcholine	35	10
Phosphatidylethanolamine	65	19
Phosphatidylinositol	15	—
Phosphatidylglycerol	46	22

1 = $CHCl_3$-MeOH-HOAc-H_2O(170:30:20:7).
2 = Me_2CO-C_6H_6-H_2O(90:30:8).

올 용액을 뿌리면 분홍색 바탕에 노란색이나 청보라색 반점을 나타낸다.

25% H_2SO_4를 뿌리고 판을 230°로 가열하면 모든 지질이 비특이적으로 발색된다. Sterol은 적자색, glyceride는 적갈색, sulfolipid는 밝은 적색이고 다른 지질은 옅은 갈색을 나타낸다. 민감도의 한계는 1μg이다. 염기나 당류를 함유한 지질은 이러한 잔기와 특이적으로 반응하는 시약에 의해 감식된다. 즉 ninhydrin 시약은 ethanolamine, serine을 함유한 인지질에 사용한다. 당지질은 0.3% anthrone-H_2SO_4 시약을 뿌리고 20분 동안 70°로 가열하면 색이 나타난다. 당지질은 녹색, sulfolipid는 보라색을 띤다.

(5) 지질 구성성분의 검출

지질을 산 또는 알칼리로 검화(saponification)할 때 지방산과 glycerol이 생성된다. 복합지질인 경우는 당, amine 또는 H_3PO_4도 얻어진다. 산 가수분해는 100°에서 6시간 동안 질소기류 중에서 2M H_2SO_4와 반응시킨다. 물로 희석한 후 지방산을 $CHCl_3$로 추출한다. 수층은 $BaCO_3$로 중화하고 여과한 다음 BuOH-C_5H_5N-H_2O(7:3:1) 용매로 40시간 동안 PC한다.

알칼리성 $AgNO_3$ 시약을 뿌리고 glycerol과 galactose의 존재를 감식할 수 있다.

H_3PO_4는 silica gel S-HR 박층을 사용하여 MeOH-1M NH_4OH-10% CCl_3COOH-H_2O(10:3:1:6) 용매로 TLC한다. H_3PO_4는 1% ammonium molybdate 수용액을 뿌리고 다음 1% $SnCl_2$-10% HCl 용액을 뿌리면 청색 반점이 나타난다.

아민류는 TLC로 감식할 수 있다(제6장 제5절 참조).

(6) 기체 chromatography

산 가수분해에 의해 얻어진 지방산은 CH_2N_2로 처리하여 methyl ester화 시킨 후 GLC로 분석한다. 지방산의 methyl ester는 지질을 직접 90분 동안 MeOH-C_6H_6-H_2SO_4(20:10:1)로 환류시켜 얻을 수도 있다.

GLC는 10% polyethylene glycol adipate(100-120 mesh celite) column을 사용하거나 또는 3% SE 30(80-100 mesh Gas Chromosorb Q) column을 사용하면 된다. 얻어진 각 peak의 Rt치를 표준지방산 methyl ester의 그것과 비교한다. 지방산의 전형적인 GLC 분리를 그림 5-8에 나타내었다. 몇몇 불포화지방산은 GLC로 분리되지 않으므로 $AgNO_3$를 첨가한 TLC로 재검토할 필요가 있다. 불포화지방산의 사슬 길이를 알기 위해서 수소화시켜 포화지방산으로 환원하여 GLC로 분석한다. 2중결합 위치는 $KMnO_4$로 분해시키거나 ozonolysis하여 얻어진 생성물을 확인함으로써 결정한다.

(7) 고속액체 chromatorgraphy

지방산은 methyl ester 형태로 HPLC해서 분리할 수도 있다.

μBondapak C_{18} 또는 Bondapak C_{18}/Porasil column을 사용하고 MeOH-H_2O(3:2) 또는 CH_3CN-H_2O(17:3)로 전개한다.

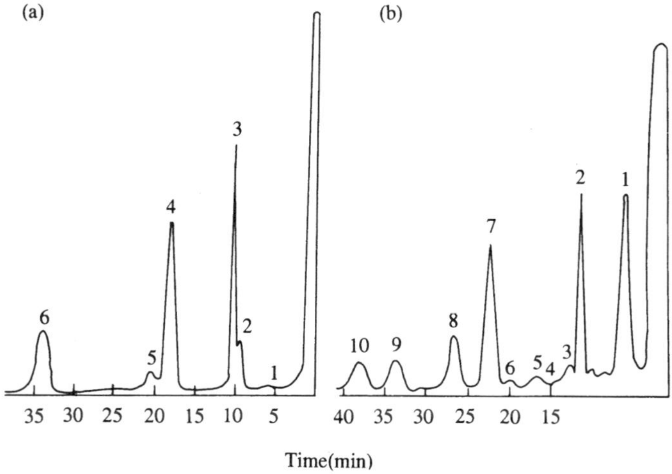

그림 5-8 지방산 methyl ester의 GLC

Column(a): SE-30 204°

1. myristic acid 2. palmitoleic acid 3. palmitic acid
4. oleic and linoleic acid 5. stearic acid 6. ricinoleic acid

Column(b): PEGA 200°

1. myristic acid 2. palmitic acid 3. palmitoleic acid 4. C_{16} dienoic acid
5. C_{16} trienoic acid 6. stearic acid 7. oleic acid 8. linoleic acid
9. linolenic acid 10. C_{20} monoenoic acid

3) 실험예

(1) 낙화생유의 분석

〈실험조작〉

① 일정량의 땅콩(4개 가량)을 소량의 모래와 석유 ether 8m*l*와 섞어서 유발에 간 후 원심분리하고 잔사는 다시 석유 ether 8m*l*로 재추출한다. 추출물은 질소기류 중에서 증발 건조시킨다. 지질 추출물을 평량하여 땅콩 속의 지질량의 %를 계산한다.

② 지질 추출물을 cyclohexane 5m*l*에 녹이고 3m*l*를 취하여 표준 triolein 및 tristearin 용액과 함께 5% $AgNO_3$–silica gel판 출발점에 반점을 찍고 *i*-PrOH–$CHCl_3$(3:187)로 전개한다.

③ 판을 건조시킨 다음 0.2% dibromofluorescein 시액으로 발색시키고 나서 UV로 검색한다. 분리된 triglyceride는 노란색 반점을 나타낸다. 분리된 여러 가지 불포화지질의 양은 반점의 크기로부터 추정할 수 있다. 불포화 1개의 지방산을 가진 지질은 보다 빨리 이동하고 불포화 수가 2–3개인 지방산을 가진 지질은 느리게 이동한다.

④ 구성지방산을 확인하기 위해서 남은 지질 추출물을 2M KOH–EtOH (1:1) 5m*l*로 10분간 가수분해한다. 냉각 후 물 5m*l*를 가하고 미반응의 지질을 제거하기 위해 석유 ether(2×200m*l*)로 추출한다.

⑤ 가수분해액은 10% H_2SO_4로 산성화시킨 다음 지방산을 석유 ether(3×15m*l*)로 추출한다.

⑥ 이 추출물을 세척 후 건조하고 질소기류 중에서 증발 건조한다. 이것을 BF_3–MeOH complex(5m*l*)에 녹이고 2분간 가열한다. 냉각 후 물 15m*l*를 가하여 methyl ester를 석유 ether(2×15m*l*)로 추출하고 세척 후 증발 건조시킨다.

⑦ Methyl ester를 석유 ether 극소량에 녹이고 10% diethylene glycol adipate(100–200 mesh celite) column을 사용하여 180–200°에서 palmitic, stearic, oleic, linoleic acid의 methyl ester의 표준품과 동시에 GLC한다(이때 palmitic acid의 Rt치를 1.0으로 나타낸다). 최종적으로 각 peak의 면적을 측정함으로써 각 지방산의 농도를 구한다.

(2) 지방산의 methylation

지방산은 diazomethane으로도 쉽게 methylation시킬 수 있다. Diazomethane은 맹독성 gas이며, 실험실에서는 diazid(=tolylsulfonylmethylnitrosamide), methylnitroso(aminomethyl) benzamide, methylnitronitrosoguanidine, nitrosomethylurethane 같은 시판 시약을 alkali 분해하여 발생시켜 사용한다.

〈실험조작〉

① 100m*l*의 가지 달린 플라스크에 0.5–1g의 diazid의 ether 용액(10–50m*l*)을 넣고 따로 분액 깔대기에는 25% MeOH성 KOH를 넣는다.

② 플라스크의 가지관에는 냉각기를 달고 수기에는 methylation시킬 시료 50–100mg을 넣는다. 냉각기 끝에는 adapter를 달고 adapter의 끝은 시료액에 약간 닿도록 한다.

③ 준비가 끝났으면 KOH 용액을 적하하고 서서히 수욕으로 증류 플라스크를 가온하면 ether와 함께 diazomethane이 유출된다. 수기의 ether 용액이 미황색으로 착색되면 ester화가 완료된 것이며 곧바로 GLC에 건다.

※ 주의! 유리표면에 흠이 있으면 diazomethane이 접촉할 때 폭발할 염려가 있으니 조심해야 한다.

(3) Cutin산의 분리

〈실험조작〉

① 잎 2g을 잘게 썰고 MeOH에 잠시 담가두었다가(표면에 있는 wax를 제거하기 위하여) 1.6% $(NH_4)_2C_2O_4$–0.4% $H_2C_2O_4$ 용액에 2–3일간 담가두어 표피를 분리시킨다.

② 분리된 표피를 모아 물로 씻고 $ZnCl_2$–HCl(1:2) 용액에 다시 담가둔다. 이때 cellulose가 제거된다.

③ 이렇게 해서 얻은 cutin은 물, MeOH, MeOH–$CHCl_3$로 세척하고 공기 중에서 말린다.

④ Cutin은 5% KOH–MeOH에서 1주일 동안 가수분해 후 용매를 증발시킨다.

⑤ 잔사는 5% HCl을 가하여 산성화하고 cutin산은 Et_2O로 추출한다.

⑥ Et_2O 용액을 농축한 후 cutin산을 CH_2N_2로 methyl화하고 bistrimethyl silyl acetamide를 가하여 trimethylsilyl ether로 한 다음 GLC한다.

⑦ GLC-MS를 측정 분석하면 간단히 구조를 알 수 있다.

4. 탄화수소와 그 관련물질

1) 화학 및 분포

사슬이 긴 탄화수소는 주로 잎이나 다른 식물기관을 둘러싼 납(wax)에 들어 있다. 거의 모든 식물에는 질적으로 유사한 성질을 가진 탄화수소가 혼합되어 있으나 그 함량은 식물마다 다르다. 탄화수소는 균류나 하등식물에도 존재하는데, 그 형태는 일반적으로 고등식물에서 발견되는 것과 유사하다.[22)]

탄화수소는 생체내에서 지방산의 사슬이 연장되고 탈탄산되어 생합성된다. Alkane은 일반식 $CH_3(CH_2)nCH_3$로 표시되는 포화된 긴 사슬의 탄화수소이다. 보통 탄소 수가 C_{25}–C_{35}이다. C_{25}, C_{27} 등 탄소 수가 홀수인 화합물이 많으며, 짝수인 화합물과의 비율은 10:1 정도이다. 식물 납의 주성분은 C_{27}–C_{31}의 alkane이다. 예를 들면 *Euphorbia*속 식물로부터 얻은 candelilla 납의 주성분은 *n*-nonacosane $C_{29}H_{60}$과 *n*-hentriacontane $C_{31}H_{64}$이다.

식물 납에는 불포화된 것, 사슬이 갈라진 것, alcohol, aldehyde 또는 ketone 같이 산화된 것도 상당히 있다. 분기점은 보통 주탄소 사슬의 끝에

---

22) Weete, J.D., *Phytochem.*, **11**, 1201(1972).

있는데 isoalkane[$(CH_3)_2CH(CH_2)_nCH_3$], anteisoalkane[$(CH_3)(C_2H_5)CH(CH_2)_nCH_3$]들을 예로 들 수 있다. 그러나 가지가 있는 alkane은 천연계에 다량으로 존재하는 것은 아니다. Alkene은 또한 그 분포가 넓지는 않으나 호밀의 꽃가루, 장미의 꽃잎, 사탕수수에 비교적 많다.

탄화수소 alcohol은 상당량 식물에 들어 있다. 그 대표적 화합물은 ceryl alcohol[$CH_3(CH_2)_{24}CH_2OH$]이다. 그러나 aldehyde나 ketone은 희귀하다. *Eucalyptus*속 식물의 납에는 nonacosan-12,14-dione[$CH_3(CH_2)_{10}COCH_2CO(CH_2)_{14}CH_3$]이 발견되며 곡류, 풀 같은 벼과 식물의 납에는 hentriacontan-14,16-dione[$CH_3(CH_2)_{12}COCH_2CO(CH_2)_{14}CH_3$]이 들어 있다. 이들 β-diketone은 식물분류학적으로 흥미있는 물질이다. 식물 납에 관한 자세한 것에 대해서는 Baker의 총설을 참고하기 바란다.[23)]

2) 일반 실험방법

(1) 추 출

식물재료가 오염되지 않도록 특별한 주의가 필요하다. 즉 깨끗한 초자기구와 재증류한 용매를 사용하고 합성수지 용구를 사용해서는 안 되며, 윤활유의 혼입을 막아야 한다. 특히 실험실에서 널리 사용되는 열가소성 봉합재료 parafilm과 접촉되지 않도록 주의해야 한다.

식물 납은 단순히 잎이나 줄기를 짧은 시간 동안(약 30초) Et_2O나 $CHCl_3$에 담그면 추출된다. 그러면 세포질의 구성물질은 추출되지 않고 표면에 들어 있는 alkane만을 얻을 수 있다. 다량의 납을 얻기 위해서는 건조 잎을 분말로 하고 몇 시간 동안 hexane으로 추출한다. 그러한 추출조작으

23) Baker, E.A., "Chemistry and morphology of plant epicuticular waxes", In: *The Plant Cuticle*(Eds. Cutler, D.F., Alvin, K.L. and Price, C.E.), Academic Press, London, 139-166(1982).

로는 상당량의 지질이 같이 추출되어 나오므로 순수한 탄화수소를 얻기 전에 분별할 필요가 있다.

(2) 정 제

원치 않는 구성성분(지질 등)을 제거하기 위하여 극성에 따라 탄화수소를 분리한다. 대부분의 경우 석유 ether를 용출용매로 사용하여 생약 추출물을 alumina column(Alcoa F-20 grade Al_2O_3)을 통과시킨다. 최초의 부분은 alkane이 유출되며 두 번째 부분에 alcohol, aldehyde, ketone이 유출된다. Alkane 부분의 순도는 IR을 측정함으로써 산소가 함유된 불순물의 존재를 알 수 있다. 좀더 확실한 정제방법은 생납(crude wax)을 MeOH성 KOH로 검화하여 지질을 제거하고 ketone 물질은 2M HCl에서 2,4-dinitrophenyl hydrazine과 반응시켜 제거한다. 지질이 존재할 경우 silica gel TLC로 분리할 수도 있다. $CHCl_3$-C_6H_6(1:1) 용매로 전개시키고 Rhodamine B 시액으로 발색시킨다. 탄화수소의 Rf치는 0.9이고 지방산 ester의 Rf치는 0.5이다. $AgNO_3$-silica gel TLC로 alkene이 잘 분리된다(제3절 참조). 2% Et_2O를 함유한 석유 ether(bp 30-60°)로 전개하면 불포화의 수가 클수록 Rf치가 감소한다.

식물 납에 β-diketone이 들어 있으면 25% $Cu(Ac)_2$-silica gel을 사용하여 column chromatography하면 된다. Column에서 먼저 β-diketone 이외의 납성분을 hexane-ether(9:1)로 용출해낸 다음 $CHCl_3$-EtOH(17:3)로 용출하면 β-diketone-Cu 복합체가 용출된다. 이 복합체를 산으로 분해하여 β-diketone을 유리시키고 trimethylsilyl화시킨 후 GC-MS 분석한다.[24)]

---

24) Tulloch, A.P., *Phytochem.*, **22**, 1605(1983).

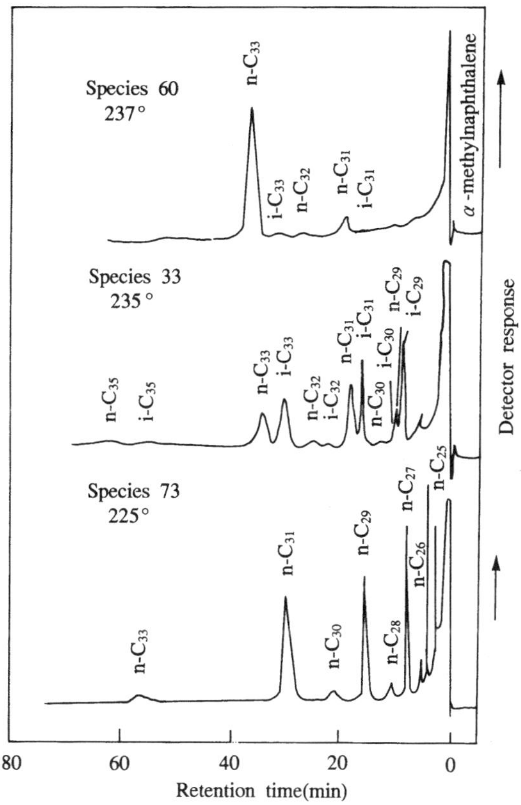

그림 5-9 Alkane의 GLC

species 60: *Monanthes polyphylla*

species 33: *Aeonium saundersii-Bolle*

species 73: *Euphorbia aphylla*

(3) 기체 chromatography

n-Alkane은 GLC에 의하여 잘 분리된다. 0.5% Apiezon L grease로 입힌 80-100 celite의 120×0.5cm column을 사용한다. 그림 5-9에 예를 들었다. *n*-Alkane이나 *iso*-alkane은 상대적 Rf치의 log치와 alkane의 탄소

수 사이에 직선 관계가 있다. 3% SE 30 또는 10% polyethylene glycol adipate column도 alkane 분리에 사용한다.

Alkene은 식물 추출물을 접촉 환원시킨 후 GLC한다. 그러면 원래의 alkene peak가 사라지고 그것에 상응하는 포화 alkane peak가 나타난다.

5. Polyacetylene

1) 화학 및 분포

Polyacetylene(acetylenic compound)는 구조상 acetylene기가 하나 또는 둘 이상 들어 있는 물질이다. Acetylene($CH \equiv CH$) 그 자체는 매우 활성이 강하며 위험한 폭발성 기체이나 사슬로 된 acetylene 유도체는 acetylene에 비해 대단히 안정하므로 보통 식물화학적 조작으로 단리되어 그 구조를 특정지을 수 있다. 당근 뿌리에 들어 있는 falcarinol은 5% Dow II silicone oil을 입힌 60-80 mesh Chromosorb W column을 사용하여 192°에서 GLC하여 분석할 수 있다. 그러나 매우 불안정한 것도 있다. *Pastinaca sativa* 씨에 존재하는 ketoaldehyde는 −40°의 어두운 장소에 보관해도 이틀 내에 수지화된다.[25]

실제로 식물성분으로 알려진 polyacetylene은 650개 이상이나 되는데, 대부분의 경우 alcohol, acid, ether, furan 등의 기능단을 가지고 있다. 대표적인 polyacetylene의 구조를 그림 5-10에 나타내었다.

Polyacetylene은 고등식물의 초롱꽃과, 국화과, 두릅나무과, 돈나무과, 산형과 등 5과식물에서 발견되며 하등식물에서는 담자균류에서 발견된다.

25) Jones, E.H.R., Safe, S. and Thaller, D., *J. Chem. Soc.*, (C), 1220(1966).

Hydrocarbon $CH_3-CH=CH-(C\equiv C)_3-CH=CH-CH=CH_2$

tridecatriyne-triene

Alcohol $CH_2=CH-CHOH-(C\equiv C)_2CH_2CH=CH(CH_2)_7H$

falcarinol

$HOCH_2CHOH-CH=CH-(C\equiv C)_3-CH=CH-CH_3$

safynol

Ketone $CH_2=CH-CO-(C\equiv C)_2CH_2CH=CH(CH_2)_7H$

falcarinone

Ester $CH_3-(C\equiv C)_3-CH=CH-COOMe$

dehydromatricaria ester

Aromatic $Ph(C\equiv C)_2-CH=CH-CH_2OH$

phenylheptadiynenol

Furan

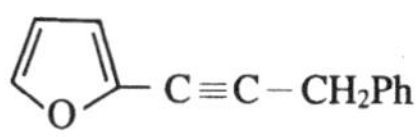

carlina oxide

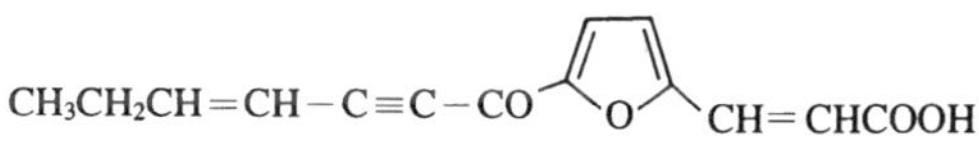

wyerone acid

Fatty acid $CH_3-(CH_2)_7-C\equiv C-(CH_2)_7COOH$

stearolic acid

그림 5-10 Polyacetylene의 구조

균류에서 발견되는 화합물은 사슬 길이가 주로 C_8-C_{14}이나 고등식물의 것은 거의가 C_{14}-C_{18} 화합물이다. 마마콩(*Vicia faba*)에서 분리한 wyerone acid, 홍화(紅花, *Carthamus tinctorius*)에서 분리한 safynol은 phytoalexin이다. Polyacetylene 화합물에는 항균작용이 있는 것이 많으나 일반적으로 안정성 때문에 실용성은 적다. Polyacetylene에 관해서 더욱 상세한 것은 Christensen 등의 총설[26]을 참조하기 바란다.

2) 일반 실험방법

(1) 박층 chromatography

식물조직을 소량의 활성 alumina와 함께 Et_2O에 담가 4°의 암소에 24시간 방치 후 추출액을 Na_2SO_4로 탈수시키고 15°에서 용매를 증발시킨다. 잔사를 C_6H_6-$CHCl_3$(10:1), C_6H_{12}-Et_2O(9:1), $CHCl_3$-MeOH(9:1) 용매로 Al_2O_3나 silica gel박층에서 전개시킨다. 0.4% isatin-H_2SO_4를 뿌리고 가열하면 polyacetylene은 갈색 또는 녹색 반점으로 나타난다. 2% Na_2CO_3 100m*l*에 $KMnO_4$ 1g을 용해시킨 시액으로 발색시키면 노란색 반점이 나타난다.

5-10% caffeine으로 처리한 silica gel박층을 사용하면 분리능이 높아진다.[27)]

(2) 가압액체 chromatography

Silica gel column을 사용하고 용출용매를 toluene-EtOAc(85:15) 또는 hexane-Et_2O(gradient)[28)]로 LPLC 분리한 예가 보고되고 있으며, nucleosil 50-55 column을 사용하고 용출용매를 hexane-EtOAc(2:1)[29)]로 semi-preparative HPLC 분리한 예가 보고되어 있다.

---

26) Christensen, L.P. and Lam, J., *Phytochem.*, **30**, 2453(1991): Christensen, L.P., *Phytochem.*, **31**, 7(1992).

27) Lam, J. and hansen, L., “Lipids, Membranes and Aspects of Photobiology”, In: *Methods in Plant Biochemistry*(Eds. Hanwrood, J.L. and Bowyer, J.R.), Academic Press, Vol. 4, 159-183(1990).

28) Shim, S.C., Chang, S., Hur, C.W. and Kim, C.K., *Phytochem*, **26**, 2849(1987).

29) Fujimoto, Y. and Satoh, M., *Chem. Pharm. Bull.*, **36**, 4206(1988).

(3) UV 흡수

Polyacetylene의 가장 특징적인 성질은 UV 흡수이다. 거의 모든 화합물이 200-300nm 부근에서 3개 이상의 강한 흡수대를 나타내므로(그림 5-11 참조) UV는 polyacetylene의 감식에 응용된다. 표 5-5에 산형과 식물에서 분리한 순수 acetylene의 UV 흡수극대를 나타내었다. 그러나 몇몇 화합물은 조밀한 흡수대를 가지지 못하고 단지 단순히 폭이 넓은 단일 흡수대를 가진 것이 있다. 그러한 경우에는 IR을 측정한다. Polyacetylene의 3중결합은 특징적으로 2,200cm^{-1} 부근에서 흡수된다. 그러나 3중결합이 2개의 공액 2중결합에 인접해 있으면 UV나 IR로 확실히 확인할 수 없다. NMR이나 MS가 오늘날 polyacetylene의 구조결정에 널리 이용되고 있으나 확

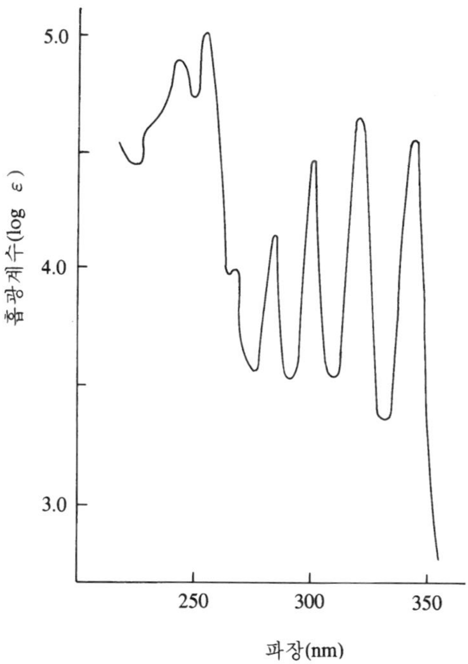

그림 5-11 $CH_3-(C\equiv C)_3-CH=CH-COOMe$의 UV spectrum

표 5-5 산형과 식물의 polyacetylene 화합물의 UV 흡수극대

Polyacetylene	UV 흡수극대(nm)	분포
Falcarinol	229, 240, 254	*Daucus carota* 뿌리
Falcarinolone	259, 274, 290	*Carum carvi*
Falcarinone	208, 246, 260, 274, 291	*Falcaria vulgaris*
Falcarindione	242, 253, 268, 285, 303	*Carum carvi*
Aethusin	210, 248, 264, 280, 294, 313, 334	*Aethusa cyhapium* 뿌리

인방법으로는 완전하지는 않다.

3) 실험예

(1) 당근에서 falcarinol의 분리

당근에는 4종의 polyacetylene이 들어 있는데, falcarinol이 대부분을 차지한다. 이 화합물은 mice에 주사시 약한 신경독증상을 나타낸다. 그러나 당근 중에는 함유량이 너무 적기 때문에(2mg/kg) 음식으로서 해는 별로 없다.

〈실험조작〉

① 중간 크기의 당근을 잘게 썰고 Et_2O에 담가 24시간 동안 냉장고에 방치해둔다.

② Et_2O 추출물은 여과한 후 Na_2SO_4로 탈수하고 35° 이하에서 증류 건고한다.

③ 잔사는 소량의 hexane에 녹이고 silica gel박층 넓은 것(20×20cm)과 좁은 것(5×20cm)의 출발선에 이 시료를 한 줄로 긋는다.

④ 1시간 동안 C_6H_6–$CHCl_3$(10:1)로 전개시킨 후 좁은 판은 0.4% isatin을 함유한 진한 황산을 뿌리고 5분간 110°에서 가열하여 발색시키고 큰 판에는 falcarinol의 Rf치에 해당하는 위치에 표시를 한다.

⑤ 표시한 부분을 긁어낸 다음 Et_2O(3m*l*)로 용출하고 UV를 측정한다. 측정한 UV에 falcarinol에 의한 흡수대 이외의 흡수대가 섞여 있으면 유사물질이 오염되었기 때문이다. 그러한 경우는 C_5H_{12}-Et_2O(9:1) 용매로 재전개시켜 falcarinol을 순수하게 할 수 있다.

제 6 장 질소함유 화합물

1. 서 론

식물의 건조함량 가운데 탄소가 40% 구성되어 있는 것에 비하여 질소는 단지 2% 구성되어 있지만 식물에는 많은 수의 서로 다른 질소함유 유기물이 존재한다. 식물에서는 질소를 뿌리에서 질소고정을 하거나(콩과 식물에서 공생적으로) 싹 또는 잎에서 흡수된 질산(NO_3^-)을 효소반응으로 환원하여 생성된 암모니아 형태로 이용한다. 암모니아는 처음에 glutamic dehydrogenase에 의한 촉매작용으로 α-ketoglutarate와 반응하여 glutamic acid가 되어 유기물 형태로 된다. Glutamic acid의 암모니아는 비특이성 transaminase의 촉매반응을 통해서 다른 α-keto산에 공급되어 해당하는 아미노산이 된다. 각 아미노산은 단백질은 물론 alkaloid, 아민, cyanogenic glycoside, porphyrin, purine, pyrimidine, cytokinin 등에 이르기까지 질소함유 화합물 합성에 이용된다.

이와 같이 아미노산은 식물체에서 질소대사의 중추적인 역할을 하고 있다. 뿐만 아니라 동물조직과는 달리 식물체에서는 20개 단백아미노산 이외에 200종 이상의 비단백아미노산이 존재한다는 점이 특이하다. 그렇지만 식물에서 질소함유 화합물의 가장 큰 부류에 속하는 것은 alkaloid인데 약 16,000가지 물질이 알려져 있다. Alkaloid는 거의 모두 독성이 있고, 그 구조가 다양하기 때문에 식물에서 미지 alkaloid를 확인하는 문제는 상당히 중요하다. 다른 유기화합물과 달리 질소함유 화합물은 염기성이기 때문에 광산과 염을 형성한다. 또한 그들은 약산을 사용하여 식물조직으로부터 추출할 수 있고 추출액에 암모니아를 가하여 선택적으로 침전시킬 수 있다. 아미노산, 아민, 여러 alkaloid와 같은 여러 종류의 질소함유 화합물은 하전되어 있으므로 전기영동으로 그들을 분리시킬 수 있다.

질소함유 화합물에 가장 잘 알려진 발색시약은 ninhydrin이다. 모든 아미노산의 검출에 널리 사용되나 다른 아미노화합물도 반응한다. Alkaloid에 널리 사용되는 시약은 Dragendorff 시약이다.

2. 아미노산

1) 화학 및 분포

식물 아미노산은 단백아미노산과 비단백아미노산으로 분류된다. 단백아미노산은 20개 정도인데, 식물이나 동물단백의 구성아미노산이며 단백질을 산 가수분해하여 얻을 수 있다(그림 6-1 참조). 이 중에서 proline은 α-imino acid이다. 이러한 아미노산 중에는 동물체내에서 합성되지 않는 것이 있지만(필수아미노산) 식물체내에서는 모든 아미노산이 합성된다. Serine, cysteine, glycine의 합성에는 3-phosphohydroxypyruvate가 중간 전구체가 되나(serine계열), alanine, valine, leucine은 pyruvic acid에서부터(pyruvate계열), methionine, threonine, isoleucine, lysine은 aspartic

아미노산	기호	R-CH(NH$_2$)-COOH R=
Glycine	Gly [G]	$-H$
Alanine	Ala [A]	$-CH$
Valine	Val [V]	$-CH(CH_3)_2$
Leucine	Leu [L]	$-CH_2-CH(CH_3)_2$
Isoleucine	Ile [I]	$-CH(CH_3)-CH_2-CH_3$
Aspartic acid	Asp [D]	$-CH_2-COOH$
Asparagine	Asn [N]	$-CH_2-CO-NH_2$
Glutamic acid	Glu [E]	$-CH_2-CH_2-COOH$
Glutamine	Gln [Q]	$-CH_2-CH_2-CO-NH_2$
Serine	Ser [S]	$-CH_2-OH$
Threonine	Thr [T]	$-CH(CH_3)-OH$
Cysteine	Cys [C]	$-CH_2SH$
Methionine	Met [M]	$-CH_2-CH_2-S-CH_3$
Lysine	Lys [K]	$-CH_2-CH_2-CH_2-CH_2-NH_2$
Arginine	Arg [R]	$-CH_2-CH_2-CH_2-NH-C(=NH)-NH_2$
Phenylalanine	Phe [F]	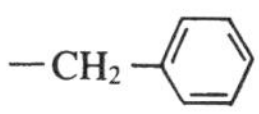
Tyrosine	Tyr [Y]	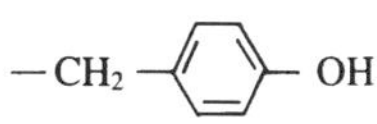
Tryptophan	Trp [W]	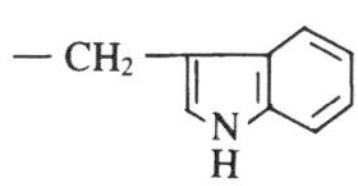
Histidine	His [H]	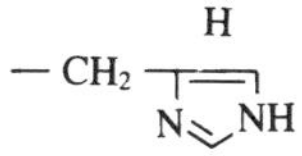
Proline	Pro [P]	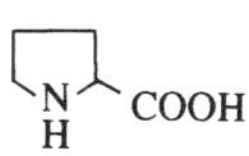
Cystine	Cys Cys	$-CH_2-S-S-CH_2-$

그림 6-1 단백질 구성 아미노산

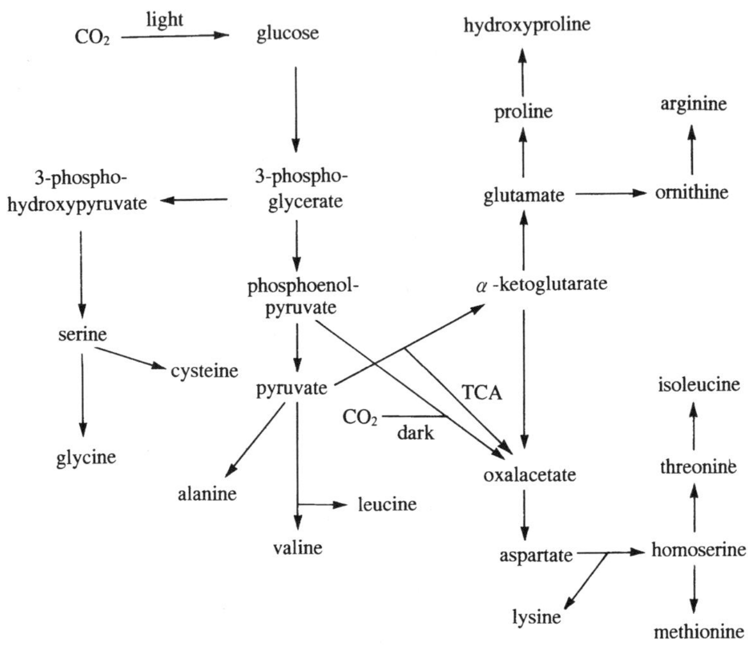

그림 6-2 지방족 아미노산의 생합성 경로

acid에서부터(aspartate계열), arginine, proline은 glutamic acid에서부터(glutamate계열) 생성된다(그림 6-2 참조). 이에 반하여 phenylalanine, tyrosine, tryptophan 같은 방향족 아미노산은 shikimic acid가 전구물질이다(그림 6-3 참조). 식물조직에는 단백아미노산이 극소량(건조감량의 20-200μg) 유리상태로도 존재하나 식물의 조직에 따라서 그 함량이 다르며, 일반적으로 glutamic acid와 aspartic acid, 그리고 산 amide인 glutamine과 asparagine의 함량이 다른 것보다 많다. 이 형태는 질소의 저장형태이기 때문이다.

반면 식물조직에는 histidine, tryptophan, cysteine, methionine 등은 쉽게 검출될 수 없을 정도로 소량 들어 있다.

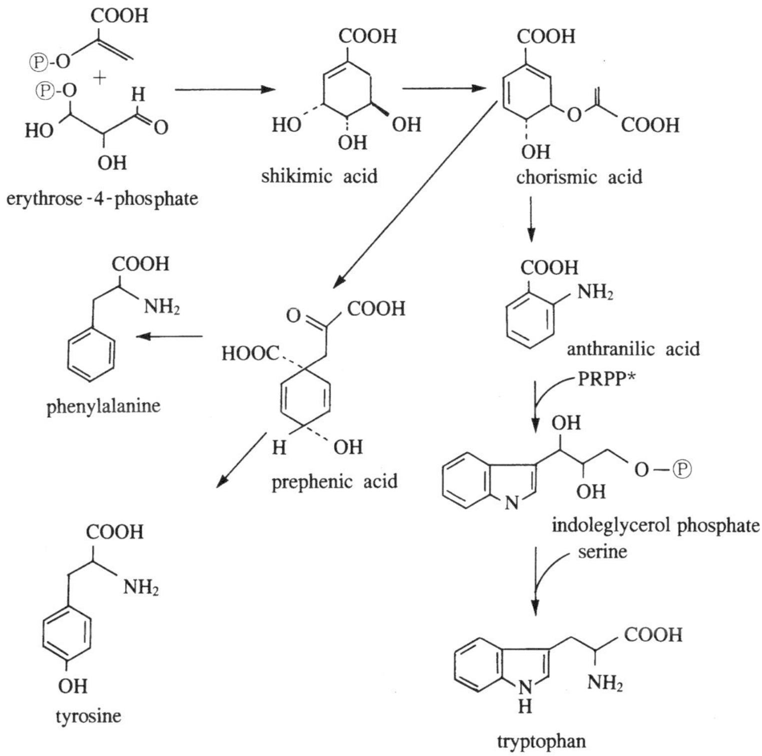

그림 6-3 방향족 아미노산의 생합성 경로

*PRPP = phosphoribosylpyrophosphate

비단백아미노산은 약 200가지가 알려져 있다.[1] 그 중 보편적으로 식물에 널리 존재하는 것은 γ-aminobutyric acid이다. 식물에서 그들의 역할은 선명치 않으나 씨에 고농도로 존재하며 발아과정에서 대사되는 것으로 보아 질소저장의 역할을 하는 것 같다. 대부분의 비단백아미노산은 그 구조가 단백아미노산과 약간 다를 뿐이다. 예를 들면 pipecolic acid는 proline

---

1) Fowden, L., "Non-protein amino acids", In: *Secondary Plant Products.*, Vol. 7., *Biochemistry of Plants*(Ed. Conn, E.E.), Academic Press, N.Y., 215-248(1981).

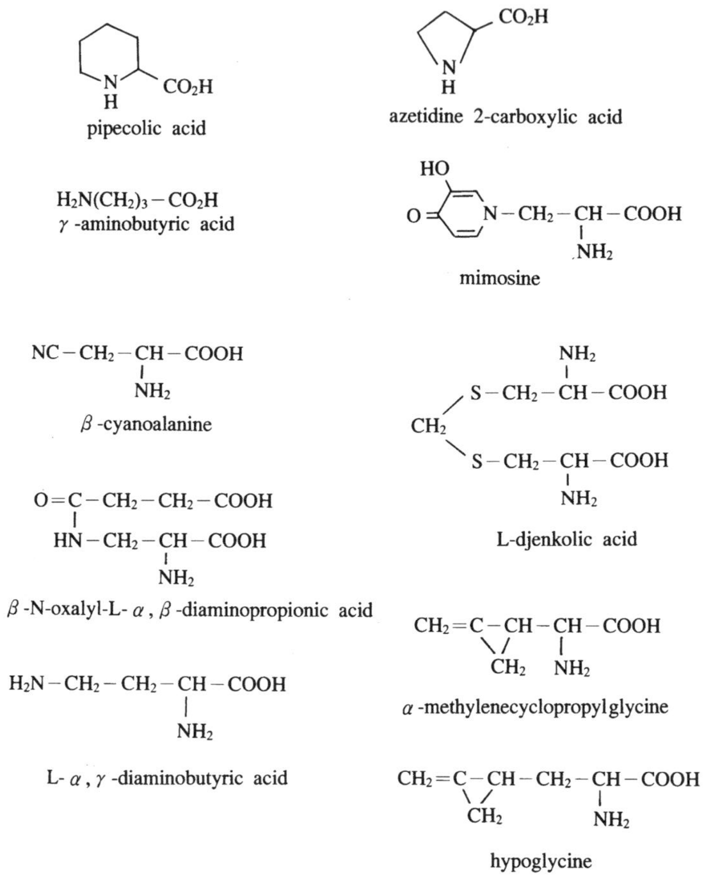

그림 6-4 비단백아미노산의 구조

보다 methylene을 한 개 더 갖고 있으며, azetidine 2-carboxylic acid는 한 개 적다(그림 6-4 참조). Pipecolic acid는 주로 콩과 식물의 씨에서 발견되며, azetidine 2-carboxylic acid는 특징적으로 백합과 식물에 들어 있다. 비단백아미노산 중에는 독성이 있는 것이 있다.[2)]

---

2) Hegarty, M.P. "Toxic Amino Acids of Plant Origin", In: *Effects of Poisonous*

*Lathyrus*속 식물에 들어 있는 β-cyanoalanine, β-N-oxalyl-L-α,β-diaminopropionic acid, L-α,β-diaminobutyric acid 등은 신경독이 있어 이 식물의 종자를 섭취하면 신경장해가 일어나 손, 다리가 마비된다. 함수초(含羞草, *Mimosa pudica*)에 들어 있는 mimosine, *Pithecolobium lobatum*에서 분리한 L-djenkolic acid 등도 유독아미노산이다. *Blighia sapida*에 들어 있는 hypoglycine, *Litchi chinensis*에 들어 있는 α-methylene cyclopropyl glycine은 혈당 강하작용이 있으나 독성이 강하여 실용화되지 못한다.

아미노산은 모두 수용성이지만 용해도의 차이는 있다. 방향족 아미노산(phenylalanine, tyrosine)은 상당히 난용성이다. 아미노산은 산과 염을 형성하고 또 ester화될 수도 있다. Ester는 유리산보다 휘발성이 더 강하므로 GLC를 사용하여 분리할 수 있다. 중성 아미노산(glycine, alanine)은 amino기와 산성기의 수가 같으나 염기성 아미노산(lysine)은 amino기가 하나 많으며, 산성 아미노산(glutamic acid)은 산성기가 하나 더 많다. 그러므로 서로 다른 전기적 하전 성질 때문에 아미노산 혼합물을 전기영동이나 이온 교환수지를 사용함으로서 중성, 염기성, 산성 아미노산으로 나눌 수 있다.

2) 일반 실험방법

단백아미노산

(1) Chromatography

단백아미노산이 유리아미노산이거나 단백 가수분해 산물에서 얻어지거나간에 PC로 분리한다. 20종류의 단백아미노산은 1차원 전개에 의하여 분

Plants, Academic, N.Y., 575-585(1978).

리가 가능하지만 보통은 2차원 분리를 사용한다.

Silica gel G, cellulose, silica gel-cellulose 혼합물의 박층을 사용하여 TLC할 수도 있다. PC에 있어서 가장 좋은 2차 전개용매는 BuOH-HOAc-H_2O(BAW)와 PhOH-H_2O이다. 같은 쌍의 용매로 silica gel을 이용하여 TLC할 수도 있으나 cellulose를 사용한 TLC에서는 BAW 대신 $CHCl_3$-MeOH-2M NH_4OH(2:2:1)로 바꾸는 것이 좋다. PC에 있어서는 아미노산 분리에 농축물을 직접 여지상에 적용시킬 수 있다는 장점이 있으나 TLC에서는 농축물에 공존하는 염과 당의 존재에 매우 민감하므로 TLC하기 전에 이온 교환수지를 통과하여 정제해야 한다. 이때 시료의 손실이 있으므로 주의해야 한다. 이와 같은 결점을 피하기 위하여 아미노산을 dinitrophenyl 유도체로 바꾼 뒤 TLC상에서 분리시킨다. 이 유도체는 아미노산을 Me_2CO용액에서 2,4-dinitrofluorobenzene과 반응시켜 만든다. DNP-amino acid 유도체의 조제와 분리에 관해서는 Brenner 등의 총설을 참고하기 바란다.[3)]

(2) 발　색

아미노산의 표준 발색시약은 ninhydrin이다. 사용 직전에 0.1% acetone 용액으로 만들어서 사용한다. 시약을 뿌린 다음 여지 또는 TLC판을 10분간 105°에서 가열하면 대부분의 아미노산은 자주색과 청자색을 나타낸다. Proline(또한 hydroxyproline)은 노란색을 나타내므로 용이하게 구별된다(표 6-1 참조). Cadmium acetate를 첨가한 ninhydrin 시액을 사용하면 색을 나타내기 위해 판을 가열하지 않아도 된다. H_2O 100m*l*, HOAc 20m*l*, Me_2CO 1*l*에 cadmium acetate 1g을 용해시킨 용액 112m*l*에 ninhydrin 1g

3) Brenner, M., Niederweiser, A. and Pataki, G., "Amino Acids and Derivatives", In: *Thin Layer Chromatography*(Ed. Stahl, E.), George Allen and Unwin, London, 730-786(1969).

표 6-1 단백아미노산의 Rf치(silica gel TLC)와 ninhydrin 발색상

아미노산	Rf(×100)		Ninhydrin 반응색
	BAW	PhOH-H_2O	
Glycine	18	24	적색-보라색
Alanine	22	29	
Serine	18	20	
Cysteic acid	10	04	
Threonine	20	26	
Valine	32	40	보라색
Leucine	44	48	
Isoleucine	43	49	
Methionine	35	49	
Aspartic acid	17	06	
Asparagine	14	—	청색-보라색
Glutamic acid	24	10	오렌지색-갈색
Glutamine	15	—	
Arginine	06	19	보라색
Lysine	03	09	
Proline	14	50	노란색
Phenylalanine	43	55	
Tyrosine	41	47	회색-보라색
Tryptophan	47	63	
Histidine	05	32	

BAW=BuOH-HOAc-H_2O(4:1:1), PhOH-H_2O(3:1, 중량비).

을 녹인다. 이 용액에 여지 또는 판을 담근 다음 H_2SO_4가 들어 있는 밀폐된 용기 속에 하룻밤 방치하면 암적색 반점을 나타낸다.

(3) 기체 chromatography

아미노산은 비휘발성이기 때문에 직접 GLC에 적용할 수는 없다. 그러므로 N-acetyl-*n*-amyl ester 유도체를 만들고 이것을 분석한다. GLC는

1% polyethylene glycol로 입힌 Chromosorb W(60-80 mesh) column을 사용하고 125-155° 에서 유출속도 60-240ml/min으로 수행한다.

(4) 정 량

PC나 TLC에 의해서 정량분석할 수 있다. Ninhydrin으로 발색시키고 용출한 후 각 아미노산의 농도를 비색계로 측정하면 된다. 또는 아미노산 혼합물의 DNP 유도체를 만든 다음 2차원 전개에 의해서 유도체를 분리 정

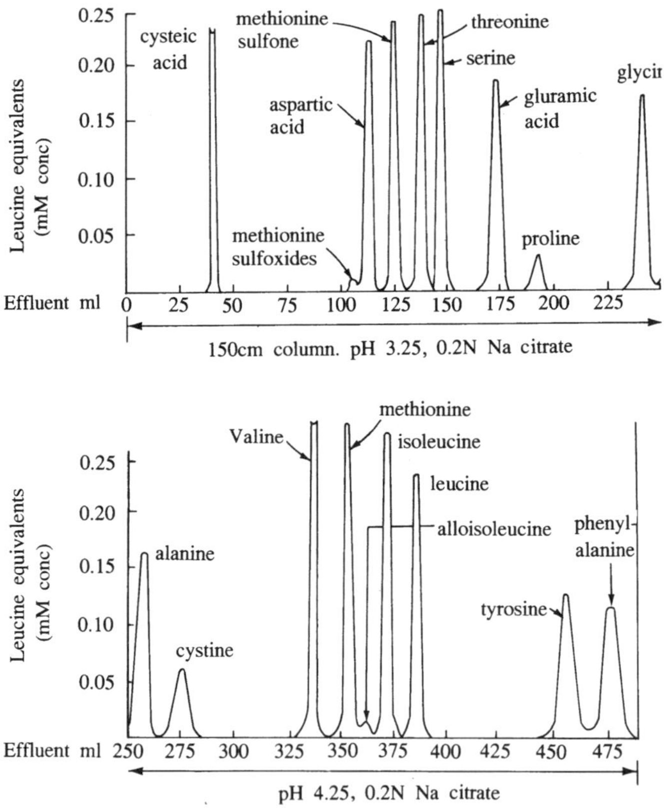

그림 6-5 Amberlite IR-120 column을 사용한 아미노산 분석

량한다. 색이 노란색이므로 염색 없이 직접 그들의 농도를 구할 수 있다.

더 정확하게 정량하려면 이온 교환수지법으로 분석한다. 순수한 단백질 1mg 정도의 소량으로 목적을 달할 수 있다. 그림 6-5에 Amberlite 1R-120 column을 사용하고 조성이 다른 citrate 완충액으로 용출시키고 ninhydrin으로 발색하여 570nm에서 흡광도를 측정한 결과의 chromatogram을 예시하였다.

비단백아미노산

(1) 추 출

비단백아미노산은 씨(특히 콩과 식물)에 많이 들어 있다. 분쇄한 씨 1g을 하루 동안 75% EtOH 25m*l*에 담가둔다. 원심분리 후 상등액은 Zeokarb 225(H^+ 형태) column을 통과시켜 유기산을 흡착시키고 75% EtOH로 씻은 다음 2M NH_4OH 25m*l*를 함유한 75% EtOH로 아미노산을 용출시킨다. 용출물은 농축 후 PC에 의하여 분석한다.

(2) 여지 chromatography

식물 중 비단백아미노산은 2차원 PC에 의해 검출할 수 있다. 용매로서는 PhOH-H_2O(3:1)(암모니아 증기)와 BuOH-HOAc-H_2O(90:10:29) 또는 EtOAc-C_5H_5N-H_2O(2:1:2)와 BuOH-3M NH_4OH(상층)로 2차 전개시킨다. 1차원 PC만으로도 충분히 비단백아미노산을 분리할 수 있다. 표 6-2에 *Vicia*속 식물에서 검출되는 6개 아미노산의 Rf치를 나타내었다.

(3) 여지 전기영동

식물조직으로부터 아미노산을 검출하기 위해 여지 전기영동도 흔히 사용한다. 완충용액으로서는 HCOOH-HOAc-H_2O(33:148:1819, pH=1.9), HOAc-C_5H_5N-H_2O(5:0.5:95, pH=3.6), HOAc-C_5H_5N-H_2O

표 6-2 비단백아미노산의 Rf치(PC), 발색상 및 전기영동

아미노산	Rf(×100)			전기영동	정색반응†	색상
	1	2	3			
γ-Hydroxyarginine	15	76	15	산성에서 +, pH 11.5에서 −	Sakaguchi	선홍색
Homoserine	27	53	30	pH 1.9에서 +	ninhydrin	보라색
Canavanine	15	59	20	pH 3.6과 1.9에서 +	PCAF	자홍색
β-Cyanoalanine	32	65	40	pH 1.9에서 +	ninhydrin	녹 색
γ-Hydroxyornithine	10	60	19	pH 11.5에서 −	ninhydrin	보라색
α,γ-Diaminobutyric acid	14	54	22	pH 3.6과 pH 1.9에서 +	ninhydrin	갈색-자주색

용매 1=BuOH-HOAc-H_2O(12:3:5), 2=PhOH-H_2O(4:1, w/v)+NH_4OH(trace), 3=BuOH-pyridine-H_2O(1:1:1). 담체 Whatmann No. 1 여지.

†Sakaguchi 시약=0.1% 8-hydroxyquinoline Me_2CO 용액을 뿌린 다음 0.2% bromine-0.5M NaOH 용액을 뿌린다.

PCAF(Fearon 시약)=1% sodium pentacyanoammonioferrate 용액을 뿌린 다음 phosphate buffer(pH 7) 용액을 뿌린다.

(0.2:5:95, pH=6.5)와 0.1M Na_2CO_3(pH=11.6) 등을 사용한다. 산성 완충액을 사용할 때는 30분간 60V/cm로 수평-전기영동하고 알칼리성에서는 17시간 동안 5V/cm로 수직-전기영동한다(표 6-2 참조).

(4) 검 출

비단백아미노산은 ninhydrin에 의해서 변형적으로 정색하는 것이 많다. 보통 자주색을 띠는 대신에 녹색, 갈색, 적색을 띠므로 쉽게 구별된다.

특수 발색시약도 있다. 예를 들어 Sakaguchi 시약은 arginine과 그 유도체에 특이하며, Fearon의 PCAF 시약은 guanidine 유도체인 canavanine과 deaminocanavanine에 특이하다(표 6-2 참조).

3) 실험예

(1) 감자의 유리아미노산 분석

감자를 얇게 자를 때 대사과정에 상당한 변화가 온다. 상처로 인해 호흡률은 극도로 증가하고 새로운 세포벽 단백의 합성이 일어난다. 이때 세포벽 단백의 주요 아미노산 중의 하나인 hydroxyproline이 조직에 축적된다. Hydroxyproline은 ninhydrin과 반응하여 선명한 노란색을 나타내므로 감자덩어리의 추출물과 얇게 자른 조각의 추출물을 2차원 PC하면 생체 변화를 명확히 관찰할 수 있다. 얇게 자른 조각은 수돗물로 잘 세척하고 약간 습한 상태(petri 접시 속의 젖은 여과지 위)에서 5-7일간 방치하면 상처에 의한 생체 변화가 더욱 명확하게 나타난다.

〈실험조작〉

① 새로 껍질을 벗긴 감자 30g을 80% EtOH 100ml와 함께 mixer에서 균일하게 간다. 여과한 뒤 완전 증발 건고시킨다. 같은 양의 감자를 잘게 자르고 5-7일간 방치한 후 같은 조작으로 시료를 만든다.

② 두 추출물을 물에 녹인 다음 따로따로 2차원 PC를 시키는데 첫번째 방향으로는 PhOH-H_2O(3:1)를 사용하고 두번째 방향으로는 BuOH-HOAc-H_2O(4:1:1)를 사용한다. 대조로 표준아미노산 혼합물을 따로 전개시킨다. 전개한 여지는 손에 닿지 않도록 주의한다. 왜냐하면 사람 땀에는 ninhydrin 양성반응 물질이 소량 존재하기 때문이다.

③ 전개된 3개의 여지에 0.2% ninhydrin Me_2CO 용액을 뿌리고 90°에서 5분간 가열한다.

④ 감자덩어리와 얇게 자른 감자의 아미노산 양상의 차이를 관찰한다. 특히 절편 속에 hydroxyproline의 존재를 확인한다.

표준아미노산의 chromatogram으로부터 상대적 Rf치에 의해서 다른 아미노산의 존재를 확인할 수 있다. 아미노산의 chromatography에 관한 실

제적인 세부사항에 대해서는 Witham 등의 저서를 참조하면 된다.[4)]

(2) 콩에서 canavanine의 검출

〈실험조작〉

① 분말로 한 콩 0.1–0.3g을 상온에서 24시간 동안 0.1M HCl 2ml로 추출한다.

② 추출물을 PhOH-H_2O(3:1) 또는 BuOH-C_5H_5N-HOAc-H_2O(4:1:1:2)로 1차 전개시킨다. Canavanine의 Rf치는 각각 0.59와 0.18이다.

③ pH=7 완충액에서 3시간 동안 5V/cm로 전기영동한다.

④ PCAF로(표 6-2 참조) 발색시키면 canavanine은 자홍색을 나타내며 다른 아미노산과 구별된다.

Canavanine의 식물내 분포에 대해서는 Bell 등의 총설이 있다.[5)]

3. Peptide

1) 화학 및 분포

아미노산끼리 산아미드 결합(특히 peptide 결합이라고 함)해서 생긴 물질을 peptide라고 하는데 일반적으로 아미노산이 10개 미만인 것을 oligopeptide, 그 이상인 것을 polypeptide라고 한다. Peptide는 생체내에서 아미노산과 단백질의 중간체라고 볼 수 있으며, 따라서 그 수와 종류가 대단히 많을 것으로 예측되나 최근까지 알려진 것은 비교적 적다. 그것도

4) Witham, F.H., Blaydes, D.F. and Devlin, R.M., *Experiments in Plant Physiology*, Van Nostrand, N.Y.(1971).

5) Bell, E.A., Lackey, J.A. and Polhill, R.M., *Biochem. System. Ecol.*, **6**, 201(1978).

대부분이 peptide hormone(동물), peptide 항생물질(세균)이며 식물에서 분리된 예는 아주 적다.

고등식물에서 발견되는 peptide는 이상구조를 가진 것이 많다. 특히 γ-glutamyl peptide가 많이 보고되어 있는데, 오이에서 분리된 γ-L-glutamyl-β-(N-pyrazolyl)-L-alanine, 녹두에서 분리된 bis-γ-L-glutamyl-L-cystinyl-bis-β-alanine, *Fagus sylvatica*에서 분리한 γ-L-glutamyl-3-(l-uracil)-L-alanine, *Gleditschia caspica*에서 분리된 γ-L-glutamyl-L-pipecolic acid 등을 들 수 있다. γ-Glutamylpeptide에 대해서는 Kasai 등의 총설을 참고하기 바란다.[6)]

Amanita phalloides(독버섯)에서 분리된 amanitin은 RNA polymerase 저해작용이 있는 용혈성(溶血性) 유독물질이다(그림 6-6 참조).

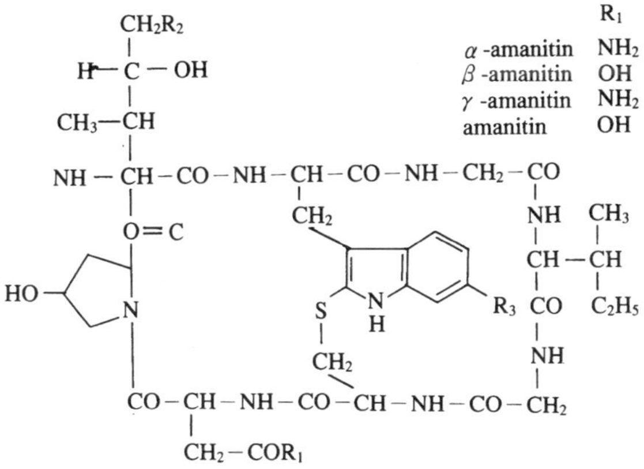

	R_1	R_2	R_3
α-amanitin	NH_2	OH	OH
β-amanitin	OH	OH	OH
γ-amanitin	NH_2	H	OH
amanitin	OH	OH	H

그림 6-6 Amanitin의 구조

6) Kasai, T. and Larsen, P.O., "Chemistry and Biochemistry of γ-Glutamyl derivatives from Plants lncluding Mushrooms(Basidiomycetes)", In: *Fortschr. Chem. Org. Naturstoffe*(Eds. Herz, W., Grisebach, H. and Kirby, G.W.), Springer, Wien, Vol. 39, 173-285 (1980).

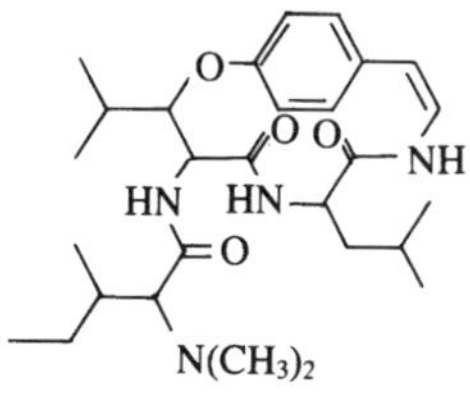

frangulanine

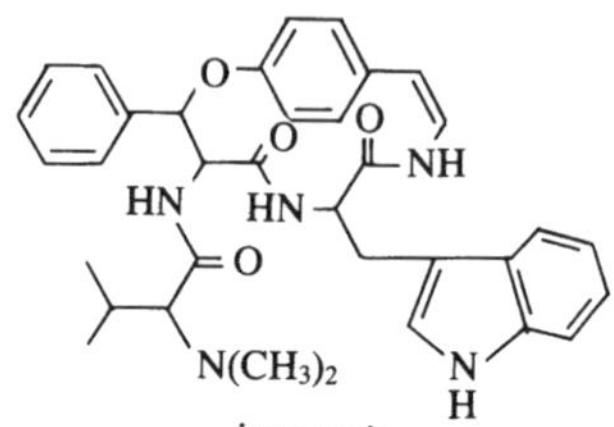

integerrine

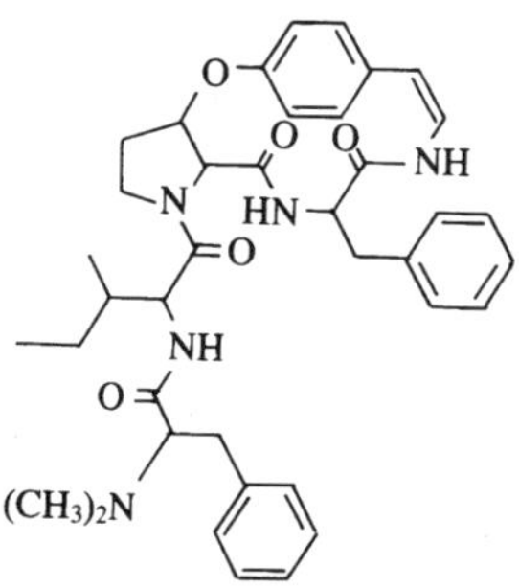

amphibine-B

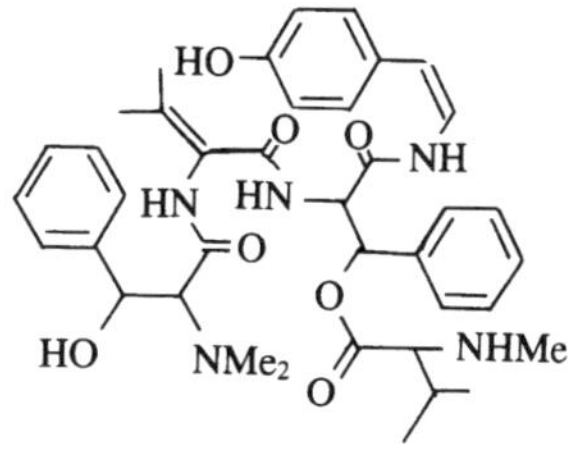

lasiodine-A

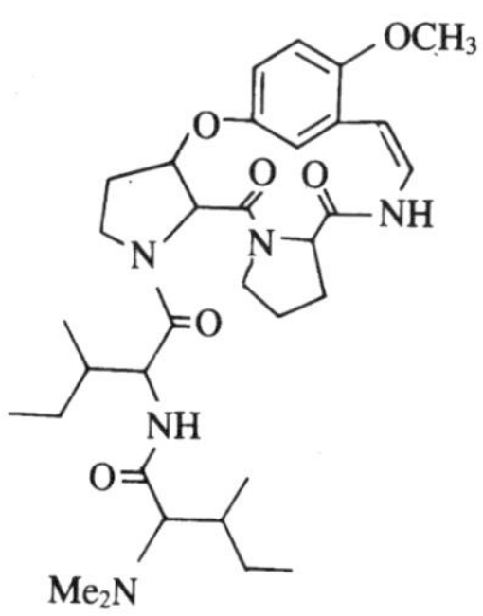

zizyphine-A

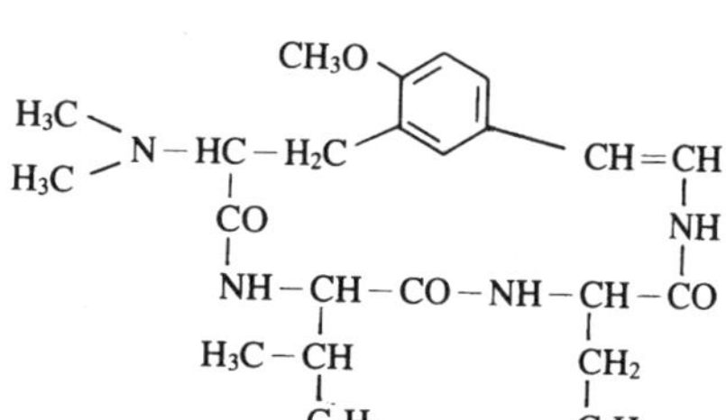

mucronine-A

그림 6-7 Peptide alkaloid의 구조

갈매나무과 식물에는 styrylamine이 들어 있는 peptide가 많이 분포되어 있다. 모두 환구조를 이루고 있으므로(lasiodine-A는 예외) cyclopeptide alkaloid라고 한다. 대부분이 14원환으로 되어 있으며, β-hydroxyleucine이 들어 있는 것(frangulanine형), β-hydroxyphenylalanine이 들어 있는 것(integerrine형), *trans*-3-hydroxy proline이 들어 있는 것(amphibine B형)으로 세분한다. 13원환(예; zizyphine A) 또는 15원환(예; mucronine A)으로 된 것도 있다(그림 6-7 참조).

이러한 peptide alkaloid는 벽오동과, 노박덩굴과, 처녀이끼과 등 식물에서도 발견된다. Cyclopeptide alkaloid에 대하여 더 자세한 것은 Gournelis 등의 총설을 참조하기 바란다.[7)]

2) 일반 실험방법

(1) Chromatography

Peptide는 그 구성아미노산의 종류 및 수에 따라 물리적 성질이 상이하므로 분리방법도 다양하다. 적어도 nonapeptide까지는 아미노산 분리에 사용하는 용매로 PC 또는 TLC할 수 있다. 흔히 사용되는 용매로서는 BuOH-HOAc-H_2O(4:1:1), PrOH-H_2O(7:3), *iso*-BuOH-3% NH_4OH (25:11) 등이 있다. 발색시약으로는 ninhydrin을 사용할 수 있으나 고급 peptide는 발색 정도가 약하다. 이런 경우는 여지 또는 TLC판을 Cl_2 gas에 15-20분간 노출시켰다가 과량의 Cl_2를 제거하기 위하여 5분간 공기 중에 방치한 후 *o*-tolidine 용액(*o*-tolidine 160mg을 HOAc 30m*l*에 녹이고 물을 가하여 500m*l*로 하고 KI 1g을 가한다)을 뿌리면 청색을 정한다. 또는 I_2 증기에 노출시킨 후 0.5% I_2-$CHCl_3$를 뿌려서 발색시킨다.

---

7) Gournelis, D.C., Laskaris, G.G. and Verpoorte, R., *Nat. Prod. Rep.*, **14**, 75(1997).

(2) 가수분해

① 완전가수분해

Peptide 또는 단백질의 구성아미노산을 알기 위하여 가수분해한다. 일반적으로 6N HCl에 녹이고 폐관 속에서 110°로 24시간 가열 가수분해한다. 이때 tryptophan이 분해되므로 이를 방지하기 위하여 3N mercaptoethane sulfonic acid로 가수분해하면 좋다. $Ba(OH)_2$ 또는 NaOH로 가수분해하면 tryptophan은 파괴되지 않으나 모든 아미노산이 racemi화한다.

② 부분가수분해

Peptide 또는 단백질의 아미노산 결합순서를 결정하기 위하여 부분가수분해해서 적당한 크기의 oligopeptide로 만든다. 역시 산으로 가수분해하는데 산의 강도를 약하게 하거나 또는 반응시간을 짧게 한다. 예를 들어 6N HCl-EtOH(1:4)로 24시간 가수분해하든가 6N HCl로 15분간 반응시킨다. 생성된 oligopeptide는 HPLC, counter current distribution, ion 교환 chromatography 또는 겔여과법으로 분리한다.

(3) 효소분해

단백분해효소를 사용하여 적당한 곳을 절단할 수도 있다. 이 방법은 단백분해효소의 특이성을 이용한 것이다(그림 6-8 참조). 즉 pepsin은 방향족 아미노산의 아미노기가 관여한 peptide 결합을 선택적으로 가수분해하며, chymotrypsin은 방향족 아미노산의 산기가 관여한 peptide 결합을 가수분해한다. 이에 반하여 trypsin은 염기성 아미노산(histidine은 제외)의 산기가 관여하는 peptide 결합을 선택적으로 가수분해한다. Amino-peptidase, carboxypeptidase 같은 exopeptidase를 작용시켜 말단아미노산을 절단시키기도 한다.

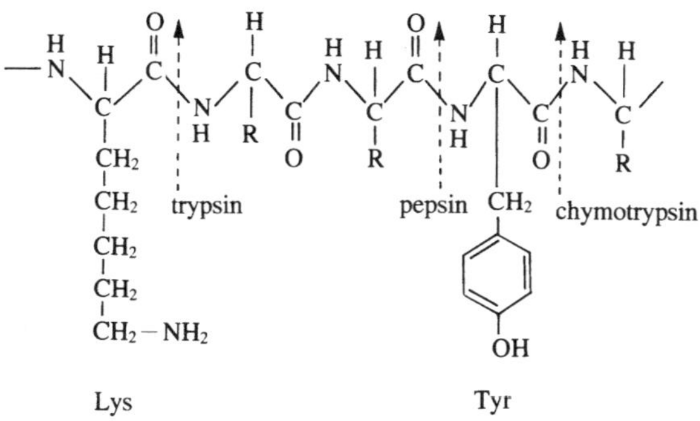

그림 6-8　단백효소의 특이성

(4) 화학적 선택절단

특수시약을 사용하여 선택절단을 할 수도 있다. Cyanogen bromide는 methionine 잔기에, N-bromosuccinimide는 tyrosine이나 tryptophan 잔기에, N-chlorosuccinimide는 tryptophan 잔기에 선택적으로 반응한다(그림 6-9 참조).

Performic acid는 cystine의 disulfide 결합에 반응한다.

3) 실험예

(1) 헛개나무(*Hovenia dulcis*) 근피에서 frangulanine의 분리

〈실험조작〉

① 근피 800g을 MeOH로 추출하고 농축한다.

② 추출물을 0.4N H_2SO_4 200m*l*에 녹이고 Et_2O로 3회 추출한다.

③ 수층에 NH_4OH를 가하여 pH 9로 조절하고 $CHCl_3$로 추출 농축한다.

④ $CHCl_3$ 추출물을 MeOH로 재결정하면 frangulanine, mp 275-277°, 400mg을 얻을 수 있다.

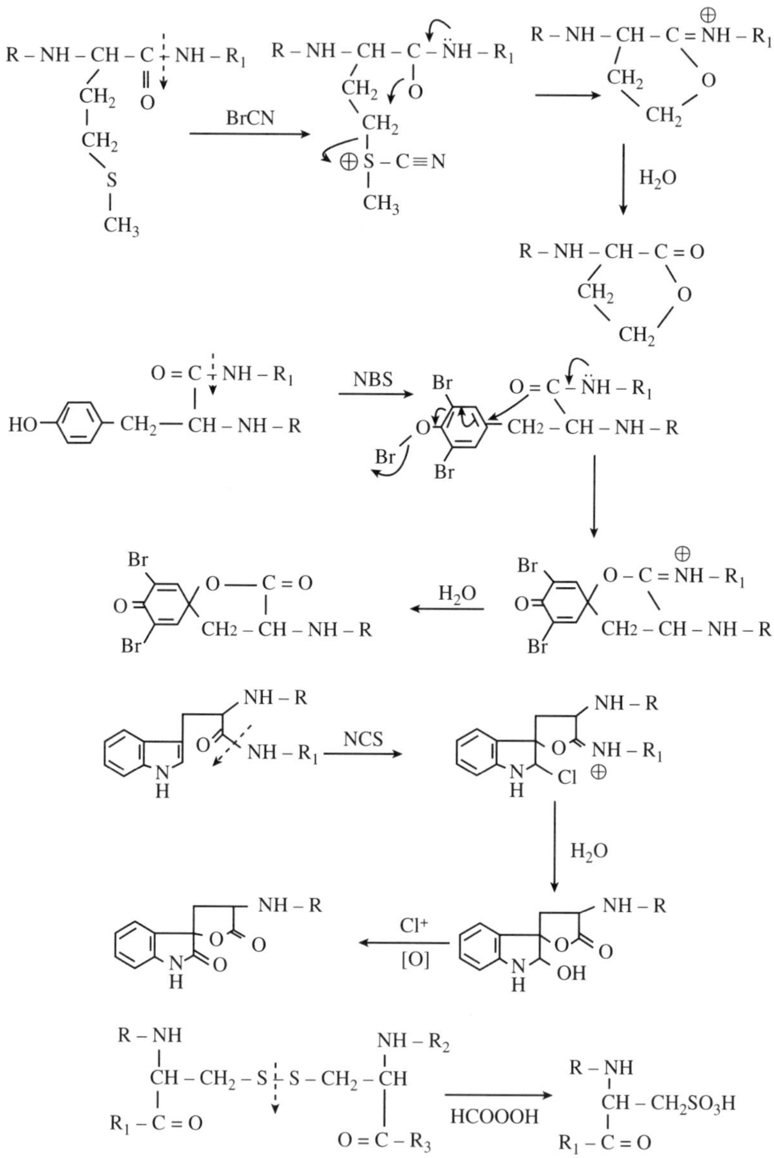

그림 6-9 Peptide의 화학적 선택절단

4. 단백질

1) 화학 및 분포

복잡한 고분자인 단백질은 원형질의 기초가 되고 있다. 모든 세포는 단백질을 함유하고 있으며, 생물이 성장한다는 것은 단백질이 합성되고 있다는 말과 같다. 단백질은 세포의 여러 가지 기능을 하고 있으나 단백질 하나 하나에 각기 다른 특이성이 부여되어 있으므로 그 종류는 대단히 많다. 그러나 모든 수많은 단백질을 구성하고 있는 α-아미노산의 종류는 불과 20개에 지나지 않는다. 아미노산은 서로 peptide 결합에 의하여 긴 사슬을 이루고 있는데, 아미노산의 조성, 배열순서(단백질의 1차구조)와 입체구조에 따라 그 특이성이 달라진다.

단백질 분자에는 많은 peptide 결합이 있기 때문에, ① 한 peptide 사슬의 NH기와 다른 사슬의 C=O기 사이에서 수소결합이 일어나 두 개의 peptide 사슬이 결합하는 경우(병풍구조, 그림 6-10a 참조). ② 한 peptide 사슬 분자내에서 NH기, C=O기 사이에 수소결합이 일어나 사슬이 꼬이는 경우(나선구조, 그림 6-10b 참조). ③ 또는 disulfide 결합에 의하여 peptide 사슬이 중첩되어 2차구조가 형성된다. 그뿐만 아니라 peptide 사슬에는 각 아미노산의 곁사슬의 극성 때문에 3차구조를 형성한다(그림 6-11 참조). 어느 경우든 한 단백질분자 단독으로는 생리작용이 없고 몇 쌍이 화합함으로써 소기의 기능을 발휘하는 경우가 있다(4차구조).

단백질은 그 조성을 기초로 하여 크게 단순단백질과 복합단백질로 구분한다. 단순단백질은 가수분해하여 아미노산만이 생성되는 것이고 복합단백질은 아미노산 이외에 다른 물질, 예를 들어 핵산, 탄수화물, 지질 등이 생성되는 것이다. 이와 같은 아미노산 이외의 물질을 보결분자(prosthetic group)라고 한다. 복합단백질은 보결분자의 종류에 따라 세분하고, 단순단

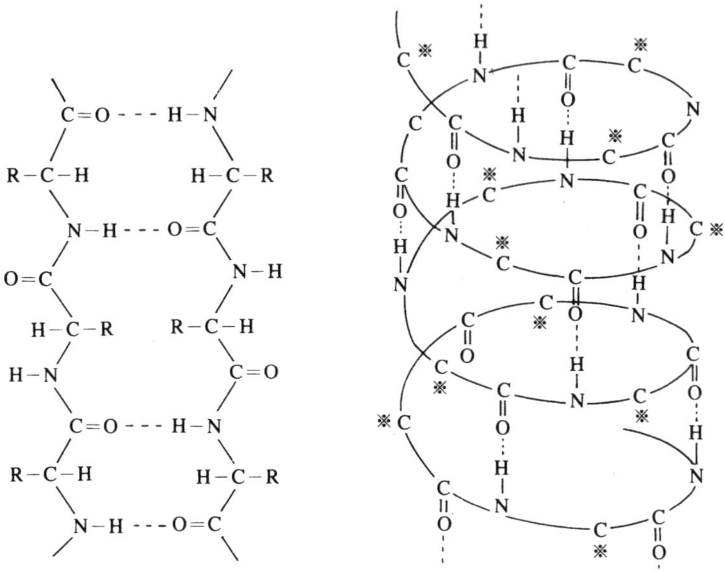

a. 병풍구조　　　　b. 나선구조　※=R

그림 6-10　단백질의 2차구조

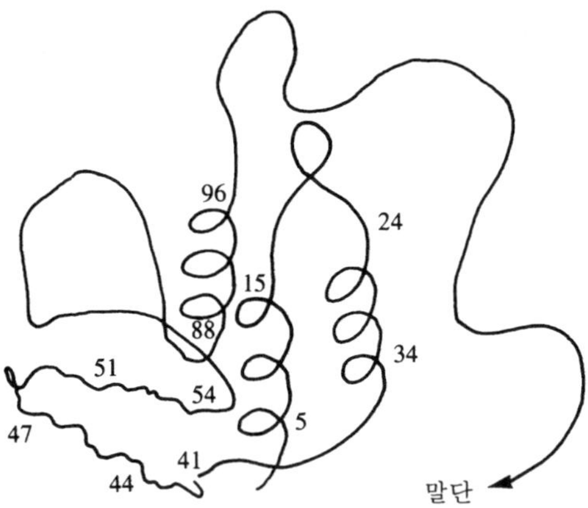

그림 6-11　단백질의 3차구조. 세 개의 α나선 구조부분과 한 개의 병풍구조(잔기 41에서 54까지)를 나타내고 있다.

표 6-3 단백질의 분류

단백질	성 질	예
단순단백질		
Albumin	물, 묽은 염 용액에 가용 열에 의하여 응고	콩과 식물 종자 단백질
Globulin	물에 불용 묽은 염 용액에 가용	콩과 식물 종자 단백질
Glutelin	중성 용액에 불용 산 · 알칼리에 가용	곡식의 단백질
Prolamine	70-80% EtOH에 가용	곡식의 단백질
Histone	물에 가용 묽은 NH_4OH에 불응	핵단백
복합단백질		
Chromoprotein	색소 함유	phytochrome, cytochrome
Lipoprotein	지질 함유	엽록소에 들어 있는 단백질
Metalloprotein	금속 함유	phenoloxidase
Glycoprotein	탄수화물 함유	보리의 albumin
Nucleoprotein	핵산 함유	세포핵에 들어 있는 단백질

백질은 용해도에 의하여 세분한다(표 6-3 참조). 식물성 단백질은 동물성 단백질과는 몇 가지 다른 점이 있다.

일반적으로 식물성 단백질은 동물성 단백질에 비해 유황 아미노산(methionine과 cysteine), 염기성 아미노산(lysine)의 함량이 비교적 낮다. 그들은 또한 20종의 아미노산 외에 때로는 다른 아미노산을 함유하고 있는 것이 있다. 그 예로 식물(동물에서는 그렇지 않음) cytochrome C에는 아미노산 성분의 하나로서 trimethyllysine이 들어 있다. 또한 hydroxyproline은 식물세포벽을 구성하고 있는 단백질에 대단히 많이 들어 있다. 식물성 단백질은 식품으로서 동물의 영양원으로 이용되고 있으나 동물에 유독한 것들도 있다. 피마자의 ricin, 파두(巴豆, *Croton tiglium*)의 crotin, *Abrus precatorius*의 abrin, *Viscum album*의 viscotoxin은 대표적

단백 독소이다.

식물종자에는 lectin(phytohaemaglutinin)이라는 혈구 응집작용이 있는 단백질이 들어 있는 것이 있다. 기원식물에 따라 특정 혈액형에 작용한다. *Phaseolus limensis*의 lectin은 A형 혈구에, *Bandeiraea simplicifolia*의 lectin은 B형 혈구에, *Lotus tetragonolobus*의 lectin은 O형 혈구에 작용한다. *Canavalia ensiformis*의 canavalin A는 정상세포에는 작용하지 않고 악성 종양세포에 작용하므로 주목을 끌고 있다. 더 자세한 것은 Rüdiger의 총설을 참조하기 바란다.[8)]

단백질은 모든 식물조직에 존재하는데, 심지어 잎과 같은 간단한 조직에도 몇 천 종의 효소단백질이 존재하고 있다. 따라서 각각의 단백질을 분리 확인하는 문제는 그리 쉽지 않다. 그러므로 단백질에 관한 실험을 할 때에는 그것이 풍부하게 들어 있는 조직을 선택하는 것이 좋으며, 콩과 식물의 종자를 가지고 여러 실험을 행하는 것도 그러한 이유에서이다. 효소를 분리하기 위해서는 매우 싱싱한 실생조직을 사용하는 것이 좋다. 잎에 들어 있는 총단백질의 아미노산 조성은 어느 식물에서나 실제로 동일하지만 그들의 단백질 구성은 다양하다. 특히 2차대사에 관여하고 있는 효소는 대부분의 식물에서 완전히 결여되어 있을 수도 있다. 예를 들면 효소 myrosinase(glucosinolate를 가수분해하여 겨자유를 생성시키는 효소, 제7장 참조)는 glucosinolate를 합성하는 조직에만 들어 있다. 모든 식물에 들어 있다고 보는 중간대사에 관여하는 효소일지라도 그들의 1차 아미노산 결합순서는 식물에 따라 다를 수도 있다. 그 한 예로서 cytochrome C의 아미노산 결합순서는 같은 과 식물에서는 동일하나 단자엽식물의 cytochrome과 쌍자엽식물의 cytochrome과는 총 112개의 아미노산 중 12-15개나 다르다는 것이 알려져 있다.[9)]

---

8) Rüdiger, H., *Planta Med.*, **46**, 3(1982).

9) Boulter, D., *Prog. Phytochem.*, **3**, 199(1972).

2) 일반 실험방법

(1) 개 요

식물로부터 단백질을 분리하는 데에는 조작상 네 가지 난점이 있다. 즉 식물이 아주 산성인 수액(樹液)을 가지고 있는 경우, tannin이 많이 들어 있는 경우, phenolase나 단백질 분해효소가 있는 경우이다. 단백질을 변성화할 수 있는 정도로 산성수액(pH 2–4)이 들어 있으면 중성완충액(pH 6–8)에 담가둠으로써 피해를 피할 수 있다. 또 tannin이 많으면 단백질과 반응하여 불용성 축합물이 된다. 이런 경우 polyvinylpyrrolidone을 가하여 tannin을 흡착시켜 제거하면 된다(제2장 참조). 식물조직이 파괴될 때 유리되는 phenolase는 산소 존재하에 phenol을 산화하여 quinone을 생성한다. 이것은 단백질과 반응하여 갈색 색소를 형성한다. 이런 경우는 환원성 물질, ascorbic acid 또는 methylmercaptan 등을 가하거나 또는 질소 존재하에 단백질 추출을 행함으로써 방지할 수 있다. 단백질 분해효소에 의한 영향은 가능한 한 빨리 저온에서(0–4°) 분리함으로써 피할 수 있다.

식물로부터 효소를 분리하는 데는 우선 아세톤 분말을 만드는 것도 좋다. 식물조직을 −20°에서 과량의 Me_2CO에 담가 부드럽게 한 후 여과하고 조직을 분쇄하는 것이다. 이 조작은 잎 조직을 실험재료로 할 때 유리하며, Me_2CO는 chlorophyll 및 저분자 물질을 제거하게 된다. 건조분말은 바로 효소시험에 이용될 수 있을 뿐만 아니라 완충액으로 효소를 추출하고 정제하는 데도 이용된다. 이와 같이 하여 얻은 단백질 추출액은 일련의 분획조작에 의해 정제되는데, 이것의 주목적은 다른 단백질 및 고분자 물질을 제거하기 위함이다. 예를 들면 단백질을 $(NH_4)_2SO_4$로 분획 침전시키고 DEAE-cellulose를 사용하여 이온교환 chromatography하거나 Sephadex 겔여과하여 정제한다. 겔 전기영동법도 시행하는데, 이때 단백질의 분리는 단백질의 크기뿐만 아니라 단백질의 하전에도 관계된다. 단백질의 하전은 단백질에 들어 있는 염기성 및 산성 아미노산의 수에 의해 결정되나 대부분의 식물단백질은 염기성보다는 산성을 띠고 있어 음(−)으로 하전되어 있고, 따라서 양(+)으로 이동하게 된다. 일단 단백질을 순수하게 얻었으면 이것에 대한 아미노산 조성, 질소함량 및 분자량을 결정하는 것이 일반적이다.

(2) 단백질의 정량

단백질은 280nm 부근에서 흡수대를 나타내므로 다른 UV 흡수분자가 존재하지 않을 때에 단백질 농도 측정에 이용된다. 250-300nm에서의 UV 흡수는 방향족 아미노산에 기인되나 핵산도 260nm 부근에 흡수극대가 있으므로 주의해야 한다. 그러나 어떤 식물조직으로부터 단백질을 측정하기 위해 가장 보편적으로 사용되는 방법은 Lowry 등[10)]에 의한 방법이다. 이 방법은 주로 단백질 중의 tyrosine 및 tryptophan에 의한 Folin-Ciocalteu 시약과의 반응과 peptide 결합에 대한 biuret 반응을 겸한 감도 높은 정량법이다. 시료액(0.1-0.2m*l*)(이것은 10-100μg의 단백질을 함유하도록 한다)에 알칼리성 동용액(0.1M NaOH에 2% NA_2CO_3가 들어 있는 용액 50m*l*와 1% sodium citrate에 0.5% $CuSO_4 \cdot 5H_2O$가 들어 있는 용액 1m*l*의 혼합액) 1m*l*를 가하고 10분 방치 후 phenol 시약(시판하고 있는 Folin-Ciocalteu 시약을 물로 희석하고 산의 농도가 1M이 되도록 한다) 0.1m*l*를 가한 후 2시간 이내에 750nm에서 흡광도를 측정한다.

단백질소의 정량은 통상 0.5-1mg의 시료를 사용하여 microkjeldahl법(K_2SO_4-$CuSO_4$ 존재하에 H_2SO_4로 분해 유리되는 암모니아를 적정)으로 측정한다.

---

10) Lowry, O.H., Rosebrough, N.J., Farr, A.L. and Randall, R.J., *J. Biol. Chem.*, **193**, 265(1951).

(3) 겔여과에 의한 분자량 측정

Sephadex 겔여과에 의한 단백질의 분자량 측정은 Andrews[11)]에 의해 처음으로 개발되었으며, 이 방법은 현재까지 널리 사용되고 있다. Sephadex G-75 또는 G-100을 취하며 이것을 물에서 팽윤(膨潤)시킨 다음, 가는 column(2.5×50cm)에 충전시킨다.

Column은 0.1M KCl을 함유하는 pH 7.5의 0.05M *tris*-HCl 완충액으로 평형을 유지시킨 후 column 꼭대기에서 적당한 압력을 유지시켜 완충액을 일정한 속도(30m*l*/hr)로 흘러내리게 한다. 그리고 단백질 시료 용액을 column에 가하고 통과하여 나오는 단백질을 그것의 색(色)(예; cytochrome C의 흡수극대는 408nm), 280nm에서의 UV 흡수 또는 효소 반응으로 검출한다. 겔에서의 단백질의 유동속도는 분자량에 의해 결정되며 column에서 용출되는 액의 용적은 분자량의 log치와 반비례 관계가 있

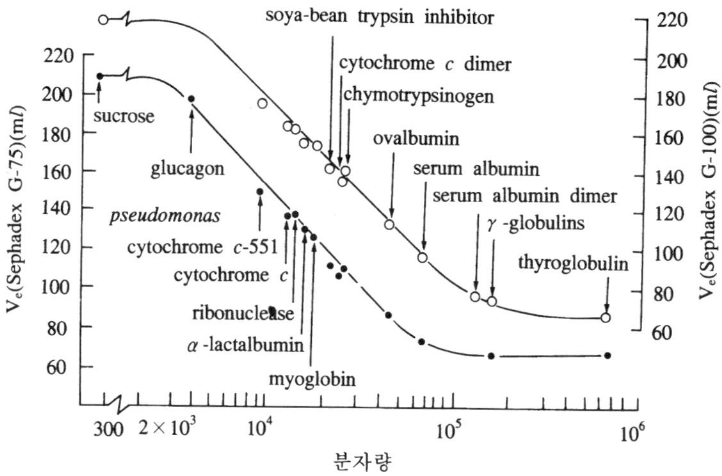

그림 6-12 완충액의 용출량과 분자량과의 관계

11) Andrews, P.G., *Biochem. J.*, **91**, 222(1964).

다(그림 6-12 참조). 미리 분자량이 알려진 서로 다른 몇 개의 단백질을 통과시켜 단백질의 분자량과 용출액량의 직선관계를 얻어보아야 한다.

시판되고 있는 적당한 단백질로서는 말의 심장에서 얻은 cytochrome C(MW 12,400), 콩에서 얻은 trypsin inhibitor(MW 21,500), chymotrypsinogen(MW 25,000), ovalbumin(MW 45,000), 소의 혈청 albumin(MW 67,000) 및 human γ-globulin(MW 160,000) 등이 있다. 조금 덜 정확하지만 Sephadex G-100과 G-200을 사용한 TLC로 단백질을 분리함으로써 분자량을 결정할 수도 있다.[12)]

3) 실험예

(1) 종자단백의 분리

콩과 식물의 종자에서 두 주요한 구형 단백질인 legumin과 vicilin은 다음과 같이 하여 분리한다.

〈실험조작〉

① 완두콩(*Pisum sativum*)의 종자를 미세한 분말로 하고 sodium phosphate로 pH 7로 조절한 1M HCl 용액으로 하루 동안 추출한다.

② 원심분리 후 상등액을 $(NH_4)_2SO_4$로 70% 포화시킨 후 침전을 모아 건조한다.

③ 여기서 얻은 조단백질은 0.2M NaCl을 함유하는 pH 4.5의 초산 완충액으로 추출, 24시간 후에 원심분리한다.

④ 침전된 legumin(분자량 330,000)은 pH 7의 완충액에 용해하고 물에 투석하면 단백질이 석출한다.

⑤ 상등액을 물에 투석하면 vicilin(분자량 186,000)이 석출한다.

---

12) Ikan, R., *Natural Products*, Academic, N.Y., 328-330(1991).

(2) 보리 줄기로부터 phenylalanine ammonia lyase의 분리

Phenylalanine ammonia lyase(PAL)는 phenylalanine이 cinnamic acid로 되는 탈아미노산 반응을 촉매한다.

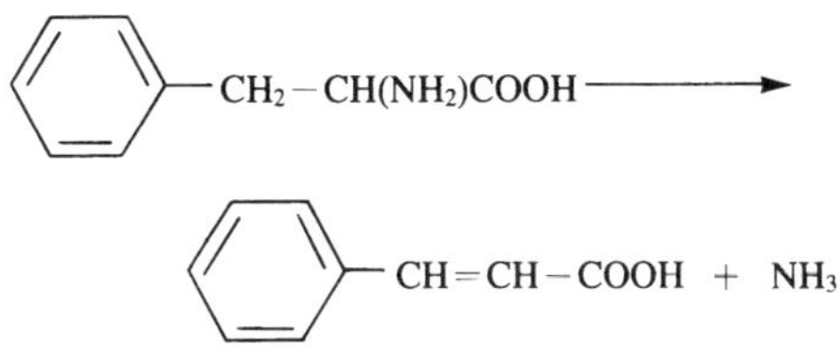

이 반응은 phenol성 물질 생합성에 대단히 중요하다. 이 효소에 대해서 자세한 것은 Camm 및 Towers의 총설을 참고하기 바란다.[13)]

〈아세톤 분말의 조제〉

① 7일간 암소(暗所)에서 자란 보리종자 줄기를 약 3cm의 길이로 자르고 1시간 동안 냉동 저장한다.

② 1분간 −20° 에서 Me_2CO로 균일하게 갈고 여과, 잔사를 Me_2CO로 3회 세척한다.

③ 여지 사이에 끼워서 대부분의 Me_2CO를 제거하고 진공 desiccator에서 건조시킨다. 아세톤 분말은 4-6° 에서 밀봉용기에 저장해야 한다.

〈효소 활성 측정〉

① pH 8.8의 borate 완충액에 phenylalanine 0.1%가 들어 있는 용액 3m*l*에 아세톤 분말 0.2-0.4g을 가한다.

② 공시험으로 완충액 3m*l*에 동량의 분말을 가한다.

③ 40° 에서 한 시간 방치한 후 상등액을 산성화하여 Et_2O로 추출한다. Et_2O 추출액을 증류하여 건조시킨다.

13) Camm, E.L. and Towers, G.H.N., *Phytochem.*, **12**, 961(1973).

④ 잔사를 0.05M NaOH에 녹이고 268nm에서 흡광도를 측정한다.

〈효소정제〉

① 아세톤 분말 40g을 0.1M borate buffer(pH 8.5) 1*l*로 1시간 추출하고 원심분리한다. 상등액 835m*l*를 얻을 수 있다.

② 상등액에 $(NH_4)_2SO_4$ 포화용액 555m*l*를 가하고 침전은 원심분리하여 버리고 상등액에 $(NH_4)_2SO_4$ 분말 165g을 가한다. 생성된 침전을 원심분리해서 0.02M potassium phosphate buffer(pH 6.8)에 녹이고 같은 완충액 1*l*를 사용하여 투석한다.

③ 투석한 용액(38m*l*)에 1M HOAc를 가하여 pH 6으로 조정하고 생성한 침전은 원심분리하여 버리고 상등액에 1M NaOH를 가하여 pH 7로 조정한다.

④ 이 상등액(38m*l*)은 DEAE-cellulose column에 넣고 0.02M potassium phosphate buffer(pH 6.8) 130m*l*와 0.4M KCl이 들어 있는 0.05M potassium phosphate buffer(pH 6.8) 130m*l*를 사용하여 연속적으로 혼합비를 변화시켜 구배용출법으로 column을 통과시킨다. 효소활성이 28배 농축된 제품을 얻을 수 있다.

5. 식물 아민

1) 화학 및 분포

식물 아민은 아미노산의 탈탄산반응에 의하여 형성되거나,

$$RCH(NH_2)COOH \longrightarrow RCH_2NH_2 + CO_2$$

또는 aldehyde가 transamination되어 생성된다.

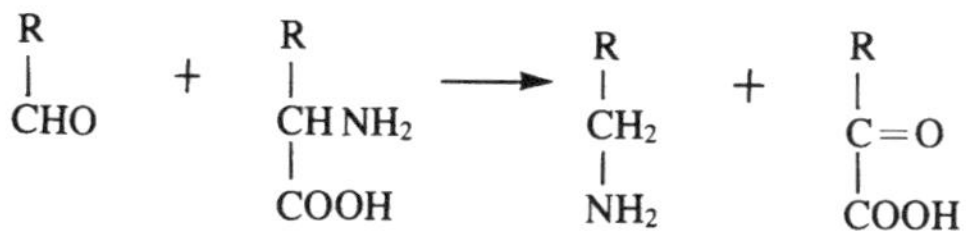

식물 아민은 편리하게 aliphatic monoamine, aliphatic polyamine, aromatic amine의 3군으로 나눈다. 지방족 아민은 휘발성 화합물인데 methylamine과 같이 간단한 화합물로부터 *n*-hexylamine에 이르기까지 고등식물 또는 균류에 널리 분포되어 있으며 어느 농도 이상 존재하면 불쾌한 생선냄새를 풍긴다. 그것은 썩은 고기 같은 냄새가 나기 때문에 곤충이 유인되는 원인이 된다(예; *Heracleum sphondylium*의 꽃). Monoamine에 비해 diamine이나 polyamine은 휘발성이 약하지만 여전히 고약한 냄새를 가지고 있다. Putrescine $NH_2(CH_2)_4$–NH_2, agmatine $NH_2(CH_2)_4NHC(=NH)NH_2$, spermidine $NH_2(CH_2)_3$–$NH(CH_2)_4NH_2$, spermine $NH_2(CH_2)_3NH(CH_2)_4NH(CH_2)_3NH_2$ 등이 널리 분포되고 있으며, cadaverine NH_2–$(CH_2)_5NH_2$도 식물에 들어 있다.[14] Polyamine은 ribosomal RNA에 영향을 줌으로써 성장자극 작용이 있기 때문에 흥미로운 물질이다.

식물에서 가장 잘 알려진 방향족 아민은 mescaline이며, 선인장(*Lophophora williamsii*)에 들어 있는 천연 환각제이다. 실제로 알려진 방향족 아민의 대다수가 생리적으로 활성이 있으므로 때로는 alkaloid로 분류된다. 동물뇌 생리학에서 매우 중요한 물질인 noradrenaline, histamine, serotonin 등이 모두 식물에 들어 있다(예; noradrenaline은 바나나와 감자에 존재). 가장 널리 분포된 방향족 아민은 tyramine, tryptamine이다[15]

---

14) Kakkar, R.K. and Rai, V.K., *Phytochem.*, **33**, 1281(1993).

15) Smith, T.A., *Phytochem.*, **16**, 171(1977).

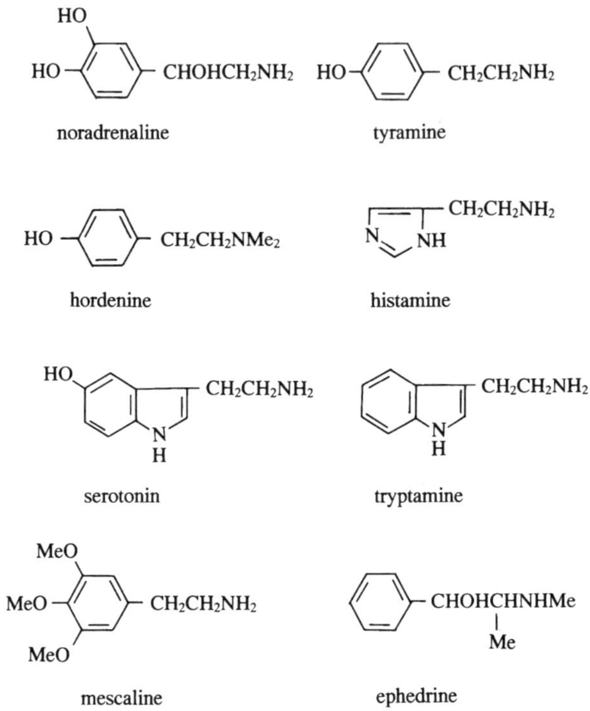

그림 6-13 식물의 방향족 아민의 구조

(그림 6-13 참조).

지금까지 언급된 모든 아민은 1급 아민이다. 2급 아민, 3급 아민도 식물에서 알려져 있지만 흔하지는 않다. 식물에서 발견되는 대표적 2급 아민으로는 dimethylamine을 들 수 있고, 3급 아민으로는 hordenine, N-dimethyltyramine을 들 수 있다(보리의 주요 alkaloid임). Ephedrine은 마황(麻黄, *Ephedra sinica*)의 주성분인데 혈관수축, 혈압상승, 발한 등의 약리작용이 있다.

식물 아민은 cinnamic acid 또는 지방산과 산아미드 결합상태로 존재하는 것이 있다. *Maytenus chuchuhuasha*에서 분리된 maytenin은

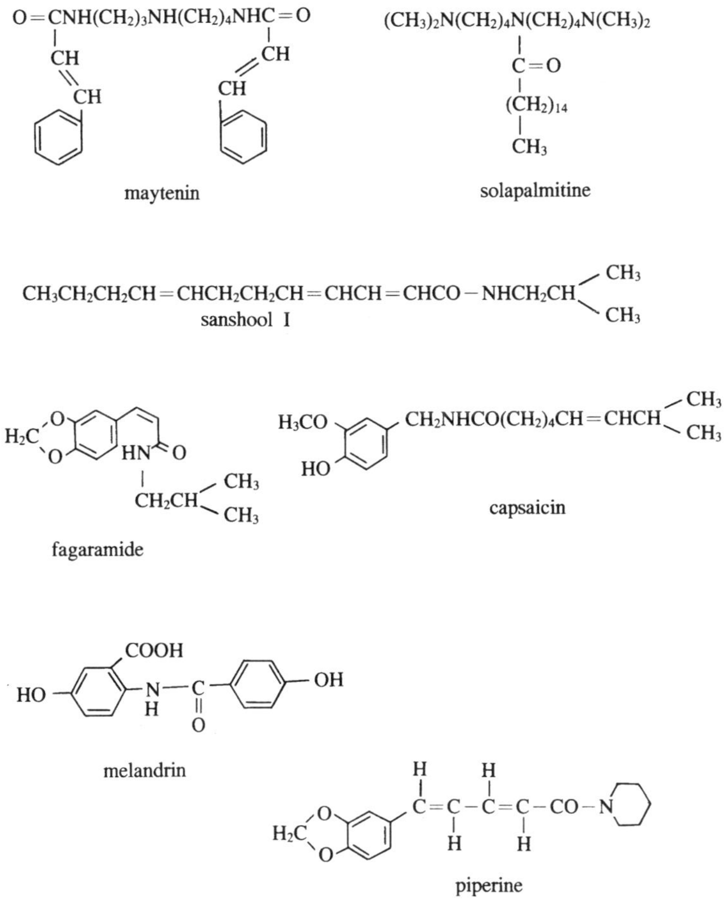

그림 6-14 식물 산아미드의 구조

dicinnamyl spermidine이며, *Solanum tripartitum*에서 분리된 항암작용 물질인 solapalmitine은 palmityl homospermidine이다(그림 6-14 참조). Hydroxycinnamic acid amide가 식물 생식기관에 들어 있다. 특히 자작나무과, 참나무과, 가래나무과, 장미과 식물의 화분에 있다(예; N^1, N^5, N^{10}-tricaffeoylspermidine[16]).

향신료로 사용하고 있는 식물의 향신성분은 대부분이 산아미드이다. 산초(山椒, *Zanthoxylum piperitum*)의 sanshool I 및 II, *Fagara xanthoxyloides*의 fagaramide, 고추의 capsaicin, 후추의 piperine 등을 들 수 있다(그림 6-14 참조). Capsaicin은 진통작용이 있으며[17] piperine은 진정작용이 있다.[18]

불포화지방산의 amide를 특히 alkamide라고 한다. 후추과, 쥐방울덩굴과, 운향과의 식물과 국화과의 일부 속(예; *Heliopsis*속)식물에만 발견되었다. 살충작용이 강한 것이 있으며, 타액분비 촉진작용, 진해작용, 진통작용 등이 있는 것이 있어서 주목을 끌고 있다.[19]

석죽과와 벼과 식물에서 많은 anthranilic acid 유도체가 분리되었다. 이 물질들은 phytoalexin이며 방향족산이 4-hydroxyanthranilic acid 또는 5-hydroxyanthranilic acid의 amino기에 결합되어 있다.[20] 장구채(王不留行, *Melandrium firmum*)에서 분리된 melandrin에는 강한 진통작용이 있다.[21]

2) 일반 실험방법

지방족 아민

(1) 여지 chromatography

식물에 들어 있는 휘발성 아민의 가장 간단한 검출방법은 BuOH-

---

16) Bokern, M., Witte, L., Wray, V., Nimitz, M. and Meurer-Grimes, B., *Phytochem.*, **39**, 1371(1995).

17) Lee, B., Kim, J.H., Park, N.S. and Kong, J.Y., *Arch. Pharm. Res.*, **17**, 304(1994).

18) Lee, E.B., Shin, K.H. and Woo, W.S., *Arch. Pharm. Res.*, **7**, 127(1984).

19) Greger, H., *Planta Med.*, **50**, 366(1984).

20) Niemann, G.J., *Phytochem.*, **34**, 319(1993).

21) Lee, E.B., Cheon, S.A., Lee, Y.S., Chung, H.S. and Woo, W.S., *Arch. Pharm. Res.*, **18**, 38(1995).

HOAc-H_2O(4:1:5)를 용매로 PC하면 된다. 1급 아민은 ninhydrin에 의하여 적자색을 나타낸다. 2급 아민은 ninhydrin에 약하게 반응하므로 nitroprusside로 검출한다. 10% Acetaldehyde 100ml에 sodium nitroprusside 5g을 녹인 용액을 발색 전에 동량의 2% Na_2CO_3 수용액과 혼합하여 사용한다. 이때 2급 아민은 푸른색을 나타낸다. 3급 아민은 Dragendorff 발색시약으로 검출할 수 있다. 1급 아민에 더 특이한 발색시약으로 2-acetoacetylphenol이 있다. 1% EtOH 용액으로 발색시킬 때 1급 아민과 반응하여 황록색 형광을 나타낸다. 상기 발색시약으로 검출이 어려울 경우(아미노산이 공존할 때) PC하기 전에 식물 추출물을 미리 분획 정제하면 좋은 결과를 얻을 수 있다. 수증기 증류를 하거나 이온 교환수지로 분리한다.

(2) 기체 chromatography

아민은 휘발성 물질이므로 쉽게 GLC에 의해서 분리 확인할 수 있다. 유리아민은 직접 분석할 때 꼬리를 끄는 현상이 심하게 일어날 때가 있으므로 trifluoroacetamide 유도체 상태로 분석한다. 표 6-4에 여러 column을 사용할 때 대표적 아민의 Rt치를 열거하였다. 이때 column 온도는 50-180°(3°/min)로 상승한다.

(3) 박층 chromatography

식물 polyamine의 분리 및 확인 목적으로 TLC와 전기영동을 함께 사용하여 좋은 결과를 얻을 수 있다. TLC는 cellulose를 사용하여 실시하고, 전기영동은 25V/cm로 20분 동안 0.5M citrate buffer(pH 3.5)에서 실시한다. 대표적인 방향족 아민의 이동도와 Rf치를 표 6-5에 나타내었다. 아미노산처럼 방향족 아민은 DNP 유도체로 한 다음 분석할 수 있다. DNP 유도체는 silica gel HF_{254}를 사용한 TLC로 분리 가능하며 용매로서는

표 6-4 지방족 아민의 Rt치

아민류	Column*				
	MBMA	PPE	SE-30	DEGS	TXP
Methylamine	09	11	07	03	15
Ethylamine	12	13	12	04	41
iso-Propylamine	12	11	23	27	33
n-Propylamine	22	23	26	61	53
n-Butylamine	41	44	43	81	69
n-Amylamine	63	74	63	100	85
n-Hexylamine	79	97	82	117	100

*MBMA = *m*-bis(*m*-phenoxyphenoxy) benzene-Apiezon L(4:1); SE-30 = silicon oil; DEGS = diethyleneglycol succinate; PPE = polyphenyl ether OS-124; TXP = Trixylenyl phosphate.

표 6-5 지방족 아민의 Rf치(cellulose TLC)와 전기영동에 의한 이동치

아 민	Rf(×100)			전기영동에 의한 이동치 (cm)	Ninhydrin에 의한 색깔
	1	2	3		
Monoamine					
Methylamine	—	63	24	10.5	분홍색
n-Propylamine	—	76	44	8.3	청색
iso-Butylamine	—	79	50	7.7	
iso-Amylamine	61	81	78	7.3	심홍색
Ethanolamine	95	59	50	8.0	
Polyamine					
Agmatine	22	43	07	7.3	심홍색
Putrescine	75	43	06	8.5	
Cadaverine	78	47	07	8.3	
Spermidine	63	23	02	7.5	
Spermine	5.0	13	00	6.6	

용매 1. BuOH-MeCOEt-NH_4OH-H_2O(5:3:1:1); 2. methyl cellosolve-propionic acid-NaCl 포화 H_2O(70:15:15); 3. BuOH-HOAc-water(4:1:1).

C_5H_{12}-*iso*-AmOAc-NH_4OH(70:29:1), C_6H_6-EtOAc-석유 ether(bp 40-60°)(97:2:1), C_5H_{12}-C_6H_6-Et_3N(9:9:2) 등이 사용된다. DNP 유도체는 254nm UV에서 흑색 반점으로 검출된다.

생리적으로 중요한 putrescine, spermine, spermidine과 같은 아민은 1-dimethylamino naphthalene-5-sulfonyl chloride(dansyl chloride)로 반응시킨 다음 silica gel G 박층으로 TLC 분리하면 정량이 가능하다. Dansyl 유도체는 TLC판의 반점을 직접 fluorimetric scanning에 의하여 측정하거나 또는 용출한 후 fluorimetry에 의하여 측정한다.

(4) 가압액체 chromatography

Amine을 HPLC로 분리할 때도 미리 dansyl유도체로 한 다음 분석한다. C_{18} silica column, 용매 CH_3CN-H_2O(18:7)을 사용한다.[22]

방향족 아민

(1) 여지 chromatography

PC는 광범위하게 생리적으로 활성이 있는 방향족 아민의 분리에 사용된다. 용매로는 BuOH-HOAc-H_2O(12:3:5), *iso*-PrOH-1M NH_4OH-H_2O(20:1:2), BuOH-C_5H_5N-H_2O(1:1:1), PrOH-1M NH_4OH(5:1) 등을 사용한다. 처음 두 용매계를 사용하여 2차 전개하여도 좋다. 방향족 아민은 이 용매에서 약간 불안정하므로 암소에서 12-18시간 동안 전개한다.

방향족 아민에 사용하는 공통 발색시약은 없다. Ninhydrin이 사용되기도 하지만 모든 방향족아민에 반응하지는 않는다. Trytamine 유도체는 Ehrlich 시약(1% *p*-dimethylaminobenzaldehyde acetone 용액-10M

---

22) Smith, T.A., "Amines", In: *Methods in Plant Biochemistry, Vol. 8, Alkaloids and Sulphun Compounds* (Ed. Waterman, P.G.), 17-50 (1993).

HCl=9:1)으로 검출된다. 이 시약으로 분홍색을 띤다. Catecholamine은 공기 중에서 또는 ferricyanide로 처리하면 산화되어 황록색 형광물질이 된다. Phenol성 아민은 Folin-Ciocalteu 시약(제2장 참조)과 같은 phenol성 발색시약을 사용하여 검출할 수 있다.

(2) 박층 chromatography

방향족 아민의 분리에 silica gel TLC가 상당히 광범위하게 사용된다. 용매로는 석유 ether-Me_2CO(7:3)와 $CHCl_3$-EtOAc-HOAc(6:3:1)가 흔히 사용된다.

3) 실험예

(1) 담배잎에서 휘발성 아민의 분리

〈실험조작〉

① 가루로 만든 담배잎 2kg을 N NaOH 8*l*에 넣고 수증기 증류하여 유액을 3N HCl 500m*l*가 들어 있는 용기에 받는다.

② 유액이 5*l*가 되면 수증기 증류를 중지하고 유액을 CH_2Cl_2로 추출한다.

③ 수층을 rotary evaporator로 농축하면 아민의 염산염 40g을 얻을 수 있다.

④ 이 염산염에 5N NaOH를 가하여 아민을 유리시키고 Et_2O로 추출한다.

⑤ Et_2O 추출물은 건조시킨 후 ZeO-Carb 226(SRC 45) 이온 교환수지 column을 통과시켜 아민을 흡착시킨다.

⑥ Column에 trifluoroacetic anhydride를 가하여 1급 및 2급 아민을 trifluoroacetamide로 만든다.

⑦ Column을 Et_2O로 용출하고 Et_2O 용액을 $NaHCO_3$ 용액으로 세척 후 탈수 농축한다.

⑧ 잔사는 GLC하고 표준품과 대조한다(표 6-4 참조).

(2) 후추에서 piperine의 분리[23]

〈실험조작〉

① 후추 10g을 2시간 동안 soxhlet 장치에서 95% EtOH 150m*l*로 추출한다.

② 추출물은 여과하여 농축한다.

③ 용액을 하룻밤 방치하면 황색 침상결정 mp 125-126°인 piperine 0.3g을 얻을 수 있다.

④ 순도를 알기 위하여 C_6H_6-Et_2O(4:1), C_6H_6-Et_2O-MeOH(4:1:1)로 TLC한다. Piperine의 Rf치는 각각 0.19, 0.72이다.

6. Alkaloid

1) 화학 및 분포

Alkaloid는 식물의 2차 대사산물 중에서 가장 종류가 많은 화합물로서 16,000예가 알려져 있다. Alkaloid라는 단어에 완전히 만족할 만한 정의는 없지만 일반적으로 1개 이상의 질소원자가 포함된 고리를 가진 염기성 물질을 의미한다. Alkaloid는 인간에게 유독한 것이 많으며, 또한 여러 가지

---

23) Shin, K.H., Yun, H.S., Woo, W.S. and Lee, C.K., *Kor. J. Pharmacog.*, **10**, 69(1979).

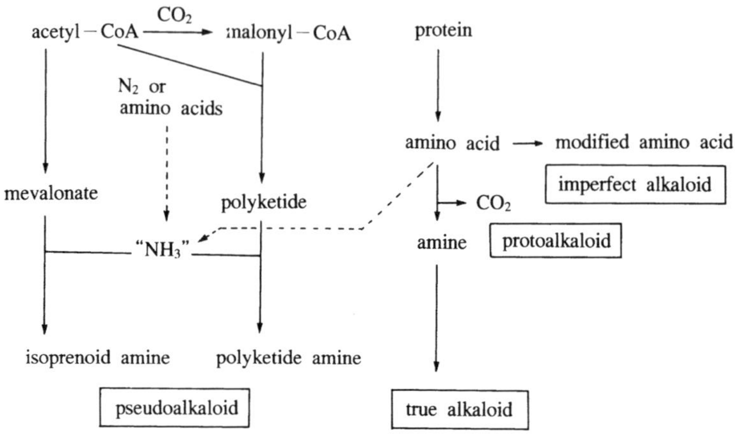

그림 6-15 Alkaloid의 생합성 경로에 의한 분류

강력한 생리활성을 갖고 있으므로 의약품으로 사용되는 것이 많다. 일반적으로 무색이며 광학적 활성이 있다. 대부분은 결정형이지만 몇몇(nicotine)은 상온에서 액체상태이다. 신선한 잎과 과일에서 alkaloid 존재 유무를 시험하는 데 간단하고 정확한 방법은 혀에 주는 쓴맛으로 판단할 수 있다. 예를 들어 quinine은 알려진 가장 쓴 물질의 하나인데 1×10^{-5}M 농도에서도 아주 쓴 맛을 느낀다.

Alkaloid는 생합성 경로에 따라 다음과 같이 분류하고 있다. 아미노산이 탈탄산되어 생긴 아민을 protoalkaloid, 이 아민이 복잡한 과정을 거쳐 생성된 alkaloid를 true alkaloid라고 부르고, polyketide 또는 isoprenoid가 NH_3와 반응해서 생긴 염기성 물질을 pseudo alkaloid, 아미노산이 산기를 손실하지 않고 염기성 물질로 유도된 것을 imperfect alkaloid라고 한다(그림 6-15 참조).

Ornitine, lysine은 각각 pyrrolidine환, piperidine환을 가진 alkaloid의 전구물질이 된다. *Nicotiana*속 식물에 들어 있는 alkaloid인 nicotine의 pyrrolidine환은 ornitine이 탈탄산되어 생긴 putrescine을 거쳐 형성되고,

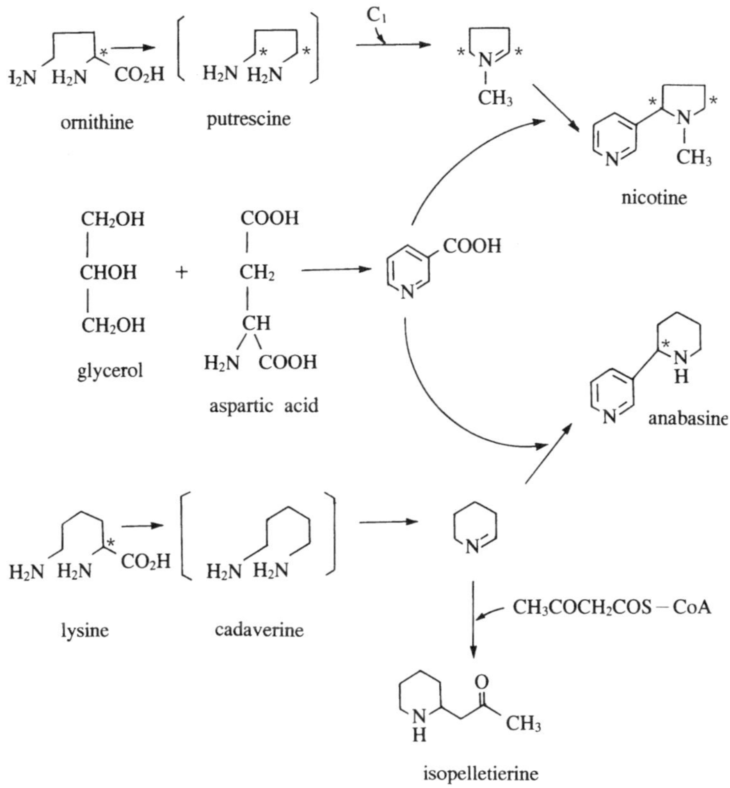

그림 6-16 지방족 아미노산에서 유래된 alkaloid의 생합성

anabasine의 piperidine환은 lysine이 탈탄산되어 생긴 cadaverine을 거쳐 형성된다. 이때 pyridine환 부분은 aspartic acid와 glycerol에서 유래한다 (그림 6-16 참조).

*Punica granatum*의 piperidine alkaloid인 isopelletierine도 lysine에서 유래하나 이와 구조가 유사한 *Conium maculatum*의 piperidine alkaloid인 coniine은 lysine에서 유래하지 않고 polyketide에 NH_3가 관여하여 생성된 것인데 이것은 예외적인 합성경로이다(그림 6-17 참조).

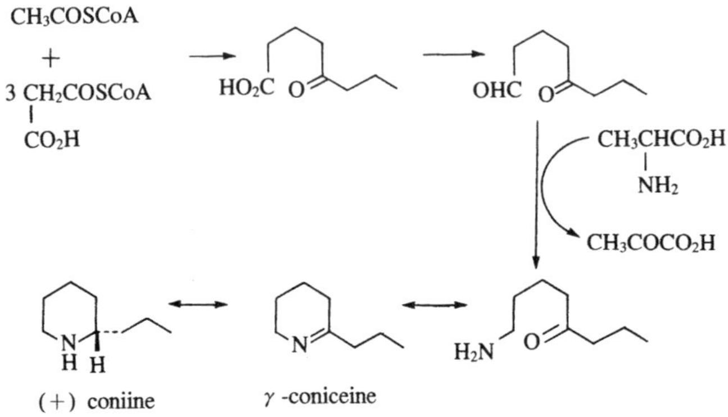

그림 6-17 Coniine의 생합성

*Senecio*속 식물의 pyrrolizidine alkaloid는 necine의 유기산 ester이다(heliotrine, latifoline). Necine(macronecine, retronecine)은 putresine 2분자가 축합하여 생성된다(그림 6-18 참조).

주로 *Lupinus*속 식물에서 분리되는 quinolizidine alkaloid인 lupinine은 cadaverine이 2분자 축합된 것이며 sparteine, matrine은 3분자 축합된 것이다(그림 6-19 참조).

Tyrosine에서 유도된 dopamine과 shikimic acid 경로에서 유래되는 3,4-dihydroxyphenylpyruvic acid가 Mannich 축합하면 norlaudanosoline이 되며 이 물질은 거의 모든 isoquinoline alkaloid의 공통적 생합성 중간체가 된다(그림 6-20 참조).

Benzyl isoquinoline alkaloid는 aporphine alkaloid(burbocapnine), opium akaloid(morphine), protoberberine alkaloid(berberine) 등의 전구물질이다.

Phenethylamine 1분자와 phenylpropanoid 1분자가 축합하여 생성된 phenethylisoquinoline이 기본단위가 되는 alkaloid도 있다.

*Colchicum autumnale*에서 분리된 colchicine은 tropolone 골격을 가지

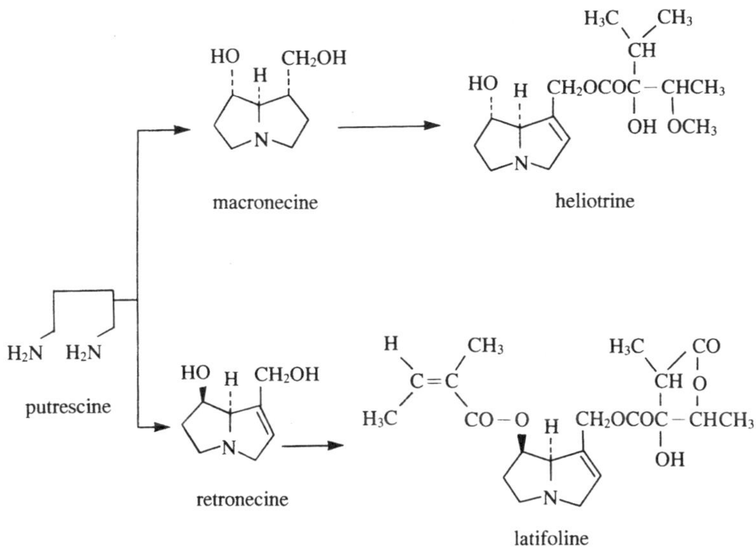

그림 6-18 Senecio alkaloid의 생합성

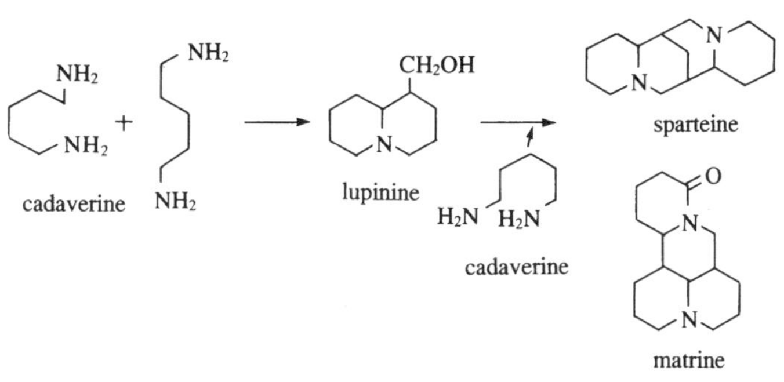

그림 6-19 Lupine alkaloid의 생합성

고 있으며, 1급 아민의 acetyl 화합물로서 그림 6-21에 표시한 바와 같이 phenethylisoquinoline계 물질이 생합성 중간체가 된다.

Tyramine과 benzaldehyde가 축합하여 생성된 benzylphenethylamine계

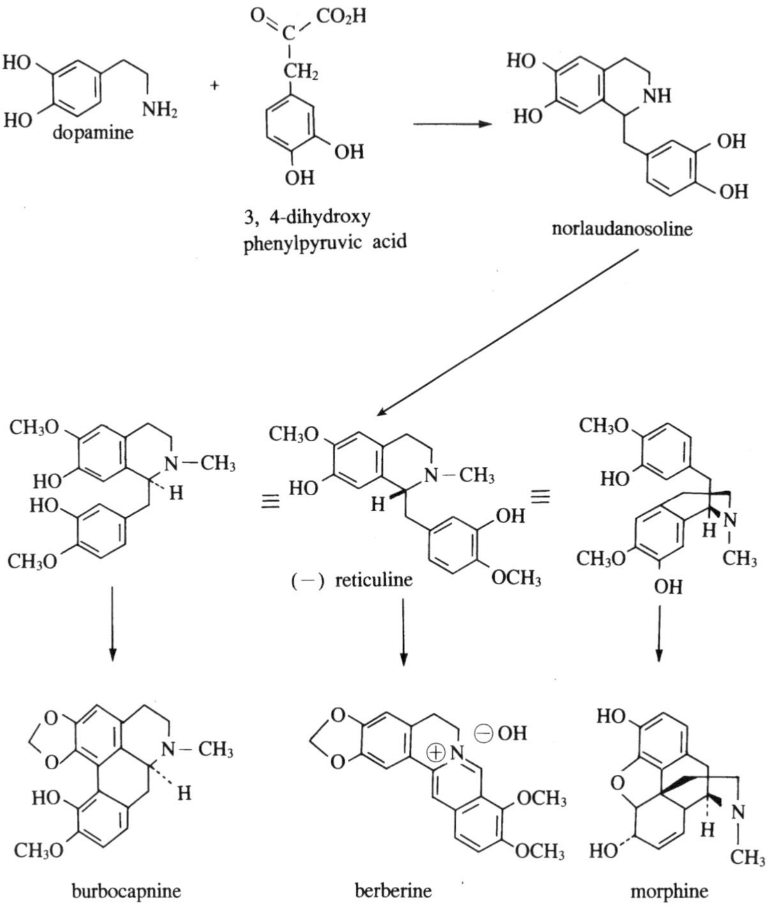

그림 6-20 Dopamine에서 유래되는 alkaloid

화합물(norbelladine)이 출발물질로 되어 phenol 산화축합에 의하여 생합성된 alkaloid가 수선화과 식물에 들어 있다. 구조형태에 의하여 lycoline형, haemanthamine형, galanthamine형으로 구분한다(그림 6-22 참조).

Tryptophan은 indole alkaloid의 전구물질이다. Indole alkaloid 구조에

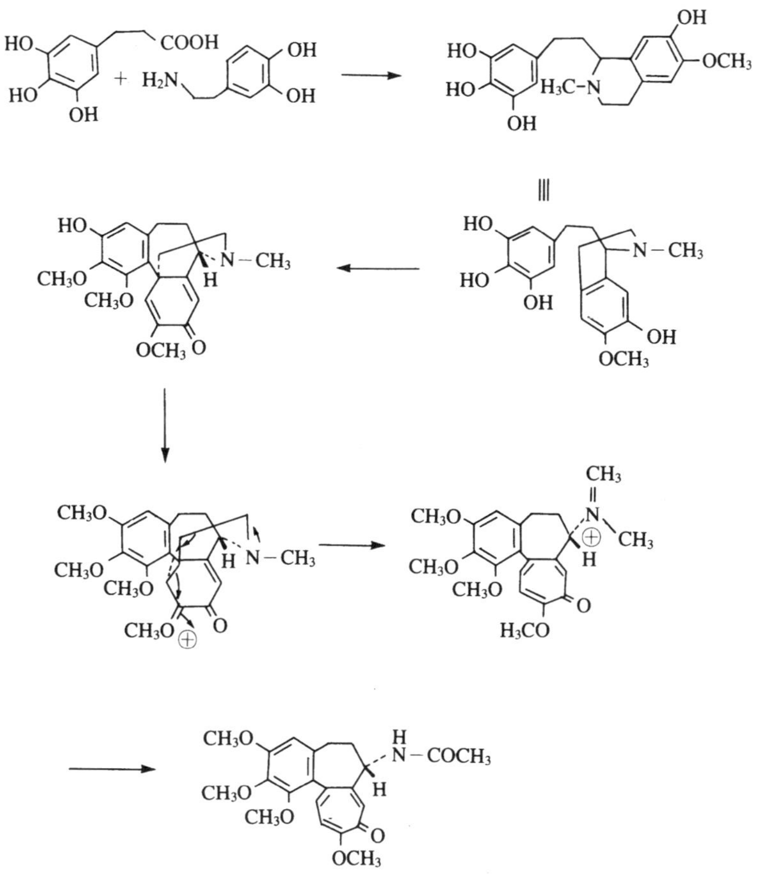

그림 6-21 Colchicine의 생합성

서 tryptamine 부분을 빼면 C_{10} 또는 C_9의 골격이 남는데 이 부분은 monoterpene 단위에서 유래된 것이다. Iridoid인 secologanin(제3장 참조)이 tryptamine과 축합하여 생성된 strictoside가 중간체이다.

Tryptamine 부분을 뺀 monoterpene 부분의 골격에 의하여 corynanthe형, iboga형, aspidosperma형으로 분류한다(그림 6-23 참조).

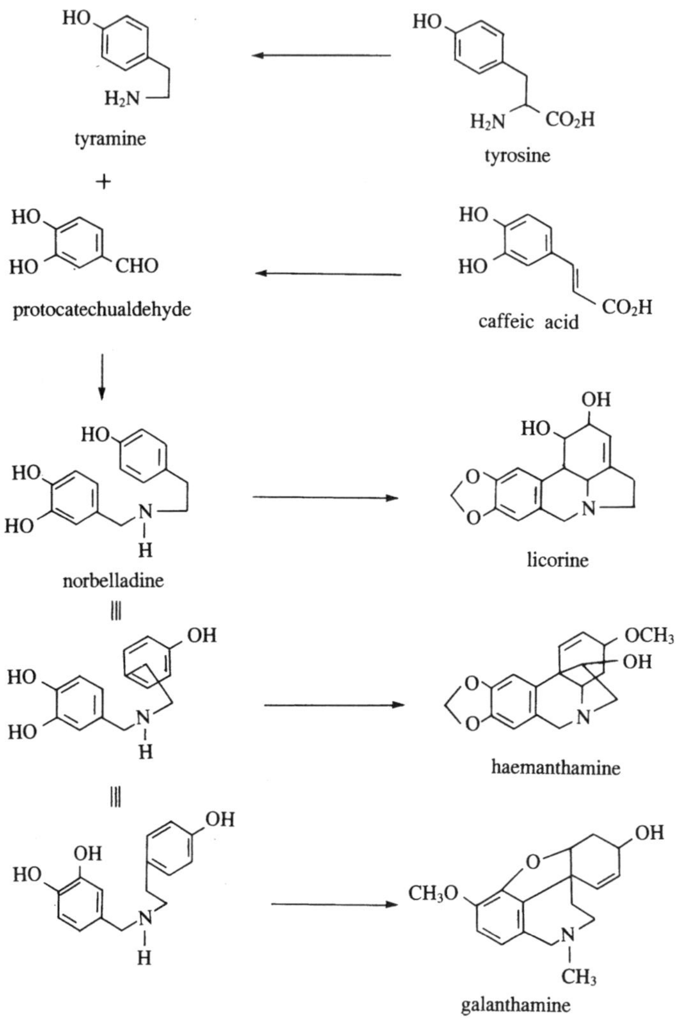

그림 6-22 수선화과 alkaloid의 생합성

아미노산을 거치지 않고 isoprenoid계 화합물에 N원자가 들어가 환을 형성한 것이 있다. *Aconitum*속 식물에서 분리된 aconitine은 diterpene

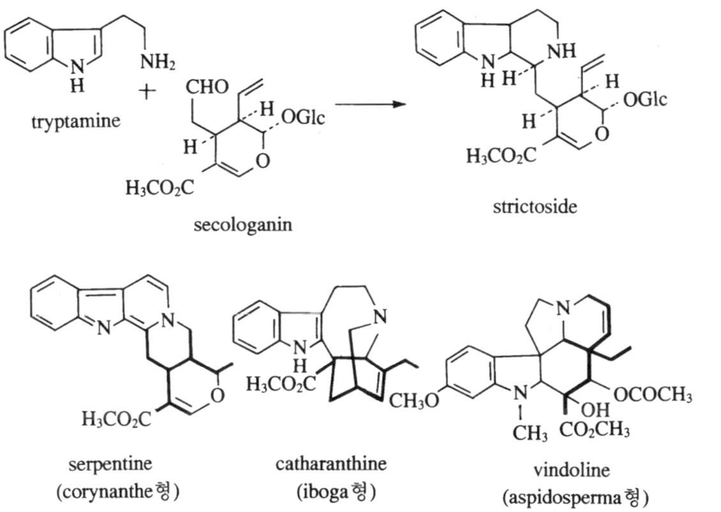

그림 6-23 Indole alkaloid의 생합성

alkaloid이며, 주목(*Taxus brevifolia*)에서 분리한 항암제 taxol[24]은 baccatin III(taxane diterpene)의 13 OH기에 α-hydroxy-β-benzoylaminophenylpropionic acid가 ester 결합한 것이다. *Veratrum*속 식물에서 분리된 protoverine은 steroid alkaloid이다(그림 6-24 참조).

상당수의 alkaloid가 어느 특수 과(科) 또는 몇 개의 관련된 식물에만 들어 있기 때문에 식물 이름을 따서 alkaloid군의 이름을 부르고 있다(예; *Atropa*의 tropane alkaloid). 표 6-6에 alkaloid 50개 이상이 확인된 과만을 수록하였다.[25] 이들 과는 모두 피자식물이기는 하지만 alkaloid가 피자식물에 고르게 분포되어 있지 않고 또 alkaloid가 없는 식물도 많다.

---

24) Wani, M.C., Tayler H.L., Wall, M.E., Coggon, P., and McPhail, A.T., *J. Am. Chem. Soc.*, **93**, 2325(1971).

25) Hegnauer, R., "Comparative Phytochemistry of Alkaloids", In: *Comparative Phytochemistry*(Ed. Swain, T.), Academic, N.Y., 211-230(1967).

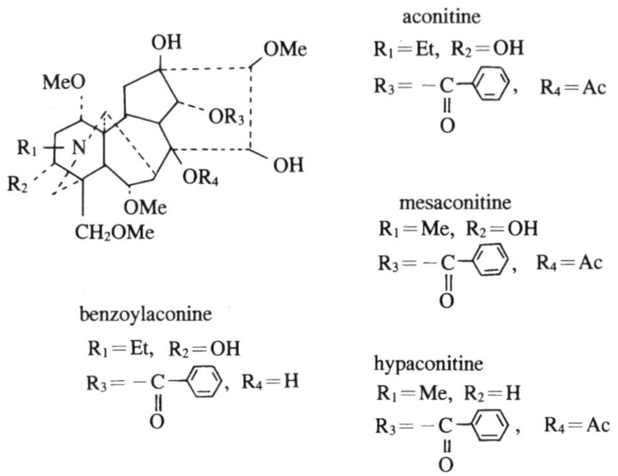

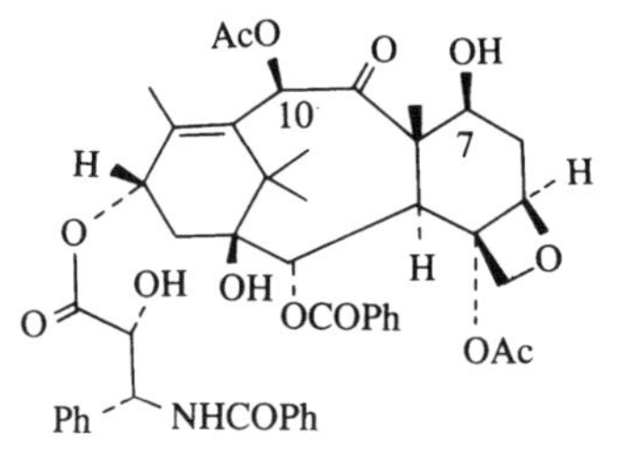

taxol

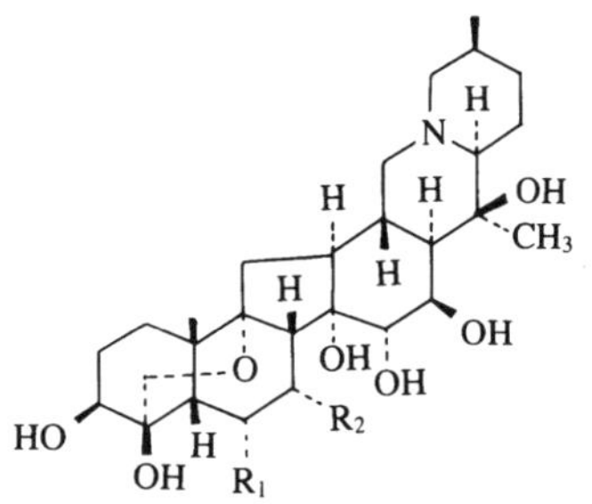

protoverine $R_1 = R_2 = OH$
germine $R_1 = H$, $R_2 = OH$
zygadenine $R_1 = R_2 = H$

그림 6-24 Isoprenoid alkaloid의 구조

Alkaloid는 일반적으로 나자식물이나 양치류, 이끼류 같은 하등식물에는 거의 없다.

동물에서도 alkaloid가 발견된다.[26] 예를 들면 신열대지방에 서식하고

26) Daly, J.W., "Alkaloids of Neotroical Poison Frogs(Dendrogatidae)", In: *Fortschr. Chem. Org. Naturstoffe*(Eds. Herz, W., Grisebach, H. and Kirby, G.W.), Springer, Wien, Vol. 41, 205-340(1982).

표 6-6 대표적인 alkaloid의 분포

과(科)	예	대표적인 alkaloid	분 류
쌍자엽식물			
협죽도과	*Vinca rosea*	ajmalicine	benzylisoquinoline
국화과	*Senecio jacobaea*	senecionine	pyrrolizidine
콩과	*Cytisus laburnum*	cytisine	quinolizidine
마전과	*Strychnos nux-vomica*	strychnine	
방기과	*Arcangelisia flava*	berberine	protoberberine
양귀비과	*Papaver somniferum*	morphine, codeine, thebaine	morphine
미나리아재비과	*Aconitum napellus*	aconitine	diterpene
꼭두서니과	*Cinchona officinalis*	quinine	quinoline
	Uragoga ipecacuanha	emetine	emetine-type
운향과	*Skimmia japonica*	skimmianine	quinoline
가지과	*Solanum tuberosum*	solanine, chaconine	steroidal
	Atropa belladonna	atropine	tropane
	Nicotiana tabacum	nicotine	pyridine
단자엽식물			
수선화과	*Narcissus pseudonarcissus*	galanthamine, tazettine	
백합과	*Colchicum autumnale*	colchicine	tropolone

있는 독개구리(*Dendrobates pumlio*)의 피부에서 분리된 독성분인 pumiliotoxin은 indolizidine alkaloid이며(그림 6-25 참조) 강심작용이 있다.[27] 개미(*Chelaner antarcticus*)의 독액에서는 pyrrolizidine alkaloid [(5E,8Z)-3-(1-non-8-enyl)-5((E)-1-prop-1-enyl)pyrrolizidine]가 분리되었다.[28] Pyrrolizidine alkaloid를 함유하고 있는 식물을 먹고 사는 나비

27) Daly, J.W., McNeal, E.T., Overman, L.E. and Ellison, D.H., *J. Med. Chem.*, **28**, 482(1985).

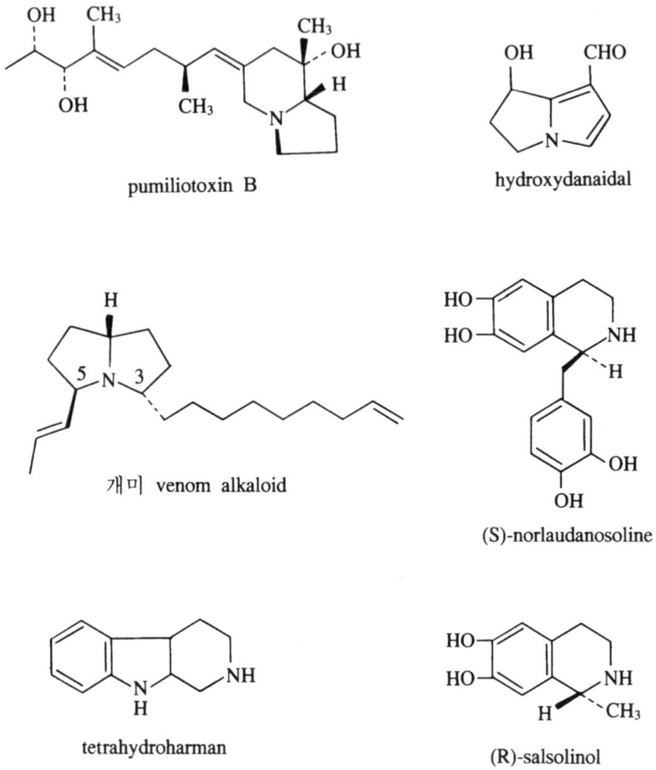

그림 6-25 동물 alkaloid의 구조

(*Danainae*과)에 이 alkaloid가 축적되어 있으며, 자기보호 역할을 한다. 수컷은 hydroxydanaidal을 대사산물로 분비하는데 이것은 pheromone 역할을 한다.[29] 포유동물에 여러 종류의 β-carboline(예; tetrahydroharman)과 tetrahydroisoquinoline alkaloid(예; salsolinol, norlaudanosoline)가 들

---

28) Jones. T.H., Highet, R.J., Don, A.W. and Blum, M.S., *J. Org. Chem.*, **51**, 2712(1986).

29) Schneider, D., Boppre, M., Zweig, J., Horiley, S.B., Bell, T.W., Meinwald, J., Hansen, K. and Diehl, E.W., *Science*, **215**, 1264(1982).

어 있다. 이런 물질을 포유동물 alkaloid라고 하는데 생체내에서 tyramine 또는 dopamine 같은 amine 화합물과 acetaldehyde 같은 carbonyl 화합물이 비효소적 반응으로 생성된다고 추정하고 있다. 실제로 L-DOPA를 장기간 투여하거나 알코올을 대량 섭취하면 salsolinol의 생성이 증가한다. 포유동물 alkaloid의 종류, 생체내 역할에 대해서는 Bringmann 등[30] 및 Rommelspacher 등[31]의 총설과 Bloom 등의 저서[32]를 참고하기 바란다.

Alkaloid에 대한 입문 참고서로 Cordell[33] 및 Linskens 등[34]의 저서가 있다.

더 상세한 것은 Manske가 1950년 처음 편집하여 속간되고 있는 *The Alkaloid: Chemistry and Biology*(2000년 현재 제54권, Cordell 편집, Academic Press 발행)와 Pelletier이 1983년부터 편집하고 있는 *Alkaloids: Chemistry and Biological Perspectives*(1999년 현재, 제14권, Elsevier Science 발행)를 참고하기 바란다.

최근에 acridone alkaloid,[35] acylindole alkaloid,[36] aporphinoid alkaloid,[37] aporphinoid dimer alkaloid,[38] azepine alkaloid,[39] azetidine

---

30) Bringmann, G., Feineis, D., Fridrich, H. and Hille, A., *Planta Med.*, 57, S73(1991).

31) Rommelspacher, H., May, T. and Susilo, R., *Planta Med.*, **57**, S85(1991).

32) Bloom, F., Barchas, J., Sandler, M. and Usdin, E., *Progress in Clinical and Biological Research*. Vol. 90. *Beta-Carbolines and tetrahydroisoquinolines*, Alan R. Liss, N.Y.(1982).

33) Cordell, G.A., *Introduction to Alkaloids*, John Wiley, N.Y.(1981).

34) Linskens, H.F. and Jackson, J.F. *Modern Methods of Plant Analysis*. Vol. 15, *Alkaloids*, Springer Verlag, Berlin(1994).

35) Michael, J.P., *Nat. Prod. Rep.*, **16**, 697(1999): **17**, 603(2000).

36) Kingston, D.G.I. and Ekundayo, O., *J. Nat. Prod.*, **44**, 509(1981).

37) Guinaudeau, H., Lebceuf, M. and Cave, A., *J. Nat. Prod.*, **57**, 1033(1994).

38) Guinaudeau, H., Lebceuf, M. and Cave, A., *J. Nat. Prod.*, **51**, 1025(1988).

alkaloid,[40] benzodiazepine alkaloid,[41] benzophenanthridine alkaloid,[42] benzylisoquinoline alkaloid,[43] bisbenzylisoquinoline alkaloid,[44] carbazole alkaloid,[45] diterpenoid alkaloid,[46] emetine alkaloid,[47] ergot alkaloid,[48] homoaporphine alkaloid,[49] imidazole alkaloid,[50] indole alkaloid,[51,52] indolizidine alkaloid,[53] isoquinoline alkaloid,[54] isoquinolone alkaloid,[55] muscarine alkaloid,[50] oxazole alkaloid,[50] pavine alkaloid,[56] phenylethylamine alkaloid,[54] phthalideisoquinoline

---

39) O'Hagan, D., *Nat. Prod. Rep.*, **14**, 637(1997): **17**, 435(2000).

40) Pinder, A.R., *Nat. Prod. Rep.*, **9**, 491(1992).

41) Izquierdo, I., Medina, J., *Naturally Occurring Benzodiazepines. Structure, Distribution and Function*, Elis Horwood, N.Y.(1993).

42) Krane, B.D., Fagbule, M.O., Shamma, M. and Gözler, B., *J. Nat. Prod.*, **47**, 1 (1984).

43) Gözler, B. and Shamma, M., *J. Nat. Prod.*, **47**, 753(1984).

44) Schiff, P.L., Jr., *J. Nat. Prod.*, **54**, 645(1991): **60**, 934(1997).

45) Chakraborty, D.P. and Roy, S., "Carbazole Alkaloids III", In: *Fortschr. Chem. Org. Naturstoffe*(Eds. Herz, W., Grisebach, H. and Kirby, G.W.), Springer, Wien, Vol. 57, 71-152(1991).

46) Yunusov, M.S., *Nat. Prod. Rep.*, **10**, 471(1993).

47) Wiegrebe, W., Kramer, W.J. and Shamma, M., *J. Nat. Prod.*, **47**, 397(1984).

48) Rehacek, Z. and Sajdl, P., *Ergot Alkaloids: Chemistry, Biological Effects, Biotechnology*, Elsevier, Amsterdam(1990).

49) Tojo, E., *J. Nat. Prod.*, **52**, 909(1989).

50) Lewis, J.R., *Nat. Prod. Rep.*, **17**, 57(2000): **18**, 95(2001).

51) Toyota, M. and Ihara, M., *Nat. Prod. Rep.*, **15**, 327(1998).

52) Hibino, S. and Choshi, T., *Nat. Prod. Rep.*, **18**, 66(2001).

53) Michael, J.P., *Nat. Prod. Rep.*, **16**, 675(1999): **17**, 579(2000).

54) Bentley, K.W., *Nat. Prod. Rep.*, **17**, 247(2000): **18**, 148(2001).

55) Krane, B.D. and Shamma, M., *J. Nat. Prod.*, **45**, 377(1982).

56) Gözler, B., Lantz, M.S. and Shamma, M., *J. Nat. Prod.*, **46**, 293(1983).

alkaloid,[57] piperidine alkaloid,[39] protopine alkaloid,[58] pyridine alkaloid,[39] pyrrole alkaloid,[39] pyrrolidine alkaloid,[39] pyrrolizidine alkaloid,[59] quinazoline alkaloid,[35] quinoline alkaloid,[35] quinolizidine alkaloid,[53] rhoeadine alkaloid,[60] spirobenzylisoquinoline alkaloid,[61] steroid alkaloid,[62] thiazole alkaloid,[50] tropane alkaloid[63] 등에 관하여 방대한 총설이 나와 있다.

2) 일반 실험방법

(1) 개 요

Alkaloid는 화학구조가 대단히 다양하고 그 수가 많기 때문에 그들을 식물 추출물에서 단순한 chromatography만으로 확인할 수는 없다. 일반적으로 어떤 형의 alkaloid가 들어 있는가를 예측하지 못하면 새로운 식물에서 alkaloid를 확인하기가 어렵다. Alkaloid는 용해도나 기타 성질이 서로 아주 다르기 때문에 일반적인 검색과정으로 특정 alkaloid를 확인하기가 어렵다. Alkaloid는 염기이기 때문에 식물을 약산성(1M HCl 혹은 1% HAc) 알코올로 추출한 후 NH_4OH로 침전시킬 수 있다. 이 조작을 반복함으로써 다른 구성성분을 제거한다. 이와 같이 하여 얻은 추출물에 대해 여

57) Blasko, G., Gula, D.J. and Shamma, M., *J. Nat. Prod.*, **45**, 105(1982).
58) Guinaudeau, H. and Shamma, M., *J. Nat. Prod.*, **45**, 237(1982).
59) Liddell, J.R., *Nat. Prod. Rep.*, **15**, 363(1998): **16**, 499(1999).
60) Montgomery, C.T., Cassels, B.K. and Shamma, M., *J. Nat. Prod.*, **46**, 441(1983).
61) Preisner, R.M. and Shamma, M., *J. Nat. Prod.*, **43**, 305(1980).
62) Atta-ur-Rahman and Choudhary, M.I., *Nat. Prod. Rep.*, **14**, 191(1997): **16**, 618(1999).
63) Fodor, G.K. and Dharanipragada, R., *Nat. Prod. Rep.*, **11**, 443(1994): Griffine, W.J. and Lin, G.D., *Phytochem.*, **53**, 623(2000).

러 가지 alkaloid 확인시약으로 alkaloid의 존재를 확인한다. 더욱 바람직한 것은 적당한 용매를 써서 PC와 TLC를 실시하고 alkaloid 확인시약으로 확인하는 것이다.

Alkaloid의 추출 분리 또는 분석에 사용하는 용매로는 알코올 이외에 hexane, toluene, ether, tetrahydrofuran, dioxane, EtOAc, acetone, MeCOEt, CH_2Cl_2, $CHCl_3$ 등을 사용하고 있으나 hydrocarbon 이외의 용매는 인조산물이 생기는 경우가 많으므로 주의해야 한다(제1장 참조).

(2) 검출법

건조한 식물재료를 10% HOAc-EtOH로 적어도 4시간 동안 추출한다. 추출액을 원부피의 1/4 정도로 농축하고 NH_4OH를 한 방울씩 떨어뜨려 alkaloid를 침전시킨다. 원심분리하여 alkaloid를 수집하고 1% NH_4OH로 세척한 후 EtOH 또는 $CHCl_3$ 몇 방울에 녹인다. 그 일부를 5% sodium dihydrogen citrate 용액으로 처리한 여지를 써서 BuOH-3.7% cirtric acid (87:13) 용매로 chromatography하고 또 다른 일부를 silica gel G 박층을 사용해서 MeOH-NH_4OH(200:3) 용매로 chromatography한다. 먼저 UV로 alkaloid의 존재를 검색한 다음 Dragendorff 시약, Iodoplatinate 시약, 혹은 Marquis 시약을 뿌리고 확인한다. 12개의 가장 흔한 alkaloid의 Rf치와 색깔을 표 6-7에 나타내었다.

(3) Alkaloid 발색시액

• Dragendorff 시액: 다음과 같은 2가지 용액, 즉 ① bismuth subnitrate 0.6g을 HCl 2m*l*와 물 10m*l*에 녹인 액, ② KI 6g을 물 10m*l*에 녹인 액을 미리 조제한 후 사용시 HCl 7m*l*와 물 15m*l*에 ①액과 ②액을 섞어 전체를 물 400m*l*로 희석하여 즉시 사용한다.

• Iodoplatinate 시액: 여지에는 5% platinum chloride 용액 10m*l*를

표 6-7 대표적인 alkaloid의 Rf치와 발색상

Alkaloid	Rf(×100)†		UV하에서의 특성	정색시약‡
	PC	TLC		
Cytisine	03	32	청색	Dragendorff
Nicotine	07	57	흡수됨	
Tomatine	08	62	—	Iodoplatinate
Morphine	14	34	흡수됨	
Solanine	15	52	—	Marquis
Codeine	16	35	흡수됨	
Berberine	25	07	황색형광	
Strychnine	30	22		
Thebaine	32	41	흡수됨	Iodoplatinate
Atropine	37	18		
Quinine	46	52	청색	
Coniine	56	26	—	

†PC의 용매(여지는 미리 5% sodium dihydrogen citrate buffer에 담근 후 사용). BuOH-citric acid 수용액; TLC 용매: MeOH-NH4OH(200:3).

‡Dragendorff: 노란색 바탕에 적갈색 반점; Marquis: 노란색-자주색 반점; iodoplatinate: 여러 가지 색.

2% KI 240ml에 섞은 후 물 500ml로 희석하여 사용하고 TLC판에는 5% platinum chloride 10ml와 HCl 5ml, 2% KI 240ml를 섞어 사용한다.

• Marquis 시액: formaldehyde 1ml를 H_2SO_4 10ml에 녹인 것으로서 TLC용으로만 사용한다.

(4) 분리확인

식물에 들어 있는 alkaloid가 어떤 형의 alkaloid인가가 밝혀지면 그 물질을 분리하여 chromatography 또는 spectrum(UV, IR, MS, NMR)을 측정하고 표준물질과 비교한다. Alkaloid는 다른 식물성분으로부터 염(salt) 상태로 분리되며, 때로는 염산염 또는 picrate염으로 결정화할 수 있다. 물론 PC, TLC, column chromatography, GLC 등 여러 가지 방법을 적당히 혼합해서 분리할 수도 있다. Column chromatography 분리에는 silicic acid가 흔히 사용되나 실제 조작법은 취급되는 alkaloid의 종류에 따라 다르다. 담배나 금잔화의 alkaloid처럼 휘발성 alkaloid가 많으면 GLC에 의해 가장 잘 분리되는 반면 양귀비나 맥각의 alkaloid와 같은 고분자 alkaloid는 TLC를 사용하는 편이 유리하다. 더 상세한 것은 Santavy의 총설을 참고하기 바란다.[64)]

(5) 가압액체 chromatography

HPLC에 의한 분리에도 많은 보고가 있는데, Kingston의 총설을 참고하기 바란다.[65)]

Silica gel column과 MeOH-H_2O(4:1) 용매를[66)] 또는 RP-8 column과 MeOH-0.02M NH_4OAC(3:2) 용매를[67)] 사용하여 LPLC 분리한 예가 보고되어 있으며, silica gel column과 EtOAc-hexane(9:1) 용매를[68)] 또는 μBondapak C_{18} column과 MeOH-H_2O(6:4) 용매를[69)] 사용하여 semi-preparative HPLC 분리한 예가 보고되어 있다.

---

64) Santavy, F., "Alkaloids", In: *Thin-layer Chromatography*(Ed. Stahl, E.), Springer, Berlin, 421-471(1973).

65) Kingston, D.G., *J. Nat. Prod.*, **42**, 237(1979).

66) Hitotsuyanagi, Y., Fujiki, H., Suganuma, M., Aimi, N., Sakai, S., Endo, Y., Shudo, K. and Sugimura, T., *Chem. Pharm. Bull.*, **32**, 4233(1984).

67) Angenot, L., Belem-Pinheiro, M.L., Imbiriba da Rocha, A.F., Poukens-Renwart, P., Quetin-Leclercq, J. and Warin, R., *Phytochem.*, **29**, 2746(1990).

68) Kingston, D.G.I., Gerhart, B.B., Ionescu, F., Mangino, M.M. and Sami, S.M., *J. Pharm. Sci.*, **67**, 249(1978).

69) Miller, R.W., Powell, R.G. and Smith, C.R., *J. Org. Chem.*, **46**, 1469(1981).

3) 실험예

(1) Alkaloid 검색

고등식물에서 의약품을 개발하기 위하여 alkaloid의 검색이 흔히 이루어지고 있다. 다음에 한 예를 들겠다.

〈실험조작〉

① 식물재료를 MeOH로 온침하고 감압 농축한다.

② MeOH 엑기스 약 50mg을 2N HCl 3ml에 용해하고 수욕상에서 10분간 가온한다.

③ 냉각 후 여과하고 여액에 5% NH_4OH를 가하여 알칼리성으로 한다.

④ 알칼리성 용액을 $CHCl_3$ 5ml로 2회 추출하고 농축 건조한다. 잔사를 2N HCl 2.5ml에 녹이고 여과한다.

⑤ 여액 일부에 Mayer 시약, 다른 일부에 Wagner 시약을 가하여 침전 여부를 관찰한다.

⑥ Alkaloid 시약에 양성인 것은 TLC로 재확인한다. 전개용매로서는 BuOH-H_2O-HOAc(5:4:1), BuOH-0.1% NH_4OH(1:1), BuOH-2% HCl(48:10)을 사용하고 전개 후 UV에서 반점을 검색한 후 I_2 증기로 검색, 마지막으로 Dragendorff 시약으로 검색한다.[70] 공존하는 불순물 때문에 간혹 검체에 들어 있는 alkaloid의 Rf치가 표준품과 정확하게 일치하지 않는 때가 있다. 이러한 경우는 검체에 표준품을 첨가하여 chromatography한 다음 재확인해야 한다.

(2) 감자에서 solanine의 분리 정량

Steroidal glycoside인 solanine은 감자식물의 주요 alkaloid이다. 그것의

70) Woo, W.S. Chi, H.J. and Yun, H.S., *Kor. J. Pharmacog.*, **8**, 109(1977).

독성은 비교적 낮으며, 재배한 감자 속에는 극미량 들어 있으므로 먹어도 생리적으로 별 지장이 없다. 그러나 새싹이 트는 감자에는 solanine 함량이 많으므로 이를 섭취하면 위험하다. 이와 같이 solanine의 독성 때문에 감자에서 solanine을 분리 정량하는 방법은 중요하다. 실제로 solanine은 그 함량이 많은 감자식물의 새싹(0.04%), 열매 또는 꽃으로부터 분리하는 것이 훨씬 쉽다. 그렇지만 감자(solanine 함량, 0.001%)만으로도 할 수 있다.

〈분 리〉

① 5% HOAc(15-20배)로 조직을 냉침하고 추출물을 여과한다. 70°까지 가온하고 pH=10이 되도록 NH_4OH를 한 방울씩 적가한다.

② 원심분리한 후 상등액을 여과하고 1% NH_4OH로 침전물을 씻은 뒤 다시 원심분리한다.

③ 얻어진 조 solanine을 말린 후 무게를 단다. 끓는 MeOH(잘 녹지 않음)에 녹이고 여과하여 alkaloid가 결정으로 떨어지기 시작할 때까지 농축함으로써 정제한다.

〈정 량〉

① 일정량의 조 alkaloid를 96% EtOH-20% H_2SO_4(1:1)에 녹이는데, 이때 농도는 0.2-0.3mM/l이 되도록 한다(solanine 분자량 868.04).

② Alkaloid 용액 1ml를 취하고 60% H_2SO_4 5ml와 혼합한다. 5분 뒤 0.5% HCHO-60% H_2SO_4 용액 5ml를 가한다. 3시간 동안 방치하고 565-570nm에서 흡광도를 측정한다.

③ 따로 표준 alkaloid를 사용하여 작성한 검량선으로부터 조 분리물에 들어 있는 alkaloid의 양을 구할 수 있다.

④ Solanine의 순도는 EtOAc-C_5H_5N-H_2O(3:1:3) 용액으로 PC하거나 HOAc-EtOH(1:3) 용액으로 silica gel TLC하여 확인한다.

7. 청산배당체

1) 화학 및 분포

Aldehyde 또는 ketone의 cyanohydrine을 aglycone으로 하는 배당체를 청산배당체(cyanogenic glycoside)라고 한다. 식물계에 널리 분포되어 있는데 특히 장미목(Rosales), 미나리아재비목(Ranunculales)에 많다. 청산배당체는 효소 또는 산에 의해서 다음과 같이 가수분해된다.

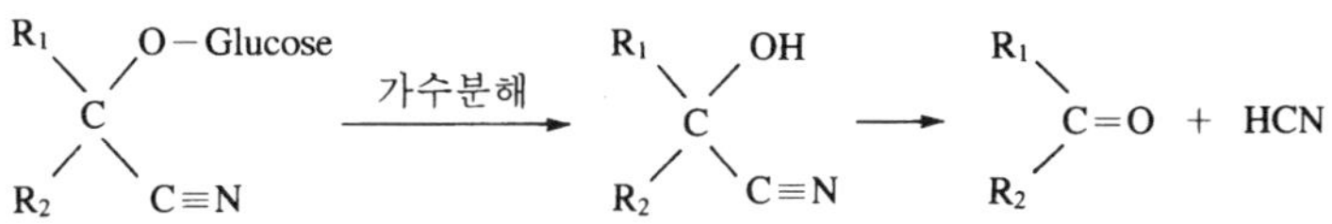

첫번째 과정을 촉매하는 효소는 hydrolase에 의한 것이나 이 효소는 식물에 함유되어 있는 *β*-glucosidase와는 다르다. 두 번째 과정은 hydroxynitrile lyase에 의해서 분해되나 cyanohydrin 중간체 자체가 불안정하므로 효소 없이도 자발적으로 분해되어 HCN과 ketone 유도체가 생성된다. 가장 흔한 청산배당체는 아마(亞麻, *Linum usitatissimum*), 토끼풀(*Trifolium repens*), 노랑들콩(*Lotus corniculatus*) 등에 들어 있는 linamarin과 lotaustralin이다. 행인(杏仁, *Prunus armeniaca*), 도인(桃仁, *P. persica*) 등에 들어 있는 amygdalin은 당이 gentiobiose로 된 청산배당체이다. Prunasin은 amygdalin과 같은 aglycone(mandelonitrile)을 가지나 당은 glucose이다. 사탕수수에 존재하는 dhurrin은 *p*-hydroxymandelonitrile의 glucoside이다(그림 6-26 참조).

청산배당체는 아미노산에서부터 생합성된다. 그림 6-27에 표시한 바와 같이 아미노산의 아미노기가 산화되고 산기가 소실된 다음 *α*-탄소가 nitrile기로 변화되고 *β*-탄소가 산화되어 OH기가 첨가되어 여기에 당이 결

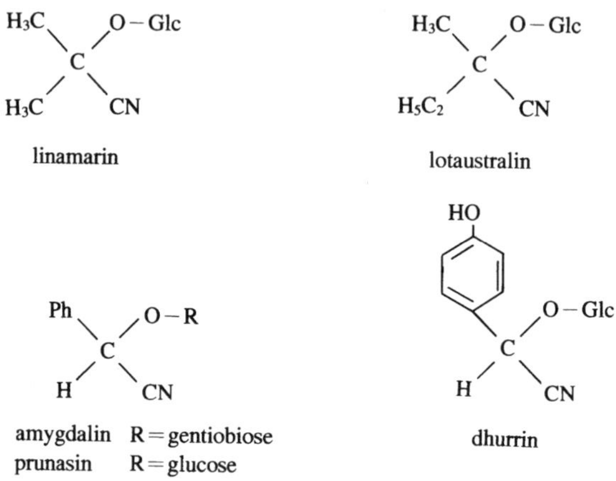

그림 6-26 청산배당체의 구조

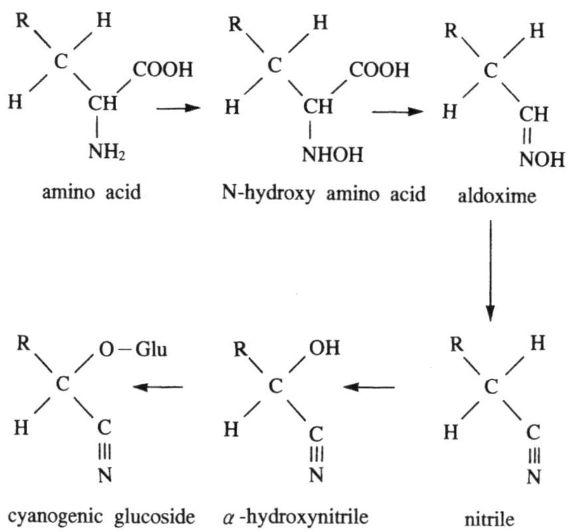

그림 6-27 청산배당체의 생합성 경로

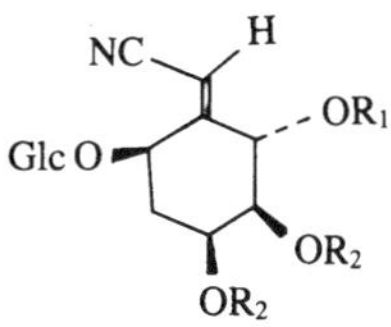

semmondsin	$R_1=H$, $R_2=CH_3$
lopiroside A_1	$R_1=H$, $R_2=Bz$
lanceolin A	$R_1=Bz$, $R_2=H$

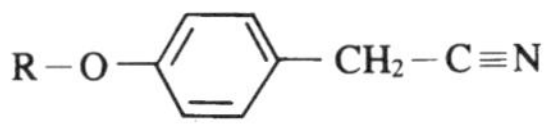

ehretioside B	R=Glc
niazirin	R=4-Ac-Rha

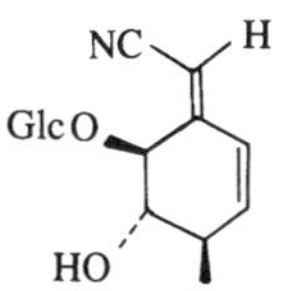

lithospermoside

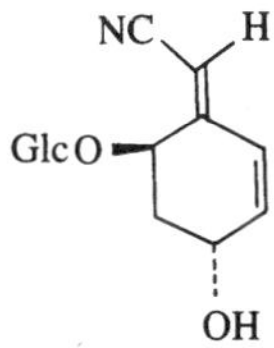

menisdaurin

그림 6-28 Nitrile glycoside의 구조

합한다.

청산배당체의 주기능은 적어도 토끼풀에서는 어린 싹이 달팽이 등에 의해 먹히는 것을 보호하는 것으로 믿어지고 있으나 정확한 역할은 거의 모르고 있다.[71] 청산배당체에 대하여 상세한 것은 Seigler의 총설을 참고하기 바란다.[72]

드물기는 하나 cyanomethylene기를 갖는 cyanoglycoside(nitrile glycoside)가 식물에 존재한다(그림 6-28 참조). 현재까지 알려진 nitrile glycoside는 대부분이 cyanomethylene cyclohexane유도체(예; semmondsin,[73] lopiroside A_1,[74] lanceolin A[75])이나 *Ehretia philipinensis*에서 분

71) Conn, E.E., "Cyanide and Cyanogenic Glycosides", In: *Herbivores*(Eds. Rosenthal, G.A. and Janzen, D.H.), Academic, N.Y., 387-412(1979).

72) Seigler, D.S., *Phytochem.*, **14**, 9(1975).

73) Chida, N., Yamada, K. and Ogawa, S., *J. Chem. Soc. Perkin Trans I*, 1131(1992).

리한 ehretioside B는 benzylnitril의 glucoside이고[76] *Moriga oleifera*에서 분리한 niazirin은 rhamnoside 유도체이다.[77] Lithospermoside(자초, *Lithospermum officinale*),[78] menisdaurin(새모래덩굴, *Menispermum dauricum*)[79]은 cyclohexene 유도체다.

2) 일반 실험방법

(1) 예비검출

포화 picric acid 수용액(0.05M)을 $NaHCO_3$ 수용액으로 중화한 다음 여과하고 이 용액에 네모난 여과지를 담근 다음 말려 보관한다. 시험관에 검사하려고 하는 식물의 잎을 2-3장(혹은 비슷한 양의 다른 조직)을 넣고 물 1방울과 toluene 2방울을 넣어 유리봉으로 으깬다. Picrate 시험지를 매단 cork로 꼭 막고 40°에서 2시간 동안 배양한다. 효소에 의하여 HCN이 유리되면 picrate 시험지의 노란색이 적갈색으로 변한다. 색깔이 변하는 정도는 존재하는 HCN의 양에 비례한다. 그러나 이 방법은 건조한 식물재료나 분해효소가 없는 식물재료에는 적합하지 않은 방법이다. 뿐만 아니라 H_2S, SO_2, 휘발성 aldehyde 또는 ketone에 의해서 picrate 시험지가 변색

---

74) Murakami, A., Ohigashi, H., Tanaka, S., Hirota, M., Irie, R. Takeda, N., Tatematsu, A. and Koshimizu, K., *Phytochem.*, **32**, 1461(1993).

75) Tih, A.E., Tih, R.G., Sondengam, B.L., Martin, M.T. and Bodo, B., *J. Nat. Prod.*, **57**, 971(1994).

76) Simpol, L.R., Otsuka, H., Ohtani, K., Kasai, R. and Yamasaki, K., *Phytochem.*, **36**, 91(1994).

77) Faizi, S., Siddiqui, B.S., Saleem, R. and Gilani, A.H., *J. Nat. Prod.*, **57**, 1256 (1994).

78) Sosa, A., Winternitz, F. Wylde, R. and Pavia, A.A., *Phytochem.*, **16**, 707(1977).

79) Takahashi, K., Matsuzawa, S. and Takani, M., *Chem. Pharm. Bull.*, **26**, 1677(1978).

하므로 주의해야 한다. Feigl-Anger 시험지를 사용해도 좋은 결과를 얻을 수 있다. Feigl-Anger 시험지는 1% 4,4-tetramethyldiamine diphenylamine-$CHCl_3$ 용액과 1% copper ethyl acetoacetate-$CHCl_3$ 용액의 동량 혼합액에 여과지 쪽을 2분간 담근 다음 말려서 사용한다. HCN (1μg) 존재시 옅은 청록색 여지가 밝은 청색으로 변한다.

(2) Chromatography

청산배당체의 존재는 EtOH 추출물을 chromatography함으로써 알 수 있다. Linamarin과 lotaustralin은 Whatmann No. 4 여지를 써서 전개용매 butanone-Me_2CO-H_2O(15:5:3)로 분리되며 암모니아성 $AgNO_3$를 뿌려서 검출한다. 각각의 Rf치는 0.52(linamarin), 0.63(lotaustralin)이다.

Linamarin과 lotaustralin은 $CHCl_3$-MeOH(5:1) 용매를 써서 silica gel G로 TLC하여도 분리된다. 2% α-Naphthol EtOH 용액과 진한 H_2SO_4를 차례로 뿌리고 가열하여 발색시킨다. TMS 유도체로 하여 GLC로 분리할 수도 있다. 10-20% SE-30 Chromosorb W column을 사용한다.[80)]

Dhurrin과 amygdalin 같은 방향족 청산배당체는 BuOH-EtOH-H_2O (40:11:14) 또는 BuOH-HOAc-H_2O(12:3:5) 같은 용매에서 PC한다. 위와 같은 물질은 단파장 UV(254nm)로 검색된다.

(3) 단리(單離)

청산배당체는 다른 종류의 배당체 분리에 사용되는 일반과정으로 단리 정제할 수 있다. 그러나 분리과정 동안에 식물조직에 존재하는 glycosidase를 불활성화시키는 것이 중요하다.

---

80) Bissett, F.H., Clapp, R.C., Coburu, R.A., Ettilinger, M.G. and Long, C., Jr., *Phytochem.*, **8**, 2235(1969).

토끼풀 3.8kg에서 BuOH-H_2O(9:1) 용매를 써서 cellulose column으로 chromatography하여 linamarin과 lotaustralin 혼합물 1.8g을 얻을 수 있다 (linamarin:lotaustralin=44:56).[81)]

Cyanoglycoside를 Spherisorb C_{18} column을 사용하고 MeOH-H_2O (3:17) 용매로 semi preparative HPLC하여 분리한 보고가 있다.[82)]

3) 실험예

(1) 양치류에서 vicianin의 분리

〈실험조작〉

① 넉줄고사리(*Davallia bullata*) 18g을 EtOH 250m*l*에 넣고 6시간 가온 추출하고 여과 후 감압 농축한다.

② 농축물은 물에 녹이고 불용물을 여과하여 제거한 후 EtOAc로 추출하고 농축한다.

③ EtOAc 추출물은 소량의 MeOH에 녹이고 silica gel 1g을 가하여 농축 건조한다.

④ 건조물을 분쇄하고 미리 준비해 둔 silica gel column에 넣고 MeOH-EtOAc(1:19)로 용출하고 다음 MeOH-EtOAc(1:9)로 용출한다.

⑤ 용출액은 10m*l*씩 받고 TLC하여 배당체가 있는 부분을 모아서 농축한다.

⑥ 불순한 경우 다시 column chromatography한다. 얻어진 배당체는 C_6H_6-MeOH 혼액으로 재결정한다. mp 175-176°, vicianin(6-O-α-L-arabinosyl-β-glucopyranosyl-D-mandelonitrile)을 66mg 얻을 수 있다.

---

81) Maher, E.P. and Hughes, M.A., *Phytochem.*, **10**, 3005(1971).

82) Brimer, L., Brogger Christensen, S., Jaroszewski, J.W. and Nartey, F., *Phytochem.*, **20**, 2221(1981).

8. Indole 유도체

1) 화학 및 분포

Indole 유도체 중에는 성장호르몬 작용이 있는 것(auxin)이 있는데 이것의 검출, 정량, 확인은 식물생리 연구에 대단히 중요하다. 식물호르몬의 대표적 물질은 indole 3-acetic acid(IAA)이며, 식물조직에 정상적으로 존재하는 IAA의 양은 0.5-15μg/kg이다. IAA는 일부 glucose 또는 inositol과 결합되어 있다. 성장호르몬 작용은 IAA뿐만 아니라 그 유도체 예로서 indole propionic acid, indole butyric acid, indole acetonitrile, indole acetaldehyde, indole lactic acid 또는 glucobrassicin과 같은 indole유도체도 작용이 있다(그림 6-29 참조).[83)]

IAA는 생체내에서 IAA oxidase에 의해 산화되어 불활성 물질로 되고 또한 염기성 상태에서 서서히 파괴되므로 분리할 때 이러한 손실을 방지해야 한다. IAA는 식물체내에서 방향족 아미노산인 tryptophan으로부터 생합성된다. IAA를 분리하는 데 있어서 전구체인 tryptophan이나 생합성경

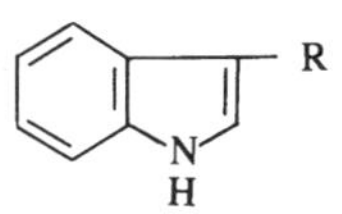

indole 3-acetic acid(IAA)	R = CH_2CO_2H
indole 3-acetaldehyde	R = CH_2CHO
indole 3-acetonitrile	R = CH_2CN
indole 3-lactic acid	R = $CH_2CHOHCO_2H$
glucobrassicin	R = $CH_2C(SGlc)$: $NOSO_3H$

그림 6-29 Auxin과 그 유도체의 구조

83) Schneider, E.A. and Wightman, F., "Auxins", In: *Phytohormones and Related Compounds*(Eds. Letham, D.S., Goodwin, P.B. and Higgins, T.J.V.), Elsevier/North- Holland, Amsterdam, Vol. 1, 29-105(1978).

로 과정의 중간체 또는 어떤 다른 특수 indole 유도체(예; tryptamine, serotonin, indican)가 공존하면 큰 장해가 된다. 식물성장에 있어서 성장호르몬은 대단히 중요함에도 불구하고 식물내의 IAA 유도체의 분포는 잘 알려지지 않았다. 앞으로 더 광범위하게 연구가 이루어져야 할 것이다.

2) 일반 실험방법

(1) 추 출

신선한 식물조직을 4°의 MeOH에 담가 부드럽게 한 다음 24시간 동안 방치한다. 이것을 여과하여 그 여액을 45°에서 농축시켜 소량으로 하여 다시 여과한다. 이것을 여러 다른 pH에서 Et_2O로 추출하여 분별한다.[84] pH 7에서는 중성물질(indole 3-acetaldehyde), pH 3에서는 산성물질(IAA), pH 11에서는 염기성물질(tryptamine)이 추출된다. Tryptophan은 수층에 남는다. 이와 같이 하여 갈라놓은 각 부분을 chromatography하거나 spectrum을 측정하거나 또는 생물학적 검정법으로 정량한다.

(2) Chromatography

성장호르몬과 그 유도체의 PC, TLC의 Rf치를 표 6-8에 나타내었다. 발색은 HCl 10m*l*에 0.1g *p*-dimethylaminocinnamaldehyde(DMAC)를 녹인 액을 사용 바로 직전에 acetone으로 희석시켜 200m*l*로 만든 시액을 사용한다. 여지를 그 시액에 담갔다가 꺼내서 말리고 65°에서 2.5분 동안 가열한다. TLC판에는 0.25% DMAC EtOH-HCl(1:1) 용액을 뿌리고 실온에서 하룻밤 방치하면 발색된다. PC에는 Salkowski 시액(5% perchloric acid 용액에 0.001M $FeCl_3$ 함유)도 사용한다. TLC에 사용되는 다른 발색

---

84) Schneider, E.A., Gibson, R.A. and Wightman, F., *J. Exp. Bot.*, **23**, 152(1972).

제에 대해서는 Kaldewey의 총설을 참고하기 바란다.[85)]

IAA를 추출하고 chromatography할 때 IAA의 손실이 많다(회수율 25-30%). 그러므로 조직은 질소기류 중에서 갈고 승화를 막기 위하여 될 수 있으면 감압증류를 피하고 PC할 때도 산화방지제를 가해주면 회수율 60%까지 손실을 방지할 수 있다.[86)]

(3) 확 인

Indole 유도체는 UV 또는 IR을 측정함으로써 확인할 수 있다. 특히 UV를 H_2SO_4 용액 중에서 30°와 70°에서 측정하면 각각의 indole 유도체를 용이하게 구별할 수 있다.[87)]

표 6-8 IAA와 그 유도체의 Rf치, 발색상 및 UV 흡수극대치

Indole	Rf(×100)				DMAC발색	흡수극대 (nm) MeOH
	IAW[1]	BAW[1]	NaCl[1]	CEF[2]		
Indole 3-acetic acid	46	92	64	90	청색-심홍색	274, 282, 290
Indole 3-lactic acid	44	87	63	65	청색-심홍색	275, 282, 289
Indole 3-acetaldehyde	95	—	36	86	녹색-청색	244, 260, 292
Tryptamine	83	69	49	10	청색-심홍색	272, 279, 288†
5-Hydroxytryptamine	64	50	36	05	청색	276, 296†
Tryptophan	32	54	54	05	심홍색	275, 281, 290

IAW = *i*-PrOH-NH_4OH-H_2O(8:1:1); BAW = BuOH-HOAc-H_2O(12:3:5);
NaCl = 8% NaCl in H_2O; CEF = $CHCl_3$-EtOAc-HCOOH(5:4:1)
1; PC 2; TLC.
†H_2O를 용매로 하여 측정.

85) Kaldewey, H., "Simple Indole Derivatives and Plant Growth Regulators", In: *Thin Layer Chromatography*(Ed. Stahl, E.), George Allen and Unwin, London, 471-49 (1969).

86) Mann, J.D. and Jaworski, E.G., *Planta*, **92**, 285(1970).

3) 생물학적 실험(Avena test)

귀리(*Avena sativa*)의 자엽초는 성장호르몬에 예민하므로 auxin 정량에 사용한다. Went가 창안한 굴곡시험법이 잘 이용되고 있다(그림 6-30 참조).

〈실험조작〉

① 종자와 영포(glume)를 떼어버리고 젖은 여지 위에 놓아 발아시키고 부피가 약 2mm가 되면 톱밥에 심고 2일간 기른다(A).

② 자엽초의 정점 부위를 자른다(B).

③ 3시간 후 (C)상단을 4mm 자르고(D, E), 제일 잎을 잡아당긴다(F).

④ 일정량의 시료가 들어 있는 3% agar gel의 소편(2-3mm^3)을 G에 표시한 것과 같이 올려놓고,

⑤ 일정시간 후(90-110분)에 굴곡각 α를 측정한다(H).

⑥ 미리 표준 IAA로 만든 표준곡선과 비교하여 농도를 계산한다.

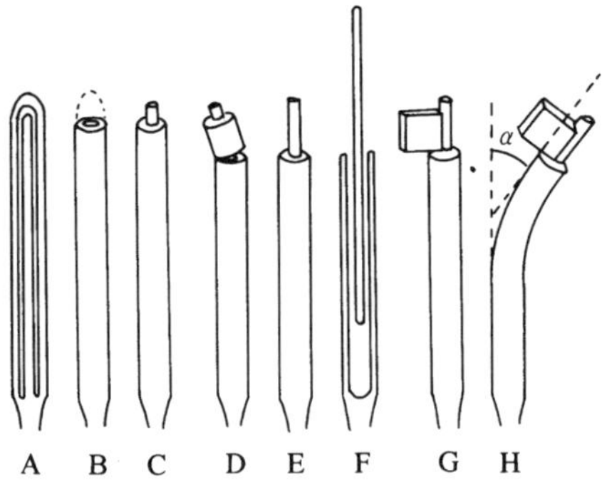

그림 6-30 Avena test

87) Mollan, R.C., Harmey, M.A. and Donnelly, D.M.X., *Phytochem.*, **12**, 447(1973).

9. Purine과 pyrimidine 유도체

1) 화학 및 분포

식물에 들어 있는 purine과 pyrimidine 유도체는 4가지 항목으로 분류할 수 있다. 첫째로 핵산의 구성염기인 purine계(adenine과 guanine)와 pyrimidine계(cytosine과 RNA에 편재한 uracil과 DNA에 편재한 thymine) 물질이 있다. 이 다섯 가지 염기는 핵산구조에만 들어 있는 것이 아니라 극미량 저분자 화합물 형태로도 식물체내에 들어 있다. 즉 각 염기는 ribose 또는 deoxyribose와 결합한 nucleoside로, 또는 당과 인산이 결합한 nucleotide로 존재한다(그림 6-31 참조). ATP와 같은 nucleotide는 기본대사에 중요한 기능을 갖고 있으며 UDPG와 같은 nucleotide는 탄수화물 대사에 관여한다. 식물에는 동물체내에서 호르몬의 mediator 역할을 하고 있는 cyclic AMP도 극미량 들어 있으나 그 생리역할은 아직 밝혀 내지 못하였다.[88)]

둘째로 식물에는 핵산염기와 구조적으로 밀접하게 관련된 유별난 염기들이 많이 발견된다. 그 예로 밀 배아의 DNA 속에는 5-methyl cytosine이 들어 있으며, *Vicia*속이나 *Pisum*속 식물 씨에서 vicine과 convicine(그림 6-31 참조)과 같은 pyrimidine glycoside가 발견되었다. *Lathyrus*속 식물 씨에서 발견된 lathyrine은 비단백아미노산이며 pyrimidine환을 가지고 있다(제2절 참조). 세 번째 종류는 theobromine과 caffeine과 같은 methyl화된 purine인데 이것은 흥분작용이 있는 염기들이다. 그들은 차, 커피, 코코아 등에 상당히 많은 양이 들어 있다. 네 번째 마지막 종류는 cytokinin으로서 purine의 6 위치가 치환되어 있다. 이들은 세포분열 초기에 작용하여

---

88) Brown, E.G. and Newton, R.P., *Phytochem.*, **20**, 2453(1981).

Pyrimidines

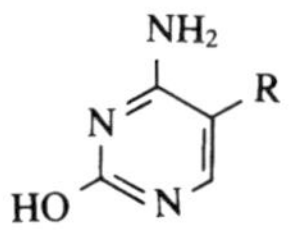

cytosine R=H
5-methylcytosine R=Me

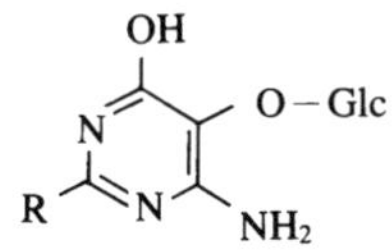

vicine R=NH_2
convicine R=OH

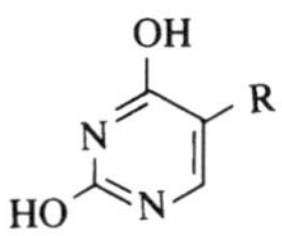

uracil R=H
thymine R=Me

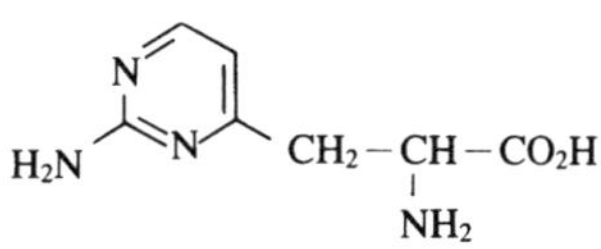

lathyrine

Purines

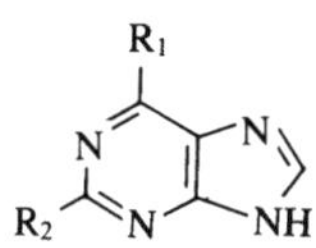

adenine R_1=NH_2, R_2=H
guanine R_1=OH, R_2=NH_2

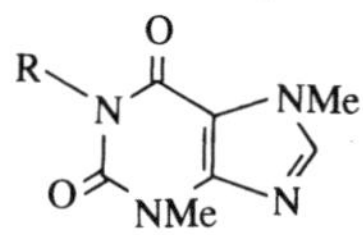

theobromine R=H
caffeine R=Me

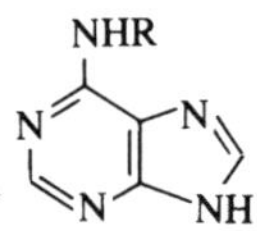

kinetin R=furfuryl

Nucleoside

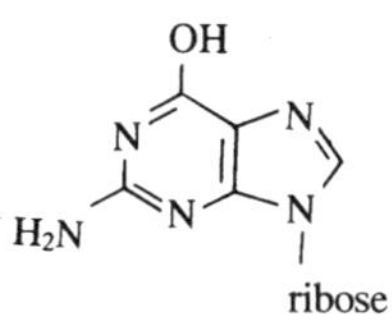

guanosine

Nucleotide

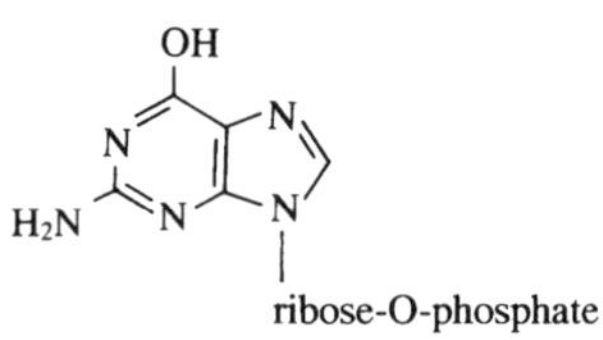

guanylic acid

그림 6-31 식물의 purine과 pyrimidine의 구조식

식물성장을 조절하는 역할을 한다. 가장 먼저 발견된 cytokinin은 kinetin(6-furfuryl aminopurine)인데 식물조직 배양을 연구하는 동안에 발견된 동물핵산의 분해산물이다. 그 후 천연 cytokinin이 식물에서 많이 확인되었는데,[89] 그 대표적인 cytokinin을 그림 6-32에 표시하였다.

Purine과 pyrimidine은 무색 결정형의 비교적 안정된 화합물이다. 그들은 일반적으로 물에 잘 녹지 않으나 약산과 약알칼리 용액에는 잘 녹는다. Purine과 pyrimidine을 검색하는 특이한 발색시약은 없다. Chromatography할 때 단파장 UV 빛에서 검은 흡수반점을 나타내지만 이 염기들에만 특이한 것은 결코 아니다. Purine과 pyrimidine은 일단 순수분리되면 UV spectrum에 의해서 만족하게 확인할 수 있다. 즉 이들 용액은 pH 변동으로 UV 흡수극대가 특이하게 이동한다. 이것은 purine과 pyrimidine이 하나 이상 호변이성체가 존재할 수 있기 때문이다. 즉 염기성 용액에서는 수산기가 이온화되어 이 형태가 안정화될 것이고, 산성용액에서는 아미노기가 이온화되어 keto 호변이성체가 안정화될 것이다.

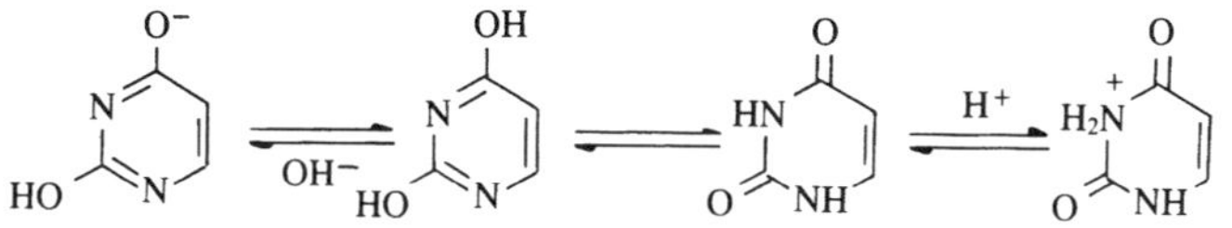

자연에는 pyrimidine과 pyrazine이 축합한 pteridine환을 가진 화합물이 많다. Folic acid 및 riboflavin은 중요한 vitamin이며 xanthopterin, leucopterin은 나비날개의 색소이다(그림 6-33 참조).

89) MacMillan, J., *Hormonal Regulation of Development, Molecular Aspects of Plant Hormones*, Springer Verlag, Berlin(1980).

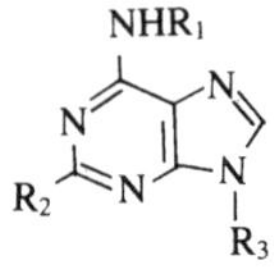

	R_1	R_2	R_3
1)	$-CH_2-CH=C(CH_3)-CH_2OH$	H	H
2)	$-CH_2-CH=C(CH_3)-CH_2OH$	H	ribofuranosyl
3)	$-CH_2-CH=C(CH_3)-CH_2OH$	H	ribofuranosyl 5′-phosphate
4)	$-CH_2-CH=C(CH_3)-CH_3$	H	H
5)	$-CH_2-CH=C(CH_3)-CH_3$	H	ribofuranosyl
6)	$-CH_2-CH_2-CH(CH_3)-CH_2OH$	H	H
7)	$-CH_2-CH=C(CH_3)-CH_2OH$	OH	H
8)	$-CH_2-CH_2-C(OH)(CH_3)-CH_2OH$	H	H
9)	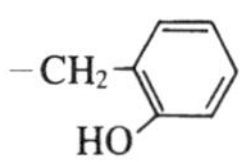	H	ribofuranosyl
10)	$-CH_2-CH=C(CH_2OH)-CH_3$	H	ribofuranosyl
11)	$-CH_2-CH=C(CH_3)-CH_3$	CH_3S	ribofuranosyl
12)	$-CH_2-CH=C(CH_3)-CH_2OH$	CH_3S	ribofuranosyl

그림 6-32 Cytokinin의 구조식

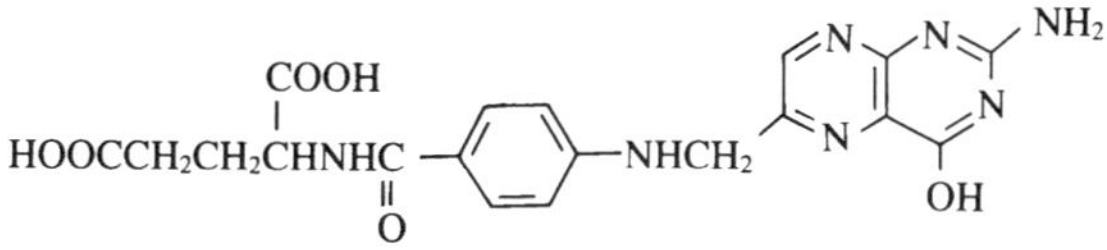

folic acid

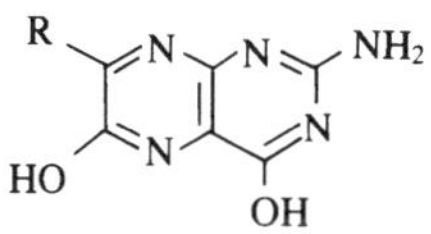

xanthopterin　R＝H
leucopterin　R＝OH

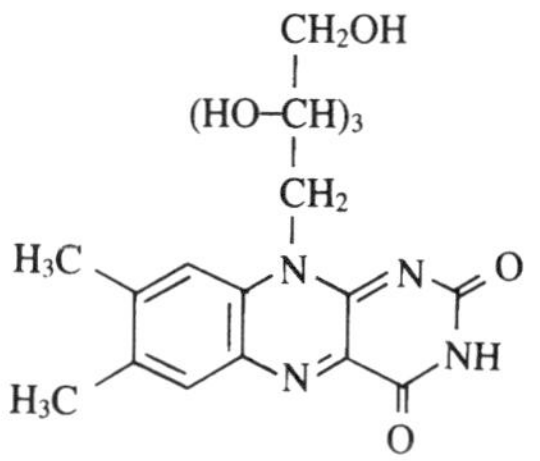

riboflavin

그림 6-33　Pteridine 유도체의 구조

2) 일반 실험방법

(1) 여지 chromatography

PC는 purine과 pyrimidine의 분리에 최근까지 널리 사용되고 있다. 실제로 보통 염기는 Whatman No. 1 여지에서 pH 10의 물(1M NH_4OH로 조절)로 1차 전개하여 분리할 수 있다. Rf치는 각각 adenine 0.37, guanine 0.40, uracil 0.76, thymine 0.74, cytosine 0.70이다. 이 다섯 가지 염기는 수포화 BuOH로도 분리될 수 있다(Rf치는 각각 0.38, 0.15, 0.31, 0.52, 0.22). 여지상의 염기들은 단파장 UV(253nm)를 사용하여 확인되는데, 형광배경에 검은 흡수반점을 나타내고 검출한계는 0.5-1.0 μg/ml이다. 정량목적으로는 반점을 확인하고 나서 잘라내어 0.1M HCl로 용출시킨 다음 245-265nm에서의 흡광도를 측정하여 그 농도를 구한다.

다른 purine과 pyrimidine은 단순한 용매를 사용하여 여지상에서 만족하게 분리되는데, 예를 들면 caffeine과 theobromine은 BuOH–HCl(9:1)에서 Rf치가 0.65와 0.33이며 vicine과 convicine은 BuOH–C_5H_5N–H_2O에서 Rf치가 0.44와 0.52이고 *i*–PrOH–1M NH_4OH–H_2O(7:1:2)에서는 0.18과 0.24이다.

(2) 박층 chromatography

TLC는 잘 분리되고 민감하기 때문에 복잡한 혼합물을 분리할 때 사용된다. Silica gel, celite–starch 혼합물, cellulose 등을 담체로 사용한다. 몇 가지 염기와 nucleoside의 Rf치를 표 6-9에 표시하였다. Nucleotide 분리에는 이온교환 cellulose 박층(ELTEOLA와 EPI–cellulose)을 사용한다. Sephadex와 DEAE–Sephadex도 사용된다. 복잡한 혼합물은 0.05M

표 6-9 Purine과 pyrimidine의 Rf치(cellulose TLC) 및 UV 흡수극대치

염 기	Rf(×100)		UV 흡수극대(nm) 0.1M HCl
	1	2	
Adenine	30	49	262
Guanine	20	25	249
Uracil	68	47	260†
Cytosine	48	43	276
Thymine	75	62	265
5-Hydroxymethylcytosine	46	34	279
Xanthine	26	21	–
Orotic acid	61	21	–
Adenosine	33	44	259†
Guanosine	31	22	252†
Uridine	67	37	262†
Cytidine	49	36	262

용매 1=MeOH-HCl-H_2O(7:2:1); 2=BuOH-MeOH-H_2O-NH_4OH(60:20:20:1).
†H_2O를 용매로 하여 측정.

formate 완충액(pH=3.4)으로 전기영동(1,500V, 25mA)을 수행한 다음 MeOH-HCl-H_2O(64:17: 18) 용매로 TLC하여 분리한다.

(3) 고속액체 chromatography

ODS-silica column으로 0.05M KH_2PO_4와 MeOH로 구배용출하면 purine 염기와 pyrimidine 염기가 잘 분리된다.[90)]

(4) 확 인

앞서 언급한 것처럼 purine과 pyrimidine은 서로 다른 pH 용액에서 UV spectrum을 측정함으로써 확인한다. 몇 가지 염기에 대한 0.1M HCl과 H_2O에서의 흡수극대를 표 6-9에 표시하였다.

(5) Cytokinin의 분리

Kinetin(6-furfurylaminopurine)을 분리하는 데는 PC를 이용하며 용매로서는 *t*-BuOH-NH_4OH-H_2O(3:1:1)와 BuOH-HOAc-H_2O(4:1:1)를 사용한다. 확인은 Dische 시액(3M H_2SO_4 100m*l*에 cysteine HCl 0.5g을 함유한 용액)을 사용하는데 홍색으로 정색된다. Kinetin은 UV spectrum (EtOH에서 λ_{max} 267.5)을 측정함으로써 확증할 수 있다. Zeatin은 수포화 butanone(Rf치, 0.58), 수포화 EtOAc(Rf치, 0.14), $CHCl_3$-EtOH(9:1) (Rf치, 0.61) 등을 사용하여 alumina G TLC로 분리된다.

Zeatin[6-(4-hydroxy-3-methyl-2-butenylamino)purine]의 *cis*, *trans* 이성체는 $CHCl_3$-MeOH(9:1) 용매로 silica gel TLC하면 분리된다. Cytokinin glycoside는 ODS hypersil column을 사용하고 5% CH_3CN-H_2O에서 20% CH_3CN-H_2O까지 gradient로 HPLC하면 성공적으로 분리

---

90) Mischke, C.F. and Wickstrom, E., *Anal. Biochem.*, **105**, 181(1980).

할 수 있다.[91] Radio immunoassay법도 개발되어 있다.[92]

3) 실험예

(1) 핵산의 분해

보통 purine과 pyrimidine을 다루는 경험을 얻는 가장 간단한 방법은 식물조직에서 선택적으로 분리한 핵산(제10절 참조)을 가수분해시켜서 생성된 염기를 확인하면 된다.

〈실험조작〉

① RNA를 100°에서 1시간 동안 1M HCl로 가수분해시킨다. 그러면 purine(adenine과 guanine)이 유리되지만 pyrimidine glycoside 결합은 산 가수분해에 강하므로 nucleoside(cytidylic 및 uridylic acid)로 유리된다.

② DNA를 100°에서 2시간 동안 72% perchloric acid로 가수분해하면 4개의 염기(adenine, guanine, cytosine 및 thymine)를 유리상태로 얻을 수 있다.

③ 이 산 가수분해물을 *i*-PrOH-HCl-H_2O(17:4:4)로 PC한다.

(2) 차의 잎에서 caffeine의 추출

차 잎에서의 caffeine 추출은 식물에서 purine 분리의 실제적인 좋은 예이다.

〈실험조작〉

① 곱게 분말로 한 차의 잎(100g)을 EtOH 400m*l*로 3시간 동안 soxhlet에서 추출한다.

② Caffeine은 MgO(50g)에 흡착시키고 10% H_2SO_4 50m*l*를 가하여 산

---

91) Horgan, R., *Prog. Phytochem.*, **7**, 137(1981).

92) Weiler, E.W., *Biochem. Soc. Trans.*, **11**, 485(1983).

성화한 후 $CHCl_3$로 용출시킨다. Caffeine은 명주실 같은 침상(mp 235°)으로 얻어지며 물로 재결정한다. Caffeine의 UV 흡수극대는 278nm이다.

③ Caffeine에 HNO_3 3방울을 가하여 녹이고 건조시킨 후 NH_4OH 2방울을 가하면 자주색을 나타낸다.

10. 핵 산

1) 화학 및 분포

핵산은 DNA(deoxyribonucleic acid)와 RNA(ribonucleic acid)로 구분된다. DNA는 deoxyribonucleotide의 중합체이며, RNA는 ribonucleotide의 중합체이다. DNA를 구성하고 있는 염기는 adenine, guanine, cytosine, thymine의 4종이며, polynucleotide 사슬 2개가 나선으로 꼬여 있다. 이 2개의 사슬 사이에는 adenine(A)과 thymine(T), guanine(G)과 cytosine(C)간에 수소결합이 형성되어 있다(그림 6-34 참조). 그러므로 DNA를 구성하는 염기의 조성은 A의 함량과 T의 함량이 같으며, G의 함량과 C의 함량이 같다. 그 결과로 A+G=C+T의 관계가 성립된다. 그러나 종에 따라 염기의 조성이 다르므로 A+T와 G+C의 비는 다르고 이 차이점은 생물분류에 이용되고 있다.[93)]

DNA는 유전자인데 주로 핵에 들어 있고, histone 같은 염기성 단백질과 결합하고 있다. 일부 DNA는 엽록체와 mitochondria에도 있으나 그 염기 조성은 핵의 DNA와 약간 다르다.

RNA를 구성하고 있는 염기는 adenine, uracil, guanine, cytosine이며

---

93) Green. B., *Biochem. Biophys. Acta.*, **254**, 402(1971).

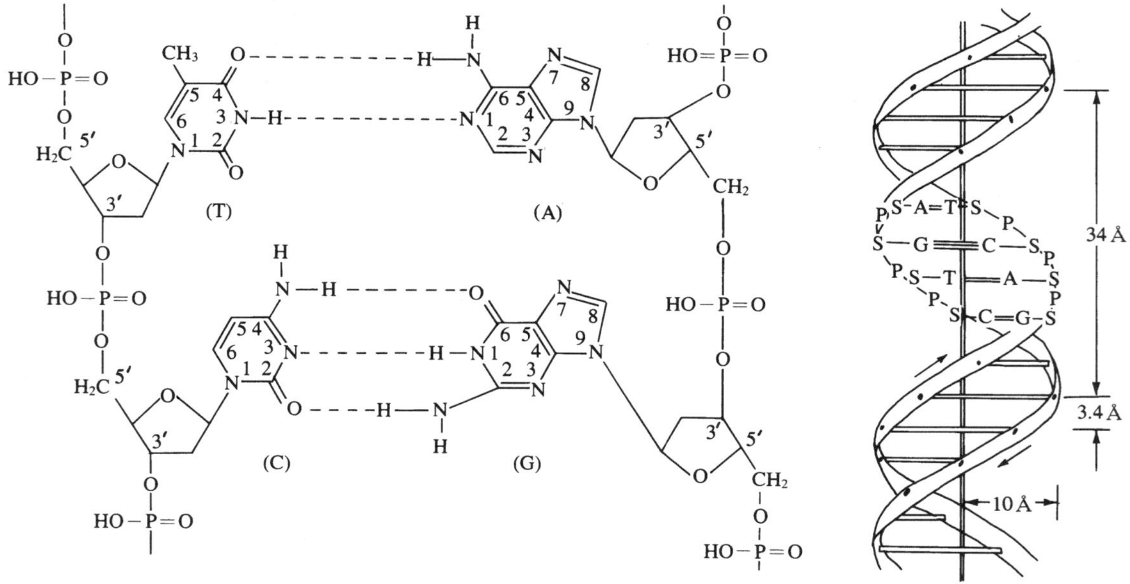

그림 6-34 DNA의 구조

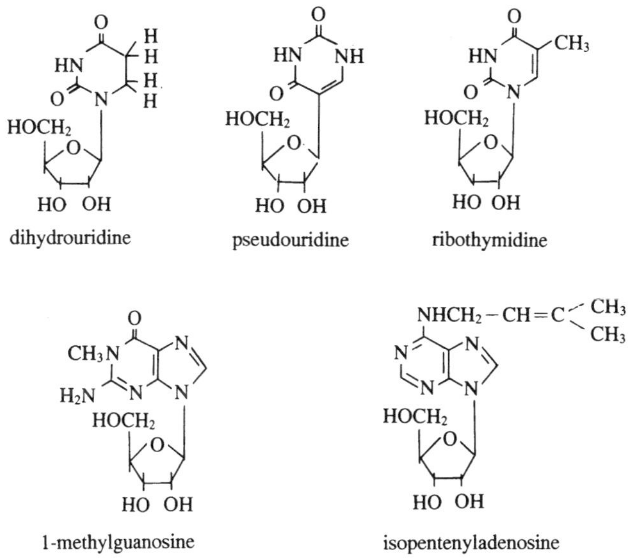

그림 6-35 *t*-RNA에 들어 있는 색다른 nucleoside

transfer(또는 soluble) RNA, messenger RNA 및 ribosomal RNA로 분류한다. RNA는 DNA처럼 A+G=C+U의 관계가 성립되지는 않지만 G+C와 A+U의 비는 생물의 문(門), 과(科)에 따라 큰 차이가 난다.[94)]

t-RNA는 nucleotide가 73-93개가 중합되어 단일 사슬로 된 것인데, 단백질 합성시 활성화된 아미노산을 peptide 사슬에 이전시켜주는 역할을 한다. *t*-RNA는 다른 RNA와는 달리 구성염기에 약 10% 정도가 색다른 것이며, methyl 또는 dimethyl 유도체, 환원체 또는 cytokinin 같은 것이 들어 있다(그림 6-35 참조).

t-RNA의 5′ 말단은 인산화되어 있으며 pG이다. 3′ 말단은 CCA로 되어 있는데 3′-OH에 아미노산이 결합한다. Nucleotide는 거의 반수가 염기

94) Loening, U.E., *Pure Appl. Chem.*, **34**, 579(1973).

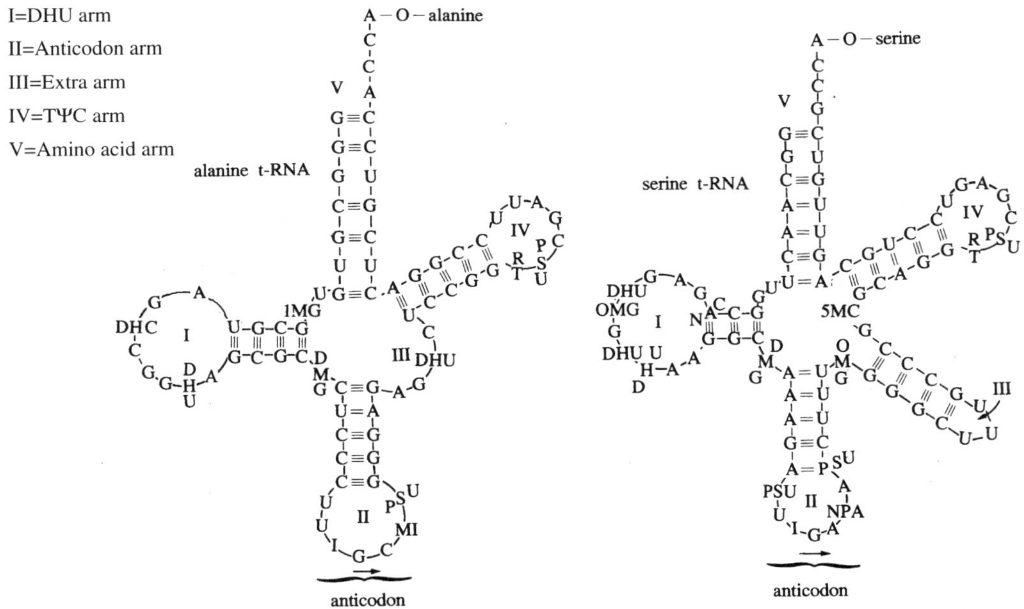

그림 6-36 *t*-RNA의 염기배열

DHU=5,6-dihydrouridine, PSU=pseudouridine, I=inosine, RT=ribothymidine, DMG=N^2-dimethylguanosine, MI=1-methylinosine, MA=1-methyladenosine, 5MC=5-methylcytidine, NPA=N^6-isopentenyladenosine, OMG=2′-O-methylguanosine, NMG=N^2-methylguanosine, NAC=N^4-acetylcytidine, 1MG=1-methylguanosine.

쌍을 이루고 나선을 형성하고 있으나 다른 반수는 염기쌍을 만들지 않는다. 즉 3′-CCA 말단부위, DHU고리(고리 I), anticodon 부위(고리 II), 과외의 팔(고리 III), TΨC 고리(고리 IV) 등이다(그림 6-36 참조).

r-RNA는 세포내에서 단백질을 합성하는 ribosome을 구성하는 RNA이며, *m*-RNA는 DNA가 갖고 있는 유전정보를 ribosome에 전달하는 RNA이다. *m*-RNA는 DNA가 template가 되어 DNA의 염기배열과 상보적으로 생합성된다. *m*-RNA의 염기는 3개가 한 조가 되어 아미노산 하나를 지정한다. 이를 codon이라고 하며 각각의 *t*-RNA의 anticodon과는 상보적이다. 그러므로 ribosome에 결합한 *m*-RNA에 그 염기배열에 대응하는 amino acyl *t*-RNA가 배열되어 DNA가 지시하는 polypeptide가 형성되는 것이다. 더 자세한 것은 생화학 교과서를 참고하기 바란다.

2) 일반 실험방법

식물조직으로부터 핵산을 분리하는 데는 미생물 및 동물에서 핵산을 분리할 때와는 다른 문제가 있다. 무엇보다 중요한 것은 조직의 선택이다. DNA를 연구하고자 할 경우에는 DNA의 함량이 아주 적은 잎조직보다는 뿌리의 끝 또는 종자를 재료로 택하는 편이 좋다. 그 반면에 RNA는 잎조직을 사용하는 편이 좋다(건조량의 RNA 함량은 0.01%). 다른 문제는 다른 고분자물질과의 분리, 특히 단백질이나 다당류로부터의 분리이며, 또한 만일 DNA가 목적물질이라면 RNA로부터 분리시키는 것이 역시 주요한 문제가 된다.

핵산을 분해하는 효소, 즉 DNase, RNase는 신선한 조직을 EtOH에 넣고 끓이면 활성이 소실된다. 단백질은 trichloroacetic acid(TCA) 또는 perchloric acid로 변성 또는 응집시켜서 제거한다. 0°에서 10% TCA로 연속 3회 추출하면 식물체로부터 비핵산성 화합물을 충분히 용해시킬 수 있다. 또한 단백질은 $CHCl_3$-EtOH(8:1) 존재하에 아주 빠른 속도로 균등히 갈아도 제거시킬 수 있다. 다음 NaOAc를 포화시킨 EtOH로 세척하면 지질이 제거된다. 이때 TCA로 전처리할 때 남아 있던 미량의 TCA도 제거된다. 다음 이것을 $CHCl_3$ 또는 $CHCl_3$-EtOH로 세척하면 소량 남아 있던 지질을 완전히 제거할 수 있다. 잔사를 phenol 완충액이나 또는 중성염용액(예; 0.1M NaCl)으로 추출하면 핵산이 용출된다. 경우에 따라서는 작은 분자물질을 제거하기 위해 어느 단계에서 투석을 할 필요가 있을 때도 있다. 식물 중에 chlorogenic acid가 많이 들어 있으면 Mg 이온과 함께 녹색 복합물질을 형성하여 핵산분리를 방해하게 된다. 이런 경우는 추출액에 0.05% EDTA를 가하여 Mg 이온을 제거해야 한다.

3) 실험예

(1) 양배추꽃의 핵산정량

〈실험조작〉

① 꽃 100g을 4분간 동량의 95% EtOH와 균일하게 갈고 여과한다. 찌꺼기는 다시 EtOH 100m*l*로 재추출하여 여과한다.

② 찌꺼기를 4분간 Me_2CO 100m*l*와 다시 균일하게 갈고 여과 후 찌꺼기는 여지 사이에 끼워서 건조한다.

③ 건조된 찌꺼기를 냉 5% $HClO_4$ 100m*l*에 현탁시켜 여과하고 여액은 버린다. 그리고 찌꺼기를 다시 EtOH 100m*l*로 세척하고 다음 Me_2CO 100m*l*로 세척한 뒤 건조한다.

④ 이리하여 얻은 찌꺼기를 미리 $NaHCO_3$ 수용액을 가지고 pH 7.5로 조절한 10% NaCl 100m*l*로 15분간 100°에서 가열하여 RNA를 추출한다.

⑤ 냉각 후 여과하고 찌꺼기를 20분간 70°에서 0.5M $HClO_4$ 100m*l*로 DNA를 추출한다.

⑥ NaCl 추출액 1m*l*를 취하고 Orcinol 시액 1m*l*을 가하여 100°에서 10분간 가열하고 정색되는 녹색을 640nm에서 측정하고 검량선으로부터 RNA양을 구한다. Orcinol 시액은 10% $FeCl_3$ 0.5m*l*에 orcinol 1g을 녹이고 HCl을 가해 100m*l*로 한다. 사용시 조제한다.

⑦ $HClO_4$ 추출액 1m*l*를 취하고 diphenylamine 시액 2m*l*를 가하여 100°에서 10분간 가열하고 정색되는 청색을 600nm에서 측정하고 검량선으로부터 DNA양을 구한다. Diphenylamine 시액은 초산 100m*l*에 diphenylamine 1g을 녹이고 H_2SO_4 2.75m*l*를 가한다. 사용시 조제한다.

(2) 귀리 싹에서 RNA의 추출

〈실험조작〉

① 실생조직을 50mM NaCl과 1% *p*-aminosalicylic acid를 함유하고 있는 0.01M *tris*-HCl 완충액(pH 7.4) 4m*l*와 균일하게 간다.

② 여기에 0.1% 8-hydroxyquinoline과 14% *m*-cresol을 함유하고 있는 수포화 phenol 4m*l*를 가하고 원심분리한다.

③ Phenol층을 제거하고 1.3M NaCl 1m*l*와 상기 phenol-cresol 용액 4m*l*를 가한 뒤 다시 원심분리한다. *tris*층을 phenol-cresol 용액 5m*l*로 다시 추출한다.

④ *tris*층에 NaAc를 가하여 0.02M 농도로 하고 3배 용량의 EtOH를 가하여 4°에서 하룻밤 방치해두면 조 RNA가 침전된다.

⑤ 원심분리 후 침전을 80% EtOH로 세척하고 0.25% sodium lauryl sulfate를 함유하고 있는 0.15M NaAc 2m*l*에 녹인 후 −20°에서 EtOH 6m*l*를 가하고 1시간 방치하면 순수한 RNA가 석출된다.

(3) 완두콩 싹에서 DNA의 추출

〈실험조작〉

① 순의 선단부위를 잘라 모아(10g) 0.1M citrate 완충액(pH 5.2)을 가하고 균일하게 갈고 원심분리한다.

② 침전물은 4% sodium lauryl sulfate 10m*l*와 균일하게 갈고 난 후 0.01% 8-hydroxyquinoline을 함유하고 있는 90% phenol 20m*l*와 진탕 후 원심분리한다.

③ 상등액에 −20°에서 0.1배량의 2M KAc를 가한 후 2배량의 EtOH를 가하면 핵산이 침전된다.

④ 핵산 침전은 0.015M disodium hydrogen citrate를 함유하는 0.15M NaCl에 녹이고 취장 ribonuclease A(30μg/m*l*)를 가하고 40분간 37°에서 처리 후 pronase(1mg/m*l*)를 가하여 4시간 동안 60°에서 처리하고 8-hydroxyquinoline-phenol 용액을 가하여 원심분리한다.

⑤ 상등액에 −20°에서 2배량의 EtOH를 가하면 DNA가 석출된다.

11. Chlorophyll

1) 화학 및 분포

Chlorophyll은 광합성의 기본 촉매이며, 모든 광합성 식물조직에 들어 있는 녹색 색소이다. 이것들은 엽록체에 비교적 다량 들어 있으며, 단백질과 약하게 결합을 하고 있으므로 Me_2CO 또는 Et_2O 같은 유기용매로 쉽게 추출된다.

화학적으로 chlorophyll은 porphyrin(tetrapyrrole) 핵 중심에 Mg가 들어 있으며, 산기에 긴 사슬의 탄화수소(phytyl기)가 연결되어 있다(그림

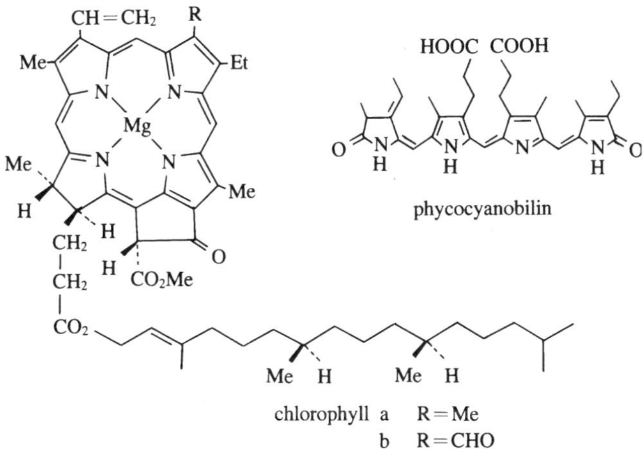

그림 6-37 Chlorophyll과 phycobilin의 구조

6-37 참조). 식물계에는 적어도 5종의 chlorophyll이 있으나 이들은 모두 같은 기본구조를 가지고 있으며, 단지 porphyrin 핵에 부착된 사슬이 다를 뿐이다. Chlorophyll a와 b는 고등식물, 양치식물, 이끼류에 존재한다. Chlorophyll c, d, e는 해조류에서 발견되며, 이와는 다른 종류의 chlorophyll이 세균에서 발견되고 있다.[95] Chlorophyll은 불안정하므로 분리하는 동안에 분해되지 않도록 해야 한다. 예를 들어 식물에는 chlorophyll에서 phytol 잔기를 제거하여 chlorophyllide를 형성케 하는 효소 chlorophyllase가 들어 있다. 중심의 Mg 원자는 chlorophyll을 취급하는 동안 쉽게 떨어져나가 protochlorophyll이 된다.

Chlorophyll 이외에 porphyrin 핵을 가진 물질이 자연에 있다. 예를 들면 cytochrome은 동식물에 있어서 호흡연쇄계의 기본단위인 Fe-porphyrin-단백질 결합체이다. B_{12}는 Co-porphyrin의 유도체이다. 해조류

95) Rüdiger, W. and Schoch, S., "Chlorophylls", In: *Plant Pigments*(Ed. Goodwin, T.W.), Academic Press, London, 1-59(1988).

에는 phycobilin이라고 부르는 적색 또는 청색 색소가 비교적 다량 들어 있다.[96] 이것도 4개의 pyrrole로 되어 있으나 porphyrin과는 달리 사슬구조이며 단백질과 결합하고 있으나 금속은 없다(그림 6-37 참조). 식물의 phytoreceptor 물질인 phytochrome도 phycobilin의 구조와 유사하다.

2) 일반 실험방법

(1) Chlorophyll의 정량

Chlorophyll은 신선한 조직에서 추출하는 것이 좋고 측정은 즉시 하는 것이 바람직하다. 불가피한 경우는 추출물을 소량의 Na_2CO_3를 함유한 Me_2CO 용액으로 하고 $-20° \sim -30°$에서 암소에 보관해야 한다. 일반적으로 주의할 점은 물질의 손실을 피하기 위해 희미한 불빛 아래서 조작하는 것이 좋다. 신선한 조직을 유발에 넣고 모든 색소가 다 빠질 때까지 다량의 Me_2CO나 MeOH와 함께 간다. Pheophytin 생성을 막기 위해 $CaCO_3$를 가한 뒤 추출물을 여과하고 색소가 다 빠질 때까지 Me_2CO로 세척한다. 추출물과 세척액을 합하여 냉장고에 보관한다.

Chlorophyll a, b의 함량은 663 및 646nm의 흡광도를 측정하여 계산할 수 있다. 이때 농도는 다음 공식에 의해 구한다.

총 chlorophyll(mg/l)$=17.3A_{646}+7.18A_{663}$

chlorophyll a(mg/l)$=12.21A_{663}-2.81A_{646}$

chlorophyll b(mg/l)$=20.13A_{646}-5.03A_{663}$

80% Me_2CO에서 chlorophyll a와 b의 정량적 흡수 spectrum은 652nm에서 교차하며, 이 점에서의 비흡광도는 36이다(그림 6-38 참조). Chlorophyll의 총량은 이 점에서의 흡광도를 측정하여 $1,000 \times A_{652}/36$,

96) O'Carra, P. and O'Eocha, C., "Algal Biliproteins and Phycobilins", In: *Chemistry and Biochemistry of Plant Pigments*(Ed. Goodwin, T.W.), Vol. 1, 328-377(1976).

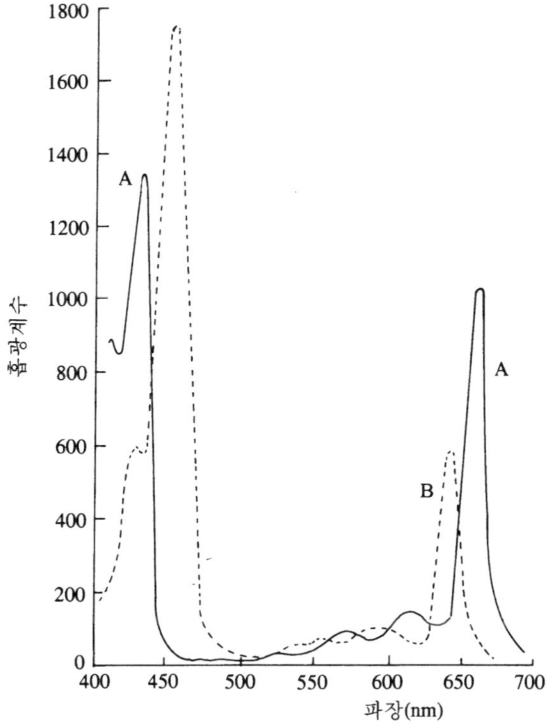

그림 6-38 Chlorophyll a와 b의 흡수 spectra

즉 27.8×A_{652}로부터 mg/*l* 단위로 농도를 측정할 수 있다. 652nm에서 측정하여 계산한 값은 최대 파장에서 측정하여 계산한 값과 같아야 한다. 만일 거기에 어긋남이 있으면 이것은 pheophytin과 같은 다른 분해산물의 존재를 의미한다.[97)]

HPLC를 사용하면 간단하게 분리 정량할 수 있다. Nucleosil column을 사용하고 *i*-octane-EtOH(9:1) 용매를 용출용매로 사용한다.[98)] 또는 RP

---

97) Holden, M., "Chlorophylls", In: *Chemistry and Biochemistry of Plant Pigment*(Ed. Goodwin, T.W.), Academic, N.Y., Vol. 2, 1-37(1976).

표 6-10 Chlorophyll a와 b의 Rf치(cellulose TLC) 및 발색상

Pigment	Rf(×100)	육안에서의 색깔	분해산물의 특성
Pheophytin a	93	회 색	Mg가 없는
Pheophytin b	80	황갈색	chlorophyll
Chlorophyll a	60	청록색	
Chlorophyll b	35	황갈색	
Pheophorbide a	18	회 색	Mg가 없는
Pheophorbide b	07	황갈색	chlorophyllide
Chlorophyllide a	03	청록색	phytyl 사슬이 없는
Chlorophyllide b	02	황록색	chlorophyll

용매: 석유 ether(bp 60-80°)-acetone-PrOH=90:10:0.45.

C_{18} column에 H_2O와 MeOH-CH_3CN(1:3) 용액으로 구배용출한다.[99]

(2) 박층 chromatography

PC도 chlorophyll 분리에 많이 사용하나 TLC 쪽이 더욱 좋다.

TLC는 cellulose를 사용하며 석유 ether(bp 60-80°)-Me_2CO-PrOH (90:10:0.45) 용매로 전개시킨다. 판은 육안(녹색)과 UV(적색 형광)로 관찰한다. Chromatography 하는 동안에 chlorophyll의 파괴는 불가피하다. 각 색소에서 3개의 분해산물이 생기므로 전부 8개의 반점이 판상에 관찰된다(표 6-10 참조).

(3) 흡수 spectrum

Chlorophyll은 복잡한 UV와 가시부 영역의 흡수곡선에 의하여 쉽게 확인할 수 있다. 그들은 400nm 부근에서 큰 흡수대를 나타내며 500-600nm 사이에 몇 개의 조그마한 흡수대와 625nm 이상에서 큰 흡수대를 나타낸다

98) Stransky, H., *Z. Naturforsch.*, **33c**, 836(1978).

99) Braumann, T. and Grimme, L.H., *Biochim. Biophys. Acta.*, **637**, 8(1981).

(그림 6-38 참조).

Chlorophyll a와 b에 있어서 장파장 쪽의 흡수극대는 663nm와 645nm에 있으나 c와 d는 630nm와 688nm에 있다. 박테리아의 chlorophyll a, b는 780nm와 750nm에서 최대흡수를 갖는다. 반면에 chlorobium chlorophyll은 650과 660nm에서 흡수한다. 가시부에 나타나는 흡수대의 정확한 위치는 사용된 용매에 따라 다르며, 또한 Mg 원자와 phytyl 사슬의 손실에 따른 파괴의 결과로서 곡선의 변화가 온다. 실제로 생체내 chlorophyll의 흡수 spectrum과 생체 외에서 측정된 spectrum은 일치하지 않는다. Chlorophyll a는 생체내에서 673, 683, 694nm에서 세 가지 흡수극대를 나타내며, b는 650nm에서 흡수한다.

3) 실험예

(1) 시금치에서 chlorophyll의 분리

〈실험조작〉

① 시금치 잎(2-3매)을 액체질소 중에서 동결 파괴하고 석유 ether-C_6H_6(9:1) 25m*l*와 MeOH 8m*l*를 가하고 1시간 방치 후 여과한다. 찌꺼기는 동량의 용액으로 세척한다.

② 추출액과 세척액을 합하여 물로 충분히 세척하여 MeOH을 제거한 후 Na_2SO_4로 탈수한다.

③ Column(1cm×18cm)의 아래서부터 alumina 분말(2cm), $CaCO_3$ 분말(4cm), 설탕(6cm) 순으로 충전하고 석유 ether를 주입하여 밑에서 용액이 떨어지기 시작할 때 시료를 가하고 다음 석유 ether-C_6H_6(4:1)로 전개한다.

④ Alumina층에는 carotene, $CaCO_3$층에는 xanthophyll, 설탕층에는 chlorophyll a(하부)와 b(상부)가 흡착된다.

제 7 장 유황함유 화합물 및 염소함유 화합물

1) 화학 및 분포

(1) 유황함유 화합물

유황은 미생물에서 고등동물에 이르기까지 필수적인 원소이며, 유황을 함유한 화합물은 생명유지에 중요한 것들이 많다. Cysteine, methionine 같은 아미노산, thiamine, biotin, lipoic acid 같은 vitamin이 그것이다. 식물체내에서는 그 분포가 한정되어 있지만 glucosinolate, disulfide, thiophene 같은 유황화합물이 있다.

유황화합물은 대부분이 휘발성이고 매운 맛과 불쾌한 냄새를 가지고 있으므로 추출 분리하는 동안에 쉽게 그 존재를 인식할 수 있다. 겨자, 무, 파, 마늘 등 독특한 맛은 이들 물질 때문이다.

Glucosinolate는 thioglucoside-N-hydroxysulfate이며 가수분해 효소 myrosinase에 의하여 isothiocyanate, glucose와 산성황산염으로 분해된다. Glucosinolate는 현재까지 120여 종이 알려져 있으며, 대부분이 지방족 화합물(예; glucocapparin, sinigrin)이고 방향족화합물(예;

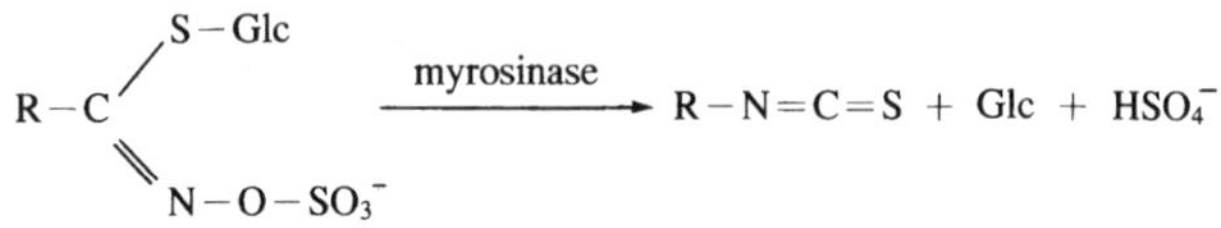

Glucosinolates

glucocapparin	R=	CH_3-
sinigrin	R=	$CH_2=CH-CH_2-$
glucoibervirin	R=	$MeS(CH_2)_3-$
glucotropaeolin	R=	$PhCH_2-$
sinapine	R=	p-$HO-C_6H_4-$

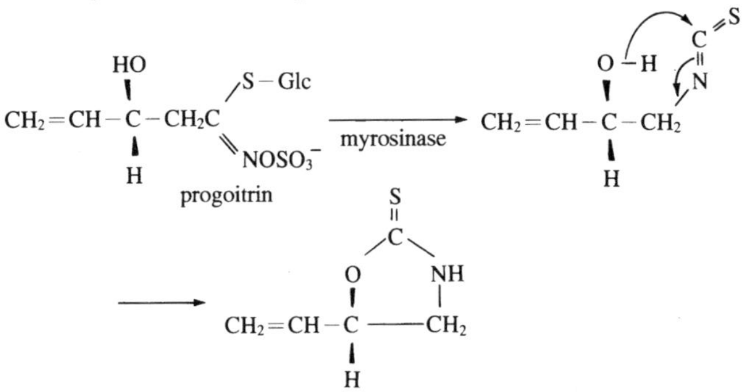

goitrin

그림 7-1　Glucosinolate의 구조 및 효소분해

UDPG: uridine diphosphate glucose

PAPS: 3′ -phosphoadenosine-5′ -phosphosulfate

glucotropaeolin, sinapine)는 드물다(그림 7-1 참조).

Glucosinolate는 α-amino acid에서 생합성되며(그림 7-2 참조) 유황에 glucose가 연결되어 있다. Glucosinolate는 십자화과, 풍접초과, 대극과, 질경이과, 한련과 식물 등에 분포되어 있으나 식물체내에서의 역할은 아직 모르고 있다. Glucosinolate는 유세포(柔細胞, parenchymal cell)에 들어 있고, myrosinase는 이상세포(異常細胞, idioblast)에 들어 있어 식물체내에서 이들의 접촉은 생각할 수 없다. 일단 상처를 입으면 glucosinolate가

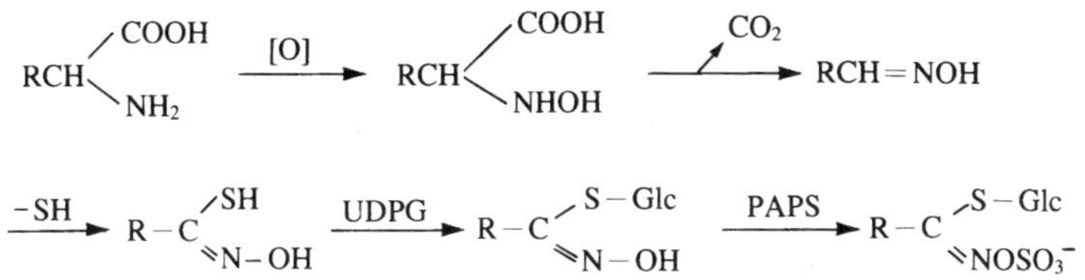

그림 7-2 Glucosinolate의 생합성

myrosinase의 작용을 받아 isothiocyanate가 생성된다고 본다. Isothiocyanate는 강한 항균, 항미, 살충작용이 있으므로 생체 방어반응의 일종이라고 해석할 수 있다. 암 예방작용이 있어서 주목받고 있다. Sinigrin, *p*-hydroxybenzyl glucosinolate 등은 나비유충, 진드기의 식이유인 작용(feeding attractant)이 있으며, glucobrassicin은 indole 성장호르몬이다(제6장 8절 참조). Glucosinolate에 대해 자세한 것은 Fahey 등의 총설을 참고하기 바란다.[1)]

(R)-2-Hydroxy-3-butenylglucosinolate(progoitrin)는 효소분해로 항갑상선물질(S)-5-vinyloxazolidine-2-thione(goitrin)이 된다(그림 7-1 참조). Progoitrin을 함유하는 식물로 양육한 젖소의 우유에도 이 물질이 검출되므로 갑상선에 영향을 끼칠 우려가 있어 문제시되고 있다.

Sulfide는 *Allium*속 식물에 널리 분포되어 있으며[2)] 코를 찌르는 냄새와 최루성 때문에 바로 인식할 수 있다. 원래 생조직에서는 유황함유 아미노산 형태로 존재하고 있으나 추출과정에서 분해되어 생성되는 것이다. 그 예로 마늘의 성분 alliin은 식물조직이 파괴될 때 효소 allinase에 의하여 allicin이 된다(그림 7-3 참조). Allicin은 불안정한 무색 액체로 방치해두어도 diallyldisulfide로 변화해서 마늘 특유의 냄새가 난다.

1) Fahey, J.W., Zalcmann, A.T. and Talalay, P., *Phytochem.*, **56**, 5(2001).

2) Bloc, E., *Angew, Chem.*, **31**, 1135(1992).

$Me-S-S-Me$ dimethyldisulfide

$Pr-S-S-Pr$ di-*n*-propyldisulfide

$CH_2=CH-CH_2-S-S-CH_2-CH=CH_2$ diallyldisulfide

$CH_2=CH-CH_2-S-S-CH_3$ methylallydisulfide

$CH_2=CH-S-CH=CH_2$ diallysulfide

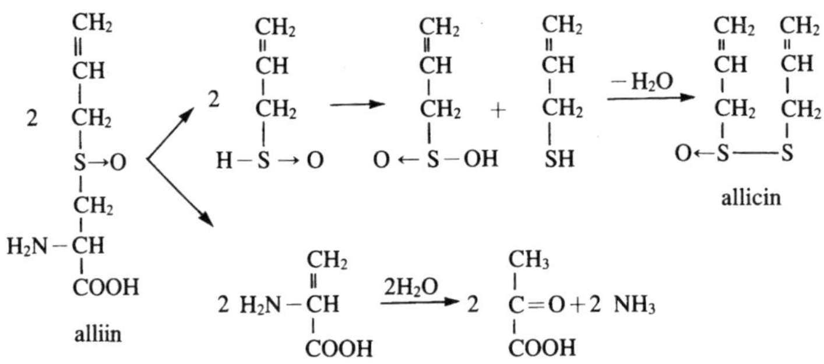

그림 7-3 Sulfide 구조와 그 생성

국화과 식물에는 thiophene 유도체가 들어 있다. *Tagetes*속 식물에서 분리된 α-terthienyl(항선충(抗線虫) 작용이 있음)은 thiophene의 trimer이나 다른 것은 거의 모두 acetylene기를 가진 사슬이 있다.

Thiophene유도체는 polyacetylene과 공존하고 있으며, thiophene기는 식물체내에서 H_2S와 acetylene으로부터 유도된 것이라고 생각된다(그림 7-4 참조).

Thiophene의 분포에 대해서는 Kagan의 총설을 참고하기 바란다.[3]

*Glycosmis*속 식물(운향과)의 잎에는 methylthiopropenoic acid 또는 methylsulfonyl propenoic acid의 amide가 들어 있다(그림 7-5 참조).[4] 이

3) Kagan, J., "Naturally Occurring Di-and Trithiophenes", In: *Fortschr. Chem. Org Naturstoffe*(Eds. Herz. W., Grisebach, H. and Kirby, G.W.), springer, Wien, Vol. 56, 87-169(1991).

4) Greger. H., Hofer. O., Zechner, G., Hadacek. F. and Wurz, G., *Phytocehm.*, **37**, 1305(1994).

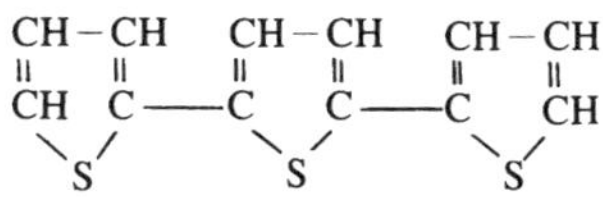

α-terthienyl

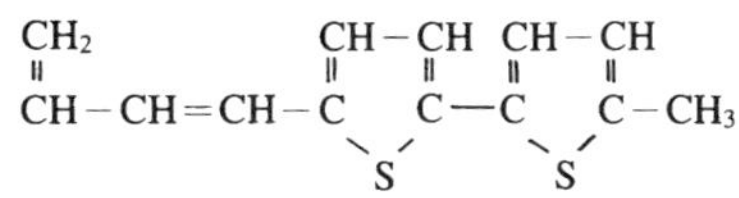

5-methyl-5′-butadienyl-2, 2′-dithienyl

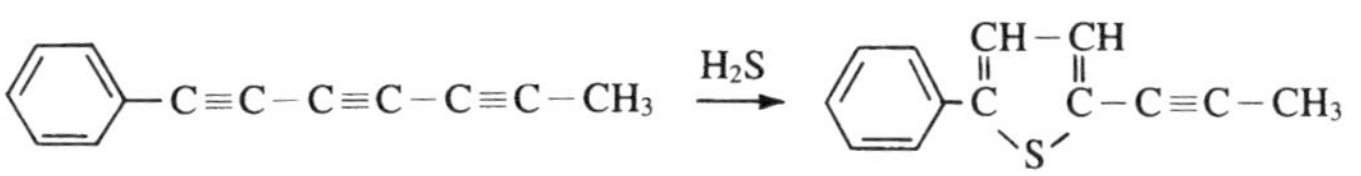

phenylheptatriyne → 2-phenyl-5-(α-propynyl)-thiophene

그림 7-4 Thiophene의 구조와 그 생성

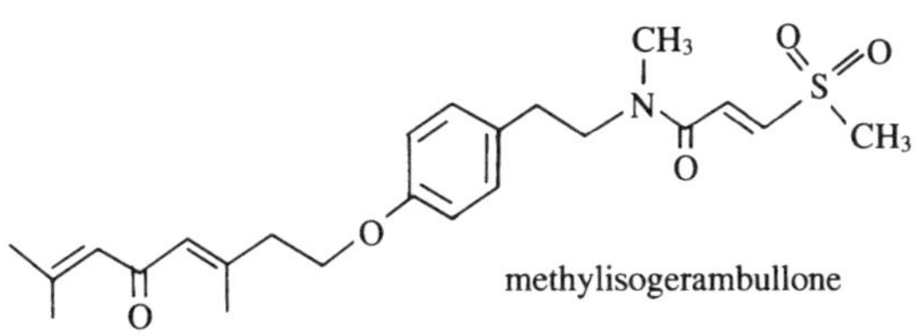

methylisogerambullone

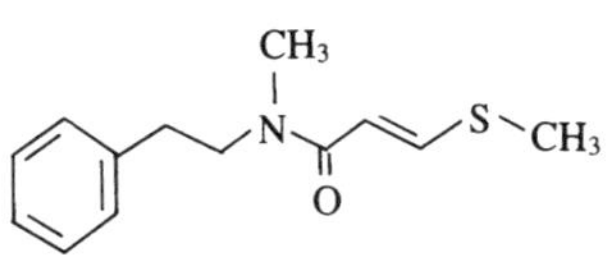

methylsinharine

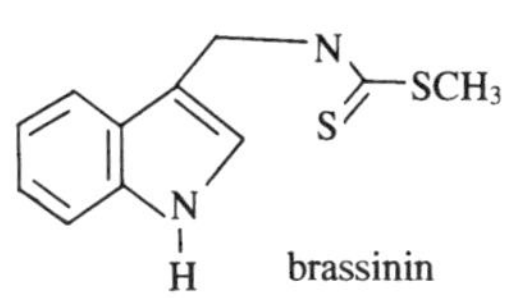

brassinin

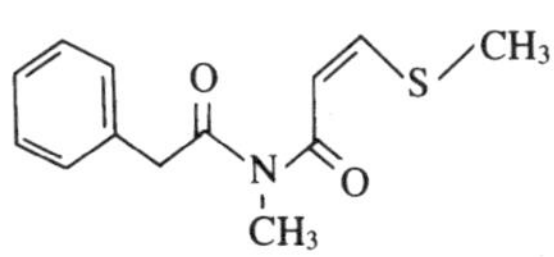

pennimide B

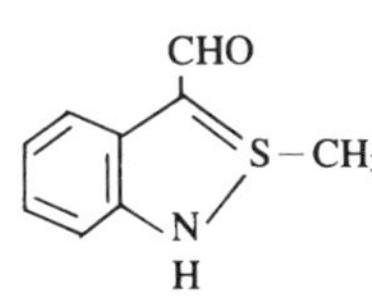

brassicanal A

그림 7-5 Methylthiopropenoic acid amide와 유황함유 indole의 구조

물질들은 항진균작용이 있어서 주목을 끌고 있다. 배추, 무 같은 십자화과 식물에서 분리된 유황을 함유한 indole 화합물(그림 7-5 참조)은 phytoalexin이다.[5] Stilbene glycoside,[6] Hydroxycinnamic acid,[7] coumarin,[8] anthraquinone,[9] saponin[10] 등의 sulfate도 알려져 있다.

(2) 염소함유 화합물

식물에는 염소함유 화합물이 100종 이상 알려져 있다. 대부분 polyacetylene 또는 thiophene에 chlorohydrin 형태로 된 물질인데, 국화과 식물에서 분리되었다. Iridoid(예; *Mentzelia cordifolia*에서 분리한 mentzefoliaol),[11] sesquiterpene lactone(예; *Centaurea conifera*에서 분리한 centaurepensin),[12] diterpene(예; *Teucrium africanum*에서 분리한 tafricanin A)[13] withanolide(예; *Physalis peruviana*에서 분리한 physalolactone C)[14] 등 염소가 들어 있는 물질이 있으며(그림 7-6 참조), 그 외에 flavonoid, coumarin, xanthone, naphthoquinone, alkaloid 등에 염소가 들어 있는 화합물들이 분리 보고되어 있다.[15]

---

5) Monde, K., Takasugi, M. and Shirata, A., *Phytochem*, **39**, 581(1995).

6) Xiao, K., Xuan, L., Xu, Y. and Bai, D., *J. Nat. Prod.*, **63**, 1373(2000).

7) Imperato, F., *Phytochem.*, **21**, 2717(1982).

8) Lemmich, J. and Shabana, M., *Phytochem.*, **23**, 863(1984).

9) Harborne. J.B. and Mokhtari. N., *Phytochem.*, **16**, 1314(1977).

10) Acebes, B., Bernabe, M., Diaz-Lanza, A.M. and Bartolome, C., *J. Nat. Prod.*, **61**, 1557(1998).

11) Catalano, S., Flamini, G., Bilia, A.R., Morelli, I. and Nicoletti, M., *Phytochem.*, **38**, 895(1995).

12) Fernandez, I., Pedro, J.R. and Polo, E., *Phytochem.*, **38**, 655(1995).

13) Hanson, J.R., Rivett, D.E.A., Ley, S.V. and Williams, D.J., *J. Chem. Soc. Perkin Tans. I*, 1005(1982).

14) Ali, A., Sahai, M., Ray, A.B. and Slatkin D.J., *J. Nat. Prod.*, **47**, 648(1982).

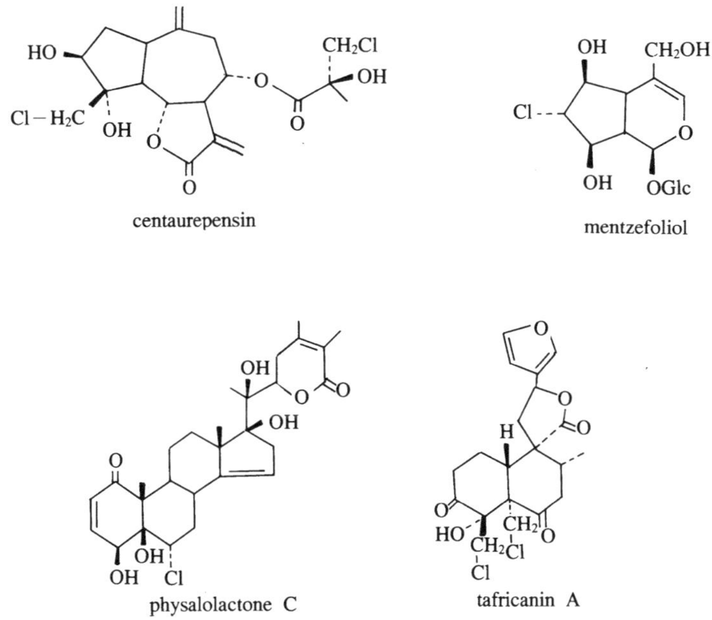

그림 7-6 염소함유 화합물의 구조

염소를 함유한 화합물 중에는 항균, 제초, 살충작용이 있는 것이 있어서 주목을 끌고 있다.

2) 일반 실험방법

(1) 질량분석

염소의 동위원소 ^{35}Cl와 ^{37}Cl의 자연 존재율은 75.53:24.47이므로 ^{35}Cl에 대한 ^{37}Cl의 존재비는 32.4%이다. 그러므로 염소 1원자가 함유한 분자의 질량 spectrum에 나타난 M+2 peak는 M+1 peak보다 훨씬 크며 M

15) Engvild, K., *Phytochem.*, **25**, 781(1986).

peak의 크기의 약 1/3에 달한다(그림 1-11 참조). 염소 원자의 수가 많아지면 M+2 peak의 크기는 점점 커지고(Cl_2, 65.3%; Cl_3, 97.8%; Cl_4, 131.0%) 또한 M+4, M+6, M+8 peak들이 나타난다. 그러므로 질량 spectrum의 관찰로 염소 원자의 존재 유무와 그 수까지 예측할 수 있다.

유황의 동위원소 $^{32}S \cdot {}^{33}S \cdot {}^{34}S$의 자연존재율의 비는 $^{32}S:{}^{33}S:{}^{34}S=100:0.78:4.40$이다. 그러므로 유황함유 유무도 질량분석으로 예측 가능하나 ^{34}S의 존재비가 작기 때문에 불확실할 때가 있다.

(2) Glucosinolate

추출 도중 효소에 의한 가수분해를 방지하기 위해서 식물조직을 열 알코올로 추출한다. Anion exchange resin(Amberlite IR−400) 또는 산으로 처리한 anionotropic alumina를 통과시켜 정제한다. BuOH-EtOH-H_2O (4:1:4), BuOH-C_5H_5N-H_2O(6:4:3) 용매로 PC하고 여지를 $AgNO_3$ acetone 용액($AgNO_3$ 0.75g, H_2O 10m*l*, acetone 390m*l*)에 담근 후 5% NaOH-MeOH 용액을 뿌리면 암갈색의 반점이 생긴다. 또는 silica gel박층에서 $CHCl_3$-MeOH(17:3), EtOAc-EtOH-H_2O(9:1:2) 용매로 전개시킨 다음 iodine 증기로 발색시키면 황색 반점이 생긴다.

(3) Isothiocyanate

십자화과 식물 조직을 으깬 다음 수증기 증류하여 얻거나 glucosinolate를 효소나 산 가수분해하여 얻어진다. 특이한 코를 찌르는 냄새와 맛을 가진다. 비휘발성 isothiocyanate는 glucosinolate의 경우와 똑같은 용매로 PC한 다음 암모니아성 $AgNO_3$로 발색시킨다. TLC는 CCl_4-MeOH-H_2O (20:10:1) 용매로 silica gel박층에 전개시켜도 좋다. 휘발성 isothiocyanate는 GLC에 의해 분리하거나 또는 thiourea 유도체를 만들고 PC에 의해 분리시킨다. Thiourea 유도체는 isothiocyanate 0.3g을 95%

EtOH 1m*l*와 25% NH_4OH 1m*l*의 혼액에 녹인 후 가온하여 만든다. 생성물은 BuOH-EtOH-H_2O(4:1:4)나 수포화 $CHCl_3$로 PC하거나 또는 EtOAc-$CHCl_3$-H_2O(3:3:4) 용매로 silica gel G TLC하여 분리시킨다. Thiourea는 Grote 시약으로 푸른색을 띤다. 이 시약은 sodium nitroprusside(0.5g), H_2O(10m*l*), hydroxylamine hydrochloride(0.5g), $NaHCO_3$(1g)의 혼합용액에 Br_2 두 방울을 가하여 여과 후 25m*l* 용액이 되게 한다(2주간 안전하다).

(4) Sulfide

Sulfide는 *Allium*속 식물의 구근이나 잎의 휘발성 성분에 들어 있으며, 90°에서 Firebrick(100-200 mesh)에 5% Carbowax 20M을 입힌 3m×3.2mm column을 사용한 GLC에 의해 분리 검출할 수 있다.

마늘에 함유되어 있는 휘발성 유황화합물은 GC-MS로 용이하게 분리동정할 수 있다.[16)]

(5) Thiophene

Polyacetylene의 경우와 유사한 과정에 의해 단리 정제시킬 수 있다(제5장 5절 참조). TLC는 silica gel이나 Al_2O_3판을 사용하고 C_5H_{12}-Et_2O(9:1) 또는 C_6H_6-$CHCl_3$(10:1) 용매로 전개시킨다. 0.4% isatin-H_2SO_4를 뿌리고 가열하면 thiophene은 짙은 자색, 적색, 청색 또는 청록색을 나타내는데, 갈색, 녹색을 나타내는 polyacetylene과 쉽게 구별된다.

---

16) Vernin, G. and Matzger, J., "Essemtial Oils and Waxes", In: *Modern Methods of Plant Analysis*(Eds. Linskens, H.F. and Jackson, J.F.), Springer, Belin, Vol. 12, 99-130(1991).

3) 실험예

(1) 겨자(*Brassica juncea*)의 종자로부터 sinigrin의 분리

〈실험조작〉

① 겨자(100g)를 분말로 하고 85% EtOH 150m*l*를 가하여 2회 수욕상에서 추출한다.

② 잔사는 건조 후 H_2O 200m*l*로 2회 냉침한다.

③ 물 추출물에 $BaCO_3$를 소량 가하고 농축한다.

④ 농축물을 85% EtOH 200m*l*로 2회 추출한다.

⑤ EtOH 추출액을 농축하고 방치하면 침상결정이 생성된다. 수득량 500mg, mp 126–127°.

부 록

부표 1 공액 2중결합의 UV 흡수극대 계산방법

Parent heteroannular or open chain diene	217nm
Homoannular diene	36nm
Increment for	
(a) each alkyl substituent or ring residue	5nm
(b) the exocyclic nature of any double bond	5nm
(c) a double bond extension	30nm
(d) auxochrome – OAcyl	0nm
– OAlkyl	6nm
– SAlkyl	30nm
– C, – Br	5nm
– $NAlkyl_2$	60nm

부표 2 α,β-불포화산의 UV 흡수극대 계산방법

β-monosubstituted	208nm
$\alpha\beta$- or $\beta\beta$-disubstituted	217nm
$\alpha\beta\beta$-trisubstituted	225nm
Increment for	
(a) a double bond extending the conjugation	20nm
(b) exocyclic double bond	5nm
(c) when the double bond is endocyclic in a five- or seven-membered ring	5nm

부표 3 α,β-불포화케톤의 UV 흡수극대 계산방법

$$\overset{\delta}{C}=\overset{\gamma}{C}-\overset{\beta}{C}=\overset{\alpha}{C}-C=O$$

Parent αβ-unsaturated six-ring or acyclic ketone	215nm
Parent αβ-unsaturated five-ring ketone	202nm
Parent αβ-unsaturated aldehyde	207nm
Increments for	
(a) a double bond extending the conjugation	30nm
(b) each alkyl group or ring residue α	10nm
β	12nm
γ and higher	18nm
(c) auxochromes	
(i)-OH α	35nm
β	30nm
δ	50nm
(ii)-OAc α, β, δ	6nm
(iii)-OMe α	35nm
β	30nm
γ	17nm
δ	31nm
(iv)-SAlk β	85nm
(v)-Cl α	15nm
β	12nm
(vi)-Br α	25nm
β	30nm
(vii)-NR_2 β	95nm
(d) each exocyclic double bond	5nm
(e) homoannular diene	39nm

부표 4 분자이온에서 떨어져나간 조각

Molecular ion Minus	Fragment Lost
1	$H\cdot$
15	$CH_3\cdot$
17	$HO\cdot$
18	H_2O
26	$CH\equiv CH$, $\cdot C=N$
27	$CH_2=CH\cdot$, $HC\equiv N$
28	$CH_2=CH_2$, CO, (HCN+H) $CH_3CH_2\cdot$, $\cdot CHO$
30	$NH_2CH_2\cdot$, CH_2O, NO
31	$\cdot OCH_3$, $\cdot CH_2OH$, CH_3NH_2
32	CH_3OH
33	$\cdot CH_3$ and H_2O, $HS\cdot$
34	H_2S
35	$Cl\cdot$
36	HCl, $2H_2O$
38	$C_3H_2\cdot$
39	C_3H_3
40	$CH_3C\equiv CH$
41	$CH_2=CHCH_2\cdot$
42	$CH_2=CHCH_3$, $CH_2=C=O$, $\overset{\diagup CH_2 \diagdown}{CH_2-CH_2}$, NCO
43	$C_3H_7\cdot$, $CH_3\overset{\cdot O\cdot}{\overset{\|}{C}}\cdot$, $CH_2=CH-O\cdot$, $[CH_3\cdot+CH_2=CH_2]$, HCNO
44	$CH_2=CHOH$, CO_2, N_2O, $CONH_2$, $NHCH_2CH_3$
45	CH_3CHOH, $CH_3CH_2O\cdot$, CO_2H, $CH_3CH_2NH_2$
46	$[H_2O$ and $CH_2=CH_2]$, CH_3CH_2OH, $\cdot NO_2$
52	C_4H_4, C_2N_2
53	C_4H_5
54	$CH_2=CH-CH=CH_2$
55	$CH_2=CHCHCH_3$
56	$CH_2=CHCH_2CH_3$, $CH_3CH=CHCH_3$, 2CO
57	$C_4H_9\cdot$
58	$\cdot NCS$, (NO+CO), CH_3COCH_3
59	$CH_3O\overset{O}{\overset{\|}{C}}\cdot$, $CH_3\overset{O}{\overset{\|}{C}}NH_2$,
60	C_3H_7OH, CH_3COOH
64	C_5H_4, SO_2
68	$CH_2=\overset{CH_3}{\overset{\vert}{C}}-CH=CH_2$
69	$C_5H_9\cdot$
71	$C_5H_{11}\cdot$
73	$CH_3CH_2O\overset{O}{\overset{\|}{C}}\cdot$
74	C_4H_9OH
75	C_6H_3
76	C_6H_4
77	C_6H_5
79	C_6H_6, C_5H_4N
79	C_5H_5N
122	C_6H_5COOH

부표 5 관능기의 IR 흡수영역

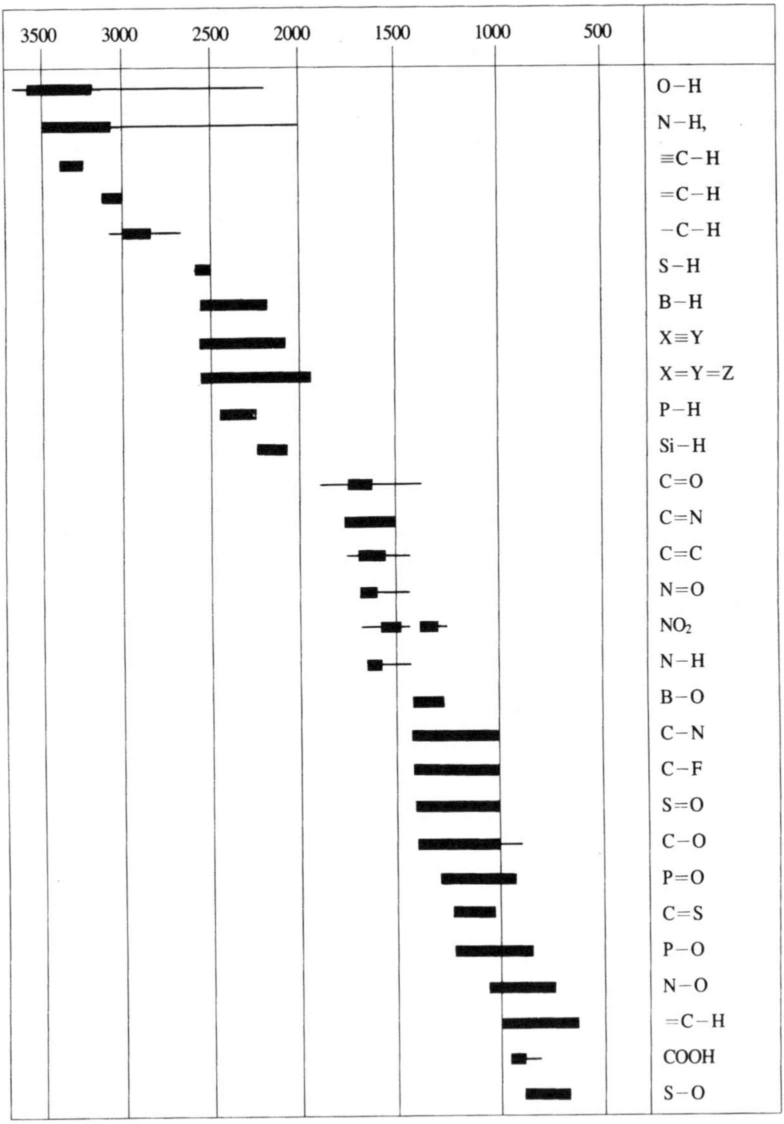

부표 6 수소의 공명 영역

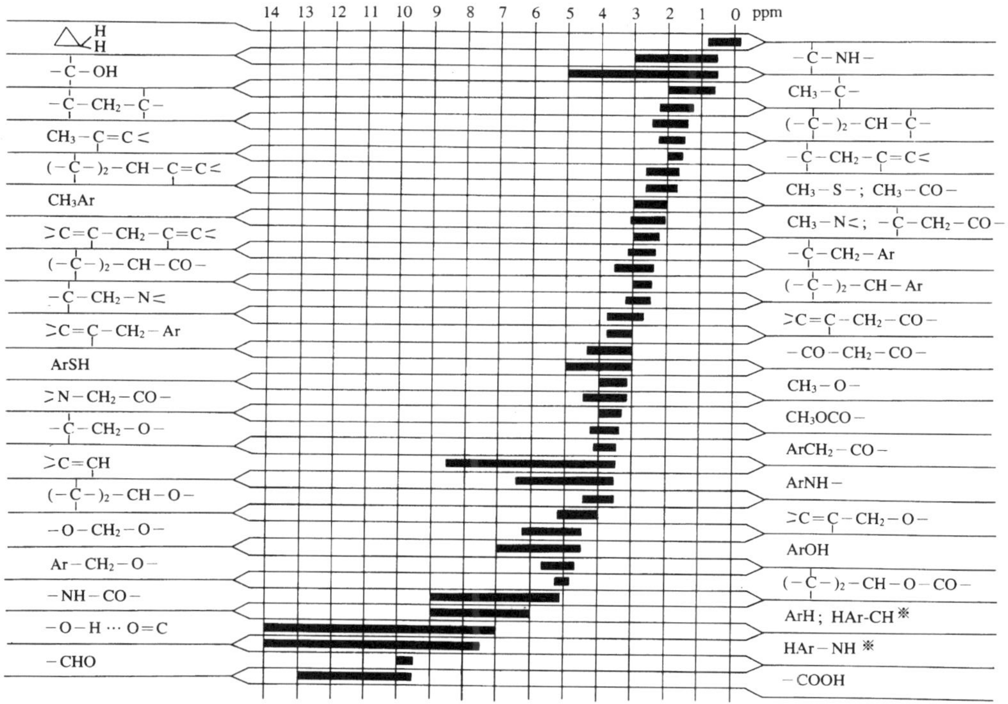

※ HAr=heteroaromatic

부표 7 표준용액의 pH

N	HCl	CH_2COOH	NaOH	NH_3
1	0.10	2.37	14.05	11.77
0.1	1.07	2.87	13.07	11.27
0.01	2.02	3.37	12.12	10.77
0.001	3.01	3.87	11.13	10.27
0.0001	4.01			

부표 8 탄소의 공명 영역

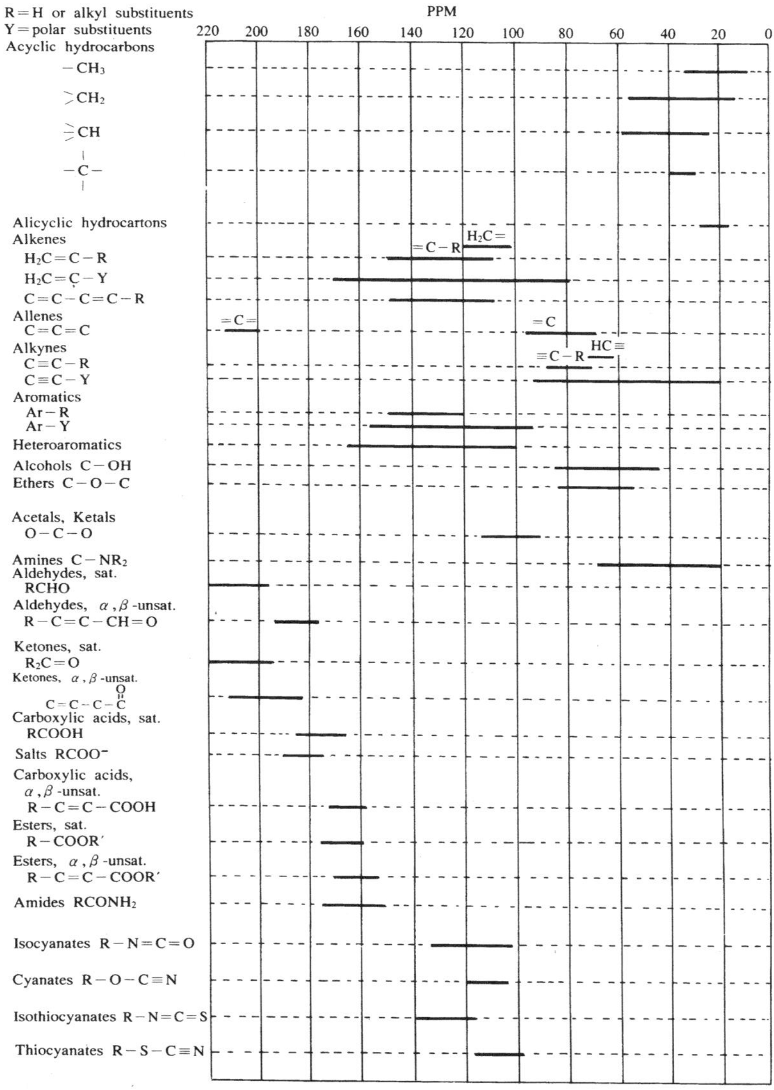

R = H or alkyl substituents
Y = polar substituents
PPM
220 200 180 160 140 120 100 80 60 40 20 0
Acyclic hydrocarbons
−CH3
>CH2
>CH
−C−
Alicyclic hydrocartons
Alkenes
H2C=C−R
H2C=C−Y
C=C−C=C−R
=C−R
H2C=
Allenes
C=C=C
=C=
=C
Alkynes
C≡C−R
C≡C−Y
≡C−R
HC≡
Aromatics
Ar−R
Ar−Y
Heteroaromatics
Alcohols C−OH
Ethers C−O−C
Acetals, Ketals
O−C−O
Amines C−NR2
Aldehydes, sat.
RCHO
Aldehydes, α,β-unsat.
R−C=C−CH=O
Ketones, sat.
R2C=O
Ketones, α,β-unsat.
C=C−C−C
O
Carboxylic acids, sat.
RCOOH
Salts RCOO−
Carboxylic acids,
α,β-unsat.
R−C=C−COOH
Esters, sat.
R−COOR′
Esters, α,β-unsat.
R−C=C−COOR′
Amides RCONH2
Isocyanates R−N=C=O
Cyanates R−O−C≡N
Isothiocyanates R−N=C=S
Thiocyanates R−S−C≡N

부표 9 수소와 탄소의 chemical shift 비교

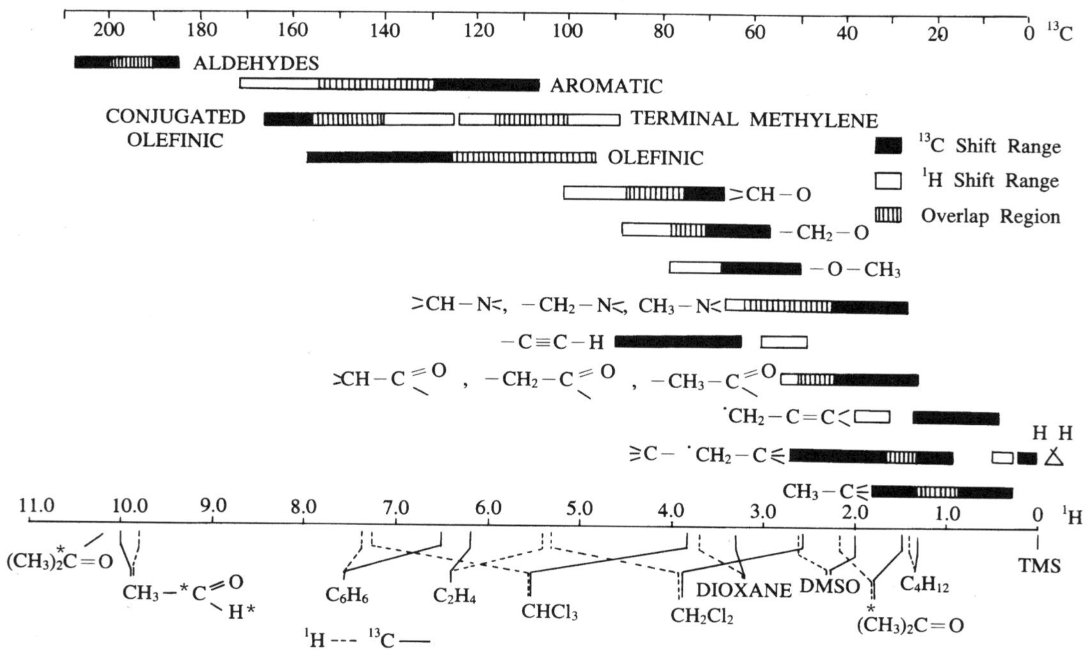

부표 10 천연물의 TLC 분리 일람표

천연물	흡착제	전개용매	검출방법
Abscisins	silica gel*	C_6H_6-EtOAc-HOAc(14:6:1)	short UV
Alkaloids	silica gel	MeOH-conc.NH_4OH(200:3)	Dragendorff
Amino acids	silica gel	BuOH-HOAc-H_2O(4:1:1)	Ninhydrin
Amines	cellulose	BuOH-HOAc-H_2O(4:1:1)	Ninhydrin
Anthocyanidins	cellulose	conc.HCl-HOAc-H_2O(3:30:10)	DL
Anthocyanins	cellulose	BuOH-HOAc-H_2O(4:1:5)	DL
Ascorbic acid	silica gel*	EtOH-HOAc-H_2O(90:1:9)	Short UV
Aurones	cellulose	BuOH-HOAc-H_2O(4:1:5)	DL
Betacyanins	cellulose	BuOH-HOAc-H_2O(4:1:5)	DL
Biflavonyls	silica gel	toluene-HCO_2Et-HCO_2H(5:4:1)	UV
Cardiac glycosides	silica gel	EtOAc-C_5H_5N-H_2O(5:1:4)	$SbCl_3/CHCl_3$
Carotenoids	cellulose	petrol(b.p. 40-60° C)-Me_2CO-PrOH(90:10:0.45)	DL
Chalcones	cellulose	BuOH-HOAc-H^2O(4:1:5)	DL
Chlorophylls	cellulose	petrol(b.p. 60-80° C)-Me^2CO-PrOH(90:10:0.45)	DL
Coumarins,			
Hydroxy-	cellulose	10% HOAc	UV
Furano-	silica gel	$CHCl_3$	UV
Cyanogenic glycosides	silica gel	$CHCl_3$-MeOH(5:1)	Ammoniacal $AgNO_3$
Cyclitols	silica gel	BuOH-C_5H_5N-H_2O(10:3:1)	$Pb(OAc)_4$
Cytokinins	cellulose	BuOH-H_2O-conc.NH_4OH (172:18:10)	bromophenol blue/ $AgNO_3$
Depsidones	silica gel	hexane-Et_2O-HCO_2H(5:4:1)	H_2SO_4
Dihydrochalcones	cellulose	H_2O	UV
Diterpenoids	silica gel	hexane-EtOAc(17:3)	H_2SO_4
Flavanones	cellulose	5% HOAc	UV
Flavones, Flavonols			
aglycones	cellulose	HOAc-conc.HCl-H_2O(30:3:10)	UV

부표 10 계속

천연물	흡착제	전개용매	검출방법
glycosides	cellulose	BuOH-HOAc-H_2O(4:1:5)	UV
Gibberellins	silica gel	C_6H_6-BuOH-HOAc(14:5:1)	H_2SO_4
Glucosinolates	silica gel	CHCl3-MeOH(17:3)	iodine
Glycoflavones	silica gel	EtOAc-C_5H_5N-H_2O-MeOH (16:4:2:1)	UV
Hydrolysable tannins	cellulose	*iso*-BuOH-HOAc-H_2O(14:1:5)	Short UV
Hydroxycinnamic			
acids	cellulose	C_6H_6-HOAc-H_2O(6:7:3)	UV
esterified	silica gel	toluene-HCO_2Et-HCO_2H(2:1:1)	UV
Indoles	silica gel	$CHCl_3$-EtOAc-HCO_2H(5:4:1)	*p*-dimethylamino-cinnamaldehyde
Iridoids	cellulose	BuOH-HOAc-H_2O(4:1:5)	$SbCl_3/CHCl_3$
Isoflavones	silica gel	$CHCl_3$-MeOH(89:11)	Folin
Isothiocyanates	silica gel	CCl_4-MeOH-H_2O(20:10:1)	ammon · $AgNO_3$
Lignans	silica gel	EtOAc-MeOH(19:1)	H_2SO_4
Lipids			
neutral	silica gel/ $AgNO_3$	iso-PrOH-$CHCl_3$(3:197)	Rhodamine B
glyco-, phospho-	silica gel	$CHCl_3$-MeOH-HOAc-H_2O (170:30:20:7)	Rhodamine B
Monosaccharides	silica gel	BuOH-HOAc-Et_2O-H_2O (9:6:3:1)	aniline hydrogen phthalate
Monoterpenoids	silica gel	C_6H_6-$CHCl_3$(1:1)	vanillin/H_2SO_4
Organic acids	silica gel	MeOH-5M NH_4OH(4:1)	bromothymol blue
Oligosaccharides	cellulose	BuOH-toluene-C_5H_5N-H_2O (5:1:3:3)	aniline hydrogen phthalate
Phenolic acids	silica gel	HOAc-$CHCl_3$(1:9)	folin
Phenylpropenes	silica gel	hexane-$CHCl_3$(3:2)	vanillin/H_2SO_4

부표 10 계속

천연물	흡착제	전개용매	검출방법
Phenols	cellulose	C_6H_6-MeOH-HOAc(45:8:4)	Folin
Phytosterols	silica gel	hexane-EtOAc(1:1)	$SbCl_3$ in $CHCl_3$
Polyacetylenes	silica gel	$CHCl_3$-MeOH(9:1)	isatin/H_2SO_4
Proanthocyanidins	cellulose	*iso*-BuOH-HOAc-H_2O(14:1:5)	short UV
Purines Pyrimidines	cellulose*	MeOH-conc.HCl-H_2O(7:2:1)	short UV
Proteins	Sephadex G-100	0.02M Na_3PO_4 buffer contg 0.2M NaCl	naphthalene black
Quinones			
anthra-	silica gel	EtOAc-MeOH-H_2O(100:17:13)	DL
benzo-	silica gel	hexane-EtOAc(17:3)	DL
isoprenoid-	silica gel	C_6H_6-petrol(b.p. 40-60° C)(2:3)	$SbCl_3$ in $CHCl_3$
naphtho-	silica gel	petrol(b.p. 60-80° C)-EtOAc(7:3)	DL
Sapogenins	silica gel	$CHCl_3$-Me_2CO(4:1)	$SbCl_3$/conc. HCl
Saponins	silica gel	BuOH-H_2O(1:1)	$SbCl_3$/conc. HCl
Sesquiterpenes	silica gel	C_6H_6-$CHCl_3$(1:1)	$SbCl_3$ in $CHCl_3$
Sesquiterpene lactones	silica gel	$CHCl_3$-Et_2O(4:1)	Vanillin/H_2SO_4
Stilbenes	cellulose	BuOH-HOAc-H_2O(4:1:5)	UV
Sugar alcohols	cellulose	PrOH-EtOAc-H_2O(7:1:2)	alk. $AgNO_3$
Thiophenes	silica gel	C_6H_6-$CHCl_3$(10:1)	isatin/H_2SO_4
Triterpenoids	silica gel	hexane-EtOAc(1:1)	$SbCl_3$ in $CHCl_3$
Xanthones	silica gel	$CHCl_3$-HOAc(4:1)	UV

*plate coated with fluorescent indicator; DL=daylight; UV=ultraviolet light.

부표 11 용매의 약자

Ac_2O	=Acetic anhydride	EtOAc	=Ethylacetate
AmOAc	=Amylacetate	EtOH	=Ethanol
BuOH	=*n*-Butanol	Et_2O	=Ether
i-BuOH	=*iso*-Butanol	Et_2NH	=Diethylamine
t-BuOH	=*tert*-Butanol	Et_3N	=Triethylamine
$CHCl_3$	=Chloroform	HCOOH	=Formic acid
CH_2Cl_2	=Methylenedichloride	HOAc	=Acetic acid
CH_2N_2	=Diazomethane	MeCOEt	=Methylethylketone
CH_3CN	=Acetonitrile	MeOH	=Methanol
C_5H_5N	=Pyridine	Me_2CO	=Acetone
C_5H_{12}	=Pentane	PhOH	=Phenol
C_6H_6	=Benzene	PrOH	=*n*-Propanol
DMSO	=Dimethylsulfoxide	*i*-PrOH	=*iso*-Propanol

찾 아 보 기

국문색인

영문색인

《A》

《D》

《E》

《F》

《G》

《H》

《Q》

《 R 》

《 S 》

《 T 》

《U》

《V》

《W》

《X》

식물 · 생약명 색인

Scientific Name Index

《A》

《B》

《C》

《D》

《E》

《F》

《G》

《 N 》

《 O 》

《 P 》

《 Q 》

《 R 》

Natural Compounds Name Index

《A》

《B》

《C》

《D》

《H》

《I》

《N》

《O》

《P》

《Q》

《R》

《S》

《T》

《U》

《V》

《W》

《X》

《Y》

《Z》

우원식

서울대학교 대학원 생물화학 전공(약학박사)
서울대학교 천연물과학연구소 교수 · 소장
마니토바대학교, 뮌헨대학교, 일리노이대학 객원교수
한국생화학회, 한국생약학회, 대한약학회 회장
현재: 서울대학교 명예교수
　　한국과학기술한림원 종신회원
저서: 『천연물화학』, 『생물화학』

개정판
천연물화학 연구법

초판 1쇄 발행 1996년 5월 20일
초판 3쇄 발행 1999년 3월 20일
개정판 1쇄 발행 2001년 7월 10일
개정판 7쇄 발행 2018년 10월 30일

지은이 우원식
펴낸이 성낙인
펴낸곳 서울대학교출판문화원

출판등록 제15-3호

주소 08826 서울 관악구 관악로 1
대표전화 02-880-5252 | 팩스 02-888-4148
홍보마케팅팀(주문 상담) 02-889-4424, 02-880-7995
이메일 snubook@snu.ac.kr
홈페이지 www.snupress.com

ISBN 978-89-521-1513-3 93570